The Otolaryngology Volume

Interpretation
of Clinical Pathway
and Therapeutic Drugs

2018年版

临床路径治疗药物释义

INTERPRETATION OF CLINICAL PATHWAY AND THERAPEUTIC DRUGS

耳鼻咽喉科分册

《临床路径治疗药物释义》专家组 编

中国协和医科大学出版社

图书在版编目（CIP）数据

临床路径治疗药物释义·耳鼻咽喉科分册/《临床路径治疗药物释义》专家组编．—北京：中国协和医科大学出版社，2018.9

ISBN 978-7-5679-1132-1

Ⅰ．①临…　Ⅱ．①临…　Ⅲ．①耳鼻咽喉病-用药法　Ⅳ．①R452

中国版本图书馆 CIP 数据核字（2018）第 139290 号

临床路径治疗药物释义·耳鼻咽喉科分册

编　　者：《临床路径治疗药物释义》专家组
责任编辑：许进力　王朝霞
丛书总策划：林丽开
本书策划：崔　雨　许进力

出版发行：**中国协和医科大学出版社**
（北京东单三条九号　邮编 100730　电话 65260431）
网　址：www. pumcp. com
经　销：新华书店总店北京发行所
印　刷：北京文昌阁彩色印刷有限责任公司

开　本：787×1092　1/16 开
印　张：30. 25
字　数：590 千字
版　次：2018 年 9 月第 1 版
印　次：2018 年 9 月第 1 次印刷
定　价：121. 00 元

ISBN 978-7-5679-1132-1

耳鼻咽喉科临床路径及相关释义编审专家名单

（按姓氏笔画排序）

马芙蓉　北京大学第三医院
王成硕　首都医科大学附属北京同仁医院
孔维佳　华中科技大学同济医学院附属协和医院
叶京英　首都医科大学附属北京同仁医院
史剑波　中山大学附属第一医院
文卫平　中山大学附属第一医院
边　鹏　山东省立医院
刘文胜　国家癌症中心/国家肿瘤临床医学研究中心/中国医学科学院北京协和医学院肿瘤医院
刘爱民　中国医学科学院北京协和医院
李　轶　首都医科大学附属北京同仁医院
李云川　首都医科大学附属北京同仁医院
李正江　国家癌症中心/国家肿瘤临床医学研究中心/中国医学科学院北京协和医学院肿瘤医院
李彦如　首都医科大学附属北京同仁医院
李晓明　中国人民解放军白求恩国际和平医院
杨仕明　中国人民解放军总医院
余力生　北京大学人民医院
张　彬　北京大学肿瘤医院
张革化　中山大学附属第三医院
张鲁燕　山东大学齐鲁医院
陈晓红　首都医科大学附录北京同仁医院
陈晓巍　中国医学科学院北京协和医院
陈甜甜　山东大学齐鲁医院
易俊林　国家癌症中心/国家肿瘤临床医学研究中心/中国医学科学院北京协和医学院肿瘤医院
周　兵　首都医科大学附属北京同仁医院
周　梁　复旦大学附属眼耳鼻咽喉科医院
周绪红　武汉大学中南医院
房居高　首都医科大学附属北京同仁医院
姜学钧　中国医科大学附属第一医院
秦安京　首都医科大学附属复兴医院
徐　文　首都医科大学附属北京同仁医院
殷善开　上海交通大学附属第六人民医院
高　黎　国家癌症中心/国家肿瘤临床医学研究中心/中国医学科学院北京协和医学院肿瘤医院
高志强　中国医学科学院北京协和医院

黄志刚　首都医科大学附属北京同仁医院
韩东一　中国人民解放军总医院
韩德民　首都医科大学附属北京同仁医院
程　雷　南京医科大学附属第一医院
戴　朴　中国人民解放军总医院

《临床路径治疗药物释义》编审专家名单

编写指导专家

金有豫　首都医科大学
孙忠实　中国人民解放军海军总医院
李大魁　中国医学科学院北京协和医院
王汝龙　首都医科大学附属北京友谊医院
孙春华　北京医院
贡联兵　中国人民解放军第305医院
李玉珍　北京大学人民医院
王育琴　首都医科大学宣武医院
汤致强　国家癌症中心/国家肿瘤临床医学研究中心/中国医学科学院北京协和医学院肿瘤医院
郭代红　中国人民解放军总医院
胡　欣　北京医院
史录文　北京大学医学部
翟所迪　北京大学第三医院
赵志刚　首都医科大学附属北京天坛医院
梅　丹　中国医学科学院北京协和医院
崔一民　北京大学第一医院

编　委（按姓氏笔画排序）

丁玉峰　华中科技大学同济医学院附属同济医院
卜书红　南方医科大学南方医院
马满玲　哈尔滨医科大学附属第一医院
王伟兰　中国人民解放军总医院
王咏梅　首都医科大学附属北京佑安医院
王晓玲　首都医科大学附属北京儿童医院
方建国　华中科技大学同济医学院附属同济医院
史亦丽　中国医学科学院北京协和医院
吕迁洲　复旦大学附属中山医院
朱　珠　中国医学科学院北京协和医院
朱　曼　中国人民解放军总医院
刘丽宏　首都医科大学附属北京朝阳医院
刘丽萍　中国人民解放军第302医院
刘皋林　上海交通大学附属第一人民医院
孙路路　首都医科大学附属北京世纪坛医院

杜　光　南方医科大学南方医院
杜广清　首都医科大学附属北京康复医院
李　静　煤炭总医院
李国辉　国家癌症中心/国家肿瘤临床医学研究中心/中国医学科学院北京协和医学院肿瘤医院
李雪宁　复旦大学附属中山医院
杨会霞　清华大学第二附属医院
杨莉萍　北京医院
吴建龙　深圳市第二人民医院
沈　素　首都医科大学附属北京友谊医院
张　渊　上海交通大学附属第六人民医院
张相林　中日友好医院
张艳华　北京大学肿瘤医院
陆奇志　广西壮族自治区江滨医院
陆瑶华　上海交通大学附属第六人民医院
陈瑞玲　首都医科大学附属北京天坛医院
林　阳　首都医科大学附属北京安贞医院
周　颖　北京大学第一医院
屈　建　安徽省立医院
侯　宁　山东省立医院
侯连兵　南方医科大学南方医院
徐小薇　中国医学科学院北京协和医院
郭海飞　北京大学第六医院
陶　玲　中山大学附属第三医院
蔡　芸　中国人民解放军总医院

《临床路径治疗药物释义·耳鼻咽喉科分册》参编专家名单

（按姓氏笔画排序）

丁玉峰	卜书红	马芙蓉	马满玲	王成硕	王伟兰	王汝龙	王咏梅
王育琴	王晓玲	方建国	孔维佳	文卫平	史亦丽	史录文	边　鹏
吕迁洲	朱　珠	朱　曼	刘文胜	刘丽宏	刘丽萍	刘皋林	刘爱民
汤致强	孙忠实	孙春华	孙路路	贡联兵	杜　光	杜广清	李　轶
李　静	李大魁	李云川	李玉珍	李正江	李国辉	李彦如	李晓明
李雪宁	杨会霞	杨莉萍	杨仕明	吴建龙	余力生	沈　素	张　彬
张　渊	张革化	张相林	张艳华	张鲁燕	陆奇志	陆瑶华	陈晓红
陈晓巍	陈甜甜	陈瑞玲	林　阳	易俊林	金有豫	周　兵	周　梁
周　颖	周绪红	房居高	屈　建	赵志刚	胡　欣	侯　宁	侯连兵
姜学钧	秦安京	徐　文	徐小薇	殷善开	高　黎	高志强	郭代红
郭海飞	陶　玲	黄志刚	梅　丹	崔一民	韩东一	韩德民	程　雷
蔡　芸	翟所迪	戴　朴					

序 一

作为公立医院改革试点工作的重要任务之一，实施临床路径管理对于促进医疗服务管理向科学化、规范化、专业化、精细化发展，落实国家基本药物制度，降低不合理医药费用，和谐医患关系，保障医疗质量和医疗安全等都具有十分重要的意义，是继医院评审、“以患者为中心”医院改革之后第三次医院管理的新发展。

临床路径是应用循证医学证据，综合多学科、多专业主要临床干预措施所形成的“疾病医疗服务计划标准”，是医院管理深入到病种管理的体现，主要功能是规范医疗行为、增强治疗行为和时间计划、提高医疗质量和控制不合理治疗费用，具有很强的技术指导性。它既包含了循证医学和“以患者为中心”等现代医疗质量管理概念，也具有重要的卫生经济学意义。临床路径管理起源于西方发达国家，至今已有30余年的发展历史。美国、德国等发达国家以及我国台湾、香港地区都已经应用了大量常见病、多发病的临床路径，并取得了一些成功的经验。20世纪90年代中期以来，我国北京、江苏、浙江和山东等部分医院也进行了很多有益的尝试和探索。截至目前，全国8400余家公立医院开展了临床路径管理工作，临床路径管理范围进一步扩大；临床路径累计印发数量达到1212个，涵盖30余个临床专业，基本实现临床常见、多发疾病全覆盖，基本满足临床诊疗需要。国内外的实践证明，实施临床路径管理，对于规范医疗服务行为，促进医疗质量管理从粗放式的质量管理进一步向专业化、精细化的全程质量管理转变，具有十分重要的作用。

经过一段时间临床路径试点与推广工作，我们对适合我国国情的临床路径管理制度、工作模式、运行机制以及质量评估和持续改进体系进行了探索。希望通过《临床路径释义》一书，对临床路径相关内容进行答疑解惑及补充说明，帮助医护人员和管理人员准确地理解、把握和正确运用临床路径，起到一定的作用。

中华医学会　会长

序 二

2009年3月，《中共中央国务院关于深化医药卫生体制改革的意见》和国务院《医药卫生体制改革近期重点实施方案（2009-2011年）》发布以来，医药卫生体制改革五项重点改革取得明显进展。

为了把医药卫生体制改革持续推向深入，“十二五”期间，要以建设符合我国国情的基本医疗卫生制度为核心，加快健全全民医保体系，巩固完善基本药物制度和基层医疗卫生机构运行新机制，积极推进公立医院改革，建立现代化医院管理制度，规范诊疗行为，调动医务人员积极性。

开展临床路径工作是用于医务保健优化、系统化、标准化和质量管理的重要工具之一。临床路径在医疗机构中的实施可为医院管理提供标准和依据，是医院内涵建设的基础。

为更好地贯彻国务院办公厅关于开展医疗卫生体制改革的有关精神，帮助各级医疗机构开展临床路径管理，保证临床路径试点工作顺利进行，受卫生部委托，中国医学科学院承担了组织编写《临床路径释义》的工作。其中《临床路径治疗药物释义》一书，笔者深感尤其值得推荐。本书就临床路径及释义的“治疗方案选择”“选择用药方案”中所涉及药物相关信息做了详尽阐述，既是临床路径标准化的参考依据，也是帮助临床医师了解药物知识的最佳平台。

本书由金有豫教授主持并组织国内专家编写。在通读全书后，我认为本书有几个非常鲜明的特点：一是开创性。作为一本临床指导类图书，《临床路径治疗药物释义》在紧密结合临床用药实践指导合理用药和个体化给药，整合“医”和“药”方面做了开创性的工作。二是包容性极强。这本书既可为临床医生提供切实可行的指导，对药学工作者也颇具参考价值。书中对药品信息资料进行了系统整理，涵盖了药品的政策和学术来源。三是延伸性。《临床路径治疗药物释义》这本书对路径病种所对应的选择用药提供了拓展阅读，指出资料来源与出处，便于临床医师进一步查阅详细内容。

笔者相信，随着更多有关《临床路径释义》及《临床路径治疗药物释义》的图书不断问世，医护人员和卫生管理人员将能更准确地理解、把握和运用临床路径，从而结合本院实际情况合理配置医疗资源，规范医疗行为，提高医疗质量，保证医疗安全。

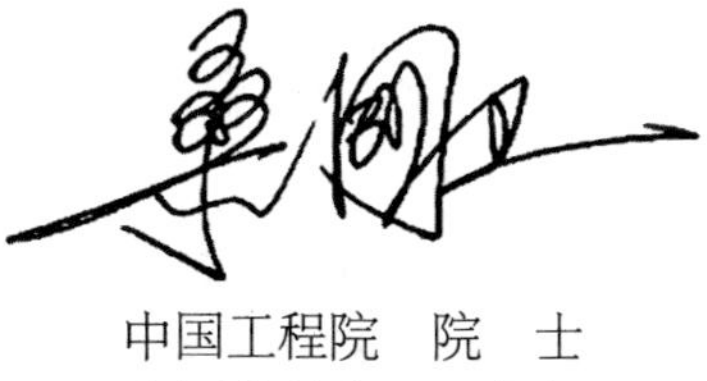

中国工程院　院　士

中国药学会　理事长

序 三

在医院管理实践中，规范医疗行为、提高医疗质量、保障患者安全和降低医疗费用是世界各国都在努力解决的问题。研究与实践证明，临床路径管理是在循证医学基础上建立起医师共识，以共识规范医疗行为，从而达到简约优化医疗资源、节省成本、建立更为科学合理的医疗组合、减少文书作业、减少人为疏失、达到有效提高医疗服务质量的目的。实施临床路径管理是保证医疗质量管理的基础性工作，也是降低医疗成本、提高效益、保证医疗安全的必经之路。

国家卫生和计划生育委员会（原卫生部）于 2011 年 1 月公布的《2011 年卫生工作要点》中特别把“继续制定常见病、多发病临床路径，增加实施病种数量，扩大临床路径实施覆盖面”作为公立医院改革的一项重要任务。迄今试点工作已进行四年多，这是一项全新的、有挑战性的工作，不可避免地会遇到若干问题，既有临床方面的问题，也有管理方面的问题，更有需要统一思想的问题，做好这项工作希望与压力并存。

为更好地贯彻国务院办公厅医药卫生体制改革的有关精神，受国家卫生和计划生育委员会委托，中国医学科学院承担了组织编写《临床路径释义》的工作。中国协和医科大学出版社在组织专家编写《临床路径释义》过程中，根据《临床路径》及《临床路径释义》内容，又组织国内临床药学、药理专家共同编写了《临床路径治疗药物释义》，就临床路径及释义的“治疗方案选择”“选择用药方案”中所涉及药物相关信息做了补充说明。这本《临床路径治疗药物释义・耳鼻咽喉科分册》就是该丛书中重要的一本。

临床路径如同其他指南性文献一样，随着科学技术以及临床技术的不断进步将会动态变化，新药、新器械、新技术层出不穷。在不同的医院、不同的临床科室，对临床路径的遵循状况也一定存在着差别。我们希望这本书既能成为耳鼻咽喉科医师的参考工具，也能在未来不断更新，与临床医师共同进步。

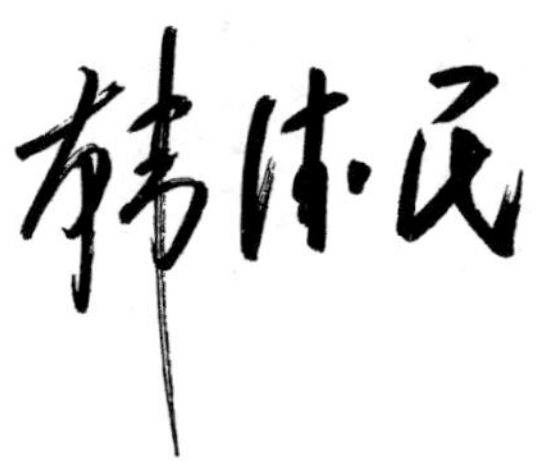

中国医师协会耳鼻咽喉头颈外科医师分会　会长
世界华人耳鼻咽喉头颈外科学会　理事长
中国医疗保健国际交流促进会　会长

前 言

临床路径是由医院管理人员、医师、护师、药师、医技师等多学科专家共同参与，针对特定病种或病例组合的诊疗流程，整合检查、检验、诊断、治疗和护理等多种诊疗措施而制定的标准化、表格化的诊疗规范。开展临床路径工作是实现医疗保健优化、系统化、标准化和全程质量管理的重要途径。

为更好地贯彻国务院办公厅医药卫生体制改革的有关精神，帮助各级医疗机构开展临床路径管理，保证临床路径工作顺利开展，受国家卫生和计划生育委员会委托，中国医学科学院承担了组织编写《临床路径释义》的工作。在此基础上，中国协和医科大学出版社组织国内临床药学、药理学等领域的专家共同编写了《临床路径治疗药物释义》，就临床路径及相关释义中涉及药物的部分进行了补充释义和拓展阅读。

参加本书编写的专家大多数亲身经历了医院临床路径试点工作。他们根据临床路径各病种的具体特点，设计了便于临床医师在诊疗过程中查阅的药品表单，对药物信息进行了系统、简明阐述。本书为2017年1月份出版的《临床路径治疗药物释义·耳鼻咽喉科分册》的再版图书。全书涵盖了药品的政策和学术来源，并在临床路径及相关释义中，对“治疗方案选择”“选择用药方案”“术前、术中、术后用药”“医师表单医嘱用药”等项下涉及的相关药物信息进行了归纳整理。根据最新公布的《医疗机构抗菌药物管理办法》，编者在每个学科分册中附加编写了“手术预防用抗菌药物”和“治疗用抗菌药物”表单在适应证的基础上增加了抗菌药物的抗菌谱，这将便于临床医生合理选择抗菌药物。

随着医药科技的不断进步，临床路径将根据循证医学的原则动态修正；与此同时，不同地域的不同医疗机构也应根据自身情况，合理制定适合本地区、本院实际情况的临床路径。因时间和条件限制，书中的不足之处在所难免，欢迎同行诸君批评指正。

编 者

2018年5月

目 录

第一篇

耳鼻咽喉科

临床路径及相关释义

Interpretation
of Clinical Pathway

第一章

支撑喉镜下声带息肉日间手术临床路径释义

一、支撑喉镜下声带息肉日间手术编码

1. 卫计委原编码

疾病名称及编码：声带息肉（ICD-10：J38.102）

手术操作名称及编码：支撑喉镜下手术（ICD-9-CM-3：30.0901/30.0902）

2. 修改编码

疾病名称及编码：声带息肉（ICD-10：J38.102）

手术操作名称及编码：内镜下声带病损切除术（ICD-9-CM-3：30.0905）

内镜下声带病损激光切除术（ICD-9-CM-3：30.0906）

内镜下声带病损射频消融术（ICD-9-CM-3：30.0907）

内镜下声带剥离术（ICD-9-CM-3：30.0908）

二、临床路径检索方法

J38.102 伴（30.0905/30.0906/30.0907/30.0908）

三、支撑喉镜下声带息肉日间手术标准住院流程

（一）适用对象

第一诊断为声带息肉（ICD-10：J38.102）。

行支撑喉镜下手术（ICD-9-CM-3：30.0901/30.0902）。

释义

■ 本临床路径适用对象是第一诊断为声带息肉的患者。

■ 本临床路径仅针对需要全身麻醉手术的患者。

（二）诊断依据

根据《临床诊疗指南·耳鼻咽喉头颈外科分册》（中华医学会编著，人民卫生出版社），《临床技术操作规范·耳鼻咽喉-头颈外科分册》（中华医学会编著，人民军医出版社）。

1. 病史：声音嘶哑。

2. 体征：单侧或双侧声带带蒂或广基的息肉样增生物。

（三）进入路径标准

1. 第一诊断必须符合 ICD-10：J38.102 声带息肉疾病编码。

2. 当患者同时具有其他疾病诊断，但在住院期间不需要特殊处理也不影响第一诊断的临床路径流程实施时，可以进入路径。

释义

■ 声带息肉经保守治疗无效，并且应该与声带白斑或角化、喉乳头状瘤、早期声门癌鉴别。

■ 近期无上呼吸道感染者。

■ 注意患者是否伴有颈椎疾病、头后仰困难者，颞下颌关节强直，张口困难者，这是支撑喉镜手术的禁忌。

（四）标准住院日

1天。

释义

■ 标准住院日为1天。

■ 声带息肉患者入院后，当天手术，术后第二天出院，总住院天数为1天，均符合本临床路径要求。

■ 患者入院前门诊完成术前准备，包括术前化验检查、麻醉科会诊、术前宣教。

（五）住院期间的检查项目

1. 必需的检查项目（门诊完成）

（1）血常规。

（2）肝肾功能、电解质、血糖、凝血功能。

（3）感染性疾病筛查（乙型肝炎、丙型肝炎、梅毒、艾滋病等）。

（4）胸片、心电图。

（5）喉镜检查。

2. 根据患者病情进行的检查项目：发音功能检测。

释义

■ 术前检查应包括耳、鼻、咽、喉部位专科检查。

■ 喉镜检查是必查项目，并且是近期（1个月内的）。

■ 必查项目是确保手术治疗安全、有效开展的基础，术前必须完成。相关人员认真分析检查结果，排除手术禁忌证、及时处理异常情况。

■ 为缩短患者住院等待时间，检查项目要求患者入院前于门诊完成。

■ 高龄患者或有心、肺功能异常患者，术前根据病情增加心脏彩超、肺功能、血气分析等检查。伴有脑血管疾患的患者头颅MRI是必要的。

（六）治疗方案的选择

根据《临床诊疗指南·耳鼻咽喉头颈外科分册》（中华医学会编著，人民卫生出版社），《临床技术操作规范·耳鼻咽喉-头颈外科分册》（中华医学会编著，人民军医出版社）。

手术：
（1）支撑喉镜下声带息肉切除手术，或显微（激光）手术等。
（2）可行声带成形、黏膜缝合等修复手术。

释义

■ 支撑喉镜手术可在显微镜或内镜电视监视下手术。

■ 使用支撑喉镜、内镜、电视监视系统，二氧化碳激光系统，喉显微外科手术器械。

（七）预防性抗菌药物选择与使用时机

抗菌药物：按照《抗菌药物临床应用指导原则（2015年版）》（国卫办医发〔2015〕43号）合理选用抗菌药物。

释义

■ 支撑喉镜声带息肉手术入路手术属于Ⅱ类切口，术后可以不使用，但是患者术中发生咽部及口底黏膜损伤的可按规定术后应用抗生素，通常选用第二代头孢类抗菌药物。

（八）手术日

1. 麻醉方式：全身麻醉。
2. 手术方式：见治疗方案的选择。
3. 标本送病理检查。

释义

■ 手术日为入院后当天。

■ 本临床路径规定仅针对全身麻醉下手术的患者。

（九）术后恢复

1. 根据患者情况确定复查的检查项目。
2. 术后用药：按照《抗菌药物临床应用指导原则（2015年版）》（国卫办医发〔2015〕43号）合理选用抗菌药物；可行雾化吸入；酌情给予糖皮质激素。
3. 适当声休。

释义

■ 建议术后4~6小时恢复后，术后第二日上午经主管医师检查后可以出院。

■ 术后患者重点观察的项目一般包括生命体征，声嘶改善情况，咽部及喉部是否水肿，是否有呼吸困难，伴有心脑血管疾患的注意术后的监护，糖尿病患者术后监控血糖。根据创面及全身炎症情况合理选用抗菌药物，如注射用尖吻蝮蛇血凝酶，可用于手术浅表创面渗血的止血。

（十）出院标准

1. 一般情况良好，咽喉部无明显感染征象。
2. 没有需要住院处理的并发症。

释义

■ 根据患者具体情况，出院后确定门诊复查。

（十一）变异及原因分析

1. 伴有影响手术的合并症，需进行相关诊断和治疗等，导致住院时间延长，治疗费用增加。
2. 出现手术并发症，需进一步诊断和治疗，导致住院时间延长，治疗费用增加。

释义

■ 伴有影响手术的合并症，常见的是术前准备发现心律失常、心脑血管疾病、糖尿病、肺部阴影的阳性体征等，需要进一步行超声心动图、Holter、肺功能等检查，请相关科室会诊排除手术禁忌证，导致住院时间延长，治疗费用增加。

■ 手术中因支撑喉镜暴露困难导致咽部、口底黏膜挫伤或撕裂，导致出血需要缝合，或非计划再次手术止血缝合；术后疼痛、咽部术后感染口底蜂窝织炎需要使用抗生素治疗；喉部手术后水肿，引起呼吸困难，拔管困难，需要入重症监护观察或者气管切开的导致住院时间延长，治疗费用增加。

■ 手术中因放入喉镜引起上切牙松动或脱落，需要进一步治疗，也可导致住院时间延长，治疗费用增加。

四、支撑喉镜下声带息肉日间手术临床路径给药方案

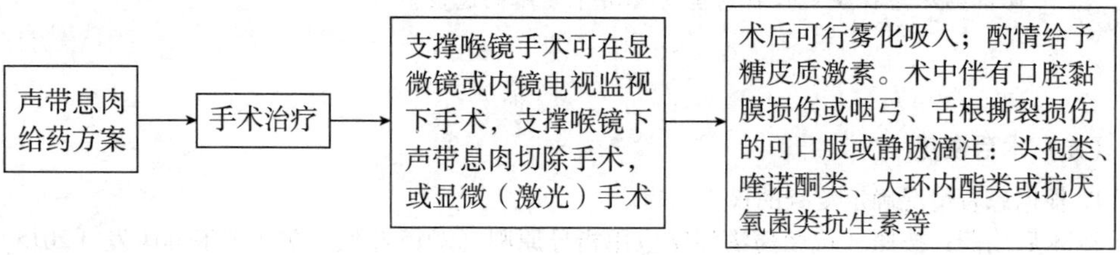

【用药选择】

根据患者术中损伤程度及患者术后反应，局部是否肿胀、疼痛轻重，病情较轻的可口服抗生素，中重度患者可静脉滴注抗生素。

【药学提示】

1. 喹诺酮类静脉给药可引起静脉炎，故静脉滴注时应控制药物浓度和流速。
2. 儿童对头孢类过敏选用大环内酯类抗生素，大环内酯类抗生素有恶心、呕吐等胃肠道反应。

【注意事项】

病情轻、中度未引起口咽部脓肿的选择单一抗生素治疗，若患者术后口咽部，口底颈部引起蜂窝织炎或脓肿的可以联合用药，必要时需要穿刺或切开引流。

五、推荐表单

（一）医师表单

支撑喉镜下声带息肉日间手术临床路径医师表单

适用对象：第一诊断为声带息肉（ICD-10：J38.102）

行支撑喉镜下手术（ICD-9-CM-3：30.0901/30.0902）

患者姓名：	性别： 年龄： 门诊号：	住院号：
住院日期： 年 月 日	出院日期： 年 月 日	标准住院日：1天

时间	住院第1天
主要诊疗工作	□ 通知手术医师、患者到达和预计手术时间；初步确定手术时间 □ 询问病史、体格检查 □ 向患者及家属交代病情及围术期注意事项 □ 访视患者，完成术前准备及评估、制订手术方案 □ 签署授权委托书、手术同意书、自费药品同意书、输血同意书等文书 □ 日间病历书写 □ 手术 □ 术者完成手术记录
重点医嘱	**长期医嘱：** □ 患者既往基础用药 □ 全麻术后护理常规 □ 一级护理 **临时医嘱：** □ 全麻下行支撑喉镜手术相关医嘱 □ 术前禁饮、禁食8小时 □ 术前补液（平衡液或钾镁钙葡萄糖注射液） □ 一次性导尿包（必要时）
病情变异记录	□ 无 □ 有，原因： 1. 2.
医师签名	

（二）护士表单

支撑喉镜下声带息肉日间手术临床路径护士表单

适用对象：第一诊断为声带息肉（ICD-10：J38.102）

行支撑喉镜下手术（ICD-9-CM-3：30.0901/30.0902）

患者姓名：	性别：　　年龄：　　门诊号：	住院号：
住院日期：　　年　月　日	**出院日期：**　　年　月　日	**标准住院日：1 天**

时间	住院第 1 天
健康宣教	□ 介绍病房环境、设施和设备 □ 入院护理评估，介绍主管医师、护士 □ 宣教等术前准备 □ 提醒患者术前禁食、禁水 □ 宣教手术后注意事项 □ 指导患者办理出院手续
护理处置	□ 术前常规检查 □ 术前呼吸道、消化道准备 □ 术前药物准备
基础护理	□ 全麻术后护理 □ 观察患者病情变化 □ 遵医嘱用药 □ 术后心理与生活护理
专科护理	□ 呼吸道通畅护理 □ 雾化吸入护理 □ 术后活动、体位、饮食护理 □ 声带康复保健护理
重点医嘱	□ 详见医嘱执行单
病情变异记录	□ 无　□ 有，原因： 1. 2.
护士签名	

（三）患者表单

支撑喉镜下声带息肉日间手术临床路径患者表单

适用对象：第一诊断为声带息肉（ICD-10：J38.102）
行支撑喉镜下手术（ICD-9-CM-3：30.0901/30.0902）

患者姓名：	性别：　　年龄：　　门诊号：	住院号：
住院日期：　　年　月　日	出院日期：　　年　月　日	标准住院日：1 天

时间	入院当日（术前）	入院当日（术后）	入院当日（出院）
医患配合	□ 配合病史采集、资料采集，请务必详细告知既往史、用药史、过敏史 □ 配合进行体格检查 □ 有任何不适告知医师	□ 医师向患者及家属介绍病情，如有异常检查结果需进一步检查 □ 配合用药及治疗 □ 有任何不适告知医师	□ 接受出院前指导 □ 知道复查程序 □ 获取出院诊断书
护患配合	□ 配合测量体温、脉搏、呼吸、血压、血氧饱和度、体重 □ 配合完成入院护理评估单（简单询问病史、过敏史、用药史） □ 接受入院宣教（环境介绍、病室规定、订餐制度、贵重物品保管等） □ 有任何不适告知护士	□ 配合测量体温、脉搏、呼吸，询问每日排便情况 □ 有任何不适告知护士 □ 注意活动安全，避免坠床或跌倒 □ 配合执行探视及陪伴 □ 接受疾病及用药等相关知识指导	□ 接受出院宣教 □ 办理出院手续 □ 获取出院带药 □ 知道服药方法、作用、注意事项 □ 知道复印病历方法
饮食	□ 术前禁食、禁水	□ 术后冷流食	□ 冷流食
排泄	□ 正常排尿便	□ 正常排尿便	□ 正常排尿便
活动	□ 适量活动	□ 适量活动	□ 适量活动

附：原表单（2016年版）

支撑喉镜下声带息肉日间手术临床路径表单

适用对象：第一诊断为声带息肉（ICD-10：J38.102）

行支撑喉镜下手术（ICD-9-CM-3：30.0901/30.0902）

患者姓名：	性别： 年龄： 门诊号：	住院号：
住院日期： 年 月 日	**出院日期：** 年 月 日	**标准住院日：1天**

时间	住院第1天
主要诊疗工作	□ 通知手术医师、患者到达和预计手术时间；初步确定手术时间 □ 询问病史、体格检查 □ 向患者及家属交代病情及围术期注意事项 □ 访视患者，完成术前准备及评估、制订手术方案 □ 签署授权委托书、手术同意书、自费药品同意书、输血同意书等文书 □ 日间病历书写 □ 手术 □ 术者完成手术记录
重点医嘱	**长期医嘱：** □ 患者既往基础用药 □ 全麻术后护理常规 □ 一级护理 **临时医嘱：** □ 全麻下行支撑喉镜手术相关医嘱 □ 术前禁饮、禁食8小时 □ 术前补液（平衡液或钠钾镁钙葡萄糖注射液） □ 一次性导尿包（必要时）
主要护理工作	□ 责任护士入院宣教 □ 入院护理评估 □ 术前健康宣教 □ 执行术前医嘱 □ 心理护理
病情变异记录	□ 无 □ 有，原因： 1. 2.
护士签名	
医师签名	

第二章

声带小结临床路径释义

一、声带小结编码

1. 卫计委原编码

疾病名称及编码：声带小结（ICD-10：J38.200）

手术操作名称及编码：支撑喉镜下手术（ICD-9-CM-3：30.0901/30.0902）

2. 修改编码

疾病名称及编码：声带小结（ICD-10：J38.2）

手术操作名称及编码：内镜下声带病损切除术（ICD-9-CM-3：30.0905）

内镜下声带病损激光切除术（ICD-9-CM-3：30.0906）

内镜下声带病损射频消融术（ICD-9-CM-3：30.0907）

内镜下声带剥离术（ICD-9-CM-3：30.0908）

二、临床路径检索方法

J38.2 伴（30.0905/30.0906/30.0907/30.0908）

三、声带小结临床路径标准住院流程

（一）适用对象

第一诊断为声带小结（ICD-10：J38.200）。

行支撑喉镜下手术（ICD-9-CM-3：30.0901/30.0902）。

（二）诊断依据

根据《临床诊疗指南·耳鼻咽喉头颈外科分册》（中华医学会编著，人民卫生出版社），《临床技术操作规范·耳鼻咽喉-头颈外科分册》（中华医学会编著，人民军医出版社）。

1. 病史：声音嘶哑，多发生于教师、歌唱者和儿童等过度用声者。

2. 体征：单侧或双侧声带前中 1/3 交界处对称性结节状隆起。声带结节可呈局限性小突起，也可呈广基梭型增厚。

释义

■ 声带结节首选保守治疗，经保守治疗无效、小结增生明显者可入此路径，并且应该与声带白斑或角化、喉乳头状瘤、早期声门癌鉴别。

■ 近期无上呼吸道感染者。

■ 注意患者是否伴有颈椎疾病、头后仰困难者，颞下颌关节强直，张口困难者，这是支撑喉镜手术的禁忌。

（三）治疗方案的选择

根据《临床诊疗指南·耳鼻咽喉头颈外科分册》（中华医学会编著，人民卫生出版社），《临床技术操作规范·耳鼻咽喉-头颈外科分册》（中华医学会编著，人民军医出版社）。
手术：
（1）支撑喉镜下声带小结切除手术，或显微（激光）手术等。
（2）可行声带成形、黏膜缝合等修复手术。

释义

■ 支撑喉镜手术可在显微镜或内镜电视监视下手术。

■ 使用支撑喉镜、内镜、电视监视系统，二氧化碳激光系统，喉显微外科手术器械。

（四）标准住院日为≤7天

释义

■ 建议标准住院日不超过7天。

■ 声带小结患者入院后，术前准备1~3天，在第2~4天实施手术，术后恢复2~3天，总住院天数不超过7天，均符合本临床路径要求。

■ 为减少患者等候手术时间和住院费用，可在门诊完成术前检查，排除手术禁忌后住院，于住院当天或3天以内手术符合本临床路径要求。

■ 患者入院后术前准备发现心律失常、心脑血管疾病、糖尿病、肺部阴影的阳性体征，需要进一步行超声心动图、Holter、肺功能等检查，请相关科室会诊排除手术禁忌证，上述慢性疾病如果需要经治疗稳定后才能手术，术前准备过程先进入其他相应内科疾病的诊疗路径；若经会诊排除手术禁忌证，扣除排除手术禁忌证检查会诊需要的时间，总住院天数不超过7天，符合本路径要求；主管医师应在临床路径表单中予以说明。

（五）进入路径标准

1. 第一诊断必须符合ICD-10：J38.200声带小结疾病编码。
2. 当患者同时具有其他疾病诊断，但在住院期间不需要特殊处理也不影响第一诊断的临床路径流程实施时，可以进入路径。

释义

■ 本临床路径仅适用于需要手术治疗的患者。

■ 患者同时伴有高血压、糖尿病、心律失常、心脑血管疾病等慢性病，经内科会诊评估非手术禁忌证，适用本临床路径。

（六）术前准备≤3天

1. 必需的检查项目
（1）血常规、尿常规、粪常规。

（2）肝肾功能、电解质、血糖、血脂、凝血功能。
（3）感染性疾病筛查（乙型肝炎、丙型肝炎、梅毒、艾滋病等）。
（4）胸片、心电图。
（5）喉镜检查。
2. 有条件者行发音功能检测。
3. 年龄≥60 岁者行头颅 MRI、心肺功能检查。

释义

■ 术前检查应包括耳、鼻、咽、喉部位专科检查。

■ 喉镜检查是必查项目，并且是近期（1 个月内）。

■ 必查项目是确保手术治疗安全、有效开展的基础，术前必须完成。相关人员认真分析检查结果，排除手术禁忌证、及时处理异常情况。

■ 为缩短患者住院等待时间，检查项目可以在患者入院前于门诊完成。

■ 高龄患者或有心肺功能异常患者，术前根据病情增加心脏彩超、肺功能、血气分析等检查。伴有脑血管疾患的患者头颅 MRI 是必要的。

（七）预防性抗菌药物选择与使用时机

抗菌药物：按照《2015 年抗菌药物临床应用指导原则》合理选用抗菌药物。

释义

■ 支撑喉镜声带息肉手术入路手术属于Ⅱ类切口，术后可以不使用。但是患者术中发生咽部及口底黏膜损伤的可按规定术后应用抗生素，通常选用第二代头孢。

（八）手术日为入院后 4 天内

1. 麻醉方式：全身麻醉。
2. 手术方式：见治疗方案的选择。
3. 标本送病理检查。

释义

■ 建议手术日为入院后 3 天内。

■ 本临床路径规定仅针对全身麻醉下手术的患者。

（九）术后住院治疗≤3 天

1. 根据患者情况确定复查的检查项目。
2. 术后用药：按照《2015 年抗菌药物临床应用指导原则》合理选用抗菌药物；可行雾化吸入；酌情给予糖皮质激素。
3. 适当声休。

释义

■ 建议术后住院治疗≤3天。

■ 术后患者重点观察的项目一般包括生命体征，声嘶改善情况，咽部及喉部是否水肿，是否有呼吸困难，伴有心脑血管疾患的注意术后的监护，糖尿病患者术后监控血糖。

（十）出院标准

1. 一般情况良好，咽喉部无明显感染征象。
2. 没有需要住院处理的并发症。

释义

■ 根据患者具体情况，出院后确定门诊复查。

（十一）变异及原因分析

1. 伴有影响手术的合并症，需进行相关诊断和治疗等，导致住院时间延长，治疗费用增加。
2. 出现手术并发症，需进一步诊断和治疗，导致住院时间延长，治疗费用增加。

释义

■ 伴有影响手术的合并症，常见的是术前准备发现心律失常、心脑血管疾病、糖尿病、肺部阴影的阳性体征等，需要进一步行超声心动图、Holter、肺功能等检查，请相关科室会诊排除手术禁忌证，导致住院时间延长，治疗费用增加。

■ 手术中因支撑喉镜暴露困难导致咽部、口底黏膜挫伤或撕裂，导致出血需要缝合，或非计划再次手术止血缝合；术后疼痛、咽部术后感染口底蜂窝织炎需要使用抗生素治疗；喉部手术后水肿，引起呼吸困难，拔管困难，需要入重症监护观察或者气管切开的导致住院时间延长，治疗费用增加。

■ 手术中因放入喉镜引起上切牙松动或脱落，需要进一步治疗，也可导致住院时间延长，治疗费用增加。

四、声带小结临床路径给药方案

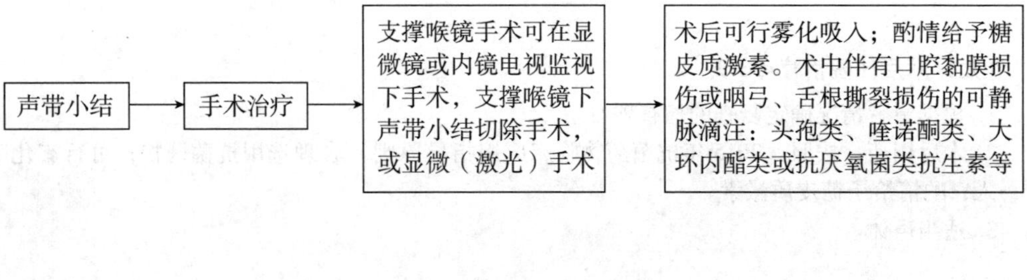

【用药选择】

根据患者术中损伤程度及患者术后反应，局部是否肿胀、疼痛轻重，病情较轻的可口服抗生素，病情中重度静脉滴注。

【药学提示】

1. 喹诺酮类静脉给药可引起静脉炎，故静脉滴注时应控制药物浓度和流速。
2. 儿童对头孢类过敏选用大环内酯类抗生素，大环内酯类抗生素有恶心、呕吐等胃肠道反应。

【注意事项】

病情轻中度未引起口咽部脓肿的选择单一抗生素治疗，若患者术后口咽部、口底颈部引起蜂窝织炎或脓肿的可以联合用药，必要时需要穿刺或切开引流。

五、推荐表单

（一）医师表单

声带小结临床路径医师表单

适用对象：第一诊断为声带小结（ICD-10：J38.200）
行支撑喉镜下手术（ICD-9-CM-3：30.0901/30.0902）

患者姓名：	性别： 年龄： 门诊号：	住院号：
住院日期： 年 月 日	**出院日期：** 年 月 日	**标准住院日：≤7 天**

时间	住院第 1 天	住院第 1~3 天 （术前日）	住院第 2~4 天 （手术日）
主要诊疗工作	□ 询问病史及体格检查 □ 完成病历书写 □ 上级医师查房与术前评估 □ 初步确定手术方式和日期	□ 上级医师查房 □ 完成术前准备与术前评估 □ 根据检查结果等，进行术前讨论，确定手术方案 □ 完成必要的相关科室会诊 □ 签署手术知情同意书、自费用品协议书等 □ 向患者及家属交代围术期注意事项	□ 手术 □ 术者完成手术记录 □ 住院医师完成术后病程 □ 上级医师查房 □ 向患者及家属交代病情及术后注意事项
重点医嘱	**长期医嘱：** □ 耳鼻咽喉科护理常规 □ 二级或三级护理 □ 普食 **临时医嘱：** □ 血常规、尿常规 □ 肝肾功能、血糖、电解质、凝血功能 □ 感染性疾病筛查 □ 胸片、心电图 □ 内镜检查 □ 有条件行发音功能检测 □ 年龄≥60 岁行头颅 MRI、心肺功能检查	**长期医嘱：** □ 耳鼻咽喉科护理常规 □ 二级或三级护理 □ 普食 □ 患者既往基础用药 **临时医嘱：** □ 术前医嘱：明日全身麻醉下支撑下喉镜结节切除术* □ 术前 8 小时禁食、禁水 □ 术前抗菌药物 □ 术前准备 □ 其他特殊医嘱	**长期医嘱：** □ 全麻术后护理常规 □ 支撑喉镜下声带结节切除术*术后护理常规 □ 一级护理 □ 半流饮食 □ 全麻清醒后 6 小时自主体位 □ 适当休声 □ 抗菌药物 □ 雾化吸入 **临时医嘱：** □ 标本送病理检查 □ 酌情心电监护 □ 酌情吸氧 □ 其他特殊医嘱 □ 漱口液
病情变异记录	□ 无 □ 有，原因： 1. 2.	□ 无 □ 有，原因： 1. 2.	□ 无 □ 有，原因： 1. 2.
医师签名			

*：实际操作时需明确写出具体的术式

时间	住院第 3~5 天 （术后第 1 天）	住院第 4~7 天 （术后第 2~3 天，出院日）
主要诊疗工作	□ 上级医师查房 □ 住院医师完成常规病历书写 □ 注意病情变化 □ 注意观察生命体征 □ 了解患者咽喉部状况	□ 上级医师查房，进行手术及伤口评估 □ 完成出院记录、出院证明书 □ 向患者交代出院后的注意事项
重点医嘱	**长期医嘱：** □ 二级护理 □ 半流食或普食 □ 注意声休 □ 抗菌药物 □ 营养支持药物（必要时） **临时医嘱：** □ 其他特殊医嘱	**临时医嘱：** □ 出院带药 □ 门诊随诊
病情变异记录	□ 无　□ 有，原因： 1. 2.	□ 无　□ 有，原因： 1. 2.
医师签名		

（二）护士表单

声带小结临床路径护士表单

适用对象：第一诊断为声带小结（ICD-10：J38.200）
行支撑喉镜下手术（ICD-9-CM-3：30.0901/30.0902）

患者姓名：	性别：　年龄：　门诊号：	住院号：
住院日期：　年　月　日	出院日期：　年　月　日	标准住院日：≤7天

时间	入院当日	术前1天	术后
健康宣教	□ 介绍病房环境、设施和设备 □ 入院护理评估，介绍主管医师、护士	□ 宣教等术前准备 □ 提醒患者术前禁食、禁水	□ 宣教手术后注意事项 □ 指导患者办理出院手续
护理处置	□ 术前常规检查	□ 术前呼吸道、消化道准备 □ 术前药物准备	
基础护理	□ 全麻术前护理 □ 患者术前准备	□ 呼吸道、消化道准备 □ 全麻手术病床准备 □ 遵医嘱用药	□ 全麻术后护理 □ 观察患者病情变化 □ 遵医嘱用药 □ 术后心理与生活护理
专科护理		□ 遵医嘱用药	□ 呼吸道通畅护理 □ 雾化吸入护理 □ 术后活动、体位、饮食护理 □ 声带康复保健护理
重点医嘱	□ 详见医嘱执行单	□ 详见医嘱执行单	□ 详见医嘱执行单
病情变异记录	□ 无　□ 有，原因： 1. 2.	□ 无　□ 有，原因： 1. 2.	□ 无　□ 有，原因： 1. 2.
护士签名			

（三）患者表单

声带小结临床路径患者表单

适用对象：第一诊断为声带小结（ICD-10：J38.200）
行支撑喉镜下手术（ICD-9-CM-3：30.0901/30.0902）

患者姓名：	性别：　　年龄：　　门诊号：	住院号：
住院日期：　　年　月　日	出院日期：　　年　月　日	标准住院日：≤7 天

时间	入院当日	住院第 2~4 天 （住院期间）	住院第 5~7 天 （出院日）
医患配合	□ 配合病史采集、资料采集，请务必详细告知既往史、用药史、过敏史 □ 配合进行体格检查 □ 有任何不适告知医师	□ 配合完善相关检查、化验，如采血、留尿、心电图、X 线胸片等 □ 医师向患者及家属介绍病情，如有异常检查结果需进一步检查 □ 配合用药及治疗 □ 配合医师调整用药 □ 有任何不适告知医师	□ 接受出院前指导 □ 知道复查程序 □ 获取出院诊断书
护患配合	□ 配合测量体温、脉搏、呼吸、血压、血氧饱和度、体重 □ 配合完成入院护理评估单（简单询问病史、过敏史、用药史） □ 接受入院宣教（环境介绍、病室规定、订餐制度、贵重物品保管等） □ 有任何不适告知护士	□ 配合测量体温、脉搏、呼吸，询问每日排便情况 □ 接受相关化验检查宣教，正确留取标本，配合检查 □ 有任何不适告知护士 □ 接受输液、服药治疗 □ 注意活动安全，避免坠床或跌倒 □ 配合执行探视及陪伴 □ 接受疾病及用药等相关知识指导	□ 接受出院宣教 □ 办理出院手续 □ 获取出院带药 □ 知道服药方法、作用、注意事项 □ 知道复印病历方法
饮食	□ 正常普食	□ 术前禁食、禁水 □ 术后冷流食	□ 冷流食
排泄	□ 正常排尿便	□ 正常排尿便	□ 正常排尿便
活动	□ 适量活动	□ 适量活动	□ 适量活动

附：原表单（2016 年版）

声带小结临床路径表单

适用对象：第一诊断为声带小结（ICD-10：J38.200）
行支撑喉镜下手术（ICD-9-CM-3：30.0901/30.0902）

患者姓名：	性别：　年龄：　门诊号：	住院号：
住院日期：　年　月　日	出院日期：　年　月　日	标准住院日：≤7 天

时间	住院第 1 天	住院第 1~3 天 （术前日）	住院第 2~4 天 （手术日）
主要诊疗工作	□ 询问病史及体格检查 □ 完成病历书写 □ 上级医师查房与术前评估 □ 初步确定手术方式和日期	□ 上级医师查房 □ 完成术前准备与术前评估 □ 根据检查结果等，进行术前讨论，确定手术方案 □ 完成必要的相关科室会诊 □ 签署手术知情同意书、自费用品协议书等 □ 向患者及家属交代围术期注意事项	□ 手术 □ 术者完成手术记录 □ 住院医师完成术后病程 □ 上级医师查房 □ 向患者及家属交代病情及术后注意事项
重点医嘱	**长期医嘱：** □ 耳鼻咽喉科护理常规 □ 二级或三级护理 □ 普食 **临时医嘱：** □ 血常规、尿常规 □ 肝肾功能、血糖、电解质、凝血功能 □ 感染性疾病筛查 □ 胸片、心电图 □ 内镜检查 □ 有条件行发音功能检测 □ 年龄≥60 岁行头颅 MRI、心肺功能检查	**长期医嘱：** □ 耳鼻咽喉科护理常规 □ 二级或三级护理 □ 普食 □ 患者既往基础用药 **临时医嘱：** □ 术前医嘱：明日全身麻醉下支撑下喉镜结节切除术* □ 术前 8 小时禁食、禁水 □ 术前抗菌药物 □ 术前准备 □ 其他特殊医嘱	**长期医嘱：** □ 全麻术后护理常规 □ 支撑喉镜下声带结节切除术*术后护理常规 □ 一级护理 □ 半流饮食 □ 全麻清醒后 6 小时自主体位 □ 适当休声 □ 抗菌药物 □ 雾化吸入 **临时医嘱：** □ 标本送病理检查 □ 酌情心电监护 □ 酌情吸氧 □ 其他特殊医嘱 □ 漱口液
主要护理工作	□ 介绍病房环境、设施和设备 □ 入院护理评估	□ 宣教等术前准备 □ 提醒患者明晨禁食、禁水	□ 观察患者病情变化 □ 术后心理与生活护理
病情变异记录	□ 无　□ 有，原因： 1. 2.	□ 无　□ 有，原因： 1. 2.	□ 无　□ 有，原因： 1. 2.
护士签名			
医师签名			

*：实际操作时需明确写出具体的术式

时间	住院第 3~5 天 （术后第 1 天）	住院第 4~7 天 （术后第 2~3 天，出院日）
主要诊疗工作	□ 上级医师查房 □ 住院医师完成常规病历书写 □ 注意病情变化 □ 注意观察生命体征 □ 了解患者咽喉部状况	□ 上级医师查房，进行手术及伤口评估 □ 完成出院记录、出院证明书 □ 向患者交代出院后的注意事项
重点医嘱	**长期医嘱：** □ 二级护理 □ 半流食或普食 □ 注意休声 □ 抗菌药物 □ 营养支持药物（必要时） **临时医嘱：** □ 其他特殊医嘱	**临时医嘱：** □ 出院带药 □ 门诊随诊
主要护理工作	□ 观察患者情况 □ 术后心理与生活护理 □ 指导术后患者嗓音保健	□ 指导患者办理出院手续
病情变异记录	□ 无　□ 有，原因： 1. 2.	□ 无　□ 有，原因： 1. 2.
护士签名		
医师签名		

第三章

急性会厌炎临床路径释义

一、急性会厌炎编码

疾病名称及编码：急性会厌炎（ICD-10：J05.1）

手术操作名称及编码：气管切开手术（ICD-9-CM-3：31.1）

二、临床路径检索方法

J05.1 伴 31.1

三、急性会厌炎临床路径标准住院流程

（一）适用对象

第一诊断为急性会厌炎。

释义

■ 本临床路径适用对象是第一诊断为急性会厌炎患者。

■ 本临床路径仅针对需要局麻气管切开手术的患者。

（二）诊断依据

根据《临床诊疗指南·耳鼻咽喉头颈外科分册》（中华医学会编著，人民卫生出版社），《临床技术操作规范·耳鼻咽喉-头颈外科分册》（中华医学会编著，人民军医出版社）。

1. 病史：发病常为急性和爆发性。突然出现咽痛、声嘶和气急、高热。迅速发生吞咽困难和吸气性呼吸困难。

2. 体征：会厌急性充血肿胀，可伴发出现“三凹征”。

释义

■ 急性会厌炎应与单纯性喉水肿、急性喉气管支气管炎、喉气管异物、喉白喉鉴别。

■ 本病起病急，发展迅速，及时做好患者的生命体征的监护，发现变化及时处理。

■ 注意患者的既往史，有无糖尿病、心脑血管疾病等。有无异物史、外伤史；有毒有害气体、液体接触史，有无全身变态反应病史；全身风湿免疫疾病史（多发软骨炎、淀粉样变）；放疗化疗病史；喉及下咽病变合并感染。

（三）治疗方案的选择

根据《临床诊疗指南·耳鼻咽喉头颈外科分册》（中华医学会编著，人民卫生出版社），《临

床技术操作规范·耳鼻咽喉-头颈外科分册》（中华医学会编著，人民军医出版社）。

1. 支持、对症治疗，如吸氧、糖皮质激素应用。
2. 经验性抗菌治疗。
3. 根据病原学检查及治疗反应调整抗菌治疗用药。
4. 出现三、四度呼吸困难考虑行气管切开术。

释义

■ 支持对症治疗同时要密切观察病情变化，做好随时抢救及气管切开手术的准备。

■ 注意患者的既往病史，注意血糖、甲状腺功能的监测。

（四）标准住院日

1. 未行气管切开术的患者≤7天。
2. 行气管切开术的患者≤14天。

释义

■ 标准住院日未行气管切开术的患者≤7天。行气管切开术的患者≤14天。

■ 患者入院后发现心律失常、心脑血管疾病、糖尿病、肺部阴影的阳性体征，需要进一步行超声心动图、Holter、肺功能等检查，请相关科室会诊，上述慢性疾病如果需要经治疗不影响患者正常出院时间。

（五）进入路径标准

1. 第一诊断必须符合ICD-10：J05.100急性会厌炎疾病编码。
2. 当患者同时具有其他疾病诊断，但在住院期间不需要特殊处理也不影响第一诊断的临床路径流程实施时，可以进入路径。

释义

■ 本临床路径适用急性会厌炎保守治疗及因呼吸困难气管切开手术的患者。

■ 患者同时伴有高血压、糖尿病、心律失常等慢性病，经内科会诊评估治疗不会影响患者住院日（未行气管切开术的患者≤7天，行气管切开术的患者≤14天），适用本临床路径。

（六）入院第1天

1. 必需的检查项目

（1）血常规、尿常规。

（2）肝肾功能、电解质、血糖、血脂、凝血功能。

（3）感染性疾病筛查（乙型肝炎、丙型肝炎、梅毒、艾滋病等）。

（4）病原学检查及药敏试验。

(5) 喉镜检查。
2. 有条件者行血培养。
3. 年龄≥60 岁者行头颅 MRI、心肺功能检查。

释义

■ 检查应包括耳、鼻、咽、喉部位专科检查。

■ 喉镜检查是必查项目，密切观察咽喉部病情变化。

■ 必查项目是确保手术治疗安全、有效开展的基础，术前必须完成。相关人员认真分析检查结果，排除手术禁忌证，及时处理异常情况。

■ 高龄患者或有心肺功能异常患者，术前根据病情增加心脏彩超、肺功能、血气分析等检查。伴有脑血管疾患的患者头颅 MRI 是必要的。

(七) 经验性抗菌药物选择与使用时机

抗菌药物：按照《抗菌药物临床应用指导原则（2015 年版）》（国卫办医发〔2015〕43 号）合理选用抗菌药物。入院后尽快给予抗菌药物。

释义

■ 对症状较轻的患者，可以选择青霉素类药物，中重症患者或者上述药物无效的可以使用二代头孢或以上的药物，重症患者可以联合其他类抗生素联合应用，如抗厌氧菌类抗生素。

(八) 糖皮质激素药物选择与使用时机

入院后根据患者具体情况尽快给予足量糖皮质激素。

释义

■ 激素有治疗和预防咽喉部水肿，同时又有非特异性抗炎、抗过敏、抗休克等作用。故激素与抗生素联合应用可以获得良好效果。

(九) 患者出现 2 度呼吸困难

患者出现 2 度呼吸困难，可在密切监护下行抗炎、消肿等对症治疗，并做好气管切开准备；呼吸困难不缓解或出现 3 度呼吸困难，预计短期内无法缓解，应尽早予以气管切开；出现四度呼吸困难，应立即行气管切开。
1. 麻醉方式：局部麻醉。
2. 手术方式：见治疗方案的选择。
3. 术后治疗
(1) 根据患者情况确定复查的检查项目。
(2) 术后用药：按照《2015 年抗菌药物临床应用指导原则》合理选用抗菌药物；可行雾化吸入；酌情给予糖皮质激素。

释义

■ 患者起病急，发展迅速，呼吸困难进行性加重；病情严重，吞咽困难，咽喉部分泌物潴留突发呼吸困难；抗生素激素联合治疗，局部肿胀未有好转或进一步加重；突发休克、昏厥等；上述情况引起即刻气管切开手术，手术风险高危，因长时间缺氧导致危及生命。

■ 气管切开是抢救本病危重患者的重要方法，应该密切观察患者病情进展，提早做好抢救措施的准备，注意监护患者的生命体征变化。

（十）出院标准

1. 一般情况良好，咽痛缓解，体温正常，吞咽困难和（或）呼吸困难消失。
2. 没有需要住院处理的并发症。

释义

■ 根据患者具体情况，气管切开术后，气管套管根据患者术后恢复情况可以，经过治疗局部炎症水肿完全缓解，堵管24小时无呼吸困难，可以拔管；局部肿胀部分缓解，可以堵管的患者，可以戴管出院，门诊复查，待局部完全缓解后门诊拔管；局部缓解但不能堵管的患者，可出院门诊治疗，定期门诊复查，完全恢复后门诊拔管。

（十一）变异及原因分析

1. 伴有影响预后的合并症，如糖尿病等，需进行相关诊断和治疗等，导致住院时间延长，治疗费用增加。
2. 出现手术并发症，需进一步诊断和治疗，导致住院时间延长，治疗费用增加。

释义

■ 常见的是发现心律失常、糖尿病、肺部阴影的阳性体征等，需要进一步行超声心动图、Holter、肺功能等检查，请相关科室会诊，导致住院时间延长，治疗费用增加。

■ 因患者病情危重，进展迅速，缺氧时间长，导致虽然保守治疗并气管切开手术，仍然造成因缺氧所致的不可逆的心脑肺部的并发症（缺血缺氧性脑病、心肺复苏后病变，甚至死亡）。

■ 患者经过治疗及手术，局部病情为缓解，可能是因为其他疾患引起，需要排查的，住院时间延长，费用增加的患者要排除。

四、急性会厌炎临床路径给药方案

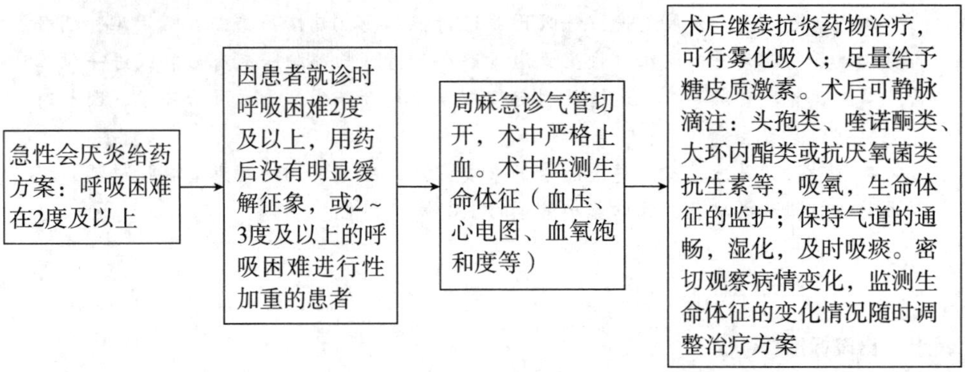

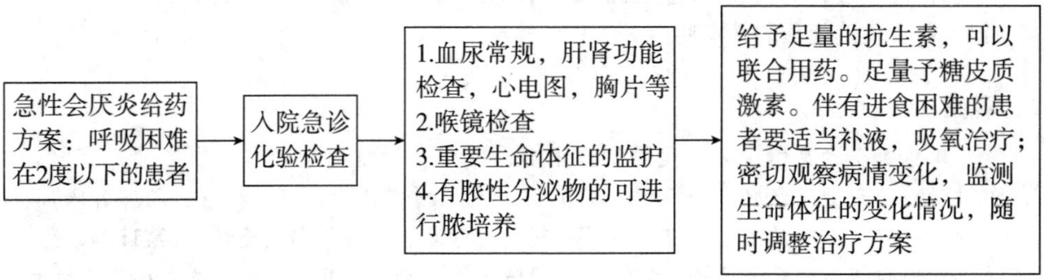

【用药选择】

如果常规的抗生素治疗无效可做细菌培养，根据药敏结果选择抗生素。

使用糖皮质激素治疗时，注意监测患者血压、血糖、甲状腺功能及胃肠道的黏膜功能保护。

【药学提示】

1. 喹诺酮类静脉给药可引起静脉炎，故静脉滴注时应控制药物浓度和流速。

2. 儿童对头孢类过敏选用大环内酯类抗生素，大环内酯类抗生素有恶心、呕吐等胃肠道反应。

【注意事项】

急性会厌患者病程进展变化急重，需要严密观察患者病情变化，及时调整治疗方案；患者多伴有其他疾病（糖尿病、高血压等），用药时需要考虑伴随疾病的治疗。

五、推荐表单

（一）医师表单

急性会厌炎临床路径医师表单

适用对象：第一诊断为急性会厌炎（ICD-10：J05.100）

必要时行气管切开手术（ICD-9-CM-3：31.1005/31.72001）

患者姓名：	性别：　年龄：　门诊号：	住院号：
住院日期：　年　月　日	**出院日期：**　年　月　日	**标准住院日：未手术≤7天，手术≤14天**

时间	住院第1天	住院第1~3天	住院第2~7天
主要诊疗工作	□ 询问病史及体格检查 □ 完成病历书写 □ 上级医师查房与术前评估 □ 评估患者呼吸情况，初步确定是否需行气管切开术	□ 上级医师查房 □ 需要性气管切开患者，完成术前准备与术前评估 □ 根据检查结果等，进行术前讨论，确定手术方案 □ 完成必要的相关科室会诊 □ 签署手术知情同意书、自费用品协议书等 □ 向患者及家属交代围术期注意事项 □ 手术完成后，术者完成手术记录	□ 住院医师完成术后病程 □ 上级医师查房 □ 向患者及家属交代病情及术后注意事项 □ 未行气管切开患者，完成出院记录、出院证明书，向患者交代出院后的注意事项
重点医嘱	**长期医嘱：** □ 耳鼻咽喉科护理常规 □ 一级护理 □ 半流质饮食或静脉营养 **临时医嘱：** □ 急查血常规 □ 急查肝肾功能、血糖、电解质、凝血功能 □ 感染性疾病筛查 □ 急查心电图 □ 病情许可行喉镜检查 □ 置气管切开包于床旁 □ 吸氧（必要时） □ 经验性抗菌药物应用 □ 糖皮质激素应用 □ 有条件行病原学检查及药敏	**长期医嘱：** □ 耳鼻咽喉科护理常规 □ 一级护理 □ 半流质饮食或静脉营养 □ 患者既往基础用药 **气管切开术后长期医嘱：** □ 局麻术后护理常规 □ 气管切开术*术后护理常规 □ 二级护理 □ 半流质饮食或静脉营养 □ 自主体位 □ 抗菌药物 □ 糖皮质激素应用 □ 祛痰药物（必要时） □ 雾化吸入（必要时） **临时医嘱：** □ 酌情心电监护 □ 酌情吸氧 □ 经验性抗菌药物应用 □ 糖皮质激素应用 □ 雾化吸入（必要时） □ 术前医嘱：今日局部麻醉下气管切开术* □ 术前抗菌药物 □ 术前准备 □ 其他特殊医嘱	**长期医嘱：** □ 气管切开术*术后护理常规 □ 二级或三级护理 □ 半流质饮食或静脉营养 □ 自主体位 □ 抗菌药物 □ 祛痰药物（必要时） □ 雾化吸入（必要时） **临时医嘱：** □ 酌情吸氧 □ 其他特殊医嘱 □ 漱口液（必要时） **出院医嘱：** □ 出院带药 □ 门诊随诊医嘱

续 表

时间	住院第1天	住院第1~3天	住院第2~7天
病情变异记录	□无 □有，原因： 1. 2.	□无 □有，原因： 1. 2.	□无 □有，原因： 1. 2.
医师签名			

*：实际操作时需明确写出具体的术式

时间	住院第 7~14 天 （气管切开患者）	住院第 4~7 天 （术后第 10~14 天，出院日）
主要诊疗工作	□ 上级医师查房 □ 住院医师完成常规病历书写 □ 注意病情变化 □ 注意观察生命体征 □ 评估患者恢复情况，试堵管 48 小时，无呼吸不适可行气管切开闭合术 □ 完成出院记录、出院证明书 □ 向患者交代出院后的注意事项	□ 上级医师查房，进行手术及会厌评估 □ 完成出院记录、出院证明书 □ 向患者交代出院后的注意事项
重点医嘱	**长期医嘱：** □ 二级护理 □ 半流食或普食 □ 其他特殊医嘱 **临时医嘱：** □ 气管切开闭合术 □ 出院带药 □ 门诊随诊	**临时医嘱：** □ 出院带药 □ 门诊随诊
病情变异记录	□ 无　□ 有，原因： 1. 2.	□ 无　□ 有，原因： 1. 2.
医师签名		

（二）护士表单

急性会厌炎临床路径护士表单

适用对象：第一诊断为急性会厌炎（ICD-10：J05.100）
必要时行气管切开手术（ICD-9-CM-3：31.1005/31.72001）

患者姓名：	性别： 年龄： 门诊号：	住院号：
住院日期： 年 月 日	出院日期： 年 月 日	标准住院日：未手术≤7天，手术≤14天

时间	入院	术前	术后
健康宣教	□ 介绍病房环境、设施和设备 □ 入院护理评估，介绍主管医师、护士	□ 宣教等术前准备 □ 提醒患者术前禁食、禁水	□ 宣教手术后注意事项 □ 宣教气管切开护理 □ 指导患者办理出院手续
护理处置	□ 术前常规检查 □ 备好专科应急抢救物品	□ 术前呼吸道、消化道准备 □ 气管切开用物准备（气管套管、氧气、负压吸引等） □ 术前药物准备	□ 气管切开换药 □ 清洗气管套管
基础护理	□ 术前护理 □ 患者全身护理	□ 呼吸道、消化道准备 □ 遵医嘱用药	□ 术后护理 □ 观察患者病情变化 □ 遵医嘱用药 □ 术后心理与生活护理
专科护理		□ 呼吸道通畅护理 □ 雾化吸入护理	□ 气管切开护理 □ 雾化吸入护理 □ 术后活动、体位、饮食护理 □ 气管切开安全护理
重点医嘱	□ 详见医嘱执行单	□ 详见医嘱执行单	□ 详见医嘱执行单
病情变异记录	□ 无 □ 有，原因： 1. 2.	□ 无 □ 有，原因： 1. 2.	□ 无 □ 有，原因： 1. 2.
护士签名			

（三）患者表单

急性会厌炎临床路径患者表单

适用对象：第一诊断为急性会厌炎（ICD-10：J05.100）
　　　　　行气管切开手术（ICD-9-CM-3：31.1005）

患者姓名：	性别：　　年龄：　　门诊号：	住院号：
住院日期：　　年　月　日	出院日期：　　年　月　日	标准住院日：未手术≤7天，手术≤14天

时间	入院当日	住院期间	出院日
医患配合	□ 配合病史采集、资料采集，请务必详细告知既往史、用药史、过敏史 □ 配合进行体格检查 □ 有任何不适告知医师 □ 配合完善相关检查、化验，如采血、留尿、心电图、X线胸片等	□ 医师向患者及家属介绍病情，如有异常检查结果需进一步检查 □ 配合用药及治疗 □ 配合医师调整用药 □ 有任何不适告知医师	□ 接受出院前指导 □ 知道复查程序 □ 获取出院诊断书
护患配合	□ 配合测量体温、脉搏、呼吸、血压、血氧饱和度、体重 □ 配合完成入院护理评估单（简单询问病史、过敏史、用药史） □ 接受入院宣教（环境介绍、病室规定、订餐制度、贵重物品保管等） □ 有任何不适告知护士	□ 配合测量体温、脉搏、呼吸，询问每日排便情况 □ 接受相关化验检查宣教，正确留取标本，配合检查 □ 有任何不适告知护士 □ 接受输液、服药治疗 □ 注意活动安全，避免坠床或跌倒 □ 配合执行探视及陪伴 □ 接受疾病及用药等相关知识指导	□ 接受出院宣教 □ 办理出院手续 □ 获取出院带药 □ 知道服药方法、作用、注意事项 □ 知道复印病历方法
饮食	□ 正常普食	□ 术前禁食、禁水 □ 术后冷流食	□ 冷流食
排泄	□ 正常排尿便	□ 正常排尿便	□ 正常排尿便
活动	□ 适量活动	□ 适量活动	□ 适量活动

附：原表单（2016 年版）

急性会厌炎临床路径表单

适用对象：第一诊断为急性会厌炎（ICD-10：J05.100）
必要时行气管切开手术（ICD-9-CM-3：31.1005/31.72001）

患者姓名：	性别： 年龄： 门诊号：	住院号：
住院日期： 年 月 日	**出院日期：** 年 月 日	**标准住院日：未手术≤7 天，手术≤14 天**

时间	住院第 1 天	住院第 1~3 天	住院第 2~7 天
主要诊疗工作	□ 询问病史及体格检查 □ 完成病历书写 □ 上级医师查房与术前评估 □ 评估患者呼吸情况，初步确定是否需行气管切开术	□ 上级医师查房 □ 需要性气管切开患者，完成术前准备与术前评估 □ 根据检查结果等，进行术前讨论，确定手术方案 □ 完成必要的相关科室会诊 □ 签署手术知情同意书、自费用品协议书等 □ 向患者及家属交代围术期注意事项 □ 手术完成后术者完成手术记录	□ 住院医师完成术后病程 □ 上级医师查房 □ 向患者及家属交代病情及术后注意事项 □ 未行气管切开患者，完成出院记录、出院证明书，向患者交代出院后的注意事项
重点医嘱	**长期医嘱：** □ 耳鼻咽喉科护理常规 □ 一级护理 □ 半流质饮食或静脉营养 **临时医嘱：** □ 急查血常规 □ 急查肝肾功能、血糖、电解质、凝血功能 □ 感染性疾病筛查 □ 急查心电图 □ 病情许可行喉镜检查 □ 置气管切开包于床旁 □ 吸氧（必要时） □ 经验性抗菌药物应用 □ 糖皮质激素应用 □ 有条件行病原学检查及药敏	**长期医嘱：** □ 耳鼻咽喉科护理常规 □ 一级护理 □ 半流质饮食或静脉营养 □ 患者既往基础用药 **气管切开术后长期医嘱：** □ 局麻术后护理常规 □ 气管切开术*术后护理常规 □ 二级护理 □ 半流质饮食或静脉营养 □ 自主体位 □ 抗菌药物 □ 糖皮质激素应用 □ 祛痰药物（必要时） □ 雾化吸入（必要时） **临时医嘱：** □ 酌情心电监护 □ 酌情吸氧 □ 经验性抗菌药物应用 □ 糖皮质激素应用 □ 雾化吸入（必要时） □ 术前医嘱：今日局部麻醉下气管切开术* □ 术前抗菌药物 □ 术前准备 □ 其他特殊医嘱	**长期医嘱：** □ 气管切开术*术后护理常规 □ 二级或三级护理 □ 半流质饮食或静脉营养 □ 自主体位 □ 抗菌药物 □ 祛痰药物（必要时） □ 雾化吸入（必要时） **临时医嘱：** □ 酌情吸氧 □ 其他特殊医嘱 □ 漱口液（必要时） **出院医嘱：** □ 出院带药 □ 门诊随诊医嘱

续　表

时间	住院第 1 天	住院第 1~3 天	住院第 2~7 天
主要护理工作	□ 介绍病房环境、设施和设备 □ 入院护理评估	□ 宣教等术前准备 □ 提醒欲行全麻手术患者禁食、禁水	□ 观察患者病情变化 □ 术后心理与生活护理
病情变异记录	无□ 有，原因： 1. 2.	□ 无　□ 有，原因： 1. 2.	□ 无　□ 有，原因： 1. 2.
护士签名			
医师签名			

注：* 实际操作时需明确写出具体的术式

时间	住院第7~14天 （气管切开患者）	住院第4~7天 （术后第10~14天，出院日）
主要诊疗工作	□ 上级医师查房 □ 住院医师完成常规病历书写 □ 注意病情变化 □ 注意观察生命体征 □ 评估患者恢复情况，试堵管48小时，无呼吸不适可行气管切开闭合术 □ 完成出院记录、出院证明书 □ 向患者交代出院后的注意事项	□ 上级医师查房，进行手术及会厌评估 □ 完成出院记录、出院证明书 □ 向患者交代出院后的注意事项
重点医嘱	**长期医嘱：** □ 二级护理 □ 半流食或普食 □ 其他特殊医嘱 **临时医嘱：** □ 气管切开闭合术 □ 出院带药 □ 门诊随诊	**临时医嘱：** □ 出院带药 □ 门诊随诊
主要护理工作	□ 观察患者情况 □ 术后心理与生活护理 □ 指导术后患者嗓音保健 □ 指导患者办理出院手续	□ 指导患者办理出院手续
病情变异记录	□ 无 □ 有，原因： 1. 2.	□ 无 □ 有，原因： 1. 2.
护士签名		
医师签名		

第四章
支撑喉镜下会厌囊肿日间手术临床路径释义

一、支撑喉镜下会厌囊肿日间手术编码

1. 卫计委原编码

疾病名称及编码：会厌囊肿（ICD-10：J38.715）

手术操作名称及编码：内镜下会厌病损切除术（ICD-9-CM-3：30.0901）

内镜下会厌病损激光切除术（ICD-9-CM-3：30.0902）

2. 修改编码

疾病名称及编码：会厌囊肿（ICD-10：J38.715）

手术操作名称及编码：内镜下会厌病损切除术（ICD-9-CM-3：30.0903）

内镜下会厌病损激光切除术（ICD-9-CM-3：30.0904）

二、临床路径检索方法

J38.715 伴（30.0903/30.0904）

三、支撑喉镜下会厌囊肿日间手术临床路径标准住院流程

（一）适用对象

第一诊断为会厌囊肿（ICD-10：J38.715）。

行支撑喉镜下手术（ICD-9-CM-3：30.0901/30.0902）。

释义

■ 本临床路径适用对象是第一诊断为会厌囊肿的患者。

■ 本临床路径仅针对需要全身麻醉手术的患者。

（二）诊断依据

根据《临床诊疗指南·耳鼻咽喉头颈外科分册》（中华医学会编著，人民卫生出版社），《临床技术操作规范·耳鼻咽喉-头颈外科分册》（中华医学会编著，人民军医出版社）。

1. 病史：咽部异物感，或吞咽不适等。

2. 体征：囊肿多位于会厌舌面，呈半球形，表面光滑，灰白色、微黄或淡红，间有细小血管纵横其上。

释义

■ 应该与甲状舌管囊肿、异位甲状腺鉴别。

■ 小的会厌囊肿不引起症状，可以观察。大者可进入本路径，行支撑喉镜下切除，或显微（激光）手术切除会厌囊肿。

（三）进入路径标准

1. 第一诊断必须符合 ICD-10：J38.715 会厌囊肿疾病编码。

2. 当患者同时具有其他疾病诊断，但在住院期间不需要特殊处理也不影响第一诊断的临床路径流程实施时，可以进入路径。

释义

■ 会厌囊肿的治疗包括随访观察和手术治疗，本临床路径仅适用于需要手术治疗的患者。

■ 患者同时伴有高血压、糖尿病等慢性病，经内科会诊评估非手术禁忌证，适用本临床路径。

（四）标准住院日

标准住院日为 1 天。

释义

■ 标准住院日建议为 1 天，24 小时出入院。

■ 为减少患者等候手术时间和住院费用，可在门诊完成术前检查，排除手术禁忌后住院，于住院当天或次日手术符合本临床路径要求。

■ 患者门诊术前检查发现心律失常、糖尿病、肺部阴影等阳性体征，需要进一步行超声心动图、Holter、肺功能等检查，至相关科室就诊排除手术禁忌证，上述慢性疾病如果需要经治疗稳定后才能手术，暂不进入本临床路径；若经会诊排除手术禁忌证，则符合本路径要求；主管医师应在临床路径表单中予以说明。

（五）住院期间的检查项目

1. 必需的检查项目（门诊完成）

（1）血常规。

（2）肝肾功能、电解质、血糖、凝血功能。

（3）感染性疾病筛查（乙型肝炎、丙型肝炎、梅毒、艾滋病等）。

（4）胸片、心电图。

（5）喉镜检查。

2. 根据患者病情进行的检查项目：发音功能检测。

释义

■ 喉镜检查是支撑喉镜下会厌囊肿切除术患者的必查项目。

■ 必查项目是确保手术治疗安全、有效开展的基础，术前必须完成。相关人员认真分析检查结果，排除手术禁忌证，及时处理异常情况。

■ 为缩短患者住院等待时间，检查项目可以在患者入院前于门诊完成。

■ 高龄患者或有心肺功能异常患者，术前根据病情增加心脏彩超、肺功能、血气分析等检查。

■ 术前检查还包括耳、鼻、咽、喉部位专科检查。

■ 如患者合并声带息肉、声带囊肿等病变，需进行发音功能检测。

（六）治疗方案的选择

根据《临床诊疗指南·耳鼻咽喉头颈外科分册》（中华医学会编著，人民卫生出版社），《临床技术操作规范·耳鼻咽喉-头颈外科分册》（中华医学会编著，人民军医出版社）。

手术：支撑喉镜下会厌囊肿切除手术，或显微（激光）手术等。

释义

■ 会厌囊肿的治疗包括随访观察和手术治疗，本临床路径仅适用于需要手术治疗的患者。

■ 患者同时伴有高血压、糖尿病等慢性病，经内科会诊评估非手术禁忌证，适用本临床路径。

（七）预防性抗菌药物选择与使用时机

抗菌药物：按照《抗菌药物临床应用指导原则》（卫医发〔2004〕285 号）合理选用抗菌药物。

释义

■ 支撑喉镜下会厌囊肿切除手术入路手术属于Ⅱ类切口，因此可按规定适当预防性和术后应用抗生素，通常选用第一代或第二代头孢类抗菌药物。

（八）手术日

1. 麻醉方式：全身麻醉。
2. 手术方式：见治疗方案的选择。
3. 标本送病理检查。

释义

■ 建议手术日为入院当天或次日。

■ 本临床路径规定仅针对全身麻醉下手术的患者。

■ 手术方式为支撑喉镜下会厌囊肿切除手术，或显微（激光）手术等。

（九）术后恢复

1. 根据患者情况确定复查的检查项目。
2. 术后用药：按照《抗菌药物临床应用指导原则》（卫医发〔2004〕285 号）合理选用抗菌

药物；可行雾化吸入；酌情给予糖皮质激素。

释义

■ 建议术后观察6小时或次日出院。

■ 术后患者重点观察的项目一般包括生命体征，喉镜等相关查体，是否有咽痛、吞咽困难、呼吸困难等，对症处理；术后24小时内可追加一次抗生素；可使用局部糖皮质激素雾化吸入；酌情给予口服或静脉糖皮质激素。

（十）出院标准

1. 一般情况良好，咽喉部无明显感染征象。
2. 没有需要住院处理的并发症。

释义

■ 根据患者具体情况，可以出院或出院后门诊复查。

（十一）变异及原因分析

1. 伴有影响手术的合并症，需进行相关诊断和治疗等，导致住院时间延长，治疗费用增加。
2. 出现手术并发症，需进一步诊断和治疗，导致住院时间延长，治疗费用增加。

释义

■ 伴有影响手术的合并症，常见的是术前准备发现心律失常、糖尿病、肺部阴影的阳性体征等，需要进一步行超声心动图、Holter、肺功能等检查，请相关科室会诊排除手术禁忌证，导致住院时间延长，治疗费用增加。

■ 支撑喉镜下会厌囊肿切除手术可能存在的风险包括术中、术后出血；术中过度后仰损伤颈椎、牙齿，出现术后手脚麻木、牙齿松动、脱落；术中激光燃爆；术后感染，并发急性会厌炎；术后症状无改善等。

■ 会厌囊肿除了包括路径中所描述的各种术后并发症，还包括医疗、护理、患者、环境等多方面的变异原因，为便于总结和在工作中不断完善和修订路径，应将变异原因归纳、总结，以便重新修订路径时作为参考。

四、支撑喉镜下会厌囊肿日间手术临床路径给药方案

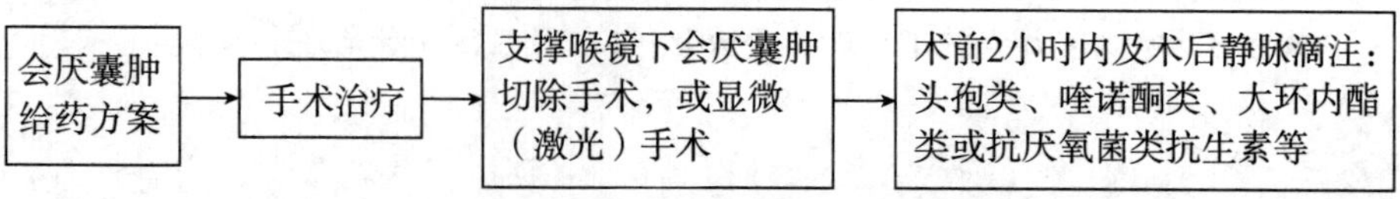

【用药选择】

如果常规的抗生素治疗无效可做细菌培养，根据药敏结果选择抗生素。

【药学提示】

1. 喹诺酮类静脉给药可引起静脉炎，故静脉滴注时应控制药物浓度和流速。

2. 儿童对头孢类过敏选用大环内酯类抗生素，大环内酯类抗生素有恶心、呕吐等胃肠道反应。

五、推荐表单

（一）医师表单

支撑喉镜下会厌囊肿日间手术临床路径医师表单

适用对象：第一诊断为会厌囊肿（ICD-10：J38.715）

行支撑喉镜下手术（ICD-9-CM-3：30.0901/30.0902）

患者姓名：	性别：　年龄：　门诊号：	住院号：
住院日期：　年　月　日	**出院日期：**　年　月　日	**标准住院日：天**

时间	住院第1天
主要诊疗工作	□ 询问病史、体格检查 □ 向患者及家属交代病情及围术期注意事项 □ 访视患者，完成术前准备及评估、制订手术方案 □ 签署授权委托书、手术同意书、自费药品同意书、输血同意书等文书 □ 日间病历书写 □ 手术 □ 术者完成手术记录
重点医嘱	**长期医嘱：** □ 患者既往基础用药 □ 全麻术后护理常规 □ 一级护理 **临时医嘱：** □ 全麻下行支撑喉镜手术相关医嘱 □ 术前禁饮、禁食8小时 □ 术前补液（平衡液或钠钾镁钙葡萄糖注射液） □ 一次性导尿包（必要时）
病情变异记录	□ 无　□ 有，原因： 1. 2.
医师签名	

（二）护士表单

支撑喉镜下会厌囊肿日间手术临床路径护士表单

适用对象：第一诊断为会厌囊肿（ICD-10：J38.715）

行支撑喉镜下手术（ICD-9-CM-3：30.0901/30.0902）

患者姓名：	性别：　　年龄：　　门诊号：	住院号：
住院日期：　　年　月　日	出院日期：　　年　月　日	标准住院日：天

时间	住院第 1 天
健康宣教	□ 入院宣教（介绍病房环境） □ 探视制度 □ 入院护理评估（生命体征、营养、心理等） □ 询问病史，相应体格检查 □ 联系相关检查
护理处置	□ 核对患者，佩戴腕带 □ 建立入院护理病历 □ 卫生处置：剪指甲、洗澡、更换病号服 □ 协助医师完成各项术前准备禁食、禁水 □ 遵医嘱正确给药
基础护理	□ 一级护理 □ 晨晚间护理 □ 患者安全管理
专科护理	□ 护理查体 □ 生命体征监测 □ 需要时请家属陪伴 □ 心理评估 □ 书写入院评估单，护理评估单，患者自理程度 ADL 评分
重点医嘱	□ 详见医嘱执行单
病情变异记录	□ 无　□ 有，原因： 1. 2.
护士签名	

（三）患者表单

支撑喉镜下会厌囊肿日间手术临床路径患者表单

适用对象：第一诊断为会厌囊肿（ICD-10：J38.715）
行支撑喉镜下手术（ICD-9-CM-3：30.0901/30.0902）

患者姓名：	性别： 年龄： 门诊号：	住院号：
住院日期： 年 月 日	**出院日期：** 年 月 日	**标准住院日：天**

时间	住院第1天
医患配合	□ 接受入院宣教 □ 接受入院护理评估 □ 接受病史询问 □ 进行体格检查 □ 交代既往用药情况 □ 进行相关检查
护患配合	□ 配合测量体温、脉搏、呼吸、血压、血氧饱和度、体重 □ 配合完成入院护理评估单（简单询问病史、过敏史、用药史） □ 接受入院宣教（环境介绍、病室规定、订餐制度、贵重物品保管等） □ 有任何不适告知护士 □ 配合执行医院制度
饮食	□ 半流食
排泄	□ 正常排尿便
活动	□ 适量活动 □ 适应角色转换

附：原表单（2016年版）

支撑喉镜下会厌囊肿日间手术临床路径表单

适用对象：第一诊断为会厌囊肿（ICD-10：J38.715）

行支撑喉镜下手术（ICD-9-CM-3：30.0901/30.0902）

患者姓名：	性别：　　年龄：　　门诊号：	住院号：
住院日期：　　年　月　日	出院日期：　　年　月　日	标准住院日：天

时间	住院第1天
主要诊疗工作	□ 通知手术医师、患者到达和预计手术时间；初步确定手术时间 □ 询问病史、体格检查 □ 向患者及家属交代病情及围术期注意事项 □ 访视患者，完成术前准备及评估、制订手术方案 □ 签署授权委托书、手术同意书、自费药品同意书、输血同意书等文书 □ 日间病历书写 □ 手术 □ 术者完成手术记录
重点医嘱	**长期医嘱：** □ 患者既往基础用药 □ 全麻术后护理常规 □ 一级护理 **临时医嘱：** □ 全麻下行支撑喉镜手术相关医嘱 □ 术前禁饮、禁食8小时 □ 术前补液（平衡液或钠钾镁钙葡萄糖注射液） □ 一次性导尿包（必要时）
主要护理工作	□ 责任护士入院宣教 □ 入院护理评估 □ 术前健康宣教 □ 执行术前医嘱 □ 心理护理
病情变异记录	□ 无　□ 有，原因： 1. 2.
护士签名	
医师签名	

第五章

耳郭假性囊肿日间手术临床路径释义

一、耳郭假性囊肿日间手术编码

1. 卫计委原编码

疾病名称及编码：耳郭假性囊肿（ICD-10：H61.103）

手术操作名称及编码：囊肿切除术（ICD-9-CM-3：18.29001）

2. 修改编码

疾病名称及编码：耳郭假性囊肿（ICD-10：H61.103）

手术操作名称及编码：囊肿切除术（ICD-9-CM-3：18.29）

二、临床路径检索方法

H61.103 伴 18.29

三、耳郭假性囊肿临床路径标准住院流程

（一）适用对象

第一诊断为耳郭假性囊肿（ICD-10：H61.103）。

行囊肿切除术（ICD-9-CM-3：18.29001）。

释义

■ 耳郭假性囊肿也称为耳郭浆液性软骨膜炎，指原因未明的耳郭腹侧面局限性囊肿。

■ 本临床路径适用对象是第一诊断为耳郭假性囊肿的患者。

■ 手术可采用全麻或者局麻的方式。

（二）诊断依据

根据《实用耳鼻咽喉头颈外科学》第二版。

1. 症状：耳郭前面出现局限性隆起，常在无意中发现，由小渐大，无痛感或有微痛，囊肿较大时可有胀感、灼热、发痒等不适。

2. 体征：囊肿多位于舟状窝、三角窝。初期仅为局部增厚，积液较多时隆起明显，可波及耳甲腔。囊肿边界清楚，有弹性及波动感，但无压痛，表面皮肤色泽正常。穿刺抽吸时可吸出淡黄色清亮液体，其中蛋白质丰富，无红细胞和炎性细胞；细菌培养：无细菌生长。

释义

■ 根据病史和典型的局部表现可诊断为耳郭假性囊肿。

■ 由于外伤等明确原因造成的耳郭局部积液不应列入此诊断。

■ 应与耳郭感染、耳郭化脓性软骨膜炎、耳郭肿物相鉴别。

■ 囊肿体积很小，或者穿刺抽吸后没有复发的患者可不予手术治疗。

■ 囊肿由于穿刺或者治疗不当等原因造成继发感染后，应按照耳郭化脓性软骨膜炎对待，不宜进入此路径。

（三）选择治疗方案的依据

根据《临床技术操作规范·耳鼻咽喉-头颈外科分册》（中华医学会编著，人民军医出版社）。

1. 符合手术适应证。
2. 能够耐受手术。

释义

■ 适应证

（1）局部理疗或者反复穿刺抽液无效、久治不愈。

（2）反复发作造成局部肉芽增生。

■ 禁忌证

（1）囊肿囊内感染。

（2）耳郭表面皮肤破溃感染或皮肤病。

（3）耳郭表面皮肤有外伤瘢痕或反复冻伤史。

（4）糖尿病血糖水平控制不佳，术后可能造成伤口愈合不良者。

（四）标准住院日≤1 天

释义

■ 术前完善所有术前检查，排除手术禁忌，达到手术要求者入院。

■ 手术方式可采取全麻或者局麻方式，局麻者可于术后立刻出院，全麻手术者待患者麻醉完全清醒后，可予出院。

（五）进入路径标准

1. 第一诊断必须符合 ICD-10：H61.103 耳郭假性囊肿疾病编码。
2. 当患者合并其他疾病，但住院期间不需要特殊处理也不影响第一诊断的临床路径流程实施时，可以进入路径。

释义

■ 本临床路径适合第一诊断为耳郭假性囊肿，需要手术治疗的患者。保守治疗患者不宜进入此路径。

■ 患者同时伴随有高血压、糖尿病、心律失常等慢性病，经会诊评估非手术禁忌证，适用此临床路径。

■ 术后复发需再次手术患者，每次入院均可适用本临床路径。

（六）术前准备（入院前）

术前必须检查的项目如下。

（1）血常规、尿常规。

（2）凝血功能。

（3）感染性疾病筛查（乙型肝炎、丙型肝炎、艾滋病、梅毒等）。

（4）X线胸片、心电图。

释义

■ 必查项目必须术前完成，对检查结果异常的患者，及时会诊，排除手术禁忌。

■ 如需全麻的患者还需进行生化检查，对于伴随有其他基础疾病的患者，术前根据病情增加心肺功能、甲状腺功能、血糖等相关检查。

■ 所有检查项目及术前所需会诊评估工作等应于门诊完成。

（七）预防性抗菌药物选择与使用时机

按照《抗菌药物临床应用指导原则》（卫医发〔2004〕285号）执行，并结合患者的病情决定抗菌药物的选择与使用时间。建议使用第一代、第二代头孢菌素，环丙沙星。

释义

■ 手术为Ⅰ类切口，为预防术后感染，可选用第一代、第二代头孢菌素，对头孢过敏的患者可选用环丙沙星。

■ 于术前0.5小时内给药，或于麻醉开始时给药，使手术切口暴露时局部组织中已达到足够的血药浓度。

■ 由于耳郭一旦发生感染后果严重，建议抗生素使用至术后5~7天，尤其是对于合并糖尿病的患者，建议使用第二代头孢菌素。

（八）手术日为入院当天

1. 麻醉方式：局部麻醉。
2. 手术方式：耳郭假性囊肿切除术。
3. 术中用药：麻醉用药、抗菌药物等。
4. 输血：必要时。

释义

■ 一般采用局部麻醉的麻醉方式，对于不能配合局麻的儿童患者可采用全身麻醉。

■ 此手术术中出血不多，一般不涉及输血问题。

■ 术后伤口采用局部加压包扎。

（九）术后住院恢复≤1天

1. 根据患者病情变化可选择相应的检查项目。
2. 术后根据情况用药
（1）术后抗菌药物：按照《抗菌药物临床应用指导原则》（卫医发〔2004〕285号）执行，建议使用第一代、第二代头孢菌素，环丙沙星。
（2）镇痛药物。

释义

■ 术后可当日出院，术后7~10天拆除加压包扎。

■ 可根据患者疼痛情况酌情使用镇痛药物。

（十）出院标准

1. 一般情况良好。
2. 伤口无异常。

释义

■ 术后即可出院。

■ 若采用全身麻醉可于麻醉完全苏醒后当日出院。

（十一）变异及原因分析——需导致退出日间手术路径

1. 术中、术后出现并发症，需要进一步诊治，导致住院时间延长，治疗费用增加。
2. 术后原伴随疾病控制不佳，需请相关科室会诊，进一步诊治。
3. 住院后出现其他内、外科疾病需进一步明确诊断。

释义

■ 如果患者在手术过程中出现意外情况，如出血、心脑血管意外、麻醉反应等，需要进一步诊治，无法当日出院，则应延长住院时间，并会导致费用增加，需退出日间手术路径。

■ 术后可能会出现伤口感染或者延期愈合等情况，需要进一步采取治疗措施，则不应纳入此临床路径。

四、耳郭假性囊肿日间手术临床路径给药方案

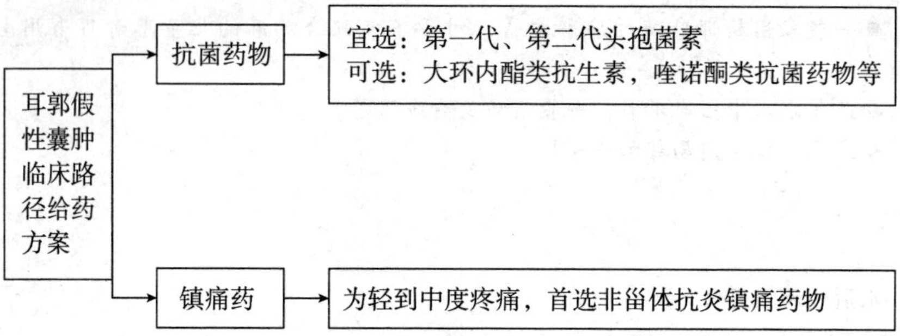

【用药选择】

1. 耳郭假性囊肿患者术前一般无需药物治疗。
2. 耳郭假性囊肿术后抗菌药物：按照《抗菌药物临床应用指导原则》（卫医发〔2004〕285号）执行，建议使用第一代、第二代头孢菌素，环丙沙星。
3. 术后可酌情使用镇痛药物。

【药学提示】

可选用第一代、第二代头孢或者喹诺酮类抗菌药物，对于头孢类过敏的儿童可选用大环内酯类抗生素。

【注意事项】

若患者术后2~3天突然出现局部疼痛加重、发热等情况，提示伤口或耳郭软骨出现感染，此时要按照耳郭化脓性软骨膜炎的治疗选择抗生素，可进行分泌物培养使用敏感抗生素。

五、推荐表单

（一）医师表单

耳郭假性囊肿临床路径医师表单

适用对象：第一诊断为耳郭假性囊肿（ICD-10：H61.103）
行耳郭假性囊肿切除术

患者姓名：	性别：　年龄：　门诊号：	住院号：
住院日期：　年　月　日	出院日期：　年　月　日	标准住院日：≤1天

时间	住院前 （门诊）	住院第1天 （手术日，出院日）
主要诊疗工作	□ 开术前化验 □ 开术前检查 □ 开住院单 □ 通知住院处 □ 通知病房 □ 完成术前检查与术前评估 □ 完成必要的相关科室会诊	□ 问病史，体格检查 □ 完成病历及上级医师查房 □ 完成医嘱 □ 补录门诊术前各项检查医嘱 □ 向患者及家属交代围术期注意事项 □ 签署手术知情同意书、自费用品协议书等 □ 术前预防使用抗菌药物 □ 手术 □ 术后向患者及家属交代病情及注意事项 □ 完成术后病程记录及手术记录 □ 向患者及家属交代出院后注意事项 □ 嘱患者回院拆线 □ 完成出院病程记录 □ 出院 □ 定期复查
重点医嘱	**临时医嘱：** □ 血常规、尿常规 □ 感染性疾病筛查、凝血功能 □ 胸片、心电图 **术前医嘱：** □ 拟急诊/明日在全身麻醉或局麻下行耳郭假性囊肿切除手术 □ 术前禁食、禁水（全麻） □ 术前抗菌药物 □ 其他特殊医嘱	**长期医嘱：** □ 全麻/局麻后常规护理 □ 耳郭假性囊肿切除术后护理常规 □ 三级护理 □ 饮食◎普食 □ 抗菌药物 **临时医嘱：** □ 酌情使用镇痛药物 **出院医嘱：** □ 今日出院
病情变异记录	□ 无　□ 有，原因： 1. 2.	□ 无　□ 有，原因： 1. 2.
医师签名		

（二）护士表单

耳郭假性囊肿临床路径护士表单

适用对象：第一诊断为耳郭假性囊肿（ICD-10：H61.103）
行耳郭假性囊肿切除术

患者姓名：	性别： 年龄： 门诊号：	住院号：
住院日期： 年 月 日	**出院日期：** 年 月 日	**标准住院日：≤1天**

时间	住院前 （门诊）	住院第1天 （手术日，出院日）
健康宣教	□ 介绍主管医师、护士 □ 介绍环境、设施 □ 介绍住院注意事项	□ 宣教疾病知识、用药知识及特殊检查操作过程 □ 向患者及家属交代病情及术后注意事项 □ 定时复查 □ 出院带药服用方法 □ 饮食休息等注意事项指导
护理处置	□ 核对患者 □ 协助医师完成各项检查化验 □ 指导患者卫生处置：剪指甲、沐浴等 □ 交代术前准备及注意事项	□ 建立入院护理病历 □ 遵医嘱正确使用抗生素 □ 术前准备 □ 术后随时观察患者病情变化 □ 办理出院手续
基础护理		□ 入院介绍 □ 术前相关检查指导 □ 术前常规准备及注意事项 □ 麻醉后注意事项 □ 术后饮食饮水注意事项 □ 术后活动指导 □ 指导介绍出院手续 □ 遵医嘱定期复查
专科护理		□ 必要时吸氧 □ 遵医嘱正确给药 □ 术后心理与生活护理 □ 病情观察注意局部渗出情况 □ 注意血压及其他生命体征 □ 需要时请家属陪伴
重点医嘱	□ 详见医嘱执行单	□ 详见医嘱执行单
病情变异记录	□ 无 □ 有，原因： 1. 2.	□ 无 □ 有，原因： 1. 2.
护士签名		

（三）患者表单

耳郭假性囊肿临床路径患者表单

适用对象：第一诊断为耳郭假性囊肿（ICD-10：H61.103）
行耳郭假性囊肿切除术

患者姓名：	性别：　　年龄：　　门诊号：	住院号：
住院日期：　　年　月　日	出院日期：　　年　月　日	标准住院日：≤1 天

时间	住院前 （门诊）	住院第 1 天 （手术日，出院日）
医患配合	□ 配合完善相关检查、化验，如采血、留尿、心电图、X 线胸片等 □ 医师向患者及家属介绍病情，如有异常检查结果需要进一步检查 □ 请务必详细告知既往史、用药史、过敏史 □ 配合进行体格检查 □ 有任何不适告知医师	□ 配合询问病史、收集资料 □ 配合用药及治疗 □ 配合手术及操作 □ 有任何不适告知医师 □ 接受出院前指导 □ 知道复查程序 □ 获取出院诊断书
护患配合	□ 接受入院宣教（环境介绍、病室规定、订餐制度、贵重物品保管等） □ 接受相关化验检查宣教，正确留取标本，配合检查 □ 有任何不适告知护士	□ 配合完成入院护理评估单（简单询问病史、过敏史、用药史） □ 配合测量体温、脉搏、呼吸 □ 有任何不适告知护士 □ 接受输液、服药治疗 □ 注意活动安全，避免坠床或跌倒 □ 配合执行探视及陪伴 □ 接受疾病及用药等相关知识指导 □ 接受出院宣教 □ 办理出院手续 □ 获取出院带药 □ 知道服药方法、作用、注意事项 □ 知道复印病历方法
饮食	□ 普食	□ 普食
排泄	□ 正常排便	□ 正常排便
活动	□ 正常活动	□ 适当活动

附：原表单（2016年版）

耳郭假性囊肿临床路径表单

适用对象：第一诊断为耳郭假性囊肿（ICD-10：H61.103）
　　行耳郭假性囊肿切除术

患者姓名：	性别：　年龄：　门诊号：	住院号：
住院日期：　年　月　日	出院日期：　年　月　日	标准住院日：≤1天

时间	住院前（门诊）	住院第1天（手术日）	住院第2天（术后第1天，出院日）	出院（术后第2天）
主要诊疗工作	□ 开术前化验 □ 开术前检查 □ 开住院单 □ 通知住院处 □ 通知病房	□ 问病史，体格检查 □ 完成病历及上级医师查房 □ 完成医嘱 □ 补录门诊术前各项检查医嘱 □ 向患者及家属交代围术期注意事项 □ 签署手术知情同意书 □ 术前预防使用抗菌药物 □ 手术 □ 术后向患者及家属交代病情及注意事项 □ 完成术后病程记录及手术记录	□ 观察病情 □ 上级医师查房 □ 完成病程记录 □ 嘱患者下地活动 □ 观察伤口情况，伤口换药 □ 向患者及家属交代出院后注意事项 □ 嘱患者回院拆线 □ 完成出院病程记录 □ 出院 □ 定期复查	□ 术后护士电话随访 □ 医师手机开机
重点医嘱	□ 血常规、尿常规 □ 感染性疾病筛查、凝血功能 □ 胸片、心电图	**长期医嘱：** □ 耳鼻咽喉头颈外科疾病护理常规 □ 三级护理 □ 饮食◎普食 □ 耳郭假性囊肿切除术后护理常规 □ 三级护理 □ 术后即可恢复术前饮食 **临时医嘱：** □ 血常规、尿常规 □ 感染性疾病筛查、凝血功能 □ 胸片、心电图 □ 手术医嘱 □ 准备术前预防用抗菌药物 □ 输液	**长期医嘱：** □ 三级护理 **临时医嘱：** **出院医嘱：** □ 今日出院	

续　表

时间	住院前 （门诊）	住院第 1 天 （手术日）	住院第 2 天 （术后第 1 天，出院日）	出院 （术后第 2 天）
主要护理工作		□ 入院介绍 □ 术前相关检查指导 □ 术前常规准备及注意事项 □ 麻醉后注意事项 □ 术后引流管护理 □ 术后饮食饮水注意事项 □ 术后活动指导	□ 术后饮食饮水注意事项 □ 指导介绍出院手续 □ 遵医嘱定期复查	
病情变异记录	□ 无　□ 有，原因： 1. 2.	□ 无　□ 有，原因： 1. 2.	□ 无　□ 有，原因： 1. 2.	
护士签名				
医师签名				

第六章

鼻前庭囊肿日间手术的临床路径释义

一、鼻前庭囊肿日间手术编码

疾病名称及编码：鼻前庭囊肿（ICD-10：J34.108）

手术操作名称及编码：鼻病损切除术或破坏术（ICD-9-CM-3：21.3）

二、临床路径检索方法

J34.108 伴 21.3

三、鼻前庭囊肿日间手术临床路径标准住院流程

（一）适用对象

第一诊断为鼻前庭囊肿。

行囊肿切除术（ICD-9-CM-3：18.29001）。

释义

■ 鼻前庭囊肿的手术适应证为症状明显、局部隆起影响面容或者反复疼痛影响生活。目前鼻内镜下囊肿切开引流术（揭盖术）已经基本取代了以往唇龈沟入路囊肿切除术的方法，具有创伤轻微、术后恢复快等优点。

（二）诊断依据

根据《实用耳鼻咽喉头颈外科学》第二版。

1. 症状：囊肿生长缓慢，早期多无症状。随着囊肿逐渐增大，一侧的鼻翼附着处、鼻前庭内或梨状孔的前外方等处日渐隆起，可有局部胀感或胀痛感。如合并疼痛则迅速增大，局部疼痛加重，可伴有病侧鼻塞。

2. 体征：一侧的鼻翼附着处、鼻前庭内或梨状孔的前外方等处隆起，囊肿较大者可使鼻唇沟消失，上唇上部或口前庭等处均有明显膨隆。

释义

■ 鼻前庭囊肿大部分为单侧，亦有双侧发病者。主要症状为局部肿胀疼痛，查体可见鼻前庭底部及外侧部、梨状孔及鼻唇沟区域隆起，鼻唇沟可以消失。触诊有波动感，多有压痛。鼻窦 CT 可以明确诊断。

（三）选择治疗方案的依据

根据《临床技术操作规范·耳鼻咽喉-头颈外科分册》（中华医学会编著，人民军医出版社）。

1. 符合手术适应证。
2. 能够耐受手术。

释义

■ 无明显症状的鼻前庭囊肿可以观察；如疼痛明显、影响面容，可以行手术治疗。手术方式为鼻内镜下囊肿切开引流术（揭盖术）。

（四）标准住院日≤1 天

（五）进入路径标准

1. 第一诊断必须符合鼻前庭囊肿疾病编码。
2. 当患者合并其他疾病，但住院期间不需要特殊处理也不影响第一诊断的临床路径流程实施时，可以进入路径。

（六）术前准备（入院前）

术前必须检查的项目如下。
1. 血常规、尿常规。
2. 凝血功能；肝肾功能。
3. 感染性疾病筛查（乙型肝炎、丙型肝炎、艾滋病、梅毒等）。
4. X 线胸片，心电图。

（七）预防性抗菌药物选择与使用时机

按照《抗菌药物临床应用指导原则（2015 年版）》（国卫办医发〔2015〕43 号）执行，并结合患者的病情决定抗菌药物的选择与使用时间。

释义

■ 按照《抗菌药物临床应用指导原则（2015 年版）》（国卫办医发〔2015〕43 号）执行，结合患者病情决定抗菌药物的种类与疗程，推荐短疗程应用青霉素类或第一代、第二代头孢菌素类药物（3~5 日）。

（八）手术日为入院当天

1. 麻醉方式：局部或全身麻醉。
2. 手术方式：鼻前庭囊肿切除术。
3. 术中用药：麻醉用药、抗菌药物等。
4. 输血：必要时。

（九）术后住院恢复≤1 天

1. 根据患者病情变化可选择相应的检查项目。
2. 术后根据情况用药：术后抗菌药物按照《抗菌药物临床应用指导原则（2015 年版）》（国卫办医发〔2015〕43 号）执行。

释义

■ 术后用药：术后抗菌药物按照《抗菌药物临床应用指导原则（2015年版）》（国卫办医发〔2015〕43号）执行。结合患者病情决定抗菌药物的种类与疗程，推荐短疗程应用青霉素类或第一代、第二代头孢菌素类药物（3~5日）。

（十）出院标准

1. 一般情况良好。
2. 伤口无异常。

释义

■ 患者一般情况良好、伤口无感染征象可办理出院。

（十一）变异及原因分析——需导致退出日间手术路径

1. 术中、术后出现并发症，需要进一步诊治，导致住院时间延长，住院费用增加。
2. 术后原伴随疾病控制不佳，需请相关科室会诊，进一步诊治。
3. 住院后出现其他内、外科疾病需进一步明确诊断。

四、鼻前庭囊肿给药方案

【用药选择】

抗菌药物：鼻前庭囊肿多伴有感染，可以短期应用抗菌药物。首选青霉素、阿莫西林类抗菌药物。

【药学提示】

抗菌药物以短期应用较适合，2~3天即可。

五、推荐表单

（一）医师表单

鼻前庭囊肿临床路径医师表单

适用对象：第一诊断为鼻前庭囊肿（ICD-10：J34.103）

患者姓名：	性别：　　年龄：　　门诊号：	住院号：
住院日期：　　年　月　日	**出院日期：**　　年　月　日	**标准住院日：≤1 天**

时间	**住院第 1 天**
主要诊疗工作	□ 询问病史及体格检查 □ 进行术前病情初步评估 □ 完成病历书写 □ 复核术前检查结果资料 □ 检查签署手术同意书 □ 制订手术计划 □ 手术治疗 □ 术后观察及处理 □ 办理出院手续 □ 制订术后复查计划
重点医嘱	**临时医嘱：** □ 术前医嘱 □ 术后用药及处理医嘱 □ 出院带药医嘱
病情变异记录	□ 无　□ 有，原因： 1. 2.
医师签名	

（二）护士表单

鼻前庭囊肿临床路径护士表单

适用对象：第一诊断为鼻前庭囊肿（ICD-10：J34.103）

患者姓名：	**性别：　　年龄：　　门诊号：**		**住院号：**
住院日期：　　年　月　日	**出院日期：　　年　月　日**		**标准住院日：≤1 天**

时间	住院第 1 天
健康宣教	□ 入院宣教 □ 介绍主管医师、护士 □ 介绍环境、设施 □ 介绍住院注意事项 □ 手术护理宣教
护理处置	□ 核对患者，佩戴腕带 □ 建立入院护理病历 □ 卫生处置：剪指（趾）甲、更换病号服 □ 测量生命体征 □ 执行术前医嘱
基础护理	□ 二级护理 □ 术后医嘱 □ 患者安全管理
专科护理	□ 测体温、脉搏、血压、血糖 □ 注意术后症状、体征
重点医嘱	□ 详见医嘱执行单
病情变异记录	□ 无　□ 有，原因： 1. 2.
护士签名	

（三）患者表单

鼻前庭囊肿临床路径患者表单

适用对象：第一诊断为鼻前庭囊肿（ICD-10：J34.103）

患者姓名：	性别：　　年龄：　　门诊号：	住院号：
住院日期：　　年　月　日	出院日期：　　年　月　日	标准住院日：≤1 天

时间	住院第 1 天	出院
医患配合	□ 配合询问病史、收集资料，请务必详细告知既往史、用药史、过敏史 □ 如需进行活检，签署手术知情同意书等 □ 术前宣教	□ 接受出院前指导 □ 知道复诊程序 □ 获取出院诊断书
护患配合	□ 配合测量体温、脉搏、呼吸、血压 □ 配合完成入院护理评估（简单询问病史、过敏史、用药史） □ 接受入院宣教（环境介绍、病室规定、订餐制度、贵重物品保管等） □ 有任何不适请告知护士	□ 接受出院宣教 □ 办理出院手续 □ 获取出院带药 □ 知道服药方法、作用、注意事项 □ 了解复查的时间及项目 □ 知道复印病历方法
饮食	□ 如无禁忌，正常饮食	□ 正常普食
排泄	□ 正常排泄	□ 正常排泄
活动	□ 如无需活检，正常活动	□ 加强防护，避免感染

附：原表单（2016 版）

鼻前庭囊肿临床路径表单

适用对象：第一诊断为鼻前庭囊肿
行鼻前庭囊肿切除术

患者姓名：	性别： 年龄： 门诊号：	住院号：	
住院日期： 年 月 日	**出院日期：** 年 月 日	**标准住院日：≤1 天**	

时间	住院前（门诊）	住院第 1 天（手术日）	住院第 2 天（术后第 1 天，出院日）	出院第 1 天（术后第 2 天）
主要诊疗工作	□ 开术前化验 □ 开术前检查 □ 开住院单 □ 通知住院处 □ 通知病房	□ 问病史，体格检查 □ 完成病历及上级医师查房 □ 完成医嘱 □ 补录门诊术前各项检查医嘱 □ 向患者及家属交代围术期注意事项 □ 签署手术知情同意书 □ 术前预防使用抗菌药物 □ 手术 □ 术后向患者及家属交代病情及注意事项 □ 完成术后病程记录及手术记录	□ 观察病情 □ 上级医师查房 □ 完成病程记录 □ 嘱患者下地活动 □ 观察伤口情况，伤口换药 □ 向患者及家属交代出院后注意事项 □ 嘱患者回院拆线、取出鼻腔填塞物 □ 完成出院病程记录 □ 出院 □ 定期复查	□ 术后护士电话随访 □ 医师随访
重点医嘱	□ 血常规、尿常规 □ 感染性疾病筛查，凝血功能 □ 胸片，心电图 □ 如拟全麻手术，做好全麻术前评估会诊	**长期医嘱：** □ 耳鼻咽喉头颈外科疾病护理常规 □ 三级护理 □ 饮食◎普食 □ 鼻前庭囊肿切除术后护理常规 □ 三级护理 □ 术后即可恢复术前饮食 **临时医嘱：** □ 血常规、尿常规 □ 感染性疾病筛查，凝血功能 □ 胸片，心电图 □ 手术医嘱 □ 准备术前预防用抗菌药物 □ 输液	**长期医嘱：** □ 三级护理 **临时医嘱：** **出院医嘱：** □ 今日出院	

续 表

时间	住院前 （门诊）	住院第 1 天 （手术日）	住院第 2 天 （术后第 1 天，出院日）	出院第 1 天 （术后第 2 天）
主要护理工作		□ 入院介绍 □ 术前相关检查指导 □ 术前常规准备及注意事项 □ 麻醉后注意事项 □ 术后引流管护理 □ 术后饮食饮水注意事项 □ 术后活动指导	□ 术后饮食饮水注意事项 □ 指导介绍出院手续 □ 遵医嘱定期复查	
病情变异记录	□ 无 □ 有，原因： 1. 2.	□ 无 □ 有，原因： 1. 2.	□ 无 □ 有，原因： 1. 2.	
护士签名				
医师签名				

第七章

鼻窦囊肿临床路径释义

一、鼻窦囊肿编码

1. 卫计委原编码

疾病名称及编码：鼻窦囊肿（ICD-10：J34.106）

手术操作名称及编码：鼻窦囊肿切除术（ICD-9-CM-3：21.304/22.2-22.6）

2. 修改编码

疾病名称及编码：鼻窦囊肿（ICD-10：J34.1）

手术操作名称及编码：鼻内上颌窦切开术（ICD-9-CM-3：22.2）

额窦切开术和切除术（ICD-9-CM-3：22.4）

其他鼻窦切开术（ICD-9-CM-3：22.5）

其他鼻窦切除术（ICD-9-CM-3：22.6）

二、临床路径检索方法

（J34.1）伴（22.2/22.4/22.5/22.6）

三、鼻窦囊肿临床路径标准住院流程

（一）适用对象

第一诊断为鼻窦囊肿（ICD-10：J34.106）。

行鼻窦囊肿切除术（ICD-9-CM-3：21.304/22.2-22.6）。

释义

■鼻窦囊肿可分为：鼻窦黏液囊肿、鼻窦黏膜囊肿、牙源性囊肿。鼻窦黏液囊肿增长缓慢，早期可无任何症状，如黏液肿胀逐渐增大，可以压迫周围结构，造成鼻窦骨壁破坏吸收，视其扩展的方向不同而出现相应的临床症状。鼻窦黏膜囊肿多发生于上颌窦内，也可见与蝶窦、额窦及筛窦，很多患者无明显症状，囊肿较大时可出现面部压迫感、头痛、间断鼻腔流水等症状。牙源性囊肿是由于上颌牙齿发育障碍或病变形成的囊肿，患者多有慢性牙病史，CT影像学检查可以明确病变情况。

■是否行鼻窦囊肿手术应根据患者的主观症状、全身状态，结合病变位置、大小、与邻近结构的关系等情况具体分析。

（二）诊断依据

根据《实用耳鼻咽喉头颈外科学》（人民卫生出版社，2008年）。

1. 症状：头痛、发热；眶尖综合征、流泪、复视；鼻塞、流涕、嗅觉减退等。

2. 体征：眼球移位；外部畸形；鼻窦体表膨隆，触之皮下光滑、乒乓球样感觉；鼻腔外侧壁向中线移位等。

3. 鼻内镜检查及影像学检查（CT或MRI）：提示鼻窦内囊性新生物和（或）鼻腔外侧壁向

中线移位。

4. 局部隆起处穿刺可明确诊断。

释义

■ 鼻窦囊肿症状，鼻部表现：较大囊肿可出现鼻塞、嗅觉减退，脓肿破裂时囊液自鼻内流出；囊肿位于筛窦、额窦者，可引起内眦部或额窦前壁隆起，触之可有乒乓球感；上颌窦黏液囊肿可见到鼻腔外侧壁内移，面部隆起，硬腭下塌。眼部症状：囊肿压迫眼眶后，可致眼球移位、流泪、复视、头痛、眼痛等。后组筛窦及蝶窦囊肿压迫可致眼球向前突出，压迫眶尖可致失明、眼肌麻痹、眼部感觉障碍和疼痛等症状。鼻窦黏液囊肿增长缓慢，早期可无任何症状，如黏液肿胀逐渐增大，可以压迫周围结构，造成鼻窦骨壁破坏吸收，视其扩展的方向不同而出现相应的临床症状。鼻窦黏膜囊肿多发生于上颌窦内，也可见与蝶窦、额窦及筛窦，很多患者无明显症状，囊肿较大时可出现面部压迫感、头痛、间断鼻腔流水等症状。牙源性囊肿是由于上颌牙齿发育障碍或病变形成的囊肿，患者多有慢性牙病史，CT 影像学检查可以明确病变情况。

■鼻窦 CT 及 MRI 是诊断鉴别鼻窦囊肿的重要检查，术前应尽量完善。

（三）治疗方案的选择

根据《实用耳鼻咽喉头颈外科学》（人民卫生出版社，2008 年）。

鼻窦囊肿切除术。

释义

■ 鼻内镜下鼻窦囊肿切除术的原则是“在保护周围重要结构的前提下，将囊肿壁充分切除，形成良好的引流通道”。

（四）标准住院日≤10 天

释义

■ 无严重合并症的患者住院日周期≤10 天。有严重合并症的患者则住院周期延长。

（五）进入路径标准

1. 第一诊断必须符合 ICD-10：J34.106 鼻窦囊肿疾病编码。

2. 当患者同时具有其他疾病诊断，但在住院期间不需要特殊处理也不影响第一诊断的临床路径流程实施时，可以进入路径。

释义

■ 鼻窦囊肿伴有全身性疾病如高血压、冠心病、糖尿病、血液病、肝肾疾病时，根据病情严重程度，需要进行有针对性治疗。

（六）术前准备≤3天

1. 必需的检查项目

（1）血常规、尿常规。

（2）肝肾功能、电解质、血糖、凝血功能。

（3）感染性疾病筛查（乙型肝炎、丙型肝炎、梅毒、艾滋病等）。

（4）胸片、心电图、心脏彩超。

（5）鼻腔鼻窦CT、鼻内镜检查。

2. 根据患者病情可选择的检查项目

（1）过敏原及相关免疫学检测。

（2）鼻功能测试。

释义

■ 鼻内镜检查明确鼻腔有无病变或解剖结构异常。鼻窦CT与MRI可以协助观察分析病变位置、大小、与周围解剖毗邻关系、骨质变化情况等，二者结合对于明确病变性质，鉴别囊肿与肿瘤类病变具有很大意义，有条件可以完善检查。

（七）预防性抗菌药物选择与使用时机

1. 抗菌药物：按照《抗菌药物临床应用指导原则（2015年版）》中抗菌药物预防性应用的基本原则要求，合理选用预防用抗菌药物。

2. 糖皮质激素：鼻内局部喷雾，酌情口服或静脉使用。

释义

■ 根据鼻腔鼻窦检查情况，如术后存在鼻腔鼻窦感染风险，预防性应用抗菌药物首选青霉素类或第二代头孢菌素。

（八）手术日为入院后4天内

1. 麻醉方式：全身麻醉或局部麻醉。

2. 术中用药：全身止血药物，局部减充血剂。

3. 手术：见治疗方案的选择。

4. 鼻腔填塞止血，保持引流通气。

5. 标本送病理检查。

（九）术后住院治疗≤7天

1. 根据病情可选择复查部分检查项目。

2. 术后用药：按照《抗菌药物临床应用指导原则（2015年版）》（国卫办医发〔2015〕43号）中各类抗菌药物的适应证和注意事项要求，合理选用抗菌药物；糖皮质激素鼻内局部喷雾，酌情口服或静脉使用；酌情使用黏液促排剂。

3. 鼻腔冲洗。

4. 清理术腔。

（十）出院标准

1. 一般情况良好。

2. 没有需要住院处理的并发症。

释义

■ 一般情况良好，生命体征平稳。

■无明显术后并发症及其他疾病并发症。

（十一）变异及原因分析

1. 伴有影响手术的合并症，需进行相关诊断和治疗等，导致住院时间延长，治疗费用增加。
2. 出现手术并发症，需进一步诊断和治疗，导致住院时间延长，治疗费用增加。

四、鼻窦囊肿临床路径给药方案

【用药选择】

抗菌药物、鼻用糖皮质激素、黏液促排剂。

【药学提示】

抗菌药物应用以阿莫西林或第二代头孢菌素为宜，应用2~3天；鼻用激素可以促进黏膜肿胀消退，调节炎症反应，术前及术后黏膜修复阶段可以应用；黏液促排剂能够促进术腔分泌物稀释排除，利于炎症消散。

【注意事项】

注意患者药物过敏及相关禁忌证。

五、推荐表单

（一）医师表单

鼻窦囊肿临床路径医师表单

适用对象：第一诊断为鼻窦囊肿（ICD-10：R04.0）

患者姓名：	性别：　　年龄：　　门诊号：	住院号：
住院日期：　　年　月　日	**出院日期：**　　年　月　日	**标准住院日：≤10天**

时间	住院第1~3天	住院第4天	住院第5~10天
主要诊疗工作	□ 询问病史及体格检查 □ 进行病情初步评估 □ 完成病历书写 □ 开化验单 □ 上级医师查房 □ 分析病情，明确诊断，制订诊疗计划 □ 根据病情调整基础用药 □ 申请相关科室会诊 □ 向患者及家属交代病情 □ 签署各种必要的知情同意书、手术同意书自费用品协议书	□ 上级医师查房 □ 执行手术治疗 □ 书写病程记录及手术记录 □ 术后的病情监测及诊疗计划调整	□ 上级医师查房 □ 评估手术结果 □ 病情评估，根据病情调整治疗方案 □ 观察药物不良反应 □ 确认有无并发症 □ 书写病程记录 □ 必要时完成诊断证明书 □ 患者教育 □ 制订术后复查计划
重点医嘱	**长期医嘱：** □ 鼻科护理常规 □ 膳食选择 □ 一级或二级护理 □ 对症治疗 □ 既往基础用药 **临时医嘱：** □ 血常规、尿常规、大便常规 □ 肝肾功能、血糖、血脂、电解质、凝血功能、感染性疾病四项 □ 心电图、胸片 □ 必要时进行：鼻窦CT及MRI	**长期医嘱：** □ 鼻科护理常规 □ 膳食选择 □ 一级或二级护理 □ 继续对症治疗 □ 必要时调整既往用药 **临时医嘱：** □ 其他特殊或补充医嘱	**长期医嘱：** □ 鼻科护理常规 □ 一级或二级护理 □ 膳食选择 □ 继续对症治疗 **临时医嘱：** □ 必要时复查血常规 □ 异常指标复查
病情变异记录	□ 无　□ 有，原因： 1. 2.	□ 无　□ 有，原因： 1. 2.	□ 无　□ 有，原因： 1. 2.
医师签名			

（二）护士表单

鼻窦囊肿临床路径护士表单

适用对象：第一诊断为鼻窦囊肿（ICD-10：R04.0）

患者姓名：	性别：　　年龄：　　门诊号：	住院号：
住院日期：　　年　月　日	**出院日期：**　　年　月　日	**标准住院日：≤10 天**

时间	住院第 1~3 天	住院第 4 天	住院第 5~10 天
健康宣教	□ 入院宣教 □ 介绍主管医师、护士 □ 介绍环境、设施 □ 介绍住院注意事项 □ 手术护理宣教	□ 术前宣教及用药前宣教 □ 术前使用的药物名称，作用及可能出现的不良反应，做好自我防护，避免感染 □ 术后护理宣教	□ 用药前宣教 □ 使用的药物名称、作用及可能出现的不良反应 □ 做好自我防护，避免感染 □ 术后护理宣教 □ 出院宣教
护理处置	□ 核对患者，佩戴腕带 □ 建立入院护理病历 □ 卫生处置：剪指（趾）甲、更换病号服 □ 测量生命体征 □ 遵医嘱采血 □ 遵医嘱留取尿便送检 □ 影像、心肺功能检查	□ 遵医嘱完成使用药物阶段相关监测指标 □ 遵医嘱完成各种药物的发放和液体的输注	□ 遵医嘱完成使用药物阶段相关监测指标 □ 遵医嘱完成各种药物的发放和液体的输注 □ 出院护理宣教
基础护理	□ 二级护理 □ 晨晚间护理 □ 患者安全管理	□ 一或二级护理 □ 晨晚间护理 □ 患者安全管理	□ 一或二级护理 □ 晨晚间护理 □ 患者安全管理
专科护理	□ 测体温、脉搏、血压、血糖 □ 注意术后症状体征	□ 遵医嘱给药 □ 遵医嘱监测鼻腔出血变化	□ 遵医嘱给药 □ 遵医嘱监测鼻腔出血变化
重点医嘱	□ 详见医嘱执行单	□ 详见医嘱执行单 □ 详见术后医嘱执行单	□ 详见医嘱执行单 □ 详见术后医嘱执行单
病情变异记录	□ 无　□ 有，原因： 1. 2.	□ 无　□ 有，原因： 1. 2.	□ 无　□ 有，原因： 1. 2.
护士签名			

（三）患者表单

鼻窦囊肿临床路径患者表单

适用对象：第一诊断为鼻窦囊肿（ICD-10：R04.0）

患者姓名：	性别：　年龄：　门诊号：	住院号：
住院日期：　年　月　日	**出院日期：**　年　月　日	**标准住院日：≤10 天**

时间	入院第 1~3 天	住院第 4 天	住院第 5~10 天
医患配合	□ 配合询问病史、收集资料，请务必详细告知既往史、用药史、过敏史 □ 如需进行活检，签署手术知情同意书等 □ 签署知情同意书及手术同意书	□ 配合签署关于治疗用药的各种必要的知情同意书 □ 治疗中使用药物如有不适，及时告诉医师 □ 术前及术后有何不适，及时告知医师	□ 接受出院前指导 □ 知道复诊程序 □ 获取出院诊断书
护患配合	□ 配合测量体温、脉搏、呼吸、血压 □ 配合完成入院护理评估（简单询问病史、过敏史、用药史） □ 接受入院宣教（环境介绍、病室规定、订餐制度、贵重物品保管等） □ 有任何不适请告知护士	□ 接受术后宣教 □ 配合静脉输液、皮下及肌内注射用药等之类 □ 有任何不适请告知护士 □ 配合定时测量生命体征、每日询问尿便，监测血糖 □ 配合做好病房消毒，避免感染 □ 配合执行探视及陪伴	□ 接受出院宣教 □ 办理出院手续 □ 获取出院带药 □ 知道服药方法、作用、注意事项 □ 了解复查的时间及项目 □ 知道复印病历方法
饮食	□ 如无禁忌，正常饮食	□ 如无禁忌，正常饮食	□ 正常普食
排泄	□ 正常排泄	□ 正常排泄	□ 正常排泄
活动	□ 如无需活检，正常活动	□ 加强防护，避免感染	□ 加强防护，避免感染

附：原表单（2016 年版）

鼻窦囊肿临床路径表单

适用对象：第一诊断为鼻窦囊肿（ICD-10：J34.106）
行鼻内镜手术（ICD-9-CM-3：21.304/22.2-22.6）

患者姓名：	性别：　年龄：　门诊号：	住院号：	
住院日期：　年　月　日	**出院日期：**　年　月　日	**标准住院日：≤10 天**	

时间	住院第 1 天	住院第 1~3 天 （术前日）	住院第 2~4 天 （手术日）
主要诊疗工作	□ 询问病史及体格检查 □ 完成病历书写 □ 上级医师查房与术前评估 □ 初步确定手术方式和日期	□ 上级医师查房 □ 完成术前准备与术前评估 □ 根据检查结果等，进行术前讨论，确定手术方案 □ 完成必要的相关科室会诊 □ 签署手术知情同意书、自费用品协议书	□ 手术 □ 术者完成手术记录 □ 住院医师完成术后病程 □ 上级医师查房 □ 向患者及家属交代病情及术后注意事项
重点医嘱	**长期医嘱：** □ 耳鼻咽喉科护理常规 □ 二级护理 □ 普食 **临时医嘱：** □ 血常规、尿常规 □ 肝肾功能、血糖、血脂、电解质、凝血功能、感染性疾病筛查（乙型肝炎、丙型肝炎、梅毒、艾滋病等） □ 胸片、心电图、心脏彩超 □ 鼻窦 CT、鼻内镜检查 □ 酌情行过敏原及相关免疫学检测 □ 酌情行鼻功能测试	**长期医嘱：** □ 患者既往基础用药 **临时医嘱：** □ 术前医嘱：明日全身麻醉或局麻下行鼻内镜手术* □ 术前禁食、禁水 □ 术前准备 □ 其他特殊医嘱	**长期医嘱：** □ 全麻后常规护理 □ 鼻内镜手术* 术后护理常规 □ 一级护理 □ 半流饮食 **临时医嘱：** □ 术前 30 分钟抗菌药物应用 □ 标本送病理检查 □ 酌情心电监护 □ 酌情吸氧 □ 其他特殊医嘱 □ 抗菌药物
主要护理工作	□ 介绍病房环境、设施和设备 □ 入院护理评估	□ 宣教、备皮等术前准备 □ 提醒患者明晨禁食、禁水	□ 观察患者病情变化 □ 术后心理与生活护理
病情变异记录	□ 无　□ 有，原因： 1. 2.	□ 无　□ 有，原因： 1. 2.	□ 无　□ 有，原因： 1. 2.
护士签名			
医师签名			

时间	住院第3~9天 （术后第1~7日）	住院第4~10天 （术后第2~8日，出院日）
主要诊疗工作	□ 上级医师查房 □ 住院医师完成常规病历书写 □ 注意病情变化 □ 注意观察生命体征 □ 取出鼻腔填塞物 □ 鼻腔冲洗	□ 上级医师查房，进行手术及伤口评估 □ 完成出院记录、出院证明书 □ 向患者交代出院后的注意事项 □ 鼻窦冲洗
重点医嘱	**长期医嘱：** □ 二级护理 □ 半流食或普食 □ 其他特殊医嘱 □ 48小时内停用抗生素 **临时医嘱：** □ 换药 □ 其他特殊医嘱	**出院医嘱：** □ 出院带药 □ 门诊随诊
主要护理工作	□ 观察患者情况 □ 术后心理与生活护理	□ 指导患者办理出院手续
病情变异记录	□ 无 □ 有，原因： 1. 2.	□ 无 □ 有，原因： 1. 2.
护士签名		
医师签名		

注：* 实际操作时需明确写出具体的术式

第八章

鼻出血（内镜下鼻腔止血术）临床路径释义

一、鼻出血编码

疾病名称及编码：鼻出血（ICD-10：R04.0）

手术操作名称及编码：内镜下鼻腔止血术（ICD-9-CM-3：21.0）

二、临床路径检索方法

R04.0 伴 21.0

三、鼻出血临床路径标准住院流程

（一）适用对象

第一诊断为鼻出血。

行内镜下鼻腔止血术。

释义

■ 适用对象为严重鼻出血。

（二）诊断依据

2015 年最新鼻出血诊断及治疗指南。

1. 病史：单侧或双侧鼻腔出血（出血量大，剧烈，或反复多次出血，保守治疗无效）。
2. 查体：鼻腔可见搏动性出血点，或鼻腔黏膜血管扩张明显（有明显再出血可能）。

（三）进入路径标准

1. 第一诊断为鼻腔出血。
2. 鼻腔出血伴有其他疾病，但住院期间的治疗，病例不影响进入临床路径的执行。

释义

■ 鼻出血可伴有其他疾病，如高血压、冠心病、糖尿病、血液病、肝肾疾病等。根据病情严重程度，需要进行有针对性治疗。

（四）标准住院日

标准住院日≤3 天。

释义

■ 无严重合并症的患者住院日周期为≤3天。有严重合并症的患者则住院周期延长。

（五）住院期间的检查项目

1. 必需的检查项目：血常规、尿常规、血型，凝血功能检查、心电图、胸片。
2. 根据患者病情进行相应检查项目：胸部CT，心脏彩超，病房生化组合，乙型肝炎五项+感染3项，肺功能。

释义

■ 如果患者手术涉及全身麻醉，则需要完善全麻术前准备；如果存在明显的解剖变异或者鼻腔鼻窦占位可能，可以选择鼻窦CT或MRI。

（六）治疗方案的选择

1. 手术：局麻或全麻鼻内镜下鼻腔止血术。
2. 保守治疗：反复少量出血或出血点不明确，患者焦虑需要住院治疗。

释义

■ 治疗方案的制订根据患者具体情况而定，如患者鼻出血已经得到控制，无再出血的倾向；或者患者病情危重，无法进行创伤性操作，可以保守治疗。反复鼻出血且保守治疗无效的患者，可选择手术治疗。

■ 治疗方案选择需要根据患者全身状况而定，维护生命安全是首要关键，切不可盲目进行手术或创伤性操作而危及生命安全。

（七）预防性抗菌药物选择与使用时机

抗菌药物：《抗菌药物临床应用指导原则（2015年版）》（国卫办医发〔2015〕43号）。

释义

■ 伴有鼻腔鼻窦炎症的鼻出血可以选择抗菌药物治疗；鼻腔填塞后的患者为了防止鼻部继发感染，可以短期预防性应用抗菌药物。

（八）手术日

手术日为入院后第一天或第二天。
麻醉方式：局麻或全麻。
手术方式：内镜下鼻腔止血术。

释义

■ 手术日的选择根据患者状况而定，如果全身情况较差，需要支持治疗改善全身情况后再行手术，这种情况下则不适于该临床路径。

（九）术后恢复

术后住院治疗≤3天。

1. 根据病情情况复查检查。
2. 抗菌药物使用。
3. 注意休息，监测血压。

释义

■ 术后住院恢复时间根据全身情况而定，一般控制在3天以内。

（十）出院标准

患者无明显鼻出血再发作，无明显术后并发症及其他疾病并发症。

（十一）变异及原因分析

1. 再次鼻出血手术治疗。
2. 出现与手术相关并发症或其他疾病并发症，需要进一步治疗。

四、鼻出血（内镜下鼻腔止血术）给药方案

【用药选择】

1. 抗菌药物：有感染迹象或者鼻腔填塞后的感染者可选用阿莫西林和头孢菌素类药物。
2. 止血药物：在无禁忌证前提下，可在局部止血后考虑使用止血药物，如注射用尖吻蝮蛇血凝酶等。
3. 镇静剂：有助于缓解患者紧张情绪，减少出血。

【注意事项】

1. 抗菌药物选择阿莫西林或头孢菌素类。
2. 止血药物适用于凝血功能障碍导致的黏膜渗血，对于高龄患者或既往有心肌梗死或脑梗死的患者应慎用。
3. 维持生命体征：严重的鼻出血应注意监测血压、心率，必要时予以补液，维持生命体征平稳。当血容量减少导致血红蛋白低于70g/L时，需要考虑输血。如出现失血性休克，应及时进行抗休克治疗等急救处理。

五、推荐表单

（一）医师表单

鼻出血临床路径医师表单

适用对象：第一诊断为鼻出血（ICD-10：R04.0）

患者姓名：	性别： 年龄： 门诊号：	住院号：
住院日期： 年 月 日	**出院日期：** 年 月 日	**标准住院日：≤3 天**

时间	住院第 1 天	住院第 2 天	住院第 3 天
主要诊疗工作	□ 询问病史及体格检查 □ 进行病情初步评估 □ 完成病历书写 □ 开化验单 □ 相关科室会诊 □ 制订手术计划 □ 交代病情，签署手术同意书 □ 如术前准备充分，可能当日执行手术治疗	□ 上级医师查房 □ 分析病情，明确诊断，制订诊疗计划 □ 执行手术治疗 □ 根据病情调整基础用药 □ 申请相关科室会诊 □ 向患者及家属交代病情 □ 签署各种必要的知情同意书、自费用品协议书 □ 必要时协助患者完成检查 □ 书写病程记录	□ 上级医师查房 □ 评估手术结果 □ 病情评估，根据病情调整治疗方案 □ 观察药物不良反应 □ 确认有无并发症 □ 书写病程记录 □ 必要时完成诊断证明书 □ 患者教育 □ 制订术后复查计划
重点医嘱	**长期医嘱：** □ 鼻科护理常规 □ 膳食选择 □ 一级或二级护理 □ 对症治疗 □ 既往基础用药 **临时医嘱：** □ 血常规、尿常规、大便常规 □ 肝肾功能、血糖、血脂、电解质、凝血功能、感染性疾病四项 □ 心电图、胸片 □ 必要时进行：鼻窦 CT	**长期医嘱：** □ 鼻科护理常规 □ 膳食选择 □ 一级或二级护理 □ 继续对症治疗 □ 必要时调整既往用药 **临时医嘱：** □ 其他特殊或补充医嘱	**长期医嘱：** □ 鼻科护理常规 □ 一级或二级护理 □ 膳食选择 □ 继续对症治疗 **临时医嘱：** □ 必要时复查血常规 □ 异常指标复查
病情变异记录	□ 无 □ 有，原因： 1. 2.	□ 无 □ 有，原因： 1. 2.	□ 无 □ 有，原因： 1. 2.
医师签名			

（二）护士表单

鼻出血临床路径护士表单

适用对象：第一诊断为鼻出血（ICD-10：R04.0）

患者姓名：	性别：　　年龄：　　门诊号：	住院号：
住院日期：　　年　月　日	**出院日期：**　　年　月　日	**标准住院日：≤3 天**

时间	住院第 1 天	住院第 2~3 天
健康宣教	□ 入院宣教 □ 介绍主管医师、护士 □ 介绍环境、设施 □ 介绍住院注意事项 □ 手术护理宣教	□ 用药前宣教 □ 使用的药物名称，作用及可能出现的不良反应 □ 做好自我防护，避免感染 □ 术后护理宣教
护理处置	□ 核对患者，佩戴腕带 □ 建立入院护理病历 □ 卫生处置：剪指（趾）甲、更换病号服 □ 测量生命体征 □ 遵医嘱采血 □ 遵医嘱留取尿便送检 □ 影像、心肺功能检查	□ 遵医嘱完成使用药物阶段相关监测指标 □ 注意鼻腔出血有无及血量变化 □ 遵医嘱完成各种药物的发放和液体的输注
基础护理	□ 二级护理 □ 晨晚间护理 □ 患者安全管理	□ 一或二级护理 □ 晨晚间护理 □ 患者安全管理
专科护理	□ 测体温、脉搏、血压、血糖 □ 注意术后症状体征	□ 遵医嘱给药 □ 遵医嘱监测鼻腔出血变化
重点医嘱	□ 详见医嘱执行单	□ 详见医嘱执行单 □ 详见术后医嘱执行单
病情变异记录	□ 无　□ 有，原因： 1. 2.	□ 无　□ 有，原因： 1. 2.
护士签名		

（三）患者表单

鼻出血临床路径患者表单

适用对象：第一诊断为鼻出血（ICD-10：R04.0）

患者姓名：	性别： 年龄： 门诊号：		住院号：
住院日期： 年 月 日	**出院日期：** 年 月 日		**标准住院日：≤3 天**

时间	入院第 1 天	住院 2 天	出院
医患配合	□ 配合询问病史、收集资料，请务必详细告知既往史、用药史、过敏史 □ 如需进行活检，签署手术知情同意书等	□ 配合签署关于治疗用药的各种必要的知情同意书 □ 治疗中使用药物如有不适，及时告诉医师	□ 接受出院前指导 □ 知道复诊程序 □ 获取出院诊断书
护患配合	□ 配合测量体温、脉搏、呼吸、血压 □ 配合完成入院护理评估（简单询问病史、过敏史、用药史） □ 接受入院宣教（环境介绍、病室规定、订餐制度、贵重物品保管等） □ 有任何不适请告知护士	□ 接受术后宣教 □ 配合静脉输液、皮下及肌内注射用药等之类 □ 有任何不适请告知护士 □ 配合定时测量生命体征、每日询问尿便，监测血糖 □ 配合做好病房消毒，避免感染 □ 配合执行探视及陪伴	□ 接受出院宣教 □ 办理出院手续 □ 获取出院带药 □ 知道服药方法、作用、注意事项 □ 了解复查的时间及项目 □ 知道复印病历方法
饮食	□ 如无禁忌，正常饮食	□ 如无禁忌，正常饮食	□ 普通饮食或根据患者情况调整饮食
排泄	□ 正常排泄	□ 正常排泄	□ 正常排泄
活动	□ 限制活动或卧床休息	□ 加强防护，避免感染	□ 加强防护，避免感染

附：原表单（2016年版）

鼻出血临床路径表单

适用对象：第一诊断为鼻出血（ICD-10：R04.000）
行内镜下鼻腔止血术

患者姓名：	性别：　年龄：　门诊号：	住院号：
住院日期：　年　月　日	出院日期：　年　月　日	标准住院日：≤3天

时间	住院第1天	住院第2天	住院第3天
诊疗工作	□ 询问病史及体格检查 □ 书写病历 □ 上级医师查房评估患者、确定手术方式及时间 □ 签署手术同意书	□ 上级医师查房、询问病情，查体	□ 上级医师查房，询问病情，患者出院
重点医嘱	**长期医嘱：** □ 耳鼻喉科护理常规 □ 二级护理 □ 普食 □ 自主体位 **临时医嘱：** □ 血常规+血型 □ 凝血 □ 心电图 □ 胸部正侧位片	**长期医嘱：** **临时医嘱：**	**长期医嘱：** **临时医嘱：**
护理工作			
病情变异记录	□ 无　□ 有，原因： 1. 2.	□ 无　□ 有，原因： 1. 2.	□ 无　□ 有，原因： 1. 2.
护士签名			
医师签名			

第九章
双侧感音神经性耳聋（人工耳蜗植入）临床路径释义

一、双侧感音神经性耳聋（人工耳蜗植入）编码

疾病名称及编码：双侧感音神经性耳聋（ICD-10：H90.3）

手术操作名称及编码：人工耳蜗植入手术（ICD-9-CM-3：20.96-20.98）

二、临床路径检索方法

H90.3 伴（20.96/20.97/20.98）

三、双侧感音神经性耳聋（人工耳蜗植入）临床路径标准住院流程

（一）适用对象

第一诊断为双侧感音神经性耳聋（ICD-10：H90.3）。

行人工耳蜗植入手术（ICD-9-CM-3：20.96-20.98）。

释义

■ 本临床路径适用对象是第一诊断为双侧重度感音神经性耳聋的患者，根据《人工耳蜗植入工作指南》（中华耳鼻咽喉头颈外科杂志编辑委员会、中华医学会耳鼻咽喉头颈外科学分会和中国残疾人康复协会听力语言康复专业委员会，2013 年）。

■ 本临床路径仅针对需要全身麻醉手术的患者。

（二）诊断依据

根据《人工耳蜗植入工作指南》（中华医学会耳鼻咽喉科学分会、中华医学会耳鼻咽喉科杂志编辑委员会，2013 年）。

1. 症状：双侧耳聋。
2. 听力学检查：双侧重度以上感音神经性耳聋，主要病变在耳蜗。
3. 影像学检查无手术禁忌证。
4. 符合人工耳蜗植入标准。

释义

■ 可参考《人工耳蜗植入工作指南》（中华耳鼻咽喉头颈外科杂志编辑委员会、中华医学会耳鼻咽喉头颈外科学分会和中国残疾人康复协会听力语言康复专业委员会，2013 年）。

■ 双耳重度或极重度感音神经性耳聋，助听器无效或效果很差。最小植入年龄为 6 个月。

■ 手术禁忌分为绝对禁忌和相对禁忌。绝对禁忌：内耳严重畸形，如 Michel 畸形、无耳蜗畸形等；听神经缺如或中断；中耳乳突急性化脓性炎症。相对禁忌：癫痫频繁发作不能控制；严重精神、智力、行为及心理障碍，无法配合听觉言语训练。

■ 听神经病的患者在选择人工耳蜗植入时要极为慎重，

■ 听力评估：双耳重度或极重度感音神经性耳聋；重度聋患儿佩戴助听器 3~6 个月无效或者效果不理想，应行人工耳蜗植入；极重度聋患儿可直接考虑行人工耳蜗植入。

■ 影像学检查：除了解中耳乳突气房发育情况及面神经走形情况外，重点了解是否存在内耳畸形，耳蜗有无骨化及骨化程度，并了解蜗神经发育情况以及排除内听道占位。颞骨 CT 高度怀疑蜗神经发育不良以及存在耳蜗骨化时必须进行 MRI 检查。CT 和 MRI 对于了解听神经的完整性提供了有用的信息。

（三）治疗方案的选择

根据《人工耳蜗植入工作指南》（中华医学会耳鼻咽喉科学分会、中华医学会耳鼻咽喉科杂志编辑委员会，2013 年）。

人工耳蜗植入术（无手术禁忌证）。

释义

■ 人工耳蜗植入术一般在全麻下进行，按手术进路可分为面隐窝进路、外耳道后壁进路及耳道上进路等术式。目前绝大多数使用面隐窝进路达蜗窗区。

■ 对于确定需要双侧耳蜗植入的患者，建议植入间期不超过 1 年，最好在半年之内，以利皮质活动模式发展趋于正常。

（四）标准住院日≤12 天

释义

■ 标准住院日建议不超过 12 天。

■ 双侧感音神经性耳聋患者入院后，术前准备 1~3 天，在第 2~4 天实施手术，术后恢复5~7 天，总住院天数不超过 12 天，均符合本临床路径要求。

■ 为减少患者等候手术的时间和住院费用，可在门诊完成术前检查，排除手术禁忌后住院，于住院当天或 3 天以内手术符合本临床路径要求。

■ 患者入院后术前准备发现全身疾病的阳性体征，需要进一步行超声心动图、Holter、肺功能等检查，请相关科室会诊排除手术禁忌证，上述急慢性疾病如果需要经治疗稳定后才能手术，术前准备过程先进入其他相应内科疾病的诊疗路径；若经会诊排除手术禁忌证，扣除排除手术禁忌证检查会诊需要时间，总住院天数不超过 12 天，符合本路径要求。主管医师应在临床路径表单中予以说明。

（五）进入临床路径标准

1. 第一诊断必须符合双侧感音神经性耳聋疾病编码。
2. 行人工耳蜗植入手术者（ICD-9-CM-3：20.96-20.98）。
3. 当患者同时具有其他疾病诊断，但住院期间不需要特殊处理也不影响第一诊断的临床路径流程实施时，可以进入临床路径。

释义

■ 耳蜗性重度-极重度聋或全聋的患者可通过人工耳蜗植入及术后听觉言语康复训练的方法来治疗。而耳蜗螺旋神经节与脑神经核之间的神经通路完全中断或缺如的患者需要借助听性脑干植入来达到听觉康复。因此，此临床路径仅适用于蜗性病变引起的感音神经性耳聋。

■ 慢性中耳炎伴有鼓膜穿孔的患者，如果炎症得到控制，可选择一期或分期手术，不适用本临床路径。

■ 患者同时伴有高血压、糖尿病、心律失常等慢性病，经内科会诊评估非手术禁忌证，适用本临床路径。

（六）术前准备≤3天

1. 必需的检查项目
（1）血常规、尿常规。
（2）肝肾功能、电解质、血糖、凝血功能。
（3）感染性疾病筛查（乙型肝炎、丙型肝炎、梅毒、艾滋病等）。
（4）X线胸片、心电图。
（5）临床听力学检查。
1）纯音听阈测试和（或）小儿行为测听。
2）言语测听：言语察觉阈和言语识别阈（必要时）。
3）声导抗测定。
4）听性脑干反应。
5）40Hz相关电位（或多频稳态诱发电位）。
6）耳声发射。
7）CM耳蜗微音电位
（6）影像学检查：颞骨薄层CT扫描和内耳磁共振。必要时颅脑MRI。
2. 根据患者情况可选择的检查项目
（1）鼓岬电刺激试验。
（2）前庭功能检查（有眩晕病史者）。
（3）语言能力评估。
（4）心理、智力及学习能力评估。

释义

■ 人工耳蜗植入患者术前需要接受全面而系统的检查，以确保人工耳蜗植入术及听觉言语康复后能获得良好的效果。

■ 必查项目是确保手术治疗安全、有效开展的基础，术前必须完成。相关人员认真分析检查结果，排除手术禁忌证，及时处理异常情况。

■ 为缩短患者住院等待的时间，检查项目可以在患者入院前于门诊完成。

■ 高龄伴随有心脑血管疾病者，必要时增加心脏彩超、肺功能、颅脑影像学、颈动脉超声、血气分析等检查项目。

■ 术前检查还包括耳、鼻、咽、喉部位专科检查。

■ 耳科常规检查是人工耳蜗植入术患者的必查项目。对中耳情况进行评估，鼓膜必须完整，咽鼓管功能正常，无急慢性感染或分泌性中耳炎。若存在上述疾病需要先常规治疗这些疾病。

■ 颞骨 CT 扫描和 MRI 检查对了解听神经的完整性提供有用的证据，并且可以了解耳蜗有无骨化，排除先天性耳蜗发育缺陷。

■ 听力学检查旨在对患者双耳听功能状况做出全面评估。

（七）预防性抗菌药物选择与使用时机

按照《抗菌药物临床应用指导原则》（卫医发〔2004〕285 号）合理选用抗菌药物，预防性使用抗生素 5~7 天。

释义

■ 人工耳蜗植入手术的入路属于Ⅰ类切口，因此可按规定适当预防性和术后应用抗生素，应常规选择易透过血-脑脊液屏障的抗生素。

（八）手术日为入院后 4 天内

1. 麻醉方式：全身麻醉。
2. 术中植入耗材：人工耳蜗。
3. 术中酌情行面神经监测。

释义

■ 建议手术日为入院后 4 天内。

■ 由于人工耳蜗植入术必须在全身麻醉下进行，故本临床路径仅针对全身麻醉下手术的患者。

■ 术中用药包括静脉给予抗生素。

■ 面神经监测在术中有时需要。在暴露面隐窝时需要轮廓化面神经锥段和乳突部上段，容易伤及面神经，而面神经走行异常也可增加面神经损伤风险。

■ 双侧植入对象多为低龄儿童，微创植入值得提倡。建议使用保留残余听力的电极植入法，尽可能保留耳蜗内精细结构和残余听力。

■ 术中尽可能减少出血。因第二侧手术时对侧术区仅被无菌敷料覆盖而无加压包扎，故第一侧手术关闭术腔前的观察和止血尤为重要。

■ 人工耳蜗植入体内后严禁使用单极电凝。

■ 术中植入电极后，可行电极阻抗及 NRT 检测了解植入电极状态。

（九）术后住院治疗≤10 天

1. 必须复查的检查项目：内耳影像学检查，了解电极插入情况；其他检查根据患者情况而定。
2. 术后用药：按照《抗菌药物临床应用指导原则（2015 年版）》（国卫办医发〔2015〕43 号）合理选用抗菌药物。
3. 伤口换药。

释义

■ 建议术后住院治疗≤7 天。

■ 术后患者重点观察的项目一般包括闭目、鼓腮等面神经相关查体；观察是否有眩晕、耳鸣等，必要时对症处理；若有疼痛加剧、体温升高、喷射呕吐等感染症状需要行血常规、降钙素原等相关检查，注意颅内感染的发生；注意观察局部皮瓣下方有无积血、皮瓣有无坏死，以及脑脊液漏；避免植入部位的磕碰等。

■ 术后拆除加压包扎后行颞骨斜前位片检查，了解电极植入情况。

（十）出院标准

1. 一般情况良好，无伤口感染。
2. 没有需要住院处理的并发症。

释义

■ 伤口愈合良好，没有感染，耳道没有异常分泌物，局部植入区域没有红肿、肿胀，即可出院。根据患者具体情况，可以拆线后出院或出院后门诊复查时拆出伤口缝线。

（十一）变异及原因分析

1. 伴有影响手术的合并症，需要进行相关诊断和治疗等，导致住院时间延长，治疗费用增加。
2. 出现手术并发症，需要进一步诊断和治疗，导致住院时间延长，治疗费用增加。

释义

■ 伴有影响手术的合并症，常见的是术前准备发现全身疾病等阳性体征，需要进一步行超声心动图、Holter、肺功能等检查，请相关科室会诊排除手术禁忌证，导致住院时间延长，治疗费用增加。

■人工耳蜗植入手术可能存在的风险包括：术中、术后出血，头皮血肿；术中损伤面神经，出现术后面瘫，舌前2/3味觉异常；脑脊液耳漏，甚至颅内感染；术后耳鸣，眩晕；术后皮瓣坏死；埋植部件故障等。有的需要再次手术。如出现上述手术并发症，可导致住院时间延长。

■人工耳蜗植入术的手术精确度较高，患者一般年龄偏小，出现变异的原因很多，除了包括路径中所描述的各种术后并发症，还包括医疗、护理、患者、环境等多方面的变异原因，为便于总结和在工作中不断完善和修订路径，应将变异原因归纳、总结，以便重新修订路径时作为参考。

四、双侧感音神经性耳聋（人工耳蜗植入）给药方案

常用药物为能通过血-脑脊液屏障的第三代头孢菌素类抗菌药物。

【用药选择】

1. 由于手术是将电子耳蜗电极插于内耳鼓阶，可触及外淋巴液，术前及术后应用大剂量抗生素治疗，可以预防颅内感染。注射用头孢曲松钠是第三代头孢类抗菌药物，较易透过血-脑脊液屏障，用于脑膜炎等及手术期感染预防。
2. 可肌内注射或静脉滴注给药，成人常用量（肌内或静脉滴注），每24小时1~2g或每12小时0.5~1g。最高剂量4g/d。疗程7~14日。小儿常用量（静脉滴注），按每天20~80mg/kg。12岁以上小儿用成人剂量。

【药学提示】

1. 对肠杆菌科细菌有强大活性。对大肠埃希菌、肺炎克雷伯菌、产气肠杆菌、弗劳地枸橼酸杆菌、吲哚阳性变形杆菌、普鲁威登菌属和沙雷菌属的MIC为0.12~0.25mg/L。阴沟肠杆菌、不动杆菌属和铜绿假单胞菌对本品的敏感性差。对流感嗜血杆菌、淋病奈瑟菌和脑膜炎奈瑟菌有较强抗菌作用，对溶血性链球菌和肺炎球菌亦有良好作用。对金黄色葡萄球菌的MIC为2~4mg/L。耐甲氧西林葡萄球菌和肠球菌对本品耐药，多数脆弱拟杆菌对本品耐药。
2. 头孢菌素类静脉输液中加入红霉素、四环素、两性霉素B、血管活性药（间羟胺、去甲肾上腺素等）、苯妥英钠、氯丙嗪、异丙嗪、B族维生素、维生素C等时将出现浑浊。由于本品的配伍禁忌药物甚多，所以应单独给药。
3. 应用本品期间饮酒或服用含乙醇药物时个别患者可出现双硫仑样反应，故在应用本品期间和以后数天内，应避免饮酒和服用含乙醇的药物。
4. 儿童若对头孢类过敏可选用大环内酯类抗生素，大环内酯类抗生素有恶心、呕吐等胃肠道反应。

【注意事项】

1. 给药前需要进行过敏试验。
2. 本品不能加入哈特曼及林格等含有钙的溶液中使用。
3. 由于头孢菌素类毒性低，所以慢性肝病患者应用本品时不需要调整剂量。患者有严重肝肾损害或肝硬化者应调整剂量。
4. 本品与氨基糖苷类抗生素不能混于同一注射器内注射，必须分别注射。

五、推荐表单

（一）医师表单

双侧感音神经性耳聋（人工耳蜗植入）临床路径医师表单

适用对象：第一诊断为双侧感音神经性耳聋（ICD-10：H90.3）
行人工耳蜗植入术（ICD-9-CM-3：20.96-20.98）

患者姓名：	性别：　年龄：　门诊号：	住院号：
住院日期：　年　月　日	出院日期：　年　月　日	标准住院日：≤12 天

时间	住院第 1 天	住院第 1~3 天 （术前日）	住院第 3~4 天 （手术日）
主要诊疗工作	□ 询问病史及体格检查 □ 完成病历书写 □ 安排相关检查 □ 上级医师查房与术前评估 □ 初步确定手术方式和日期	□ 上级医师查房 □ 完成术前准备与术前评估 □ 汇总检查结果，进行术前讨论，确定手术方案 □ 相关科室会诊，可能会超出路径要求的时间，主管医师在表单记录 □ 签署手术知情同意书、自费用品协议书等 □ 向患者及家属交代围术期注意事项 □ 完成术前讨论、手术医师查房记录等病历书写	□ 全身麻醉 □ 手术 □ 术者完成手术记录 □ 住院医师完成术后病程 □ 上级医师查房 □ 向患者及家属交代病情及术后注意事项
重点医嘱	**长期医嘱：** □ 耳鼻咽喉科护理常规 □ 二级或三级护理 □ 饮食 □ 患者既往基础用药 **临时医嘱：** □ 血常规、尿常规 □ 肝肾功能、电解质、血糖、血脂、凝血功能 □ 感染性疾病筛查 □ X 线胸片、心电图 □ 临床听力学检查 □ 颞骨薄层 CT 扫描、颅脑和内耳磁共振（视情况而定） □ 耳鼻咽喉科专科检查 □ 前庭功能检查（视情况而定） □ 鼓岬电刺激试验（视情况而定）	**长期医嘱：** □ 耳鼻咽喉科护理常规 □ 二级或三级护理 □ 饮食 □ 患者既往基础用药 **临时医嘱：** □ 术前医嘱：明日全身麻醉下行人工耳蜗植入术* □ 术前禁食、禁水 □ 术前抗菌药物 □ 术前准备（如术侧耳备皮） □ 其他特殊医嘱	**长期医嘱：** □ 全麻后常规护理 □ 人工耳蜗植入术*后护理常规 □ 一级护理 □ 饮食 □ 抗菌药物 □ 患者既往基础用药 **临时医嘱：** □ 酌情心电监护 □ 酌情吸氧 □ 其他特殊医嘱（如针对眩晕耳鸣的对症处理）
病情变异记录	□ 无　□ 有，原因： 1. 2.	□ 无　□ 有，原因： 1. 2.	□ 无　□ 有，原因： 1. 2.
医师签名			

时间	住院第 4~9 天 （术后第 1~6 天）	住院第 10~12 天 （出院日）
主要诊疗工作	□ 上级医师查房 □ 住院医师完成常规病历书写 □ 注意病情变化 □ 注意观察生命体征 □ 注意有无并发症如面瘫、眩晕等 □ 注意包扎敷料是否清洁、干燥 □ 术后第 4 天可拆除加压包扎 □ 拆除加压包扎后，拍头颅侧位片确定电极植入情况	□ 上级医师查房，进行手术及伤口评估 □ 确定患者可以出院 □ 开出院诊断书 □ 完成出院记录、出院证明书 □ 向患者交代出院后的注意事项及复查日期 □ 通知出院处
重要医嘱	**长期医嘱：** □ 半流食或饮食 □ 一级或二级护理 □ 根据情况停用抗菌药物 □ 根据情况停卧床 **临时医嘱：** □ 换药 □ 其他特殊医嘱	**出院医嘱：** □ 通知出院 □ 出院带药 □ 拆线换药 □ 开机调试
病情变异记录	□ 无　□ 有，原因： 1. 2.	□ 无　□ 有，原因： 1. 2.
医师签名		

注：* 实际操作时需明确写出具体的术式

（二）护士表单

双侧感音神经性耳聋（人工耳蜗植入）临床路径护士表单

适用对象：第一诊断为双侧感音神经性耳聋（ICD-10：H90.3）
行人工耳蜗植入术（ICD-9-CM-3：20.96-20.98）

患者姓名：	性别：　　年龄：　　门诊号：	住院号：
住院日期：　　年　月　日	出院日期：　　年　月　日	标准住院日：≤12 天

时间	住院第 1~2 天	住院第 3~4 天 （手术当日）	住院第 4~5 天 （手术后）
健康宣教	□ 介绍主管医师、护士 □ 介绍环境、设施 □ 介绍住院注意事项 □ 宣教术前准备 □ 提醒患者术晨禁食、禁水	□ 主管护士与患者沟通，了解并指导心理应对 □ 宣教疾病知识、用药知识及特殊检查操作过程 □ 告知检查及操作前后饮食、活动及探视注意事项及应对方式	□ 康复和锻炼 □ 定时复查 □ 出院带药服用方法 □ 饮食休息等注意事项指导 □ 讲解增强体质的方法，减少感染的机会
护理处置	□ 核对患者，佩戴腕带 □ 建立入院护理病历 □ 卫生处置：剪指甲、沐浴、更换病号服 □ 协助医师完成各项检查化验 □ 术前准备，禁食、禁水	□ 随时观察患者病情变化 □ 遵医嘱正确使用抗生素	□ 办理出院手续 □ 书写出院小结
基础护理	□ 二级护理 □ 晨晚间护理 □ 患者安全管理	□ 一级护理 □ 晨晚间护理 □ 患者安全管理	□ 二级或三级护理 □ 晨晚间护理 □ 患者安全管理
专科护理	□ 护理查体 □ 呼吸频率、血氧饱和度监测 □ 需要时请家属陪伴 □ 心理护理	□ 遵医嘱完成相关检查 □ 心理护理 □ 遵医嘱正确给药 □ 提供并发症征象的依据	□ 病情观察：评估患者生命体征 □ 心理护理
重点医嘱	□ 详见医嘱执行单	□ 详见医嘱执行单	□ 详见医嘱执行单
病情变异记录	□ 无　□ 有，原因： 1. 2.	□ 无　□ 有，原因： 1. 2.	□ 无　□ 有，原因： 1. 2.
护士签名			

（三）患者表单

双侧感音神经性耳聋（人工耳蜗植入）临床路径患者表单

适用对象：第一诊断为双侧感音神经性耳聋（ICD-10：H90.3）

行人工耳蜗植入术（ICD-9-CM-3：20.96-20.98）

患者姓名：	性别：　年龄：　门诊号：	住院号：
住院日期：　年　月　日	**出院日期：**　年　月　日	**标准住院日：≤12 天**

时间	入院当日	住院期间（第 2~4 天）	住院第 5 天（出院日）
医患配合	□ 配合病史询问、资料收集，请务必详细告知既往史、用药史、过敏史 □ 配合进行体格检查 □ 有任何不适告知医师	□ 配合完善相关检查、化验，如采血、留尿、心电图、X 线胸片等 □ 医师向患者及家属介绍病情，如有异常检查结果需进一步检查 □ 配合用药及治疗 □ 配合医师调整用药 □ 有任何不适告知医师	□ 接受出院前指导 □ 知道复查程序 □ 获取出院诊断书
护患配合	□ 配合测量体温、脉搏、呼吸、血压、血氧饱和度、体重 □ 配合完成入院护理评估单（简单告知病史、过敏史、用药史） □ 接受入院宣教（环境介绍、病室规定、订餐制度、贵重物品保管等） □ 有任何不适告知护士	□ 配合测量体温、脉搏、呼吸，询问每日排便情况 □ 接受相关化验检查宣教，正确留取标本，配合检查 □ 有任何不适告知护士 □ 接受输液、服药治疗 □ 注意活动安全，避免坠床或跌倒 □ 配合执行探视及陪伴 □ 接受疾病及用药等相关知识指导	□ 接受出院宣教 □ 办理出院手续 □ 获取出院带药 □ 知道服药方法、作用、注意事项 □ 知道复印病历方法
饮食	□ 正常普食	□ 软食	□ 正常普食
排泄	□ 正常排尿便	□ 正常排尿、保持大便通畅	□ 正常排尿便
活动	□ 适量活动	□ 适量活动	□ 适量活动

附：原表单（2016年版）

双侧感音神经性听觉丧失（人工耳蜗植入）临床路径表单

适用对象：第一诊断为双侧感音神经性听觉丧失

行人工耳蜗植入术（ICD-9-CM-3：20.96-20.98）

患者姓名：	性别： 年龄： 门诊号：	住院号：
住院日期： 年 月 日	出院日期： 年 月 日	标准住院日：≤12天

时间	住院第1天	住院第1~3天 （术前日）
主要诊疗工作	□ 询问病史及体格检查 □ 完成病历书写 □ 上级医师查房与术前评估 □ 初步确定手术方式和日期	□ 上级医师查房 □ 完成术前准备与术前评估 □ 根据检查结果等，行术前讨论，确定手术方案 □ 完成必要的相关科室会诊 □ 签署手术知情同意书、自费用品协议书等 □ 向患者及家属交代围术期注意事项
重点医嘱	**长期医嘱：** □ 耳鼻咽喉科护理常规 □ 二或三级护理 □ 普食 **临时医嘱：** □ 血常规、尿常规 □ 肝肾功能、电解质、血糖、凝血功能 □ 感染性疾病筛查 □ 胸片、心电图 □ 颞骨薄层CT扫描和内耳磁共振（视情况而定） □ 颅脑MRI（必要时） □ 临床听力学检查 □ 前庭功能检查（视情况而定） □ 鼓岬电刺激试验（视情况而定）	**长期医嘱：** □ 耳鼻咽喉科护理常规 □ 二或三级护理 □ 普食 □ 患者既往基础用药 **临时医嘱：** □ 术前医嘱：明日全身麻醉行人工耳蜗植入术* □ 术前禁食、禁水 □ 术前抗菌药物 □ 术前准备 □ 其他特殊医嘱
主要护理工作	□ 介绍病房环境、设施和设备 □ 入院护理评估	□ 宣教、备皮等术前准备 □ 提醒患者明晨禁水
病情变异记录	□ 无 □ 有，原因： 1. 2.	□ 无 □ 有，原因： 1. 2.
护士签名		
医师签名		

时间	住院第 2~4 天 （手术日）	住院第 3~11 天 （术后第 1~9 天）	住院第 7~12 天 （出院日）
主要诊疗工作	□ 手术 □ 术者完成手术记录 □ 住院医师完成术后病程 □ 上级医师查房 □ 向患者及家属交代病情及术后注意事项	□ 上级医师查房 □ 住院医师完成常规病程书写 □ 注意病情变化 □ 注意观察生命体征 □ 注意有无并发症如面瘫、眩晕、突聋等	□ 上级医师查房，进行手术及伤口评估 □ 完成出院记录、出院证明书 □ 向患者交代出院后的注意事项
重要医嘱	**长期医嘱：** □ 全麻后常规护理 □ 人工耳蜗植入术术后护理常规 □ 一级护理 □ 术后 6 小时半流饮食 □ 抗菌药物 **临时医嘱：** □ 酌情心电监护 □ 酌情吸氧 □ 其他特殊医嘱	**长期医嘱：** □ 半流食或普食 □ 一或二级护理 □ 抗生素 **临时医嘱：** □ 换药 □ 内耳 X 线摄片 □ 其他特殊医嘱	**出院医嘱：** □ 出院带药 □ 门诊随诊 □ 术后 1 个月开机调试
主要护理工作	□ 随时观察患者病情变化 □ 术后心理与生活护理	□ 观察患者情况 □ 术后心理与生活护理	□ 指导患者办理出院手续
病情变异记录	□ 无 □ 有，原因： 1. 2.	□ 无 □ 有，原因： 1. 2.	□ 无 □ 有，原因： 1. 2.
护士签名			
医师签名			

注：* 实际操作时需明确写出具体的术式

第十章
鼻腔鼻窦恶性肿瘤临床路径释义

一、鼻腔鼻窦恶性肿瘤编码

1. 卫计委原编码

疾病名称及编码：鼻腔恶性肿瘤（ICD-10：C30.0）

鼻窦恶性肿瘤（ICD-10：C31）

手术操作名称及编码：鼻侧切开术或上颌骨全切除（ICD-9-CM-3：21.31/22.6/76.39/76.44）

2. 修改编码

疾病名称及编码：鼻腔恶性肿瘤（ICD-10：C30.0）

鼻窦恶性肿瘤（ICD-10：C31）

手术操作名称及编码：经鼻外上颌窦切开术（ICD-9-CM-3：22.3）

额窦切开术和切除术（ICD-9-CM-3：22.4）

其他鼻窦切开术（ICD-9-CM-3：22.5）

鼻窦切除术（ICD-9-CM-3：22.6）

上颌骨部分切除伴植骨术（ICD-9-CM-3：76.3901）

上颌骨部分切除术（ICD-9-CM-3：76.3902）

上颌骨部分切除伴假体置入术（ICD-9-CM-3：76.3904）

上颌骨全切除术（ICD-9-CM-3：76.4502）

二、临床路径检索方法

（C30.0/C31）伴（22.3/22.4/22.5/22.6/76.3901/76.3902/76.3904/76.4502）

三、鼻腔鼻窦恶性肿瘤临床路径标准住院流程

（一）适用对象

第一诊断为鼻腔鼻窦恶性肿瘤（ICD-10：C30.0/C31）。

行鼻侧切开术或上颌骨全切除术（ICD-9-CM-3：21.31/22.6/76.39/76.44）。

释义

■ 适用对象包括起源于鼻腔、鼻窦的各种实体恶性肿瘤，如鳞状细胞癌、腺癌、恶性黑色素瘤、腺样囊性癌、乳头状瘤恶变及各种起源于小涎腺的恶性肿瘤等，具有采用外科手术切除的条件。

（二）诊断依据

根据《临床诊疗指南·耳鼻咽喉头颈外科分册》（中华医学会编著，人民卫生出版社，2009）。

1. 症状：鼻塞、涕中带血及头痛等肿瘤累及相邻结构引起的症状。

2. 体征：鼻腔鼻窦部有新生物。
3. 辅助检查：内镜和增强 CT 或 MRI 提示占位病变。
4. 病理组织学活检明确诊断。

释义

■ 鼻腔鼻窦肿瘤起源部位多，病理类型复杂。如果是鼻腔中可以看到的肿瘤，可以在鼻内镜下取病理；在设计治疗方案以前，应有病理学检查结果，同时，应该有详细的鼻腔检查及影像学检查，如果肿瘤累及前颅底，在增强 CT 检查的同时，还应该进行 MRI 检查，来确定硬脑膜及颅内受累的范围，要注意肿瘤周围的重要结构如眶内容、视神经、大脑额叶等与肿瘤的关系。治疗前应检查视力、视野、眼球的运动、嗅觉等。

（三）治疗方案的选择

根据《临床诊疗指南·耳鼻咽喉头颈外科分册》（中华医学会编著，人民卫生出版社）、《临床技术操作规范·耳鼻咽喉-头颈外科分册》（中华医学会编著，人民军医出版社，2009）。
1. 鼻侧切开术适应证：原发于鼻腔、上颌窦、筛窦和蝶窦恶性肿瘤，已经病理诊断，临床认为需要行鼻侧切开术。
2. 上颌骨切除术适应证：原发于上颌窦或鼻腔、鼻窦的恶性肿瘤，已经病理诊断，临床认为需要行上颌骨部分或全切除术。
3. 眶内容物切除术：根据肿瘤侵犯眶内情况而定。
4. 颈淋巴结清扫术：根据颈淋巴结转移情况而定。
5. 酌情一期缺损修复术。

释义

■ 鼻内镜下肿瘤切除：适合肿瘤局限于鼻腔筛窦的患者，预计鼻内镜下可以将肿瘤完全切除。

■ 眶内容物切除术：根据肿瘤侵犯眶内情况而定。如果眼肌受累，一般需要眶内容切除，但应慎重行眶内容切除，如果眶内容受累，可以先诱导化疗或术前放疗。

■ 一般不做预防性颈淋巴结清扫，术前经 CT 或 PET-CT 评估，怀疑有颈淋巴结转移者，可以先清除同侧 1、2、3 区淋巴结，并送冷冻病理，根据颈淋巴结转移情况决定是否扩大清扫范围。

■ 酌情一期缺损修复术：如果切除上颌骨导致硬腭缺损或眶底壁的缺损，应一期做眶底或硬腭的修复，以避免术后眼功能、吞咽语言功能的障碍。

■ 鼻腔鼻窦恶性肿瘤，除了非常早期的 T1 病变选择单纯手术治疗以外，一般都选择手术、放疗或加化疗的综合治疗方案。在进行外科治疗以前，应进行包括放疗、化疗、病理、影像等学科在内的多学科讨论，共同制订治疗方案，切勿盲目首先选择手术。一般认为，腺癌、腺样囊性癌、恶性黑色素瘤对于放疗和化疗不敏感，如果能手术彻底切除，首选手术，术后辅助放疗和化疗；鳞状细胞癌、乳头状瘤恶变、高中分化的嗅神经母细胞瘤、高中分化的神经内分泌癌等，恶性程度中等，如果影像学评估可以手术彻底切除，则选择先手术，后放疗，如果估计手术不能完全切除，则可以选择先放疗，待肿瘤缩小后再手术。对于恶性程度较高的肿瘤如肉瘤、低分化嗅神经母细胞瘤、低分化神经内分泌癌等，可以先化疗3~4周期，肿瘤缩小后手术，手术后放疗。对于评估可以在鼻内镜下完全切除的肿瘤，也可以选择内镜下手术，但应该根据患者的意愿、手术者的技能、医院的设备条件综合考虑。

■ 先放疗后手术的病例，一般在放疗结束后4~5周手术。先化疗，后手术的患者，一般在化疗结束后2~3周手术。手术后放疗，如果切口愈合良好，则手术后3~4周开始放疗。

（四）标准住院日≤12天

释义

■ 一般术前准备2~3天，术后1周左右拆线出院。如果单纯鼻侧切开，术后3~4天抽出鼻腔填塞物后即可出院。如患者有高血压、糖尿病等合并症，需要术前调理治疗的，可以退出本路径。如肿瘤累及前颅底，则住院时间相应延长2~3天。

（五）进入路径标准

1. 第一诊断必须符合ICD-10：C30.0/C31鼻腔鼻窦恶性肿瘤疾病编码。
2. 当患者同时具有其他疾病诊断，但住院期间不需要特殊处理也不影响第一诊断的临床路径流程实施时，可以进入临床路径。

释义

■ 进入临床路径的条件：①鼻腔鼻窦的恶性实体性肿瘤，需要外科手术治疗者；②患者整体状况KPS评分大于90分；③患者的心理状态可以接受手术；④有其他合并症，但不影响手术者。

■ 不能进入临床路径的情况：①患者肿瘤较大，不适合单纯手术切除，需要手术前的辅助治疗者；②患者合并有较严重的内科疾病，需要先进行内科治疗者；③患者的身体及心理状况不适合马上手术需要调整者。

（六）术前准备≤3天

1. 必需的检查项目
（1）血常规、尿常规。
（2）肝肾功能、电解质、血糖、凝血功能。
（3）感染性疾病筛查（乙型肝炎、丙型肝炎、梅毒、艾滋病等）。
（4）X线胸片、心电图。
（5）内镜。
（6）增强CT或MRI。
（7）病理学检查。

2. 根据患者情况可选择的检查项目
（1）输血准备。
（2）其他相关检查。
（3）如行上颌骨切除术可应用腭护板式牙托（赝复体）。

释义

■ 必须进行的检查不仅仅是术前明确诊断，同时也是明确手术指征，排除手术禁忌证的关键，术前必须完成，不可或缺。临床主管人员需要认真分析结果，对疑难者或出现指标明显异常者必要时可复查明确，且应采取相应处置措施直至指标符合手术要求。

■ 手术前要确定有无明显的全身远处转移病灶。术前应精确评估病变范围，设计好切除范围。术前要有病理诊断，以便设计综合治疗方案。术前应设计好切除后缺损的修复重建方法。如是非实体肿瘤，如淋巴瘤等，应退出临床路径。

（七）预防性抗菌药物选择与使用时机

按照《抗菌药物临床应用指导原则》（卫医发〔2004〕285 号）合理选用抗菌药物。

释义

■ 鼻腔鼻窦手术是二级切口，应适当应用抗生素预防感染，特别是颅面联合手术的患者，应加大抗生素应用的力度，防治颅内感染的发生。

（八）手术日为入院后 4 天内

1. 麻醉方式：全身麻醉。
2. 手术：见治疗方案的选择。
3. 手术内固定物：可选择。
4. 术中用药：止血药、抗菌药物。
5. 输血：视术中情况而定。
6. 标本送病理检查。

释义

■ 治疗方案应根据病理结果和多学科讨论（和放疗、化疗等学科一起，MDT）的结果在手术前制订。

■ 对于切除的任何手术标本，都应该送病理检查。

（九）术后住院恢复 7~10 天（非一期修复者），一期修复者术后 10~12 天出院

1. 按照《抗菌药物临床应用指导原则》（卫医发〔2004〕285 号）合理选用抗菌药物。
2. 伤口换药。
3. 根据患者情况确定需要的后续治疗。

释义

■ 鼻腔填塞物一般术后3~4天取出，面部切口缝线术后6~7天拆线。

■ 非一期修复者，术后抽出填塞物后即可出院，一期修复者，观察组织瓣1周，如无异常，则可以出院。

■ 一期修复者，如术后移植组织瓣异常，需要二次手术者，则可以退出路径。

（十）出院标准

1. 一般情况良好，切口无感染。
2. 没有需要住院处理的并发症。

释义

■ 鼻腔鼻窦没有需要住院处理的情况。

■ 手术鼻腔鼻窦的清理和冲洗，可门诊进行。

■ 放疗后手术的患者，如果切口愈合不良，可门诊换药二期处理。

（十一）变异及原因分析

1. 术中、术后出现并发症（如咽瘘等），需要特殊诊断治疗措施，延长住院时间。
2. 伴有影响本病治疗效果的合并症，需要采取进一步检查和诊断，延长住院时间。

释义

■ 如术后出现脑脊液鼻漏，应嘱咐患者卧床，必要时进行腰椎穿刺放脑脊液检查，排除有无颅内感染，这样则会延长住院时间。

■ 对于进行一期修复的患者，如果有糖尿病、低蛋白血症等合并症，则应相应延长住院时间。

四、鼻腔鼻窦恶性肿瘤临床路径给药方案

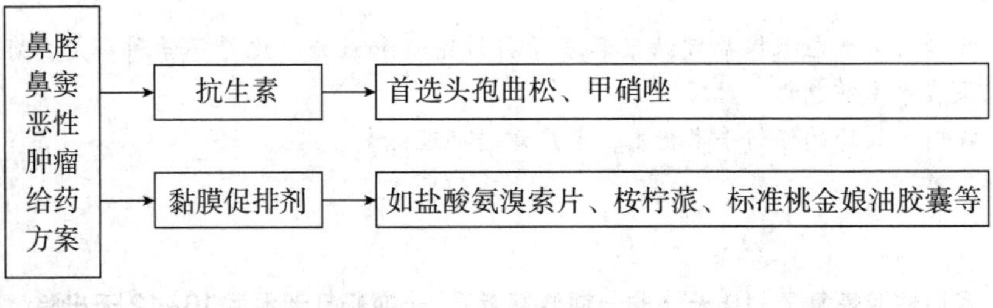

【用药选择】

1. 单纯鼻侧切开的患者，一般术后给予头孢类抗生素，单药，如头孢曲松钠1g静脉bid，用2~3天。

2. 上颌骨切除和（或）1 期修复的患者，可以手术开始前半小时，给予头孢类抗生素如头孢曲松钠 1g 静脉 bid，加硝唑类抗厌氧菌抗生素，如替硝唑 800mg 静脉点滴 bid，二联用药，用 3~5 天。
3. 如果包括前颅底或硬脑膜切除，应该选择可以透过血-脑脊液屏障的敏感抗生素，如头孢曲松和甲硝唑，可以术前鼻腔分泌物细菌培养加药敏。再加上硝唑类抗生素二联用药，头孢曲松钠 1g 静脉 bid，加硝唑类抗厌氧菌抗生素，如替硝唑 800mg 静脉点滴 bid，二联用药，应在手术开始前 1 小时开始第 1 次给药，共用 5~6 天。
4. 患者拔除鼻腔填塞物后，可能有鼻窦炎的情况，可给予黏膜促排剂如桉柠蒎、鼻喷激素如布地奈德鼻喷雾剂、鼻黏膜收缩剂如麻黄碱等，并给予鼻腔冲洗。

【药学提示】

1. 头孢曲松静脉注射后即刻达到血药峰浓度，血消除半衰期为 7. 89 小时。
2. 替硝唑对抑制病原体 DNA 合成，对革兰阴性菌有效。血液半衰期为 12~14 小时。

【注意事项】

1. 头孢曲松可以有静脉炎、发热、支气管痉挛和血清病等变态反应。
2. 替硝唑用药期间避免饮酒，否则会引起腹痛。

五、推荐表单

（一）医师表单

鼻腔鼻窦恶性肿瘤临床路径医师表单

适用对象：第一诊断为鼻腔鼻窦恶性肿瘤（ICD-10：C30.0/C31）

行鼻侧切开手术或上颌骨全切除术（ICD-9-CM-3：21.31/22.6/76.39/76.45/16.5）

患者姓名：	性别：　年龄：　门诊号：	住院号：
住院日期：　年　月　日	出院日期：　年　月　日	标准住院日：≤12 天

时间	住院第 1 天	住院第 2 天	住院第 3~4 天（手术日）
主要诊疗工作	□ 询问病史及体格检查 □ 完成病历书写 □ 上级医师查房与术前评估 □ 初步确定手术方式和日期	□ 上级医师查房 □ 完成术前准备与术前评估 □ 根据检查结果等，进行术前讨论，确定手术方案 □ 完成必要的相关科室会诊 □ 签署手术知情同意书、自费用品协议书、输血同意书等 □ 向患者及家属交代围术期注意事项	□ 手术 □ 术者完成手术记录 □ 住院医师完成术后病程 □ 上级医师查房 □ 向患者及家属交代病情及术后注意事项
重要医嘱	**长期医嘱：** □ 耳鼻喉科护理常规 □ 二级护理 □ 普食 **临时医嘱：** □ 血常规、尿常规 □ 肝肾功能、血糖、电解质、凝血功能、感染性疾病筛查（乙型肝炎、丙型肝炎、梅毒、艾滋病等） □ X 线胸片、心电图 □ 鼻内镜检查 □ 增强 CT 或 MRI □ 病理学检查 □ 输血准备（根据手术情况） □ 手术必需的相关检查	**长期医嘱：** □ 耳鼻咽喉科护理常规 □ 二级护理 □ 普食 □ 患者既往基础用药 **临时医嘱：** □ 术前医嘱：明日全身麻醉下行鼻侧切开手术或上颌骨全切除术（眶内容物切除术）* □ 术前禁食、禁水 □ 术前抗菌药物 □ 术前准备 □ 口腔科会诊制作腭护板式牙托（赝复体）（上颌骨切除术） □ 其他特殊医嘱	**长期医嘱：** □ 全身麻醉术后常规护理 □ 鼻侧切开手术或上颌骨全切除术（眶内容物切除术）* 术后常规护理 □ 一级护理 □ 流质饮食 □ 抗菌药物 □ 其他特殊医嘱 **临时医嘱：** □ 标本送病理检查 □ 酌情心电监护 □ 酌情吸氧 □ 其他特殊医嘱
病情变异记录	□ 无　□ 有，原因： 1. 2.	□ 无　□ 有，原因： 1. 2.	□ 无　□ 有，原因： 1. 2.
医师签名			

时间	住院第 4~9 天 （术后第 1~6 日）	住院第 10~12 天 （出院日）
主要诊疗工作	□ 上级医师查房 □ 住院医师完成常规病历书写 □ 注意病情变化 □ 注意观察生命体征 □ 注意鼻腔填塞、牙托固定情况 □ 术后 3~4 日拔除鼻腔填塞物 □ 大手术者注意患者整体状况，水电解质平衡	□ 上级医师查房，进行手术及伤口评估 □ 完成出院记录、出院证明书 □ 向患者交代出院后的注意事项 □ 根据鼻腔情况酌情清理鼻腔，或抽出剩余的鼻腔填塞物，拆除鼻面部缝线
重要医嘱	**长期医嘱：** □ 一级或二级护理 □ 流质饮食 □ 抗生素 □ 其他特殊医嘱 **临时医嘱：** □ 换药 □ 其他特殊医嘱	**出院医嘱：** □ 出院带药 □ 酌情安排肿瘤综合治疗 □ 门诊随诊
病情变异记录	□ 无 □ 有，原因： 1. 2.	□ 无 □ 有，原因： 1. 2.
医师签名		

注：* 实际操作时需明确写出具体的术式

（二）护士表单

鼻腔鼻窦恶性肿瘤临床路径护士表单

适用对象：第一诊断为鼻腔鼻窦恶性肿瘤（ICD-10：C30.0/C31）

行鼻侧切开手术或上颌骨全切除术（ICD-9-CM-3：21.31/22.6/76.39/76.45/16.5）

患者姓名：	性别：　　年龄：　　门诊号：	住院号：
住院日期：　　年　月　日	出院日期：　　年　月　日	标准住院日：≤12天

时间	住院第1~2天	住院第3~9天	住院第10~12天
健康宣教	□ 介绍病房环境、设施和设备 □ 介绍主管医师、护士 □ 介绍住院注意事项 □ 手术前物品准备 □ 手术前心理护理 □ 入院护理评估	□ 主管护士与患者沟通，了解并指导心理应对 □ 宣教疾病知识、用药知识及基本的手术过程 □ 告知手术前饮食、活动及探视注意事项、应对方式	□ 手术 □ 术者完成手术记录 □ 住院医师完成术后病程 □ 上级医师查房 □ 向患者及家属交代病情及术后注意事项
护理处置	□ 核对患者，佩戴腕带 □ 建立入院护理病历 □ 卫生处置：剪指甲、洗澡 □ 更换病号服	□ 随时观察患者病情变化 □ 术后心理与生活护理	□ 指导患者办理出院手续 □ 指导术后牙托护理 □ 指导术后随访时间
基础护理	□ 二级护理 □ 晨晚间护理 □ 患者安全管理	□ 二级护理 □ 晨晚间护理 □ 患者安全管理	□ 三级护理 □ 晨晚间护理 □ 患者安全管理
专科护理	□ 剪鼻毛 □ 鼻腔清洁	□ 鼻腔吸引 □ 观察鼻腔填塞物有无脱出 □ 观察鼻腔通气管位置是否正常 □ 观察鼻腔口腔有无出血及量 □ 观察视力及眼球运动是否正常 □ 颅面联合手术患者还应注意意识、头痛	□ 鼻腔清洁 □ 术后鼻腔复查 □ 术后用药指导
重点医嘱	□ 详见医嘱执行单	□ 详见医嘱执行单	□ 详见医嘱执行单
病情变异记录	□ 无　□ 有，原因： 1. 2.	□ 无　□ 有，原因： 1. 2.	□ 无　□ 有，原因： 1. 2.
护士签名			

注：* 实际操作时需明确写出具体的术式

（三）患者表单

鼻腔鼻窦恶性肿瘤临床路径患者表单

适用对象：第一诊断为鼻腔鼻窦恶性肿瘤（ICD-10：C30.0/C31）
行鼻侧切开手术或上颌骨全切除术（ICD-9-CM-3：21.31/22.6/76.39/76.45/16.5）

患者姓名：	性别：　年龄：　门诊号：	住院号：	
住院日期：　年　月　日	**出院日期：**　年　月　日	**标准住院日 ≤12 天**	

时间	住院第 1 天	住院第 2~11 天	住院第 12 天 （出院日）
医患配合	□ 配合询问病史、收集资料，请务必详细告知既往史、用药史、过敏史 □ 配合进行体格检查 □ 有任何不适告知医师	□ 配合完善相关检查、化验，如采血、留尿、心电图、X 线胸片等 □ 医师向患者及家属介绍病情，如有异常检查结果需进一步检查 □ 配合用药及治疗 □ 配合医师调整用药 □ 有任何不适告知医师	□ 接受出院前指导 □ 询问出院后进一步治疗措施及注意事项 □ 知道复查程序 □ 获取出院诊断书
护患配合	□ 配合测量体温、脉搏、呼吸、血压、血氧饱和度、体重 □ 配合完成入院护理评估单（简单询问病史、过敏史、用药史） □ 接受入院宣教（环境介绍、病室规定、订餐制度、贵重物品保管等） □ 有任何不适告知护士	□ 配合测量体温、脉搏、呼吸，询问每日排便情况 □ 接受相关化验检查宣教，正确留取标本，配合检查 □ 有任何不适告知护士 □ 接受输液、服药治疗 □ 注意活动安全，避免坠床或跌倒 □ 配合执行探视及陪伴 □ 接受疾病及用药等相关知识指导	□ 接受出院宣教 □ 办理出院手续 □ 获取出院带药 □ 知道服药方法、作用、注意事项 □ 知道复印病历方法
饮食	□ 正常普食	□ 正常普食，或流质饮食，或鼻饲	□ 正常普食
排泄	□ 正常排尿便	□ 正常排尿便	□ 正常排尿便
活动	□ 适量活动	□ 手术当日卧床 □ 手术后第 2 日下床活动	□ 适量活动

注：* 实际操作时需明确写出具体的术式

附：原表单（2011年版）

鼻腔鼻窦恶性肿瘤临床路径表单

适用对象：第一诊断为鼻腔鼻窦恶性肿瘤（ICD-10：C30.0/C31）

行鼻侧切开手术或上颌骨全切除术（ICD-9-CM-3：21.31/22.6/76.39/76.44）

患者姓名：	性别： 年龄： 门诊号：	住院号：
住院日期： 年 月 日	出院日期： 年 月 日	标准住院日：≤12天

时间	住院第1天	住院第2天	住院第3~4天 （手术日）
主要诊疗工作	□ 询问病史及体格检查 □ 完成病历书写 □ 上级医师查房与术前评估 □ 初步确定手术方式和日期	□ 上级医师查房 □ 完成术前准备与术前评估 □ 根据检查结果等，进行术前讨论，确定手术方案 □ 完成必要的相关科室会诊 □ 签署手术知情同意书、自费用品协议书、输血同意书 □ 向患者及家属交代围术期注意事项	□ 手术 □ 术者完成手术记录 □ 住院医师完成术后病程 □ 上级医师查房 □ 向患者及家属交代病情及术后注意事项
重要医嘱	**长期医嘱：** □ 耳鼻喉科护理常规 □ 二级护理 □ 普食 **临时医嘱：** □ 血常规、尿常规 □ 肝肾功能、血糖、电解质、凝血功能、感染性疾病筛查（乙型肝炎、丙型肝炎、梅毒、艾滋病等） □ X线胸片、心电图 □ 鼻内镜检查 □ 增强CT或MRI □ 病理学检查 □ 输血准备（根据手术情况） □ 手术必需的相关检查	**长期医嘱：** □ 耳鼻咽喉科护理常规 □ 二级护理 □ 普食 □ 患者既往基础用药 **临时医嘱：** □ 术前医嘱：明日全身麻醉下行鼻侧切开手术或上颌骨全切除术（眶内容物切除术）* □ 术前禁食、禁水 □ 术前抗菌药物 □ 术前准备 □ 口腔科会诊制作腭护板式牙托（赝复体）（上颌骨切除术） □ 其他特殊医嘱	**长期医嘱：** □ 全身麻醉术后常规护理 □ 鼻侧切开手术或上颌骨全切除术（眶内容物切除术）*术后常规护理 □ 一级护理 □ 流质饮食 □ 抗菌药物 □ 其他特殊医嘱 **临时医嘱：** □ 标本送病理检查 □ 酌情心电监护 □ 酌情吸氧 □ 其他特殊医嘱
主要护理工作	□ 介绍病房环境、设施和设备 □ 入院护理评估	□ 宣教、备皮等术前准备 □ 手术前物品准备 □ 手术前心理护理	□ 随时观察患者病情变化 □ 术后心理与生活护理
病情变异记录	□ 无 □ 有，原因： 1. 2.	□ 无 □ 有，原因： 1. 2.	□ 无 □ 有，原因： 1. 2.
护士签名			
医师签名			

时间	住院第 4~9 天 （术后第 1~6 日）	住院第 10~12 天 （出院日）
主要诊疗工作	□ 上级医师查房 □ 住院医师完成常规病历书写 □ 注意病情变化 □ 注意观察生命体征 □ 注意鼻腔填塞、牙托固定情况	□ 上级医师查房，进行手术及伤口评估 □ 完成出院记录、出院证明书 □ 向患者交代出院后的注意事项 □ 根据鼻腔情况酌情抽出鼻腔填塞物 □ 拆除鼻面部缝线
重要医嘱	**长期医嘱：** □ 一级或二级护理 □ 流质饮食 □ 抗生素 □ 其他特殊医嘱 **临时医嘱：** □ 换药 □ 其他特殊医嘱	**出院医嘱：** □ 出院带药 □ 酌情肿瘤综合治疗 □ 门诊随诊
主要护理工作	□ 随时观察患者情况 □ 术后心理与生活护理	□ 指导患者办理出院手续 □ 指导术后牙托护理 □ 指导术后随访时间
病情变异记录	□ 无　□ 有，原因： 1. 2.	□ 无　□ 有，原因： 1. 2.
护士签名		
医师签名		

注：* 实际操作时需明确写出具体的术式

第十一章

鼻中隔偏曲临床路径释义

一、鼻中隔偏曲编码

疾病名称及编码：鼻中隔偏曲（ICD-10：J34.2）

手术操作名称及编码：鼻中隔矫正术（ICD-9-CM-3：21.5）

二、临床路径检索方法

J34.2 伴 21.5

三、鼻中隔偏曲临床路径标准住院流程

（一）适用对象

第一诊断为鼻中隔偏曲（ICD-10：J34.2）。

行鼻中隔矫正术（ICD-9-CM-3：21.5）。

释义

■ 本临床路径适用对象是第一诊断为鼻中隔偏曲的患者。

■ 本临床路径适用于全身麻醉或局部麻醉下手术的患者。

（二）诊断依据

根据《临床诊疗指南·耳鼻咽喉头颈外科分册》（中华医学会编著，人民卫生出版社，2009）。

1. 症状：鼻塞、鼻出血、头痛。
2. 体征：鼻中隔偏曲。
3. 辅助检查：内镜或、CT 检查。

有明显症状和鼻中隔偏曲体征者可予确诊。

释义

■ 鼻中隔偏曲的主要症状有 3 个：①鼻塞，为最常见症状，多呈持续性，其严重度与鼻中隔偏曲的形状及程度有关；②鼻出血，多发生在鼻中隔偏曲的凸出面、嵴或棘突，这些部位黏膜较薄，且张力较高，易发生出血；③头痛，多为反射性头痛，因鼻中隔偏曲部位压迫下鼻甲或中鼻甲所致；④睡眠节律紊乱。

■ 专科查体最常用前鼻镜检查，主要体征为各种形状的鼻中隔偏曲，如“C”形偏曲、“S”形偏曲、嵴或棘突等。

■ 鼻内镜检查可以更好地观察鼻中隔与鼻腔、鼻道和鼻甲的解剖关系，检查时使用局部减充血剂充分收缩鼻黏膜可观察鼻腔深部情况，明确是否存在鼻中隔高位偏曲。

■ 鼻窦 CT 检查可以准确判断鼻中隔偏曲的形状以及与相邻结构的解剖关系，并了解鼻中隔偏曲与鼻窦疾病的相关性，通常采用鼻窦 CT 冠状位和轴位扫描。

■ 各种形状的鼻中隔偏曲引起鼻腔、鼻窦功能障碍并产生明显症状者，可予确诊。对鼻中隔偏曲的诊断，应注重是否引起鼻腔、鼻窦功能障碍或严重影响睡眠、形成上气道阻塞等。若无功能障碍，则为鼻中隔生理性偏曲，无需进行手术矫正。

（三）治疗方案的选择

根据《临床诊疗指南·耳鼻咽喉头颈外科分册》（中华医学会编著，人民卫生出版社，2009)，《临床技术操作规范·耳鼻咽喉-头颈外科分册》（中华医学会编著，人民军医出版社，2009)。

有明显症状并有典型鼻中隔偏曲者，行鼻中隔矫正术。

释义

■ 鼻中隔偏曲的手术适应证主要为：①鼻中隔偏曲引起严重鼻塞；②鼻中隔偏曲引起反复鼻出血；③鼻中隔偏曲引起反射性头痛；④鼻中隔偏曲影响鼻窦引流引起慢性鼻窦炎；⑤引起睡眠节律紊乱。

■ 鼻中隔偏曲的传统手术方法为鼻中隔黏膜下切除术，随着内镜外科技术的广泛应用，现多采用鼻内镜下鼻中隔矫正术，在黏膜下切除偏曲的部分鼻中隔软骨和（或）骨性部位，术腔视野清晰，直视下操作，手术精准，代表术式：鼻中隔三线减张术。

■ 鼻中隔在青春期前后生长变化较快，且与外鼻及颌面部的发育相关，一般认为年龄未满 18 周岁为鼻中隔手术的禁忌证。但对于严重鼻中隔偏曲引起明显症状者，即使年龄未满 18 周岁，在权衡利弊的基础上可酌情行鼻中隔矫正术，手术范围局限于切除少量软骨或骨，以避免鼻中隔软骨或骨性支架的破坏而严重影响外鼻及颌面部的发育。

（四）标准住院日≤7 天

释义

■ 鼻中隔偏曲患者入院后，术前准备 1~2 天，在 3 天内实施手术，术后恢复 3~4 天，总住院天数不超过 7 天，均符合本临床路径要求。

■ 为减少患者等候手术时间和住院费用，可在门诊完成术前检查，排除手术禁忌证后入院，于入院后 3 天以内手术符合本临床路径要求。

（五）进入路径标准

1. 第一诊断必须符合 ICD-10：J34.2 鼻中隔偏曲疾病编码。
2. 当患者同时具有其他疾病诊断，但住院期间不需要特殊处理也不影响第一诊断的临床路

径流程实施时，可以进入临床路径。

释义

■ 鼻中隔偏曲程度较轻且未引起鼻腔、鼻窦功能障碍，不出现明显症状者，为“生理性偏曲”，无需处理，不适用于本临床路径。

■ 患者合并变应性鼻炎、慢性单纯性鼻炎、慢性鼻窦炎等鼻部炎症性疾病，或引起睡眠节律紊乱者，住院期间不需要特殊处理时，适用于本临床路径。

■ 患者同时伴有高血压、心律失常、糖尿病、高脂血症等慢性全身性疾病，经内科会诊评估为非手术禁忌证，住院期间不需要特殊处理时，适用于本临床路径。

（六）术前准备≤2天

1. 必需的检查项目

（1）血常规、尿常规。

（2）肝肾功能、电解质、血糖、凝血功能。

（3）感染性疾病筛查（乙型肝炎、丙型肝炎、梅毒、艾滋病等）。

（4）X线胸片、心电图。

（5）鼻腔鼻窦CT。

2. 根据患者病情，可选择鼻功能测试。

释义

■ 必查项目是确保手术安全、治疗有效的基础，术前必须完成。相关人员认真分析检查结果，排除手术禁忌证，及时处理异常情况。

■ 为缩短患者住院等待时间，检查项目可以在患者入院前于门诊完成。

■ ≥65岁的高龄患者或有心肺功能异常的患者，术前除了常规行胸片和心电图检查外，根据病情可增加超声心动图、肺功能、血气分析等检查。

■ 鼻腔鼻窦CT扫描可以明确鼻中隔偏曲的形状以及与相邻结构的解剖关系，对确定手术矫正的部位和范围有重要参考价值。

■ 术前检查还包括耳、鼻、咽、喉部位专科检查，必要时进行鼻功能功能测试，对鼻腔通气状况进行评估。

（七）预防性抗菌药物选择与使用时机

按照《抗菌药物临床应用指导原则》（卫医发〔2004〕285号）执行，根据患者病情合理使用抗菌药物。

释义

■ 鼻中隔矫正术属于Ⅱ类切口，为预防术后切口感染，通常选用第二代头孢菌素类抗菌药物，于术前0.5~2小时内给药，或麻醉开始时给药，使手术切口暴露时局部组织中已达到足以杀灭手术过程中入侵切口细菌的药物浓度。

■ 术后一般需行鼻腔填塞1~2天，预防用抗菌药物的时间可延长至48小时。

（八）手术日为入院3天内

1. 麻醉方式：全身麻醉或局部麻醉。
2. 术中用药：全身止血药物，局部减充血剂。
3. 手术：见（三）治疗方案的选择。
4. 鼻腔填塞止血，保持引流通气。
5. 必要时送病理检查。

释义

■ 患者入院后1~2天为术前准备时间，完善相关术前检查，于入院后3天内进行手术。

■ 术中使用局部减充血剂充分收缩鼻黏膜，有利于保持术腔视野清晰，并减少术中出血。

■ 术中一般不使用全身止血药物。

■ 术后双侧鼻腔行对称性填塞，防止鼻中隔血肿形成，亦可行鼻中隔黏膜及软骨缝合固定，保持鼻腔通气和引流。

■ 术中切除组织如疑恶性病变，应送病理检查。

（九）术后住院恢复≤4天

1. 术后用药：按照《抗菌药物临床应用指导原则》（卫医发〔2004〕285号）合理选用抗菌药物；糖皮质激素鼻内局部喷雾，酌情口服或静脉使用；酌情使用黏液促排剂。
2. 检查和清理术腔。

释义

■ 术后一般需行鼻腔填塞1~2天，可选用第二代头孢菌素类抗菌药物预防感染，静脉用药时间通常不超过48小时。

■ 为防止鼻中隔穿孔，鼻腔填塞物取出后不使用糖皮质激素鼻内局部喷雾。如鼻黏膜水肿明显，术后2~3天可给予口服或静脉使用糖皮质激素（如甲泼尼龙0.5mg/kg），每天1次，早晨给药。

■ 术后鼻腔分泌物较多的患者，可给予口服黏液促排剂，每天3次。

■ 鼻腔填塞物取出后，每天检查和清理鼻腔1~2次，以保持鼻腔通气和引流，促进伤口愈合及鼻功能恢复。在清理鼻腔时，鼻内局部使用减充血剂收敛鼻黏膜，必要时使用表面麻醉剂，以减少患者在清理过程中的疼痛感。

（十）出院标准

1. 切口愈合较好。
2. 没有需要住院处理的并发症和（或）合并症。

释义

■ 对于手术切口不缝合的患者，如切口对位整齐、愈合良好，可予以出院。

■ 对于手术切口缝合的患者，根据切口具体情况，可以拆线后出院（住院日≤7天）或出院后门诊复查时拆线。

■ 常见的手术并发症有术后出血、鼻中隔血肿、鼻中隔脓肿、鼻中隔穿孔等，术后如无并发症发生或并发症轻微无需住院进一步处理者，可予以出院。

■ 对于伴有基础疾病或合并症的患者，如不需要住院进一步处理，可予以出院。

（十一）变异及原因分析

1. 伴有影响手术的合并症，需相关诊断和治疗等，导致住院时间延长，治疗费用增加。
2. 出现手术并发症，需进一步诊断和治疗，导致住院时间延长，治疗费用增加。

释义

■ 患者入院后术前检查发现高血压、心律失常、糖尿病、高脂血症、支气管哮喘、慢性阻塞性肺病等影响手术的合并症，需要进一步行超声心动图、动态心电图、肺功能等检查，并请相关科室会诊处理，导致住院时间延长，治疗费用增加，不符合本临床路径要求。

■ 鼻中隔矫正术可能存在的风险和并发症包括术中、术后出血，术后并发鼻中隔血肿、脓肿、穿孔、粘连，脑脊液鼻漏，外鼻畸形等，需进一步诊断及对症处理，导致住院时间延长，治疗费用加重，不符合本临床路径要求。

■ 对于围术期发生各种变异的原因，应进行仔细分析，并在临床路径表单中予以说明。

四、鼻中隔偏曲临床路径给药方案

1. 单纯鼻中隔偏曲患者术前一般无需药物治疗。
2. 合并慢性鼻窦炎、变应性鼻炎的鼻中隔偏曲患者，围术期根据症状严重程度，按照中华医学会制定的最新版《慢性鼻-鼻窦炎诊断和治疗指南》《变应性鼻炎诊断和治疗指南》进行药物对症治疗。
3. 鼻中隔矫正术的围术期按照《抗菌药物临床应用指导原则》（卫医发〔2004〕285 号），根据患者病情合理使用抗菌药物。

五、推荐表单

（一）医师表单

鼻中隔偏曲临床路径医师表单

适用对象：第一诊断为鼻中隔偏曲（ICD-10：J34.2）
　　　　　行鼻中隔矫正术（ICD-9-CM-3：21.5）

患者姓名：	性别：　年龄：　门诊号：	住院号：
住院日期：　年　月　日	**出院日期：**　年　月　日	**标准住院日：≤7 天**

时间	住院第 1 天	住院第 1~2 天 （术前日）	住院第 2~3 天 （手术日）
主要诊疗工作	□ 询问病史及体格检查 □ 完成病历书写 □ 安排相关检查 □ 上级医师查房与术前评估 □ 初步确定手术方式和日期	□ 上级医师查房 □ 完成术前准备与术前评估 □ 汇总检查结果，进行术前讨论，确定手术方案 □ 相关科室会诊，可能会超出路径要求的时间，主管医师在表单记录 □ 向患者及家属交代病情、治疗方案及围术期注意事项 □ 签署手术知情同意书、自费用品协议书等 □ 完成术前讨论、手术医师查房记录等病历书写	□ 全身麻醉或局部麻醉 □ 手术 □ 术者完成手术记录 □ 住院医师完成术后病程 □ 上级医师查房 □ 向患者及家属交代病情及术后注意事项
重点医嘱	**长期医嘱：** □ 耳鼻咽喉科护理常规 □ 二级或三级护理 □ 普食 □ 患者既往基础用药 **临时医嘱：** □ 血常规、尿常规 □ 肝肾功能、电解质、血糖、血脂、凝血功能 □ 感染性疾病筛查 □ X 线胸片、心电图 □ 鼻窦 CT □ 耳鼻咽喉科专科检查 □ 酌情行鼻功能测试	**长期医嘱：** □ 耳鼻咽喉科护理常规 □ 二级或三级护理 □ 普食 □ 患者既往基础用药 **临时医嘱：** □ 术前医嘱：明日全身麻醉或局部麻醉下行鼻中隔矫正术* □ 术前禁食、禁水 □ 术前抗菌药物 □ 术前准备（如剪鼻毛） □ 其他特殊医嘱	**长期医嘱：** □ 全身麻醉或局部麻醉后常规护理 □ 鼻中隔矫正术后护理常规 □ 一级护理 □ 流食或半流食 □ 抗菌药物 □ 酌情使用糖皮质激素 □ 酌情使用黏液促排剂 □ 患者既往基础用药 **临时医嘱：** □ 酌情心电监护 □ 酌情吸氧 □ 其他特殊医嘱
病情变异记录	□ 无　□ 有，原因： 1. 2.	□ 无　□ 有，原因： 1. 2.	□ 无　□ 有，原因： 1. 2.
医师签名			

时间	住院第3~6天 (术后第1~4天)	住院第5~7天 (出院日)
主要诊疗工作	□ 上级医师查房 □ 住院医师完成常规病历书写 □ 注意病情变化 □ 注意观察生命体征 □ 注意有无并发症如鼻中隔血肿、脓肿、穿孔等 □ 术后1~2天取出鼻塞填塞物	□ 上级医师查房，进行手术及伤口评估并拆线 □ 确定患者可以出院 □ 开具出院诊断书 □ 完成出院记录、出院证明书 □ 向患者交代出院后的注意事项及复查日期 □ 通知出院处
重要医嘱	**长期医嘱：** □ 软食或普食 □ 一级或二级护理 □ 根据情况停用抗菌药物 □ 根据情况停卧床 **临时医嘱：** □ 换药 □ 其他特殊医嘱	**出院医嘱：** □ 通知出院 □ 出院带药 □ 拆线换药
病情变异记录	□ 无 □ 有，原因： 1. 2.	□ 无 □ 有，原因： 1. 2.
医师签名		

注：* 实际操作时需明确写出具体的术式

（二）护士表单

鼻中隔偏曲临床路径护士表单

适用对象：第一诊断为鼻中隔偏曲（ICD-10：J34.2）
行鼻中隔矫正术（ICD-9-CM-3：21.5）

患者姓名：	性别：　年龄：　门诊号：	住院号：
住院日期：　年　月　日	**出院日期：**　年　月　日	**标准住院日：≤7 天**

时间	住院第 1 天	住院第 1~2 天 （术前日）	住院第 2~3 天 （手术日）
健康宣教	□ 入院宣教（介绍病房环境、设施和设备、入院后需要的配合等） □ 探视制度 □ 入院护理评估（生命体征、营养、心理等） □ 询问病史，相应体格检查 □ 联系相关检查	□ 宣教疾病知识、用药知识及特殊检查操作过程 □ 宣教术前准备 □ 预防血栓踝泵练习 □ 预防跌倒 3 个 30 秒健康宣教 □ 预防跌倒措施 □ 主管护士与患者沟通，了解并指导心理应对 □ 提醒患者术晨禁食、禁水	□ 预防跌倒健康宣教 □ 预防血栓踝泵练习 □ 预防跌倒 3 个 30 秒健康宣教 □ 主管护士与患者沟通，了解并指导心理应对 □ 宣教用药知识 □ 术后饮食指导
护理处置	□ 核对患者、佩戴腕带 □ 建立入院护理病历 □ 卫生处置：剪指甲、洗澡、更换病号服 □ 协助医师完成各项检查化验	□ 指导患者踝泵练习 □ 剪鼻毛 □ 术前准备，禁食、禁水 □ 遵医嘱正确给药	□ 密切观察患者生命体征（体温、脉搏、呼吸、血压、血氧饱和度） □ 跌倒评分 □ 必要时挂预防跌倒标识 □ 患者自理程度 ADL 评分 □ 遵医嘱正确使用抗菌药物
基础护理	□ 二级或三级护理 □ 晨晚间护理 □ 患者安全管理	□ 二级或三级护理 □ 晨晚间护理 □ 患者安全管理	□ 一级护理 □ 晨晚间护理 □ 患者安全管理
专科护理	□ 护理查体 □ 生命体征监测 □ 需要时请家属陪伴 □ 心理评估 □ 书写入院评估单，护理评估单，患者自理程度 ADL 评分	□ 生命体征监测 □ 需要时请家属陪伴 □ 心理护理	□ 生命体征监测 □ 密切观察鼻腔填塞物及鼻腔渗血情况，必要时通知医师处理 □ 全身麻醉术后密切观察患者神志，有无恶心，呕吐，必要时通知医师处理 □ 书写护理记录 □ 需要时请家属陪伴 □ 心理护理
重点医嘱	□ 详见医嘱执行单	□ 详见医嘱执行单	□ 详见医嘱执行单
病情变异记录	□ 无　□ 有，原因： 1. 2.	□ 无　□ 有，原因： 1. 2.	□ 无　□ 有，原因： 1. 2.
护士签名			

时间	住院第 3~6 天 （术后第 1~4 天）	住院第 5~7 天 （出院日）
健康宣教	□ 预防跌倒 3 个 30 秒健康宣教 □ 鼓励进食 □ 饮食指导	□ 出院健康宣教 □ 教会患者五步换药法 □ 定期复查 □ 出院带药服用方法
护理处置	□ 跌倒评估 □ ADL 评分 □ 随时观察患者病情变化 □ 遵医嘱正确给药	□ ADL 评分 □ 通知住院处 □ 打印体温单及护理记录
基础护理	□ 二级护理 □ 晨晚间护理 □ 患者安全管理 □ 需要时请家属陪伴	□ 三级护理 □ 晨晚间护理 □ 患者安全管理
专科护理	□ 评估生命体征 □ 按 PIO 书写护理记录 □ 密切观察鼻腔填塞物及鼻腔渗血情况，必要时通知医师处理 □ 提供并发症征象的依据 □ 心理护理	□ 评估生命体征 □ 书写护理记录
重要医嘱	□ 详见医嘱执行单	□ 详见医嘱执行单
病情变异记录	□ 无　□ 有，原因： 1. 2.	无　□ 有，原因： 1. 2.
护士签名		

注：* 实际操作时需明确写出具体的术式

（三）患者表单

鼻中隔偏曲临床路径患者表单

适用对象：第一诊断为鼻中隔偏曲（ICD-10：J34.2）
行鼻中隔矫正术（ICD-9-CM-3：21.5）

患者姓名：	性别：　年龄：　门诊号：	住院号：
住院日期：　年　月　日	**出院日期：**　年　月　日	**标准住院日：≤7天**

时间	住院第1天	住院第1~2天 （术前日）	住院第2~3天 （手术日）
医患配合	□ 接受入院宣教 □ 接受入院护理评估 □ 接受病史询问 □ 进行体格检查 □ 交代既往用药情况 □ 进行相关检查	□ 患者及家属与医师交流病情 □ 了解手术方案及围术期注意事项 □ 签署手术知情同意书、自费用品协议书等知情同意书 □ 接受术前宣教 □ 完成有关检查 □ 术前取下所有饰品、卸妆	□ 接受手术治疗 □ 患者及家属与医师交流了解手术情况及术后注意事项 □ 接受术后监护治疗
护患配合	□ 配合测量体温、脉搏、呼吸、血压、血氧饱和度、体重 □ 配合完成入院护理评估单（简单询问病史、过敏史、用药史） □ 接受入院宣教（环境介绍、病室规定、订餐制度、贵重物品保管等） □ 有任何不适告知护士 □ 配合执行医院制度	□ 配合术前准备 □ 配合术晨禁食、禁水 □ 配合踝泵练习 □ 配合3个30秒预防跌倒健康宣教 □ 配合剪鼻毛 □ 配合术前准备，禁食、禁水 □ 配合用药 □ 有任何不适告知护士	□ 配合测量体温、脉搏、呼吸，询问每日排便情况 □ 按时接受输液、服药治疗 □ 注意活动安全，避免坠床或跌倒 □ 配合执行探视及陪伴制度 □ 接受疾病及用药等相关知识指导 □ 有任何不适告知护士
饮食	□ 普食	□ 普食	□ 流食或半流食
排泄	□ 正常排尿便	□ 正常排尿便	□ 正常排尿便
活动	□ 适量活动 □ 适应角色转换	□ 适量活动 □ 心理调整	□ 适量床上活动

时间	住院第3~6天 （术后第1~4天）	住院第5~7天 （出院日）
医患配合	□ 接受术后康复指导 □ 适当下床活动 □ 接受相关检查和复查 □ 配合换药 □ 术后抗菌药物治疗	□ 接受出院前指导 □ 了解复查程序 □ 获取出院诊断书
护患配合	□ 配合测量体温、脉搏、呼吸， □ 询问每日排便情况 □ 有任何不适告知护士 □ 接受输液、服药治疗 □ 注意活动安全，避免坠床或跌倒 □ 配合执行探视及陪伴制度 □ 接受疾病及用药等相关知识指导 □ 有任何不适告知护士	□ 接受出院前康复宣教 □ 学习出院注意事项 □ 获取出院带药 □ 知道服药方法、作用、注意事项 □ 掌握五步换药法 □ 办理出院手续 □ 知道复印病历方法 □ 知道术后首次复查时间
饮食	□ 软食	□ 软食或普食
排泄	□ 正常排尿便	□ 正常排尿便
活动	□ 适量活动 □ 心理调整	□ 适量活动

注：* 实际操作时需明确写出具体的术式

附：原表单（2011年版）

鼻中隔偏曲临床路径表单

适用对象：第一诊断为鼻中隔偏曲（ICD-10：J34.2）
行鼻中隔矫正术（ICD-9-CM-3：21.5）

患者姓名：	性别：　年龄：　门诊号：	住院号：
住院日期：　年　月　日	出院日期：　年　月　日	标准住院日：≤7天

时间	住院第1天	住院第1~2天 （术前日）
主要诊疗工作	□ 询问病史及体格检查 □ 完成病历书写 □ 上级医师查房与术前评估 □ 初步确定手术方式和日期	□ 上级医师查房 □ 完成术前准备与术前评估 □ 根据检查结果等，进行术前讨论，确定手术方案 □ 完成必要的相关科室会诊 □ 签署手术知情同意书、自费用品协议书
重点医嘱	**长期医嘱：** □ 耳鼻咽喉科护理常规 □ 二级或三级护理 □ 普食 **临时医嘱：** □ 血常规、尿常规 □ 肝肾功能、血糖、电解质、凝血功能、感染性疾病筛查（乙型肝炎、丙型肝炎、梅毒、艾滋病等） □ 胸片、心电图 □ 鼻窦CT □ 酌情行鼻功能测试	**长期医嘱：** □ 患者既往基础用药 **临时医嘱：** □ 术前医嘱：明日全身麻醉或局麻下行鼻中隔矫正手术* □ 术前禁食水 □ 术前抗菌药物 □ 术前准备 □ 其他特殊医嘱
主要护理工作	□ 介绍病房环境、设施和设备 □ 入院护理评估	□ 宣教、备皮等术前准备 □ 提醒患者明晨禁水
病情变异记录	□ 无　□ 有，原因： 1. 2.	□ 无　□ 有，原因： 1. 2.
护士签名		
医师签名		

时间	住院第 2~3 天 （手术日）	住院第 3~6 天 （术后第 1~4 日）	住院第 5~7 天 （出院日）
主要诊疗工作	□ 手术 □ 术者完成手术记录 □ 住院医师完成术后病程 □ 上级医师查房 □ 向患者及家属交代病情及术后注意事项	□ 上级医师查房 □ 住院医师完成常规病历书写 □ 注意病情变化 □ 注意观察生命体征	□ 取出鼻腔填塞物 □ 上级医师查房，进行手术及伤口评估 □ 完成出院记录、出院证明书 □ 向患者交代出院后的注意事项
重点医嘱	**长期医嘱：** □ 全麻后常规护理 □ 鼻中隔矫正手术* 术后护理常规 □ 一级护理 □ 半流饮食 □ 抗菌药物 **临时医嘱：** □ 标本送病理检查 □ 酌情心电监护 □ 酌情吸氧 □ 其他特殊医嘱	**长期医嘱：** □ 二级护理 □ 半流食或普食 □ 其他特殊医嘱 □ 可停用抗菌药物 **临时医嘱：** □ 换药 □ 其他特殊医嘱	**出院医嘱：** □ 出院带药 □ 门诊随诊
主要护理工作	□ 随时观察患者病情变化 □ 术后心理与生活护理	□ 观察患者情况 □ 术后心理与生活护理	□ 指导患者办理出院手续
病情变异记录	□ 无 □ 有，原因： 1. 2.	□ 无 □ 有，原因： 1. 2.	□ 无 □ 有，原因： 1. 2.
护士签名			
医师签名			

注：* 实际操作时需明确写出具体的术式

第十二章

分泌性中耳炎临床路径释义

一、分泌性中耳炎编码

1. 卫计委原编码

疾病名称及编码：分泌性中耳炎（ICD-10：H65.3）

手术操作名称及编码：鼓膜置管术（ICD-9-CM-3：20.01）

2. 修改编码

疾病名称及编码：分泌性中耳炎（ICD-10：H65）

手术操作名称及编码：鼓膜置管术（ICD-9-CM-3：20.0）

二、临床路径检索方法

H65 伴 20.0

三、分泌性中耳炎临床路径标准住院流程

（一）适用对象

第一诊断为分泌性中耳炎（ICD-10：H65.3）。

行鼓膜置管术（ICD-9-CM-3：20.01）。

释义

■ 分泌性中耳炎（secretory otitis media）是以中耳（常含乳突腔）积液（包括浆液、黏液、浆-黏液，而非血液或脑脊液）及听力下降为特征的中耳非化脓性炎性疾病。积液黏稠而呈胶冻状者，又称为胶耳。按病程长短不同，分为急性（3 周以内）、亚急性（3 周到 3 个月）和慢性（3 个月以上）分泌性中耳炎。

（二）诊断依据

根据《Clinical Practice Guideline：Otitis Media with Effusion》（美国儿科学会、家庭医师学会和美国耳鼻咽喉·头颈外科学会，2004），《儿童中耳炎诊断和治疗指南（草案）》（中华耳鼻咽喉头颈外科杂志编辑委员会，中华医学会耳鼻咽喉头颈外科学分会小儿学组，2008）。

1. 症状：听力下降，耳内闭塞感，部分有耳痛、耳鸣。

2. 检查

（1）耳部：鼓膜色泽异常，呈淡黄、橙红、琥珀色、灰蓝或乳白色。鼓膜内陷，鼓室积液多时外凸，粘连明显时为不张态，光锥弥散或消失，鼓室内可见液平、气泡。鼓气耳镜检查见鼓膜活动受限。

（2）鼻咽部：可有腺样体肥大或新生物。

3. 纯音听阈测试：传导性听力损失，高频气骨导听力亦可下降，少数患者合并感音神经性听力损失。

4. 纯音听阈测试（6 岁以下小儿可采用小儿行为测听）：骨气导阈值升高。

5. 声导抗测试：鼓室导抗图为B型或C型，声反射引不出。
6. 内镜检查：成人患者需排除鼻咽癌，在儿童患者可了解腺样体对咽鼓管咽口阻塞情况。
7. 根据患者情况可选择影像学检查：颞骨CT，鼻咽部CT或鼻咽侧位X线摄片。

释义

■ 分泌性中耳炎的诊断要点包括耳闷、听力下降的病史；完整鼓膜内中耳积液的体征；以及传导性或混合性听力损失，B型或C型鼓室导抗图，声反射不能引出的临床听力学检查结果。鼓室积液征不明显者，必要时可做颞骨CT扫描或在无菌操作下行鼓膜穿刺术而确诊。如果积液黏稠，也可能抽不出液体，当患者自行作咽鼓管吹张时，或许可见黏稠液体从穿刺针眼处挤出。婴幼儿由于缺乏主诉，加之外耳道狭窄，鼓膜倾斜，查体不配合等不利因素确诊困难，可根据对周围声音反应差，抓耳，睡眠易醒，易激惹等临床表现做出诊断。

■ 目前临床听力学检查方法主要有：纯音听阈、鼓室导抗图和声反射测试。纯音听阈测试大多示传导性听力损失，听力下降程度不一，重者可达40dB，轻者15~20dB。听阈可随积液量的变化而波动。听力损失一般以低频为主，少数患者可合并感音神经性听力损失。鼓室导抗图是测试中耳功能快速、有效的方法。病初咽鼓管功能不良或堵塞，中耳气体被吸收形成负压，鼓膜内陷，鼓室压峰压点向负压侧偏移，以C型曲线多见。随着病情进展，鼓膜更加内陷，峰压点更偏向负值，并进而导致鼓室渗液。当出现鼓室积液时，传音结构质量增高而使声导抗增高，鼓室劲度增高，鼓膜和听骨链活动度降低，声顺减弱甚至固定，成为无峰的B型鼓室导抗图或深C型鼓室导抗图，以及极少数的As型鼓室导抗图。一般认为，如鼓室导抗图为B型，结合临床可诊断为分泌性中耳炎。常规的226Hz探测音测试的鼓室图不能真实地反映6个月以内婴幼儿中耳有无病变和中耳功能，可根据不同的年龄选用不同的探测音。大于4个月的患儿使用226Hz的探测音，小于4个月的患儿使用高频率的探测音，2岁儿童可使用分析频谱和声反射检查，以使检查结果更加准确。

■ 其他如鼻内镜、颞骨CT等检查方法可以协助渗出性中耳炎的诊断，以及鼻咽部是否存在病变。2016年美国耳鼻咽喉头颈外科学会发布的新版分泌性中耳炎临床应用指南中［Clinical Practice Guideline：Otitis Media with Effusion（Update）］增加了鼓气耳镜的检查内容以提高分泌性中耳炎（otitis media with effusion）诊断的可靠性。鼓气耳镜检查是诊断分泌性中耳炎的基本方法，这是因为鼓膜活动度降低与中耳积液密切相关。即使初步检查已经看到鼓膜后方的气泡和气液平，也需要做鼓气耳镜检查以确认和区分是鼓膜表面异常还是中耳的问题。

（三）治疗方案的选择

根据《Clinical Practice Guideline：Otitis Media with Effusion》（美国儿科学会、家庭医师学会和美国耳鼻咽喉·头颈外科学会，2004），《儿童中耳炎诊断和治疗指南（草案）》（中华耳鼻咽喉头颈外科杂志编辑委员会，中华医学会耳鼻咽喉头颈外科学分会小儿学组，2008）。
鼓膜置管术：适用于中耳乳突积液3~6个月未愈。

释义

■ 成人分泌性中耳炎早期应采取综合治疗，包括清除中耳积液，控制感染，改善中耳通气、引流及治疗相关疾病。非手术治疗包括糖皮质激素短期应用；黏液促排剂稀化黏液，增加咽鼓管黏膜中黏液纤毛输送系统的清除功能；咽鼓管吹张改善咽鼓管通气引流。

■ 鼓膜穿刺是清除中耳积液的常用方法，然而，穿刺孔保留时间不长，不适合需要长期通气引流的分泌性中耳炎患者。激光鼓膜打孔后鼓膜穿孔缘即凝固，不会在短时间内愈合，具有较鼓膜穿刺更长的通气引流时间。经保守治疗3个月以上中耳乳突积液未能消除者，应行鼓膜置管术。与鼓膜穿刺、激光鼓膜打孔相比，鼓膜置管能长期保持气压平衡，减少杯状细胞和腺体的增生，防止过多的液体产生，并能间接促使纤毛运动的恢复，为咽鼓管功能的改善赢得了时间。凡病情迁延，3个月以上不愈，或反复发作之慢性分泌性中耳炎及胶耳等，可行鼓膜切开置管术。

■ 临床医师应重视12岁以下患儿是否伴有高危因素的评估，2016年新版美国指南中强调了高危分泌性中耳炎患儿的评估，包括与分泌性中耳炎无关的永久性听力下降；可疑或确定的言语发育迟缓或障碍；自闭症谱系障碍以及可能导致认知、言语和语言发育迟缓的其他发育障碍、综合征（如唐氏综合征）或颅面部发育异常；失明或无法纠正的视力损害；伴或不伴相关综合征的腭裂患儿；生长发育迟缓。伴有高危因素的分泌性中耳炎患儿，如果自愈的可能性较小（如B型曲线或持续≥3个月）应行鼓膜置管。对于不伴有高危因素、暂不进行鼓膜置管的分泌性中耳炎患儿，应密切观察病情变化和听力水平直至患耳痊愈。从积液开始之日（发病之日已知）或诊断之日（发病之日未知）起，观察期至少3个月。

■ 如果伴有鼻部疾病或慢性腺样体炎时，可考虑切除腺样体。对于≥4岁需要手术治疗的分泌性中耳炎患儿，应行鼓膜置管术，或腺样体切除术，或者两者同期进行。2016年新版美国指南中强调了对于<4岁需要鼓膜置管治疗的分泌性中耳炎患儿，除非伴有明确的指征（如鼻部阻塞症状、慢性腺样体炎），否则不建议行腺样体切除术。

■ 通气管一般保留6个月至1年不等，鼓膜穿孔长期不愈是鼓膜置管较常见的并发症，这与置管的类型和时间有很大关系。通气管拔除后要认真处理穿孔边缘，防止边缘钙化以减少穿孔长期不愈的发生。

（四）标准住院日≤5天

释义

■ 如果需要住院后进行术前准备，且休息日不能进行手术，周四以后入院进入临床路径管理的患者住院时间可能会超过标准住院时间。

（五）进入路径标准

1. 第一诊断必须符合ICD-10：H65.3分泌性中耳炎疾病编码，并有下列情况之一：有较高危险发生言语发育障碍（原有感音神经性聋、颅面部发育异常及神经和认识障碍、精神运动发育迟缓和腭裂）；已有言语发育延迟；复发性急性中耳炎伴分泌性中耳炎；鼓膜有严重的内陷袋形成伴或不伴粘连；分泌性中耳炎持续3个月以上。

2. 当患者同时具有其他疾病诊断，但住院期间不需要特殊处理也不影响第一诊断的临床路径流程实施时，可以进入临床路径。

释义

■ 患者同时具有其他疾病且影响分泌性中耳炎的临床路径流程实施时不适合进入临床路径。

（六）术前准备≤2天

1. 必需的检查项目

（1）血常规、尿常规。

（2）肝肾功能、电解质、血糖、凝血功能。

（3）感染性疾病筛查（乙型肝炎、丙型肝炎、梅毒、艾滋病等）。

（4）X线胸片、心电图。

（5）纯音听阈测试或小儿行为测听、听觉诱发电位、声导抗测试。

2. 根据患者情况可选择的检查项目

（1）内镜检查。

（2）颞骨CT、鼻咽侧位X线片。

释义

■ 根据病情部分检查可以不做。

■ 6岁以下小儿不能配合行纯音听阈测试，可采用小儿行为测听。

■ 小儿可做X线头部侧位拍片，了解腺样体是否增生肥大；成人做详细的鼻咽部检查，了解鼻咽部病变，特别注意排除鼻咽癌。

■ 部分术前检查可以在门诊完成。

■ 如果需要住院后进行术前检查，且休息日不能进行检查，周五以后入院的患者术前准备可能会超过标准时间。

■ 如果出现检查结果异常，可能会延长术前准备时间，甚至不再继续住院处理，具体由主管医师决定。

（七）选择用药

预防性抗菌药物选择与使用时机应当按照《抗菌药物临床应用指导原则》（卫医发〔2004〕285号）执行，预防性用药时间为1天。

其余用药参照相关疾病及其术后用药。

释义

■ 临床上用于分泌性中耳炎治疗的药物有减充血剂、抗组胺药和类固醇药物等，伴有中耳感染时可酌情应用抗生素。2016年新版美国指南中新增了反对使用局部用鼻喷激素治疗分泌性中耳炎。

（八）手术日为入院后 3 天内

1. 麻醉方式：全身麻醉或局部麻醉。
2. 手术方式：见治疗方案选择。

释义

■ 如果出现检查结果异常，可能影响手术治疗，是否需要继续住院处理，由主管医师具体决定。

（九）术后住院治疗≤3 天

1. 必须复查的检查项目：根据患者情况而定。
2. 术后用药：按照《抗菌药物临床应用指导原则》（卫医发〔2004〕285 号）合理选用抗生素。

释义

■ 如患者合并发热等症状，主管医师可决定给予血常规等相应的检查。

（十）出院标准

1. 一般情况好，无耳流脓液。
2. 通气管位置好。
3. 没有需要住院处理的并发症。

释义

■ 患者术后恢复良好，症状明显改善，通气管位置良好且畅通，没有需要住院处理的并发症，可予以出院。出院后定期门诊随诊，观察通气管的位置及有无堵塞。置管取出后应至少复查 1 次。

（十一）变异及原因分析

1. 伴有影响手术的合并症，需要进行相关诊断和治疗等。
2. 出现手术并发症，需要进一步诊断和治疗。

释义

■ 在分泌性中耳炎鼓膜置管临床路径实施过程中，如果其他诊断严重影响分泌性中耳炎鼓膜置管临床路径的实施，或其他诊断已经上升为第一诊断，可做退出临床路径的处理，并进行相关诊断和治疗。

■ 术后如出现耳漏等手术并发症，抗生素口服及滴耳液可以有效地控制耳漏。

■ 不能按照要求及时完成检查；检查结果异常，需要进一步复查和处理；患者不愿配合完成相应检查；不愿按照要求及时出院随诊等为微小变异。

■ 因合并基础疾病需要进一步诊断和治疗；因合并腭部畸形、成人鼻咽部肿物等病患需要积极治疗原发病；因各种原因需要实施其他治疗措施；医院与患者或家属发生医疗纠纷，患者要求离院或转院；或患者不愿按照要求及时出院随诊而导致住院时间明显延长等为重大变异。

四、分泌性中耳炎临床路径给药方案

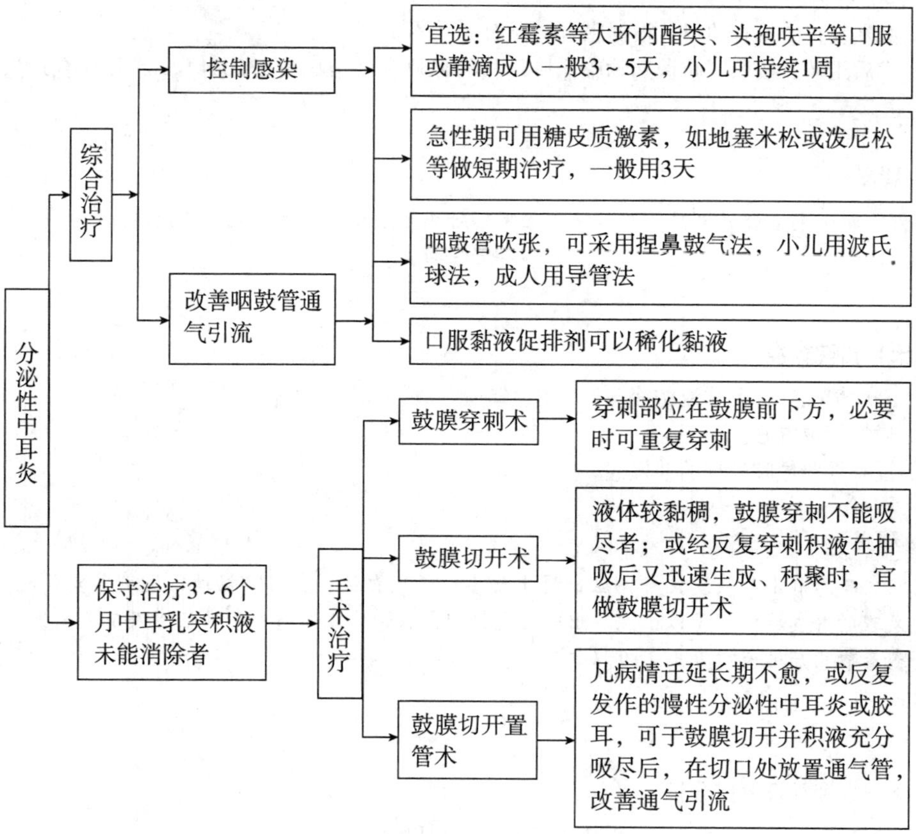

【用药选择】

1. 药物疗效短暂而有限，不主张长期使用抗生素治疗分泌性中耳炎，鼓膜充血不应该成为抗生素应用的指征。
2. 鉴于分泌性中耳炎中耳渗出液如细菌培养出葡萄球菌、假单胞球菌及病毒等，在疾病的初期应用抗生素对中耳积液的消退有一定的积极意义，但不主张常规使用抗生素。
3. 口服糖皮质激素短期内促进渗出液吸收有一定的效果。
4. 轻症患者可口服用药；重症患者选用静脉给药。

【药学提示】

1. 大环内酯类静脉给药可引起血栓性静脉炎，故红霉素静滴时药物浓度不宜超过1mg/ml。

2. 红霉素口服或静注均可引起胃肠道反应，临床症状可见腹痛、腹胀、恶心。

【注意事项】

对于分泌性中耳炎持续很长时间的非高危患儿，应该每隔 3~6 个月复查 1 次，直到渗出液消失、没有明显的听力下降，鼓膜和中耳结构无异常。轻症患者不主张联合使用抗组胺药及减充血剂，因为它们的不良反应明显。

五、推荐表单

（一）医师表单

分泌性中耳炎临床路径医师表单

适用对象：第一诊断为分泌性中耳炎（ICD-10：H65.3）

行鼓膜置管术（ICD-9-CM-3：20.01）

患者姓名：	性别：　　年龄：　　门诊号：	住院号：
住院日期：　　年　月　日	**出院日期：**　　年　月　日	**标准住院日：≤5 天**

时间	住院第 1 天	住院第 1~2 天 （术前日）
主要诊疗工作	□ 询问病史及体格检查 □ 完成病历书写 □ 术前准备 □ 上级医师查房，初步确定诊断，术前评估 □ 开听力学及影像学检查等检查单 □ 初步决定手术方式和日期	□ 上级医师查房 □ 完成入院检查 □ 术前讨论，确定手术方式 □ 完成必要的相关科室会诊 □ 完成上级医师查房记录、术前小结等病历书写 □ 签署手术知情同意书、自费用品协议书 □ 向患者及家属交代病情及其注意事项
重点医嘱	**长期医嘱：** □ 耳鼻咽喉科护理常规 □ 二级或三级护理 □ 普食 **临时医嘱：** □ 血常规、尿常规 □ 肝肾功能、电解质、血糖、凝血功能 □ 感染性疾病筛查 □ X 线胸片、心电图 □ 纯音测听、中耳功能分析、耳声发射检查，必要时行听觉诱发电位检查 □ 颞骨 CT、鼻咽侧位 X 光摄片（视情况而定） □ 内镜（视情况而定）	**长期医嘱：** □ 耳鼻咽喉科护理常规 □ 二级或三级护理普食 □ 患者既往基础用药 **临时医嘱：** □ 术前医嘱：明日全身麻醉或局部麻醉下行鼓膜置管术 □ 术前禁食、禁水 □ 术前抗菌药物 □ 术前准备 □ 其他特殊医嘱
病情变异记录	□ 无　□ 有，原因： 1. 2.	□ 无　□ 有，原因： 1. 2.
医师签名		

时间	住院第 2~3 天 （手术日）	住院第 3~4 天 （术后第 1 天）	住院第 4~5 天 （术后第 2~3 天，出院日）
主要诊疗工作	□ 手术 □ 术者完成手术记录 □ 住院医师完成术后病程记录 □ 上级医师查房 □ 向患者及家属交代病情及术后注意事项	□ 上级医师查房 □ 住院医师完成常规病历书写 □ 注意病情变化 □ 注意观察生命体征 □ 注意有无并发症如眩晕、听力下降等	□ 上级医师查房，进行手术及术后评估 □ 完成出院记录、出院证明书 □ 向患者交代出院后的注意事项
重点医嘱	**长期医嘱：** □ 全麻或局麻后常规护理 □ 鼓膜置管术*术后护理常规 □ 一级（全麻）或二级（局麻）护理 □ 术后 6 小时半流饮食 **临时医嘱：** □ 酌情心电监护 □ 酌情吸氧 □ 其他特殊医嘱	**长期医嘱：** □ 半流食或普食 □ 一级或二级护理 **临时医嘱：** □ 换药 □ 其他特殊医嘱	**出院医嘱：** □ 出院带药 □ 门诊随诊
病情变异记录	□ 无　□ 有，原因： 1. 2.	□ 无　□ 有，原因： 1. 2.	□ 无　□ 有，原因： 1. 2.
医师签名			

注：* 实际操作时需明确写出具体的术式

（二）护士表单

分泌性中耳炎临床路径护士表单

适用对象：第一诊断为分泌性中耳炎（ICD-10：H65.3）
行鼓膜置管术（ICD-9-CM-3：20.01）

患者姓名：	性别： 年龄： 门诊号：	住院号：
住院日期： 年 月 日	**出院日期：** 年 月 日	**标准住院日：≤5天**

时间	住院第1~2天	住院第3~4天（手术当日）	住院第4~5天（手术后）
健康宣教	□ 介绍主管医师、护士 □ 介绍环境、设施 □ 介绍住院注意事项 □ 宣教术前准备 □ 提醒全麻患者术晨禁食、禁水	□ 主管护士与患者沟通，了解并指导心理应对 □ 宣教疾病知识、用药知识及特殊检查操作过程 □ 告知检查及操作前后饮食、活动及探视注意事项及应对方式	□ 康复和锻炼 □ 定时复查 □ 出院带药服用方法 □ 饮食休息等注意事项指导 □ 讲解增强体质的方法，减少感染的机会
护理处置	□ 核对患者，佩戴腕带 □ 建立入院护理病历 □ 卫生处置：剪指甲、洗澡、更换病号服 □ 协助医师完成各项检查化验 □ 术前准备，禁食、禁水	□ 随时观察患者病情变化 □ 遵医嘱正确使用抗生素	□ 办理出院手续 □ 书写出院小结
基础护理	□ 二级护理 □ 晨晚间护理 □ 患者安全管理	□ 一级（全麻）或二级（局麻）护理 □ 晨晚间护理 □ 患者安全管理	□ 三级护理 □ 晨晚间护理 □ 患者安全管理
专科护理	□ 护理查体 □ 呼吸频率、血氧饱和度监测 □ 需要时请家属陪伴 □ 心理护理	□ 遵医嘱完成相关检查 □ 心理护理 □ 遵医嘱正确给药 □ 提供并发症征象的依据	□ 病情观察：评估患者生命体征 □ 心理护理
重点医嘱	□ 详见医嘱执行单	□ 详见医嘱执行单	□ 详见医嘱执行单
病情变异记录	□ 无 □ 有，原因： 1. 2.	□ 无 □ 有，原因： 1. 2.	□ 无 □ 有，原因： 1. 2.
护士签名			

（三）患者表单

分泌性中耳炎临床路径患者表单

适用对象：第一诊断为分泌性中耳炎（ICD-10：H65.3）

行鼓膜置管术（ICD-9-CM-3：20.01）

患者姓名：	性别：　　年龄：　　门诊号：	住院号：
住院日期：　　年　月　日	**出院日期：**　　年　月　日	**标准住院日：≤5 天**

时间	入院当日	住院期间 （第 2~4 天）	住院第 5 天 （出院日）
医患配合	□ 配合询问病史、收集资料，请务必详细告知既往史、用药史、过敏史 □ 配合进行体格检查 □ 有任何不适告知医师	□ 配合完善相关检查、化验，如采血、留尿、心电图、X 线胸片等 □ 医师向患者及家属介绍病情，如有异常检查结果需进一步检查 □ 配合用药及治疗 □ 配合医师调整用药 □ 有任何不适告知医师	□ 接受出院前指导 □ 知晓复查程序 □ 获取出院诊断书
护患配合	□ 配合测量体温、脉搏、呼吸、血压、血氧饱和度、体重 □ 配合完成入院护理评估单（简单询问病史、过敏史、用药史） □ 接受入院宣教（环境介绍、病室规定、订餐制度、贵重物品保管等） □ 有任何不适告知护士	□ 配合测量体温、脉搏、呼吸，询问每日排便情况 □ 接受相关化验检查宣教，正确留取标本，配合检查 □ 有任何不适告知护士 □ 接受输液、服药治疗 □ 注意活动安全，避免坠床或跌倒 □ 配合执行探视及陪伴 □ 接受疾病及用药等相关知识指导	□ 接受出院宣教 □ 办理出院手续 □ 获取出院带药 □ 知晓服药方法、作用、注意事项 □ 知晓复印病历方法
饮食	□ 正常普食	□ 正常普食，全麻术前禁食、禁水	□ 正常普食
排泄	□ 正常排尿便	□ 正常排尿便	□ 正常排尿便
活动	□ 适量活动	□ 适量活动，全麻术后卧床 6 小时	□ 适量活动

附：原表单（2011 年版）

分泌性中耳炎临床路径表单

适用对象：第一诊断为分泌性中耳炎（ICD-10：H65.3）

行鼓膜置管术（ICD-9-CM-3：20.01）

患者姓名：	性别：　年龄：　门诊号：	住院号：
住院日期：　年　月　日	**出院日期：**　年　月　日	**标准住院日：≤5 天**

时间	住院第 1 天	住院第 1~2 天 （术前日）
主要诊疗工作	□ 询问病史及体格检查 □ 完成病历书写 □ 术前准备 □ 上级医师查房，初步确定诊断，术前评估 □ 开检查单（听力和影像学检查等） □ 初步决定手术方式和日期	□ 上级医师查房 □ 完成入院检查 □ 术前讨论，确定手术方式 □ 完成必要的相关科室会诊 □ 完成上级医师查房记录、术前小结等病历书写 □ 签署手术知情同意书、自费用品协议书 □ 向患者及家属交代病情及其注意事项
重点医嘱	**长期医嘱：** □ 耳鼻咽喉科护理常规 □ 二级或三级护理 □ 普食 **临时医嘱：** □ 血常规、尿常规 □ 肝肾功能、电解质、血糖、凝血功能 □ 感染性疾病筛查 □ X 线胸片、心电图 □ 纯音测听或听觉脑干诱发电位、耳声导抗 □ 颞骨 CT、鼻咽侧位 X 光摄片（视情况而定） □ 内镜（视情况而定）	**长期医嘱：** □ 耳鼻咽喉科护理常规 □ 二级或三级护理、普食 □ 患者既往基础用药 **临时医嘱：** □ 术前医嘱：明日全身麻醉或局麻下行鼓膜术* □ 术前禁食、禁水 □ 术前抗菌药物 □ 术前准备 □ 其他特殊医嘱
主要护理工作	□ 介绍病房环境、设施和设备 □ 入院护理评估 □ 宣教	□ 宣教、术前准备 □ 提醒患者明晨禁水
病情变异记录	□ 无　□ 有，原因： 1. 2.	□ 无　□ 有，原因： 1. 2.
护士签名		
医师签名		

时间	住院第 2~3 天 （手术日）	住院第 3~4 天 （术后第 1 天）	住院第 4~5 天 （术后第 2~3 天，出院日）
主要诊疗工作	□ 手术 □ 术者完成手术记录 □ 住院医师完成术后病程 □ 上级医师查房 □ 向患者及家属交代病情及术后注意事项	□ 上级医师查房 □ 住院医师完成常规病历书写 □ 注意病情变化 □ 注意观察生命体征 □ 注意有无并发症如眩晕、突聋等	□ 上级医师查房，进行手术及伤口评估 □ 完成出院记录、出院证明书 □ 向患者交代出院后的注意事项
重点医嘱	**长期医嘱：** □ 全麻后常规护理 □ 鼓膜置管术 * 术后护理常规 □ 一级护理 □ 术后 6 小时半流饮食 □ 抗菌药物 **临时医嘱：** □ 酌情心电监护 □ 酌情吸氧 □ 其他特殊医嘱	**长期医嘱：** □ 半流食或普食 □ 一级或二级护理 □ 可停用抗菌药物 **临时医嘱：** □ 换药 □ 其他特殊医嘱	**出院医嘱：** □ 出院带药 □ 门诊随诊
主要护理工作	□ 随时观察患者病情变化 □ 术后心理与生活护理	□ 观察患者病情变化	□ 指导患者办理出院手续
病情变异记录	□ 无　□ 有，原因： 1. 2.	□ 无　□ 有，原因： 1. 2.	□ 无　□ 有，原因： 1. 2.
护士签名			
医师签名			

注：* 实际操作时需明确写出具体的术式

第十三章

甲状腺肿瘤临床路径释义

一、甲状腺肿瘤编码

疾病名称及编码：甲状腺肿瘤（ICD-10：C73/D09.301/D34/D44.0）

手术操作名称及编码：甲状腺肿瘤切除术（ICD-9-CM-3：06.2-06.4）

二、临床路径检索方法

（C73/D09.301/D34/D44.0）伴（06.2-06.4）

三、甲状腺肿瘤临床路径标准住院流程

（一）适用对象

第一诊断为甲状腺肿瘤（ICD-10：C73/D09.302/D34/D44.0）。

行甲状腺肿瘤切除术（ICD-9-CM-3：06.2-06.4）。

释义

■ 本临床路径适用对象是第一诊断为甲状腺肿瘤患者，包括良性甲状腺腺瘤和甲状腺癌（甲状腺乳头状腺癌、甲状腺滤泡状腺癌、甲状腺髓样癌及甲状腺未分化癌）。

■ 结节性甲状腺肿是常见良性增生性疾病，从严格意义讲不属于肿瘤，不包括在内。

（二）诊断依据

根据《临床诊疗指南·耳鼻咽喉头颈外科分册》（中华医学会编著，人民卫生出版社，2009）。

1. 症状：颈前包块、声音嘶哑等。
2. 体征：甲状腺区肿块。
3. 辅助检查：B超或CT或MRI、甲状腺功能测定、食管吞钡检查、喉镜检查、放射性核素检查。
4. 术前穿刺、术中冷冻、术后病理组织学检查明确诊断。

释义

■ 应当与甲状腺其他疾病进行鉴别诊断，如甲状腺功能亢进、桥本甲状腺炎。

■ 最常见和重要诊断方法是B超和细针穿刺细胞学检查。放射性核素检查不列为常规。

■ 细胞学穿刺结果根据Bethesda系统细胞学诊断结果分为六级：无法诊断、良性、不典型细胞、滤泡样肿瘤、可疑恶性及恶性。

■ 目前多数患者就诊的甲状腺结节较小（<10mm），通常体检时 B 超发现，临床可能触诊不到甲状腺肿块。

（三）治疗方案的选择

根据《临床诊疗指南·耳鼻咽喉头颈外科分册》（中华医学会编著，人民卫生出版社，2009），《临床技术操作规范·耳鼻咽喉-头颈外科分册》（中华医学会编著，人民军医出版社，2009）。

1. 甲状腺腺瘤：根据腺瘤情况，行腺瘤切除术、患侧甲状腺大部切除或患侧甲状腺叶切除术。
2. 甲状腺癌：根据甲状腺癌类型及范围选择一侧腺叶切除或甲状腺全切除术。
3. 颈淋巴结清扫术：常规行Ⅵ区淋巴结清扫，颈侧淋巴结清扫视颈淋巴结转移情况而定。

释义

■ 根据细胞学（FNA）穿刺结果选择治疗方案：①恶性及可疑恶性病例均应行手术治疗；②良性病例建议观察随诊；③无法诊断的病例建议再次行甲状腺 FNA；④滤泡样肿瘤病例占恶性肿瘤的 20%～60%，应行手术治疗；⑤不典型细胞一般可随诊观察，6～12 个月后再次行超声及甲状腺 FNA 评估。

■ 分化型甲状腺癌主要根据肿瘤复发的危险度选择一侧腺叶切除或甲状腺全切除术。高危患者建议做全甲状腺切除，高危因素包括：年龄>45 岁，肿瘤侵及甲状腺被膜外，颈部淋巴结转移，远地转移，甲状腺癌家族史和颈部放射性照射史等。

■ 甲状腺髓样癌建议做全甲状腺切除术。

■ 单发甲状腺微小癌并且未侵犯被膜患者，可以不做Ⅵ区淋巴结清扫；其他甲状腺乳头状癌建议常规Ⅵ区清扫手术。

■ 术前诊断颈部淋巴结转移阴性（cN0），一般不必要做颈侧淋巴结清扫手术；但是术前诊断颈侧淋巴结转移（cN1b），应行颈部择区性颈清扫术（Ⅱ～Ⅳ区，或Ⅱ～Ⅴ区）。

（四）标准住院日为 5~8 天

释义

■ 建议入院前完成术前必要检查，包括 B 超、穿刺细胞学、CT 等检查。

■ 有全身合并疾病如高血压，糖尿病，心脏病等，也需要完成相关术前检查和评估。排除手术禁忌后住院。

（五）进入临床路径标准

1. 第一诊断必须符合 ICD-10：C73/D09.302/D34/D44.0 甲状腺肿瘤疾病编码。
2. 当患者同时具有其他疾病诊断，但住院期间不需要特殊处理也不影响第一诊断的临床路

径流程实施时，可以进入临床路径。

释义

■ 本临床路径适用对象是第一诊断为甲状腺肿瘤患者，包括良性甲状腺腺瘤和甲状腺癌（甲状腺乳头状腺癌、甲状腺滤泡状腺癌、甲状腺髓样癌及甲状腺未分化癌）。

■ 甲状腺良性腺瘤比较少见，病理容易将单发结节性甲状腺肿误诊为甲状腺腺瘤。

■ 结节性甲状腺肿是常见良性增生性疾病，从严格意义上讲不属于肿瘤。

■ 因此进入临床路径的绝大多数诊断应为甲状腺癌。

（六）术前准备（术前评估）≤2 天

1. 必需的检查项目

（1）血、尿、便常规。

（2）肝肾功能、血糖、凝血功能。

（3）感染性疾病筛查（乙型肝炎、丙型肝炎、梅毒、艾滋病等）。

（4）X 线胸片、心电图。

（5）甲状腺 B 超。

（6）喉镜检查。

（7）甲状腺功能。

2. 根据患者情况可选择的检查项目

（1）甲状旁腺功能。

（2）CT 或 MRI。

（3）放射性核素检查。

（4）电解质。

（5）其他相关检查。

释义

■ 需要行全甲状腺切除的患者术前常规行甲状旁腺素（PTH）和血钙、磷检查，便于判断术后有无甲状旁腺功能低下发生。

■ 术前诊断有淋巴结转移患者建议做经胸部 CT，协助诊断纵隔淋巴结和肺转移。

■ 甲状腺髓样癌患者术前应检查肿瘤标志物降钙素（CT）和癌胚抗原（CEA）。

■ 高龄患者或有心肺功能异常患者，术前根据病情增加心脏彩超、肺功能、血气分析等检查。

（七）预防性抗菌药物选择与使用时机

按照《抗菌药物临床应用指导原则》（卫医发〔2004〕285 号）执行，合理选用抗菌药物。术前预防性用药 1 天。

释义

■ 甲状腺手术属Ⅰ类切口，多数患者不需要使用预防性抗生素。

■ 但是以下情况可以考虑术前预防性用药1天：高龄，合并糖尿病，二次手术，手术较大（预计手术时间超过4小时）。

（八）手术日为入院第3~5天

1. 麻醉方式：全麻或颈丛神经阻滞麻醉。
2. 手术内固定物：无。
3. 术中用药：麻醉常规用药。

释义

■ 入院后需要进行术前检查和准备，需要1~2天准备时间；但是如果患者同时有其他影响麻醉和手术的疾病，如糖尿病、高血压等，可能需要更多（超过5天）准备达到麻醉和手术安全的要求。

■ 如果患者在门诊已经完善全部或部分术前检查，手术日可以是入院第1~2日。

（九）术后住院恢复3~5天

1. 术后用药：按照《抗菌药物临床应用指导原则》（卫医发〔2004〕285号）执行，合理选用抗菌药物。
2. 根据患者情况确定复查的检查项目及需要的后续治疗。

释义

■ 手术后患者出现感染征兆，如高热伴白细胞增多，或伤口红肿、肺炎、泌尿系感染等，建议使用抗生素3~5天，再根据是否控制感染调整。

■ 全麻当天禁食患者给予静脉输液营养支持。

■ 出现低钙患者，需要静脉补充葡萄糖酸钙；口服钙剂和维生素D_3。

■ 后续治疗包括甲状腺癌左甲状腺素补充和TSH抑制治疗。

■ ^{131}I治疗适合于：高危的分化性甲状腺癌行全甲状腺切除患者；有肺转移和骨转移的分化性甲状腺癌行全甲状腺切除患者。

■ 二膦酸盐治疗适合于骨转移患者。

（十）出院标准

1. 伤口无感染。
2. 没有需要住院处理的并发症。

释义

■ 根据患者具体情况，可以拆线后出院或出院后门诊复查时拆线。

■ 石蜡病理报告一般需要5个工作日，因此，出院诊断参考术前穿刺细胞学或术中冷冻病理结果。

（十一）变异及原因分析

1. 伴有影响手术的合并症，需进行相关诊断和治疗等。
2. 出现手术并发症，需进一步诊断和治疗。

释义

■ 同时合并有糖尿病、高血压、心律失常、冠心病、肺功能不全及高龄患者，需要检测和控制血糖，血压，做超声心动图、Holter、肺功能检查。有的患者需要安装临时心脏起搏器，术后ICU监护等，均要增加住院时间和费用。

■ 常见并发症有伤口出血，需要再次手术伤口探查止血；淋巴漏或乳糜漏患者需要延长引流时间或再次手术结扎瘘管；低血钙患者补充钙剂和维生素 D_3；呼吸困难患者行气管切开；伤口感染需要切开引流换药和细菌培养。

四、甲状腺肿瘤手术预防性应用抗生素给药方案

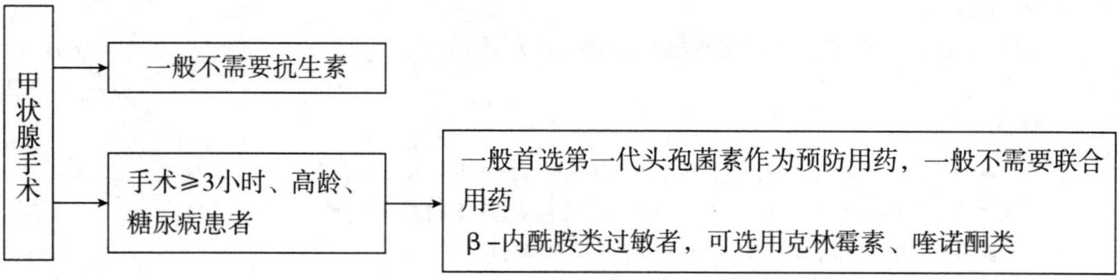

【用药选择】

1. 甲状腺手术属于无菌Ⅰ级伤口，一般不需要使用预防性抗生素。.但是以下情况可以考虑使用。

（1）手术范围大、持续时间超过该类手术的特定时间或一般手术持续时间超过3小时，污染机会多。

（2）有感染高危因素者，如高龄、糖尿病、恶性肿瘤、免疫功能缺陷或低下（如艾滋病患者、肿瘤放化疗患者、接受器官移植者、长期使用糖皮质激素者等）、严重营养不良等。

2. 预防用药的选择原则上应选择相对广谱、效果肯定、安全及价格相对低廉的抗菌药物。一般首选第一代头孢菌素作为预防用药，一般不需要联合用药。β-内酰胺类过敏者，可选用克林霉素、喹诺酮类。

【药学提示】

喹诺酮类大部分以原形经肾脏排泄，在体内代谢甚少，故肾功能不全者应根据肌酐清除率减

量或延长给药时间。

【注意事项】

1. 严格把握预防用药时机，应于切开皮肤前 30 分钟或麻醉诱导时开始给药，以保证在发生细菌污染之前血清及组织中的药物已达到有效浓度。

2. 预防用药应静脉滴注，溶媒体积不超过 100ml，一般应 30 分钟给药完毕，以保证有效浓度。抗菌药物的有效覆盖时间应包括整个手术过程和手术结束后 4 小时。选择半衰期短的抗菌药物时，若手术时间超过 3 小时，或失血量超过 1500ml，应术中补充一个剂量。

3. 一般应短程预防用药，手术结束后不必再用。若患者有明显感染高危因素，或应用人工植入物时，可再用一次或至术后 24 小时。

五、推荐表单

（一）医师表单

甲状腺肿瘤临床路径医师表单

适用对象：第一诊断为甲状腺肿瘤（ICD-10：C73/D09.302/D34/D44.0）
　　　　　行甲状腺肿瘤切除术（ICD-9-CM-3：06.2-06.4）

患者姓名：	性别：　　年龄：　　门诊号：	住院号：
住院日期：　　年　月　日	**出院日期：**　　年　月　日	**标准住院日：≤10 天**

时间	住院第 1 天	住院第 1~3 天 （术前日）	住院第 2~3 天 （手术日）
主要诊疗工作	□ 询问病史及体格检查 □ 完成病历书写 □ 安排相关检查 □ 上级医师查房与术前评估 □ 初步确定手术方式和日期 □ 病理会诊	□ 上级医师查房 □ 完成术前准备与术前评估 □ 汇总检查结果，进行术前讨论，确定手术方案，甲状腺癌临床分期 □ 相关科室会诊，可能会超出路径要求的时间，主管医师在表单记录 □ 签署手术知情同意书、自费用品协议书等 □ 向患者及家属交代围术期注意事项 □ 完成术前讨论、手术医师查房记录等病历书写	□ 全身麻醉或局麻 □ 手术 □ 术者完成手术记录 □ 住院医师完成术后病程 □ 上级医师查房 □ 向患者及家属交代病情及术后注意事项
重点医嘱	**长期医嘱：** □ 耳鼻咽喉科护理常规 □ 三级护理 □ 普食 **临时医嘱：** □ 血常规、尿常规 □ 肝肾功能、电解质、血糖、血脂、凝血功能 □ 甲状腺和甲状旁腺功能测定 □ 感染性疾病筛查 □ X 线胸片、心电图 □ 甲状腺及颈部 B 超、喉镜检查 □ 其他特殊检查：细胞学、CT、MRI、PET-CT、甲状腺放射性核素扫描、骨显像、内镜、肺功能、动态心电图等	**长期医嘱：** □ 耳鼻咽喉科护理常规 □ 二级或三级护理 □ 普食 □ 患者既往基础用药 **临时医嘱：** □ 术前医嘱：明日全身麻醉或局部麻醉下甲状腺切除或甲状腺癌联合根治术 □ 术前禁食、禁水 □ 术前抗菌药物及皮试 □ 配血（必要时） □ 其他特殊医嘱	**长期医嘱：** □ 全麻后常规护理 □ 一级护理 □ 平卧床 □ 禁食 □ 抗菌药物 □ 患者既往基础用药 **临时医嘱：** □ 心电监护 □ 吸氧 □ 镇痛药和止吐药（必要时） □ 颈部引流记录 □ 其他特殊医嘱
病情变异记录	□ 无　□ 有，原因： 1. 2.	□ 无　□ 有，原因： 1. 2.	□ 无　□ 有，原因： 1. 2.
医师签名			

时间	住院第 3~9 天 （术后第 1~6 天）	住院第 10 天 （出院日）
主要诊疗工作	□ 上级医师查房 □ 住院医师完成常规病历书写 □ 注意病情变化 □ 注意观察生命体征 □ 注意有无并发症如伤口血肿、感染、乳糜漏等 □ 注意引流量、颜色、性状 □ 根据引流情况明确是否拔除引流皮条	□ 上级医师查房，进行手术及伤口评估并拆线 □ 确定患者可以出院 □ 术后肿瘤病理分期，建议下一步治疗方案 □ 开具出院诊断书 □ 完成出院记录、出院证明书 □ 向患者交代出院后的注意事项及复查日期 □ 通知出院处
重要医嘱	**长期医嘱：** □ 半流食或饮食 □ 一级或二级护理 □ 根据情况停用抗菌药物 □ 根据情况停卧床 **临时医嘱：** □ 血常规 □ 全甲状腺切除患者复查降钙素，血钙、磷 □ 拔引流管、换药或拆线 □ 其他特殊医嘱	**出院医嘱：** □ 通知出院 □ 出院带药 □ 拆线换药
病情变异记录	□ 无 □ 有，原因： 1. 2.	□ 无 □ 有，原因： 1. 2.
医师签名		

注：* 实际操作时需明确写出具体的术式

（二）护士表单

甲状腺肿瘤临床路径护士表单

适用对象：第一诊断为甲状腺肿瘤（ICD-10：C73/D09.302/D34/D44.0）

行甲状腺肿瘤切除术（ICD-9-CM-3：06.2-06.4）

患者姓名：	性别： 年龄： 门诊号：	住院号：
住院日期： 年 月 日	出院日期： 年 月 日	标准住院日：≤10天

时间	住院第1~2天	住院第3~5天（手术日）	住院第5~10天（术后出院）
健康宣教	□ 介绍主管医师、护士 □ 介绍环境及设施 □ 介绍住院注意事项 □ 术前宣教及术前准备 □ 提醒患者术晨禁食、禁水 □ 指导患者颈部后仰锻炼	□ 主管护士与患者沟通，了解并指导心理应对 □ 宣教疾病知识、用药知识及特殊检查操作的过程 □ 告知检查、操作及手术前后饮食、活动及探视等注意事项及应对方式	□ 定时复查 □ 术后随访的时间和方法 □ 出院后服药方法 □ 饮食、休息等注意事项 □ 肿瘤综合治疗的介绍
护理处置	□ 核对患者，佩戴腕带 □ 建立入院护理病历 □ 卫生处置：剪指（趾）甲、沐浴、更换病号服 □ 协助医师完成各项检查及化验 □ 术前准备，禁食、禁水	□ 随时观察患者病情变化 □ 遵医嘱正确用药	□ 办理出院手续 □ 书写出院小结 □ 负压引流管观察和记录
基础护理	□ 二级护理 □ 晨晚间护理 □ 患者安全管理	□ 一级或二级护理 □ 晨晚间护理 □ 患者安全管理	□ 二级或三级护理 □ 晨晚间护理 □ 患者安全管理
专科护理	□ 护理查体 □ 生命体征检测 □ 必要时留陪护人员 □ 心理护理	□ 遵医嘱完成相关检查 □ 心理护理 □ 遵医嘱正确给药 □ 提供患者新发征象证据	□ 病情观察 □ 评估患者生命体征 □ 心理疏导及护理
重点医嘱	□ 详见医嘱执行单	□ 详见医嘱执行单	□ 详见医嘱执行单
病情变异记录	□ 无 □ 有，原因： 1. 2.	□ 无 □ 有，原因： 1. 2.	□ 无 □ 有，原因： 1. 2.
护士签名			

（三）患者表单

甲状腺肿瘤临床路径患者表单

适用对象：第一诊断为甲状腺肿瘤（ICD-10：C73/D09.302/D34/D44.0）
　　　　　行甲状腺肿瘤切除术（ICD-9-CM-3：06.2-06.4）

患者姓名：	性别：　　年龄：　　门诊号：	住院号：
住院日期：　　年　月　日	出院日期：　　年　月　日	标准住院日：≤10 天

时间	住院第 1 天	住院第 2 天
医患配合	□ 配合询问病史、收集，详细告知既往史、用药史和过敏史 □ 明确是否服用抗凝剂 □ 配合体格检查 □ 有任何不适告知医师	□ 配合完善各种术前检查及化验，如血、尿、便检查，心电图，X 线胸片，颈部 B 超，颈部增强 CT 等 □ 了解手术方案及围术期注意事项 □ 签署手术知情同意书、自费用品协议书、输血同意书、授权书等医疗文书 □ 了解手术可能并发症：声嘶、缺钙导致四肢麻木、伤口出血、感染、乳糜漏和呼吸困难等 □ 了解非手术治疗的其他替代方案和后果 □ 配合麻醉师术前访视
护患配合	□ 配合生命体征监测 □ 配合完成入院宣教（环境介绍、病室规定、订餐事项、贵重物品管理等） □ 配合完成入院评估（简单病史、过敏史、用药史等） □ 有任何不适告知护士	□ 配合生命体征监测 □ 接受术前宣教 □ 接受术前准备（皮试等） □ 准备好必要用物 □ 术前取下所有饰品，卸妆 □ 确认腕带信息
饮食	□ 正常普食	□ 术前 6~8 小时禁食、禁水
排泄	□ 正常排尿便	□ 正常排尿便
活动	□ 正常活动	□ 正常活动

时间	住院第3~5天 （手术日）	住院第5~10天 （术后1~5天）	住院第7~10天 （出院日）
医患配合	□ 接受手术治疗 □ 配合监护及检查治疗 □ 与医师交流了解手术情况及术后注意事项 □ 有任何不适告知医师	□ 配合术后检查、治疗和换药	□ 接受出院指导 □ 了解复查程序 □ 获得出院诊断书
护患配合	□ 术晨生命体征监测 □ 术晨剃须漱口更衣 □ 既往基础药物一口水送下 □ 取下活动义齿、饰品等，贵重物品交家属保管 □ 配合完成术前核对，带齐影像资料和自备药物，上手术车或轮椅 □ 返回病房后，协助完成核对，配合过床 □ 配合输液治疗 □ 配合术后吸氧及监测 □ 有任何不适告知护士	□ 配合生命体征监测及回答尿便情况 □ 接受各种途径药物治疗 □ 接受饮食宣教 □ 接受各种药物及治疗宣教 □ 注意活动安全，避免坠床或跌伤 □ 遵守探视及陪床规定	□ 接受出院宣教 □ 办理出院手续 □ 获得出院带药 □ 知道服药方法、作用和注意事项 □ 术后禁烟酒 □ 知晓病历复印的时间和手续
饮食	□ 术晨禁食、禁水 □ 术后4~6小时尝试经口进水 □ 术后6小时无恶心、呕吐可进半流食	□ 由半流食逐渐过渡到普食，避免辛辣刺激食物	□ 半流食、软食或普食，避免辛辣刺激食物
排泄	□ 经尿管引流尿液 □ 正常或床上排便	□ 拔除尿管后如情况允许，正常排尿便	□ 正常排尿便
活动	□ 术后4~6小时内去枕平卧，可床上翻身 □ 术后6小时可垫枕、半坐位及床上活动	□ 术后1~2天无不适可下地活动，逐渐增加活动量及范围。注意安全，防跌倒及摔伤	□ 正常适度活动，避免疲劳

注：临床路径中标准住院日为5~8天，表格标准住院日≤10天；实际住院日各医院差别较大，取决于以下因素：

(1)是否术前检查在入院前完成

(2)是否要等石蜡病理检查结果出院

(3)是否要等伤口拆线后出院

(4)患者是否有术后并发症发生等

附：原表单（2011 年版）

甲状腺肿瘤临床路径表单

适用对象：第一诊断为甲状腺肿瘤（ICD-10：C73/D09.302/D34/D44.0）
行甲状腺部分或全叶切除术（ICD-9-CM-3：06.2-06.4）

患者姓名：	性别：　　年龄：　　门诊号：	住院号：
住院日期：　　年　月　日	**出院日期：**　　年　月　日	**标准住院日：5~8 天**

时间	住院第 1 天	住院第 2 天	住院第 3~5 天 （手术日）
主要诊疗工作	□ 询问病史及体格检查 □ 上级医师查房与术前评估 □ 甲状腺肿瘤诊疗计划书 □ 初步确定手术方式、日期	□ 上级医师查房 □ 完成术前准备与术前评估 □ 根据体检、甲状腺 B 超、甲状腺功能测定结果等，进行术前讨论，确定手术方案 □ 完成必要的相关科室会诊 □ 签署手术知情同意书、自费用品协议书 □ 向患者及家属交代围术期注意事项	□ 手术 □ 术者完成手术记录 □ 上级医师查房 □ 向患者及家属交代病情及术后注意事项
重要医嘱	**长期医嘱：** □ 耳鼻喉科护理常规 □ 三级护理 □ 普食 **临时医嘱：** □ 血、尿、便常规 □ 肝肾功能、血糖、凝血功能、电解质、感染性疾病筛查 □ X 线胸片、心电图 □ 甲状腺 B 超、甲状腺功能测定 □ 手术必需的相关检查	**长期医嘱：** □ 同前 □ 患者既往基础用药 **临时医嘱：** □ 术前医嘱 □ 术前禁食、禁水 □ 抗生素 □ 其他特殊医嘱	**长期医嘱：** □ 一级护理 □ 半流质 □ 抗生素 □ 其他特殊医嘱 **临时医嘱：** □ 吸氧 □ 镇痛 □ 其他特殊医嘱
主要护理工作	□ 介绍病房环境、设施和设备 □ 入院护理评估	□ 宣教、备皮等术前准备 □ 手术前物品准备 □ 手术前心理护理	□ 随时观察患者病情变化 □ 术后心理与生活护理
病情变异记录	□ 无　□ 有，原因： 1. 2.	□ 无　□ 有，原因： 1. 2.	□ 无　□ 有，原因： 1. 2.
护士签名			
医师签名			

时间	住院第4~6天 (术后第1日)	住院第5~7天 (术后第2日)	住院第6~8天 (出院日)
主要诊疗工作	□ 上级医师查房 □ 注意病情变化 □ 注意引流量 □ 注意观察体温、血压等	□ 上级医师查房 □ 住院医师完成常规病历书写 □ 根据引流情况明确是否拔除引流管	□ 上级医师查房，进行手术及伤口评估 □ 根据引流情况明确是否拔除引流管 □ 完成出院记录、出院证明书等，向患者交代出院后的注意事项，如返院复诊的时间、地点，发生紧急情况时的处理等
重要医嘱	**长期医嘱：** □ 二级护理 □ 半流质 □ 抗生素 □ 其他特殊医嘱 **临时医嘱：** □ 其他特殊医嘱	**长期医嘱：** □ 二级护理 □ 半流质 □ 酌情停用抗生素 □ 其他特殊医嘱 **临时医嘱：** □ 其他特殊医嘱	**出院医嘱：** □ 二级护理 □ 半流质 □ 出院带药
主要护理工作	□ 随时观察患者情况 □ 术后心理与生活护理	□ 随时观察患者情况 □ 术后心理与生活护理	□ 指导患者办理出院手续 □ 指导术后随访时间
病情变异记录	□ 无 □ 有，原因： 1. 2.	□ 无 □ 有，原因： 1. 2.	□ 无 □ 有，原因： 1. 2.
护士签名			
医师签名			

第十四章

慢性扁桃体炎临床路径释义

一、慢性扁桃体炎编码

疾病名称及编码：慢性扁桃体炎（ICD-10：J35.0）

手术操作名称及编码：扁桃体切除术（ICD-9-CM-3：28.2）

二、临床路径检索方法

J35.0 伴 28.2

三、慢性扁桃体炎临床路径标准住院流程

（一）适用对象

第一诊断为慢性扁桃体炎（ICD-10：J35.0）。

行扁桃体切除术（ICD-9-CM-3：28.2）。

释义

■ 本临床路径适用对象是第一诊断为慢性扁桃体炎的患者。根据《临床诊疗指南·耳鼻咽喉头颈外科分册》（中华医学会编著，人民卫生出版社）、《临床技术操作规范·耳鼻咽喉-头颈外科分册》（中华医学会编著，人民军医出版社）符合慢性扁桃体炎诊断的患者。

■ 本临床路径仅针对需要手术的患者。

（二）诊断依据

根据《临床诊疗指南·耳鼻咽喉头颈外科分册》（中华医学会编著，人民卫生出版社，2009），《临床技术操作规范·耳鼻咽喉-头颈外科分册》（中华医学会编著，人民军医出版社，2009）。

1. 症状：有反复发作咽痛，发热。
2. 体征：扁桃体和腭舌弓呈慢性充血，表面可凹凸不平，隐窝口可有潴留物。

释义

■ 应该与扁桃体生理性肥大、扁桃体角化病及扁桃体肿瘤等疾病鉴别。

■ 急性炎症时，宜在炎症消退 2~3 周后切除扁桃体。

（三）治疗方案的选择

根据《临床诊疗指南·耳鼻咽喉头颈外科分册》（中华医学会编著，人民卫生出版社，2009），《临床技术操作规范·耳鼻咽喉-头颈外科分册》（中华医学会编著，人民军医出版

社，2009)，行扁桃体切除术。

释义

■ 慢性化脓性扁桃体炎非急性期应避免感染，不需要特殊药物治疗，急性期药物治疗见急性扁桃体炎。

■ 根据《临床诊疗指南·耳鼻咽喉头颈外科分册》（中华医学会编著，人民卫生出版社），《临床技术操作规范·耳鼻咽喉-头颈外科分册》（中华医学会编著，人民军医出版社），对符合适应证的患者实施扁桃体切除术。

【适应证】

1. 慢性扁桃体炎反复急性发作或并发扁桃体周围脓肿。
2. 扁桃体过度肥大，妨碍吞咽、呼吸及发声功能。
3. 慢性扁桃体炎已成为引起其他脏器病变的病灶或与邻近器官的病变有关联。
4. 白喉带菌者，经保守治疗无效时。
5. 各种扁桃体良性肿瘤，可连同扁桃体一并切除。

【禁忌证】

1. 急性炎症时，宜在炎症消退2~3周后切除扁桃体。
2. 造血系统疾病及有凝血机制障碍者，如再生障碍性贫血、紫癜等。
3. 严重全身性疾病，如活动性肺结核、风湿性心脏病、关节炎、肾炎、高血压、精神病等。
4. 在脊髓灰质炎及流感等呼吸道传染病流行季节或流行地区，以及其他急性传染病流行时，不宜手术。
5. 妇女月经期前和月经期、妊娠期。

（四）标准住院日为5~7天

释义

■ 标准住院日建议不超过7天。

■ 慢性扁桃体炎患者入院后，术前准备1~3天，在第2~4天实施手术，术后恢复1~3天，总住院天数不超过7天，均符合本临床路径要求。

■ 为减少患者等候手术时间和住院费用，可在门诊完成术前检查，排除手术禁忌后住院，于住院当天或3天以内手术符合本临床路径要求。

■ 患者入院后术前准备发现心律失常、糖尿病、肺部阴影的阳性体征，需要进一步行超声心动、Holter、肺功能等检查，请相关科室会诊排除手术禁忌证，上述慢性疾病如果需要经治疗稳定后才能手术，术前准备过程先进入其他相应内科疾病的诊疗路径；若经会诊排除手术禁忌证，扣除排除手术禁忌证检查会诊需要时间，总住院天数不超过7天，符合本路径要求；主管医师应在临床路径表单中予以说明。

（五）进入临床路径标准

1. 第一诊断必须符合ICD-10：J35.0慢性扁桃体炎疾病编码。
2. 当患者同时具有其他疾病诊断，但住院期间不需要特殊处理也不影响第一诊断的临床路

径流程实施时，可以进入临床路径。

释义

■ 慢性扁桃体炎的治疗包括保守治疗和手术治疗，本临床路径仅适用于需要手术治疗的患者，不包括慢性扁桃体炎急性发作需要药物治疗的患者，但包括慢性扁桃体炎急性发作经保守治疗控制感染后能够手术的患者。

■ 扁桃体过度肥大，妨碍吞咽、呼吸及发声功能；慢性扁桃体炎已成为引起其他脏器病变的病灶或与邻近器官的病变有关联；白喉带菌者，经保守治疗无效时；合并各种扁桃体良性肿瘤，可行扁桃体切除术。

■ 慢性扁桃体炎合并腺样体肥大或其他疾病，可同期进行手术者，不纳入本临床路径。

■ 患者同时伴有高血压、糖尿病、心律失常等慢性病，经内科会诊评估非手术禁忌证，适用于本临床路径。

（六）术前准备≤2 天

1. 必需的检查项目

（1）血常规、尿常规。

（2）肝肾功能、电解质、血糖、凝血功能。

（3）感染性疾病筛查（乙型肝炎、丙型肝炎、梅毒、艾滋病等）。

（4）X 线胸片、心电图。

（5）标本送病理学检查。

释义

■ 必查项目是确保手术治疗安全、有效开展的基础，术前必须完成。相关人员认真分析检查结果，排除手术禁忌证，及时处理异常情况。

■ 为缩短患者住院等待时间，检查项目可以在患者入院前于门诊完成。

■ 高龄患者或有心肺功能异常患者，术前根据病情增加心脏彩超、肺功能、血气分析等检查。

■ 术前检查还包括耳、鼻、咽、喉部位专科检查。

2. 根据患者情况可选择的检查项目：PSG 检查。

释义

■ 扁桃体肥大引起夜间打鼾伴憋气者可行 PSG 检查。

■ 如经术前评估确诊为阻塞性睡眠呼吸暂停低通气综合征，拟行腭垂腭咽成形术或其他超出扁桃体切除术范围的手术者，不适用本临床路径。

（七）预防性抗菌药物选择与使用时机

按照《抗菌药物临床应用指导原则》（卫医发〔2004〕285 号）合理选用抗菌药物。

释义

■ 扁桃体切除手术属于Ⅱ类切口，因此可按规定适当预防性和术后应用抗生素，通常选用第一代或第二代头孢，预防性使用抗生素一般采用术前半小时给药1次，无特殊情况用药时间不超过24小时。

（八）手术日为入院后2~3天内

1. 麻醉方式：全身麻醉或局部麻醉。
2. 手术方式：见治疗方案的选择。
3. 标本送病理检查。

释义

■ 建议手术日为入院后3天内。

■ 手术可采用常规切除，或低温等离子辅助切除或其他辅助设备进行操作。

（九）术后住院恢复≤3天

1. 根据患者的情况确定复查的检查项目。
2. 术后用药：按照《抗菌药物临床应用指导原则》（卫医发〔2004〕285号）合理选用抗菌药物；酌情使用止血药，可用含漱液漱口。

（十）出院标准

1. 一般情况良好，局部无感染征象。
2. 没有需要住院处理的并发症。

释义

■ 一般术后1周复查，并同时看病理报告。

（十一）变异及原因分析

1. 伴有影响手术的合并症，需要进行相关诊断和治疗等，导致住院时间延长，治疗费用增加。
2. 出现手术并发症，需要进一步诊断和治疗，导致住院时间延长，治疗费用增加。

释义

■ 伴有影响手术的合并症，常见的是术前准备发现心律失常、糖尿病、肺部阴影等阳性体征，需要进一步行超声心动、Holter、肺功能等检查，请相关科室会诊排除手术禁忌证，导致住院时间延长，治疗费用增加。

■ 扁桃体切除术可能由于采用不同的麻醉方式导致术后恢复时间不同，费用差异。

■ 扁桃体切除术可能由于使用等离子刀或其他辅助设备增加治疗费用。

■ 扁桃体切除术术后出血属于常见并发症，一旦出现可能导致住院时间延长、非计划二次手术或再次入院，增加治疗费用。

四、慢性扁桃体炎临床路径给药方案

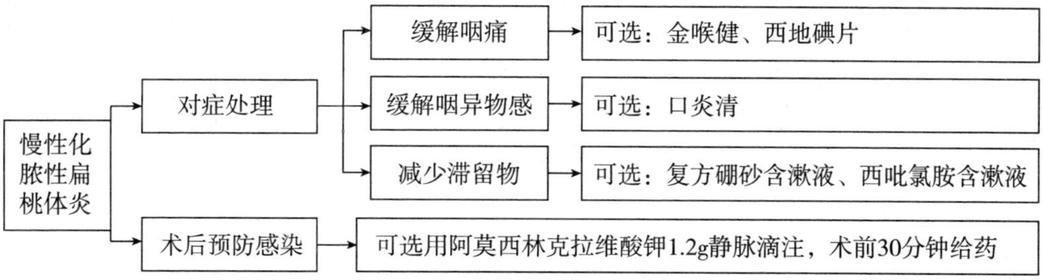

【用药选择】

围术期可视情况使用抗生素预防感染，宜采用术前半小时给药，使用时间不超过 24 小时。用药首选第一代头孢。

【药学提示】

阿莫西林克拉维酸钾采用静脉滴注。成人一次 1.2g，一日 3~4 次，疗程 10~14 日。取本品一次用量溶于 50~100ml 氯化钠注射液中，静脉滴注 30 分钟。

【注意事项】

1. 患者每次开始使用本品前，必须先进行青霉素皮试。
2. 对头孢菌素类药物过敏者、严重肝功能障碍者、中度或严重肾功能障碍者及有哮喘、湿疹、花粉症、荨麻疹等过敏性疾病史者慎用。
3. 本品与其他青霉素类和头孢菌素类药物之间有交叉过敏性。若有变态反应产生，则应立即停用本品，并采取相应措施。
4. 本品和氨苄西林有完全交叉耐药性，与其他青霉素类和头孢菌素类有交叉耐药性。
5. 肾功能减退者应根据血浆肌酐清除率调整剂量或给药间期；血液透析可影响本品中阿莫西林的血药浓度，因此在血液透析过程中及结束时应加用本品 1 次。
6. 对怀疑为伴梅毒损害之淋病患者，在使用本品前应进行暗视野检查，并至少在 4 个月内，每个月接受血清试验 1 次。

五、推荐表单

（一）医师表单

慢性扁桃体炎临床路径医师表单

适用对象：第一诊断为慢性扁桃体炎（ICD-10：J35.0）

行扁桃体切除术（ICD-9-CM-3：28.2）

患者姓名：	性别：　年龄：　门诊号：	住院号：
住院日期：　年　月　日	**出院日期：**　年　月　日	**标准住院日：5~7天**

时间	住院第1天	住院第1~2天 （术前日）
主要诊疗工作	□ 询问病史及体格检查 □ 完成病历书写 □ 上级医师查房及术前评估 □ 初步确定手术方式和日期	□ 上级医师查房 □ 完成术前检查与术前评估 □ 根据检查结果等，进行术前讨论，确定手术方案 □ 完成必要的相关科室会诊 □ 签署手术知情同意书，自费用品协议书等 □ 向患者及家属交代围术期注意事项
重点医嘱	**长期医嘱：** □ 耳鼻咽喉科护理常规 □ 二级或三级护理 □ 普食 **临时医嘱：** □ 血常规、尿常规、便常规 □ 肝肾功能、血糖、电解质、凝血功能 □ 感染性疾病筛查 □ X线胸片、心电图	**长期医嘱：** □ 耳鼻咽喉科护理常规 □ 二级或三级护理 □ 普食 □ 患者既往基础用药 **临时医嘱：** □ 术前医嘱：明日全身麻醉或局部麻醉下扁桃体切除术* □ 术前禁食、禁水 □ 术前抗菌药物 □ 术前准备 □ 其他特殊医嘱
病情变异记录	□ 无　□ 有，原因： 1. 2.	□ 无　□ 有，原因： 1. 2.
医师签名		

时间	住院第 2~3 天 （手术日）	住院第 3~4 天 （术后 1~2 日）	住院第 5~7 天 （出院日）
主要诊疗工作	□ 手术 □ 术者完成手术记录 □ 住院医师完成术后病程 □ 上级医师查房 □ 向患者及家属交代病情及术后注意事项	□ 上级医师查房 □ 住院医师完成常规病历书写 □ 注意病情变化 □ 注意观察生命体征 □ 了解患者咽部状况	□ 上级医师查房，进行手术及伤口评估 □ 完成出院记录，出院证明书 □ 向患者交代出院后的注意事项
重点医嘱	**长期医嘱：** □ 全麻或局部麻醉术后护理常规 □ 扁桃体切除术* 术后护理常规 □ 一级护理 □ 冷流质饮食 □ 抗菌药物 **临时医嘱：** □ 标本送病理检查 □ 酌情心电监护 □ 酌情吸氧 □ 其他特殊医嘱 □ 漱口液	**长期医嘱：** □ 二级护理 □ 冷半流食或半流食 □ 其他特殊医嘱 **临时医嘱：** □ 其他特殊医嘱	**出院医嘱：** □ 出院带药 □ 门诊随防
病情变异记录	□ 无　□ 有，原因： 1. 2.	□ 无　□ 有，原因： 1. 2.	□ 无　□ 有，原因： 1. 2.
医师签名			

注：* 实际操作时需明确写出具体的术式

（二）护士表单

慢性扁桃体炎临床路径护士表单

适用对象：第一诊断为慢性扁桃体炎（ICD-10：J35.0）

行扁桃体切除术（ICD-9-CM-3：28.2）

患者姓名：	性别： 年龄： 门诊号：	住院号：
住院日期： 年 月 日	**出院日期：** 年 月 日	**标准住院日：5~7天**

时间	住院第1~2天	住院第3~4天 （手术当日）	住院第4~5天 （手术后）
健康宣教	□ 介绍主管医师、护士 □ 介绍环境、设施 □ 介绍住院注意事项 □ 宣教术前准备 □ 提醒患者术晨禁食、禁水	□ 主管护士与患者沟通，了解并指导心理应对 □ 宣教疾病知识、用药知识及特殊检查操作过程 □ 告知检查及操作前后饮食、活动及探视注意事项及应对方式	□ 冷流食 □ 定时复查 □ 出院带药服用方法 □ 饮食休息等注意事项指导 □ 讲解增强体质的方法，减少感染的机会
护理处置	□ 核对患者，佩戴腕带 □ 建立入院护理病历 □ 卫生处置：剪指甲、沐浴、更换病号服 □ 协助医师完成各项检查化验 □ 术前准备，禁食、禁水	□ 全麻手术术前禁食、禁水 □ 随时观察患者病情变化 □ 遵医嘱正确使用抗生素	□ 办理出院手续 □ 书写出院小结
基础护理	□ 二级护理 □ 晨晚间护理 □ 患者安全管理	□ 二级护理或全身麻醉术后护理常规 □ 晨晚间护理 □ 患者安全管理	□ 三级护理 □ 晨晚间护理 □ 患者安全管理
专科护理	□ 护理查体 □ 呼吸频率、血氧饱和度监测 □ 需要时请家属陪伴 □ 心理护理	□ 遵医嘱完成相关检查 □ 观察各项生命体征 □ 心理护理 □ 遵医嘱正确给药 □ 冷流食 □ 提供并发症征象的依据	□ 病情观察：评估患者生命体征 □ 心理护理 □ 注意并发症征象
重点医嘱	□ 详见医嘱执行单	□ 详见医嘱执行单	□ 详见医嘱执行单
病情变异记录	□ 无 □ 有，原因： 1. 2.	□ 无 □ 有，原因： 1. 2.	□ 无 □ 有，原因： 1. 2.
护士签名			

（三）患者表单

慢性扁桃体炎临床路径患者表单

适用对象：第一诊断为慢性扁桃体炎（ICD-10：J35.0）

行扁桃体切除术（ICD-9-CM-3：28.2）

患者姓名：	性别：　　年龄：　　门诊号：	住院号：
住院日期：　　年　月　日	**出院日期：**　　年　月　日	**标准住院日：5~7 天**

时间	入院当日	住院期间 （第 2~4 天）	住院第 5 天 （出院日）
医患配合	□ 配合病史采集、资料采集，请务必详细告知既往史、用药史、过敏史 □ 配合进行体格检查 □ 有任何不适告知医师	□ 配合完善相关检查、化验，如采血、留尿、心电图、X 线胸片等 □ 医师向患者及家属介绍病情，如有异常检查结果需进一步检查 □ 配合用药及治疗 □ 配合医师调整用药 □ 有任何不适告知医师	□ 接受出院前指导 □ 知道复查程序 □ 获取出院诊断书
护患配合	□ 配合测量体温、脉搏、呼吸、血压、血氧饱和度、体重 □ 配合完成入院护理评估单（简单询问病史、过敏史、用药史） □ 接受入院宣教（环境介绍、病室规定、订餐制度、贵重物品保管等） □ 有任何不适告知护士	□ 配合测量体温、脉搏、呼吸，询问每日排便情况 □ 接受相关化验检查宣教，正确留取标本，配合检查 □ 有任何不适告知护士 □ 接受输液、服药治疗 □ 注意活动安全，避免坠床或跌倒 □ 配合执行探视及陪伴 □ 接受疾病及用药等相关知识指导	□ 接受出院宣教 □ 办理出院手续 □ 获取出院带药 □ 知道服药方法、作用、注意事项 □ 知道复印病历方法
饮食	□ 正常普食	□ 术前禁食、禁水 □ 术后冷流食	□ 冷流食
排泄	□ 正常排尿便	□ 正常排尿便	□ 正常排尿便
活动	□ 适量活动	□ 适量活动	□ 适量活动

附：原表单（2011 年版）

慢性扁桃体炎临床路径表单

适用对象：第一诊断为慢性扁桃体炎（ICD-10：J35.0）
行扁桃体切除术（ICD-9-CM-3：28.2）

患者姓名：	性别： 年龄： 门诊号：	住院号：
住院日期： 年 月 日	**出院日期：** 年 月 日	**标准住院日：5~7 天**

时间	住院第 1 天	住院第 1~2 天 （术前日）
主要诊疗工作	□ 询问病史及体格检查 □ 完成病历书写 □ 上级医师查房及术前评估 □ 初步确定手术方式和日期	□ 上级医师查房 □ 完成术前检查与术前评估 □ 根据检查结果等，进行术前讨论，确定手术方案 □ 完成必要的相关科室会诊 □ 签署手术知情同意书，自费用品协议书等 □ 向患者及家属交代围术期注意事项
重点医嘱	**长期医嘱：** □ 耳鼻咽喉科护理常规 □ 二级或三级护理 □ 普食 **临时医嘱：** □ 血常规、尿常规、便常规 □ 肝肾功能、血糖、电解质、凝血功能 □ 感染性疾病筛查 □ X 线胸片、心电图	**长期医嘱：** □ 耳鼻咽喉科护理常规 □ 二级或三级护理 □ 普食 □ 患者既往基础用药 **临时医嘱：** □ 术前医嘱：明日全身麻醉或局部麻醉下行扁桃体切除术 * □ 术前禁食、禁水 □ 术前抗菌药物 □ 术前准备 □ 其他特殊医嘱
主要护理工作	□ 介绍病房环境、设施和设备 □ 入院护理评估	□ 宣教等术前准备 □ 提醒患者明晨禁食、禁水
病情变异记录	□ 无 □ 有，原因： 1. 2.	□ 无 □ 有，原因： 1. 2.
护士签名		
医师签名		

时间	住院第 2~3 天 （手术日）	住院第 3~4 天 （术后 1~2 天）	住院第 5~7 天 （出院日）
主要诊疗工作	□ 手术 □ 术者完成手术记录 □ 住院医师完成术后病程 □ 上级医师查房 □ 向患者及家属交代病情及术后注意事项	□ 上级医师查房 □ 住院医师完成常规病历书写 □ 注意病情变化 □ 注意观察生命体征 □ 了解患者咽部状况	□ 上级医师查房，进行手术及伤口评估 □ 完成出院记录，出院证明书 □ 向患者交代出院后的注意事项
重点医嘱	**长期医嘱：** □ 全身麻醉或局部麻醉术后护理常规 □ 扁桃体切除术 * 后护理常规 □ 一级护理 □ 冷流质饮食 □ 抗菌药物 **临时医嘱：** □ 标本送病理检查 □ 酌情心电监护 □ 酌情吸氧 □ 其他特殊医嘱 □ 漱口液	**长期医嘱：** □ 二级护理 □ 冷半流食或半流食 □ 其他特殊医嘱 **临时医嘱：** □ 其他特殊医嘱	**出院医嘱：** □ 出院带药 □ 门诊随访
主要护理工作	□ 观察患者病情变化 □ 术后心理与生活护理	□ 观察患者情况 □ 术后心理与生活护理	□ 指导患者办理出院手续
病情变异记录	□ 无　□ 有，原因： 1. 2.	□ 无　□ 有，原因： 1. 2.	□ 无　□ 有，原因： 1. 2.
护士签名			
医师签名			

注：* 实际操作时需明确写出具体的术式

第十五章

突发性耳聋临床路径释义

一、突发性耳聋编码

疾病名称及编码：突发性耳聋（ICD-10：H91.2）

二、临床路径检索方法

H91.2

三、突发性耳聋临床路径标准住院流程

（一）适用对象

第一诊断为突发性耳聋（ICD-10：H91.2）。

释义

■ 急性特发性感音神经性听力损失，也称突发性聋、特发性突聋，为了规范名称，避免混淆，统一命名为突发性聋（简称突聋）。

（二）诊断依据

根据《临床诊疗指南·耳鼻咽喉头颈外科学分册》（中华医学会编著，人民卫生出版社，2009），《突发性聋的诊断和治疗指南》（中华耳鼻咽喉头颈外科杂志编辑委员会，中华医学会耳鼻咽喉头颈外科学分会；济南，2005）。

1. 突然发生的，可在数分钟、数小时或 3 天以内。
2. 非波动性感音神经性听力损失，可为轻、中或重度，甚至全聋。至少在相连的 2 个频率听力下降 20dB 以上。多为单侧，偶有双侧同时或先后发生。
3. 病因不明（未发现明确原因包括全身或局部因素）。
4. 可伴耳鸣、耳堵塞感。
5. 可伴眩晕、恶心、呕吐，但不反复发作。
6. 除第Ⅷ对脑神经外，无其他脑神经受损症状。

释义

■ 2015 年突发性耳聋指南的诊断依据为：

1. 在 72 小时内突然发生的，至少在相邻的两个频率听力下降≥20 dB HL 的感音神经性听力损失，多为单侧，少数可双侧同时或先后发生。
2. 未发现明确病因（包括全身或局部因素）。
3. 可伴耳鸣、耳闷胀感、耳周皮肤感觉异常等。
4. 可伴眩晕、恶心、呕吐。

■ 原因不明是指还未查明原因，一旦查明原因，就不再诊断为突发性聋，此时突发性聋只是疾病的一个表现症状。与2005年指南最大的区别是，2015年的指南新增加了根据听力曲线进行的分型：突发性聋根据听力损失累及的频率和程度，建议分为：高频下降型、低频下降型、平坦下降型和全聋型（含极重度聋）。

1. 低频下降型：1000Hz（含）以下频率听力下降，至少250Hz、500 Hz处听力损失≥20 dB HL。

2. 高频下降型：2000Hz（含）频率听力下降，至少4000Hz、8000Hz处听力损失≥20 dB HL。

3. 平坦下降型：所有频率听力均下降，250～8000Hz（250、500、1000、2000、3000、4000、8000Hz）平均听阈≤80 dB HL。

4. 全聋型：所有频率听力均下降，250～8000Hz（250、500、1000、2000、3000、4000、8000Hz）平均听阈≥81 dB HL。

注：中频下降型突发性聋（听力曲线1000 Hz处有切迹）我国罕见，可能为骨螺旋板局部供血障碍造成Corti器缺氧损伤所致，多与遗传因素相关，目前暂不单独分型（可纳入低频下降型）。

（三）治疗方案的选择

根据《临床诊疗指南·耳鼻咽喉头颈外科学分册》（中华医学会编著，人民卫生出版社，2009），《突发性聋的诊断和治疗指南》（中华耳鼻咽喉头颈外科杂志编辑委员会，中华医学会耳鼻咽喉头颈外科学分会；济南，2005）。

详细询问病史，积极寻找病因，尽早介入治疗。

1. 一般治疗：适当休息并治疗相关疾病，如高血压、糖尿病等。
2. 糖皮质激素类药物。
3. 改善内耳微循环药物。
4. 降低血液黏稠度和抗凝药物。
5. 神经营养类药物。
6. 其他治疗，如混合氧、高压氧等治疗。

释义

■ 2015年突发性耳聋指南的基本治疗建议：

1. 突聋急性发作期（3周以内）多为内耳血管病变，建议采用糖皮质激素+血液流变学治疗。激素治疗首先建议全身给药，局部给药可作为补救性治疗，包括鼓室内注射或耳后注射。对于有高血压、糖尿病等病史的患者，在征得其同意，密切监控血压、血糖变化的情况下，可以考虑全身酌情使用糖皮质激素或者局部给药。

2. 突发性聋可能会出现听神经继发性损伤，急性期及急性期后可给予营养神经药物和抗氧化剂。可使用长春胺缓释胶囊改善内耳循环，提高神经元的抗氧化能力，保护神经元细胞，减少细胞凋亡。

3. 同种类型的药物，不建议联合使用。

4. 高压氧的疗效国内外尚有争议，不建议作为首选治疗方案。如果常规治疗效果不佳，可考虑作为补救性措施。

5. 疗程中如果听力完全恢复可以考虑停药，对于效果不佳者可视情况延长治疗时间。对于最终治疗效果不佳者，听力稳定后，可根据听力损失程度，选用助听器或人工耳蜗等听觉辅助装置。

■ 这些治疗建议仍然只是原则性的。临床可根据具体情况进行加减。

（四）标准住院日为15~17天

释义

■ 如果在治疗过程中，听力完全恢复正常，即可出院。并不一定必须治疗15~17天。

（五）进入临床路径标准

1. 第一诊断必须符合ICD-10：H91.2突发性耳聋疾病编码。
2. 当患者同时具有其他疾病诊断，但在住院期间不需要特殊处理，也不影响第一诊断的临床路径流程实施时，可以进入临床路径。

释义

■ 如果在住院检查治疗过程中，发现突发性聋的明确病因，如听神经瘤。此时突聋只是症状，不能再作为疾病诊断。同时，可能需要中止突聋诊疗的临床路径，进入原发病（如听神经瘤）的诊疗路径。

（六）住院期间检查项目

1. 必需的检查项目
（1）血常规、尿常规。
（2）肝肾功能、电解质、血糖、凝血功能。
（3）感染性疾病筛查（乙型肝炎、丙型肝炎、梅毒、艾滋病等）。
（4）X线胸片、心电图。
（5）纯音听阈测试。
2. 根据患者情况可选择的检查项目
（1）血清病毒学检测。
（2）声阻抗检查：包括鼓室压曲线和镫骨肌反射。
（3）耳蜗电图。
（4）听性脑干反应，40Hz相关电位（或多频稳态诱发电位）。
（5）耳声发射检测（瞬态诱发耳声发射或畸变产物耳声发射）。
（6）前庭功能的相关测试。
（7）影像学检查（CT或MRI）。

释义

■ 必需的检查项目还包括：

1. 耳科检查：包括耳周皮肤、淋巴结、外耳道及鼓膜等。注意耳周皮肤有无疱疹、红肿，外耳道有无耵聍、疖肿、疱疹等。

2. 音叉检查：包括 Rinne 试验、Weber 试验以及 Schwabach 试验。

3. 纯音测听：包括 250、500、1000、2000、3000、4000 及 8000 Hz 的骨导和气导听阈。如有有条件，尽量进行言语识别率的检查。

4. 声导抗检查：包括鼓室图和同侧及对侧镫骨肌声反射。

5. 伴有眩晕时，应进行自发性眼震检查，并根据病史选择性地进行床旁 Dix-hallpike 试验和（或）Roll 试验。

6. 血常规、血生化（血糖、血脂、同型半胱氨酸等）、凝血功能（纤维蛋白原等）。

■ 根据患者情况可选择的检查项目有：

1. 其他听力学检查：如诱发耳声发射、听觉脑干反应（ABR）、40Hz 相关电位（或多频稳态诱发电位）、耳蜗电图、言语测听（包括言语识别阈和言语识别率）等。

2. 影像学检查：包含内听道的颅脑或内耳 MRI，应注意除外听神经瘤等桥小脑角病变；根据病情需要可酌情选择颞骨 CT 检查。

3. 实验室检查：C 反应蛋白等。

4. 病原学检查：支原体、疱疹病毒、水痘病毒等。

5. 对伴有眩晕需要进一步明确诊断和治疗的患者，应根据其具体情况选择进行前庭和平衡功能检查。

■ 对于有设备噪声或较强刺激声的检查（如 MRI、ABR 等），除因怀疑脑卒中等紧急情况而必须立即检查外，一般建议安排在突聋发病 1 周以后进行。如果患者有听觉过敏或者重振现象，进行有噪声的检查时，需要戴耳塞进行防护。

（七）治疗方案与药物选择

根据患者的纯音听阈受损程度、并发症的情况、全身状况采取个性化的综合治疗。

1. 静脉或口服药物治疗

（1）糖皮质激素作为首选治疗：注意观察皮质激素的不良反应并对症处理；防治脏器功能损伤，包括抑酸、补钙等。

给药途径：口服泼尼松，首剂 1mg/kg 体重（最大剂量 60mg/d），5~7 天后递减（可根据具体情况调整），或鼓室内激素给药。可酌情静脉途径给药。

（2）改善血液循环类药物：根据患者纯音听阈严重程度及全身状况选择用药。

1）降纤类：治疗前血浆纤维蛋白原在正常范围内，治疗过程中监控纤维蛋白原及肝功能。

2）微小血管扩张剂。

（3）可选用神经营养药物作为辅助用药。

2. 可选用高压氧治疗。

3. 对症处理。

释义

■ 突发性耳聋急性发作期（3周以内）多为内耳血管病变，建议采用糖皮质激素+血液流变学治疗。糖皮质激素的使用：口服给药：泼尼松，每天1mg/kg（最大剂量建议为60mg），晨起顿服；连用3天，如有效，可再用2天后可以逐渐减量，也可以直接停药，如无效可以直接停药。激素也可静脉注射给药，按照泼尼松剂量类比推算，甲泼尼龙40mg或地塞米松10mg，疗程同口服激素。激素治疗首先建议全身给药，局部给药可作为补救性治疗，包括鼓室内注射或耳后注射。鼓室内注射可用地塞米松5mg或甲强龙20mg，隔日1次，连用4~5次。耳后注射可以使用甲强龙20~40mg，或者地塞米松5~10mg，隔日1次，连用4~5次。如果患者复诊困难，可以使用复方倍他米松2mg（1ml），耳后注射1次即可。对于有高血压、糖尿病等病史的患者，在征得其同意，密切监控血压、血糖变化的情况下，可以考虑全身酌情使用糖皮质激素或者局部给药。糖皮质激素作为首选治疗：注意观察皮质激素的不良反应并对症处理；防治脏器功能损伤，包括监测血压、监测血糖、抑酸、补钙等。血液流变学治疗包括血液稀释、改善血液流动度以及降低黏稠度/纤维蛋白原，具体药物有银杏叶提取物、巴曲酶、纤溶酶等。

■ 结合患者情况选用改善微循环药物。如长春胺缓释胶囊，可维持或恢复微血管的生理扩张，提高神经元对血氧和葡萄糖的利用率，恢复神经元的正常代谢，以保护神经元细胞。

■ 突发性聋可能会出现听神经继发性损伤，急性期及急性期后可给予营养神经药物（如甲钴胺、神经营养因子等）和抗氧化剂（如硫辛酸、银杏叶提取物等）。

（八）出院标准

1. 主诉听力恢复病前水平且纯音听阈达到2005年济南会议制订的治愈标准。
2. 或综合治疗满一疗程。

释义

■ 主诉听力恢复病前水平且纯音听阈达到2015年突发性耳聋指南制订的治愈标准。如果在治疗过程中，听力完全恢复正常，则不必须完成整个疗程，可以出院。

（九）变异原因及分析

1. 治疗过程中出现药物不良反应，必须视具体情况调整用药。
2. 伴有其他全身疾病的患者必须监控相关疾病的发展，若有加重需要联合相关科室进行诊治。

释义

■ 如果在住院检查治疗过程中，发现突发性聋的明确病因，如听神经瘤。此时突聋只是症状，不能再作为疾病诊断。同时，可能需要终止突聋诊疗的临床路径，进入原发病（如听神经瘤）的诊疗路径，或者转入其他专科进行治疗。

四、突发性耳聋临床路径给药方案

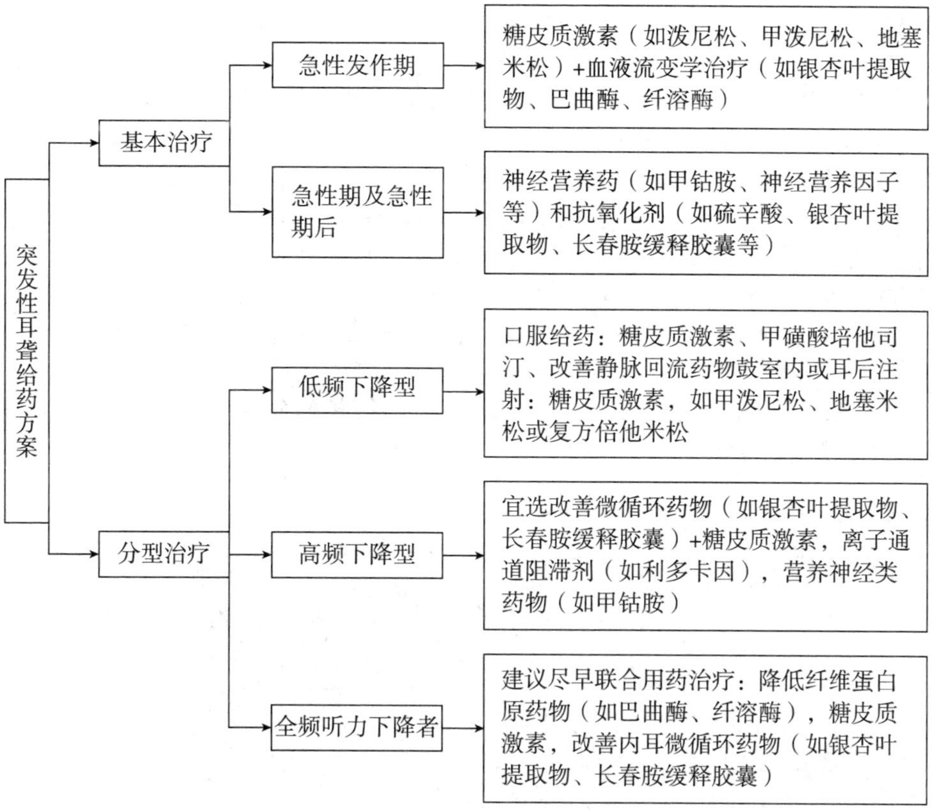

【用药选择】

根据患者的纯音听阈曲线类型、受损程度、并发症的情况、全身状况采取个性化的综合治疗。

1. 低频下降型：①由于可能存在膜迷路积水，故需要限盐，输液量不宜过大，最好不用生理盐水。②平均听力损失<30 dB者，自愈率较高，可口服给药，包括糖皮质激素、甲磺酸培他司汀、改善静脉回流药物（如马栗种子提取物）等，也可考虑鼓室内或耳后注射糖皮质激素（甲泼尼龙、地塞米松或复方倍他米松等）；听力损失≥30 dB者，可采用银杏叶提取物+糖皮质激素静脉给药。③少部分患者采用上述的方案治疗无效和（或）耳闷加重，可给予降低纤维蛋白原（如巴曲酶、纤溶酶）及其他改善静脉回流的药物治疗。

2. 高频下降型：①改善微循环药物（如银杏叶提取物、长春胺缓释胶囊等）+糖皮质激素；②离子通道阻滞剂（如利多卡因）对于减轻高调耳鸣效果较好；③可考虑使用营养神经类药物（如甲钴胺等）。

3. 全频听力下降者（包括平坦下降型和全聋型）：①降低纤维蛋白原药物（如巴曲酶、纤溶酶）；②糖皮质激素；③改善内耳微循环药物（如银杏叶提取物、长春胺缓释胶囊等）。建议尽早联合用药治疗。

全聋型、高频下降型、平坦下降型的痊愈率较低，尤应尽早积极治疗。

【药学提示】

1. 糖皮质激素在应用生理剂量替代治疗时无明显不良反应，不良反应多发生在应用药理剂量时，而且与疗程、剂量、用药种类、用法及给药途径等有密切关系。结核病、急性细菌性或病毒性感染患者应用时，必须给予适当的抗感染治疗。长期服药后，停药前应逐渐减量。糖尿病、骨质疏松症、肝硬化、肾功能不良、甲状腺功能低下症患者慎用。
2. 银杏叶提取物耐受性良好，罕有胃肠道不适、头痛、血压降低、过敏反应等现象发生，一般不需要特殊处理即可自行缓解。长期输注时，应改变注射部位以减少静脉炎的发生。
3. 巴曲酶或纤溶酶具有降低纤维蛋白原的作用，用药后可能有出血或止血延缓现象，正在使用具有抗凝作用及抑制血小板功能药物（如阿司匹林）者禁用。

【注意事项】

1. 对糖皮质激素及肾上腺皮质激素类药物有过敏史患者禁用，特殊情况下权衡利弊使用，注意病情恶化的可能；高血压、血栓症、胃与十二指肠溃疡、精神病、电解质代谢异常、心肌梗死、内脏手术、青光眼等患者一般不宜使用。
2. 银杏叶提取物金纳多不影响糖代谢，因此适用于糖尿病患者。高乳酸血症、甲醇中毒者、果糖山梨醇耐受性不佳者及1，6-二磷酸果糖酶缺乏者，给药剂量每次不超过25ml。
3. 巴曲酶或纤溶酶应低温冷藏。药物过敏史者、消化道溃疡史者、脑血管病后遗症者、70岁以上高龄患者慎用。

五、推荐表单

（一）医师表单

突发性耳聋临床路径医师表单

适用对象：第一诊断为突发性耳聋（ICD-10：H91.2）

患者姓名：	性别：　　年龄：　　门诊号：	住院号：
住院日期：　　年　月　日	**出院日期：**　　年　月　日	**标准住院日：15~17 天**

时间	住院第 1 天	住院第 2 天
主要诊疗工作	□ 询问病史及体格检查 □ 完成病历书写 □ 上级医师查房，初步确定诊断 □ 根据纯音测听听力曲线类型确定药物治疗方案并开始用药	□ 上级医师查房 □ 完成入院检查 □ 完成必要的相关科室会诊 □ 完成上级医师查房记录等病历书写 □ 向患者及家属交代病情及其注意事项
重点医嘱	**长期医嘱：** □ 耳鼻喉科护理常规 □ 三级护理 □ 饮食 □ 除了降纤药视血液检查结果决定用药外，其他药物治疗可在入院当天进行。激素治疗为首选，同时视患者听力曲线类型采用 2~3 种药物联合治疗 **临时医嘱：** □ 血常规、尿常规 □ 肝肾功能、电解质、血糖、凝血功能 □ 感染性疾病筛查 □ X 线胸片、心电图 □ 纯音听阈测试、声阻抗检查 □ 其他特殊医嘱 □ 高压氧治疗单（可选用）	**长期医嘱：** □ 患者既往基础用药 □ 其他医嘱 **临时医嘱：** □ CT 或 MRI □ 前庭功能检查（伴眩晕者） □ 耳声发射、听性脑干反应（必要时） □ 镇静、安神类药物（必要时） □ 其他医嘱
病情变异记录	□ 无　□ 有，原因： 1. 2.	□ 无　□ 有，原因： 1. 2.
医师签名		

时间	住院第 3~16 天	住院第 15~17 天 （出院日）
主要诊疗工作	□ 上级医师查房 □ 观察患者听力的恢复情况及眩晕等伴随症状的改善情况调整用药 □ 根据 CT/MRI、听力学检查结果鉴别造成突发性听力下降的其他可能原因 □ 治疗第 7~10 天复查纯音测听，若听力恢复不佳可考虑调整用药 □ 复查肝肾功能，使用降纤药的患者要查血凝，根据检查结果决定是否调整用药 □ 注意观察激素的不良反应，并对症处理 □ 完成病程记录	□ 上级医师查房，进行评估，明确是否出院 □ 完成出院记录、病案首页、出院证明书等 □ 向患者交代出院后的注意事项 □ 口服药物的服用指导
重点医嘱	**长期医嘱：** □ 继续入院 □ 有药物不良反应调整用药 □ 激素酌量递减 □ 其他医嘱 **临时医嘱：** □ 复查纯音测听 □ 复查肝肾功能、血凝（降纤药物使用者） □ 调整用药（7~10 天疗效不佳者，需要时） □ 其他医嘱	**出院医嘱：** □ 出院带药 □ 定期门诊随访
病情变异记录	□ 无 □ 有，原因： 1. 2.	□ 无 □ 有，原因： 1. 2.
医师签名		

（二）护士表单

突发性耳聋临床路径护士表单

适用对象：第一诊断为突发性耳聋（ICD-10：H91.2）

患者姓名：	性别： 年龄： 门诊号：	住院号：
住院日期： 年 月 日	**出院日期：** 年 月 日	**标准住院日：15~17天**

时间	住院第1天	住院第2~14天	住院第15~17天（出院日）
健康宣教	□ 介绍主管医师、护士 □ 介绍病房环境、设施和设备 □ 介绍住院注意事项	□ 主管护士与患者沟通，了解并指导心理应对 □ 宣教疾病知识、用药知识及特殊检查操作过程 □ 告知检查及操作前后饮食、活动及探视注意事项及应对方式	□ 康复和锻炼 □ 定时复查 □ 出院带药服用方法 □ 饮食休息等注意事项指导
护理处置	□ 核对患者，佩戴腕带 □ 建立入院护理病历 □ 卫生处置：剪指甲、沐浴、更换病号服 □ 协助医师完成各项检查化验	□ 随时观察患者病情变化 □ 遵医嘱正确使用药物	□ 办理出院手续 □ 书写出院小结
基础护理	□ 二级护理 □ 晨晚间护理 □ 患者安全管理	□ 二级护理 □ 晨晚间护理 □ 患者安全管理	□ 三级护理 □ 晨晚间护理 □ 患者安全管理
专科护理	□ 护理查体 □ 呼吸频率、血氧饱和度监测 □ 需要时请家属陪伴 □ 心理护理	□ 遵医嘱完成相关检查 □ 心理护理 □ 遵医嘱正确给药	□ 病情观察：评估患者生命体征 □ 心理护理
重点医嘱	□ 详见医嘱执行单	□ 详见医嘱执行单	□ 详见医嘱执行单
病情变异记录	□ 无 □ 有，原因： 1. 2.	□ 无 □ 有，原因： 1. 2.	□ 无 □ 有，原因： 1. 2.
护士签名			

（三）患者表单

突发性耳聋临床路径患者表单

适用对象：第一诊断为突发性耳聋（ICD-10：H91.2）

患者姓名：	性别： 年龄： 门诊号：	住院号：
住院日期： 年 月 日	**出院日期：** 年 月 日	**标准住院日：15~17 天**

时间	住院第 1 天	住院第 2~14 天	住院第 15~17 天（出院日）
医患配合	□ 配合询问病史、收集资料 □ 请务必详细告知既往史、用药史、过敏史 □ 配合进行体格检查 □ 有任何不适告知医师	□ 配合完善相关检查、化验，如采血、留尿、心电图、X线胸片等 □ 医师向患者及家属介绍病情，如有异常检查结果需进一步检查 □ 配合用药及治疗 □ 配合医师调整用药 □ 有任何不适告知医师	□ 接受出院前指导 □ 知道复查程序 □ 获取出院诊断书
护患配合	□ 配合测量体温、脉搏、呼吸、血压、血氧饱和度、体重 □ 配合完成入院护理评估单 □ 简单询问病史、过敏史、用药史 □ 接受入院宣教（环境介绍、病室规定、订餐制度、贵重物品保管等） □ 有任何不适告知护士	□ 配合测量体温、脉搏、呼吸，询问每日排便情况 □ 接受相关化验检查宣教，正确留取标本，配合检查 □ 有任何不适告知护士 □ 接受输液、服药治疗 □ 注意活动安全，避免坠床或跌倒 □ 配合执行探视及陪伴 □ 接受疾病及用药等相关知识指导	□ 接受出院宣教 □ 办理出院手续 □ 获取出院带药 □ 知道服药方法、作用、注意事项 □ 知道复印病历方法
饮食	□ 正常普食	□ 正常普食	□ 正常普食
排泄	□ 正常排尿便	□ 正常排尿便	□ 正常排尿便
活动	□ 适当活动或卧床	□ 适当活动或卧床	□ 适当活动或卧床

附：原表单（2011 年版）

突发性耳聋临床路径表单

适用对象：第一诊断为突发性耳聋（ICD-10：H91.2）

患者姓名：	性别：　　年龄：　　门诊号：	住院号：
住院日期：　　年　月　日	出院日期：　　年　月　日	标准住院日：15~17 天

时间	住院第 1 天	住院第 2 天
主要诊疗工作	□ 询问病史及体格检查 □ 完成病历书写 □ 上级医师查房，初步确定诊断 □ 根据纯音测听严重程度确定药物治疗方案并开始用药	□ 上级医师查房 □ 完成入院检查 □ 完成必要的相关科室会诊 □ 完成上级医师查房记录等病历书写 □ 向患者及家属交代病情及其注意事项
重点医嘱	**长期医嘱：** □ 耳鼻喉科护理常规 □ 三级护理 □ 饮食 □ 除了降纤药视血液检查结果决定用药外，其他药物治疗可在入院当天进行。激素治疗为首选，同时视患者听力损失的严重程度采用 2~3 种药物搭配治疗 **临时医嘱：** □ 血常规、尿常规 □ 肝肾功能、电解质、血糖、凝血功能 □ 感染性疾病筛查 □ X 线胸片、心电图 □ 纯音听阈测试、声阻抗检查 □ 其他特殊医嘱 □ 高压氧治疗单（可选用）	**长期医嘱：** □ 患者既往基础用药 □ 其他医嘱 **临时医嘱：** □ CT 或 MRI □ 前庭功能检查（伴眩晕者） □ 耳声发射、听性脑干反应（必要时） □ 镇静、安神类药物（必要时） □ 其他医嘱
主要护理工作	□ 介绍病房环境、设施和设备 □ 入院护理评估 □ 宣教	□ 观察患者病情变化
病情变异记录	□ 无　□ 有，原因： 1. 2.	□ 无　□ 有，原因： 1. 2.
护士签名		
医师签名		

时间	住院第 3~16 天	住院第 15~17 天 （出院日）
主要诊疗工作	□ 上级医师查房 □ 观察患者听力的恢复情况及眩晕等伴随症状的改善情况调整用药 □ 根据 CT/MRI、听力学检查结果鉴别造成突发性听力下降的其他可能原因 □ 治疗第 7~10 天复查纯音测听，若听力恢复不佳可考虑调整用药 □ 复查肝肾功能，使用降纤药的患者要查血凝，根据检查结果决定是否调整用药 □ 注意观察激素的不良反应，并对症处理 □ 完成病程记录	□ 上级医师查房，进行评估，明确是否出院 □ 完成出院记录、病案首页、出院证明书等 □ 向患者交代出院后的注意事项 □ 口服药物的服用指导
重点医嘱	**长期医嘱：** □ 继续入院 □ 有药物不良反应调整用药 □ 激素酌量递减 □ 其他医嘱 **临时医嘱：** □ 复查纯音测听 □ 复查肝肾功能、血凝（降纤药物使用者） □ 调整用药（7~10 天疗效不佳者，需要时） □ 其他医嘱	**出院医嘱：** □ 出院带药 □ 定期门诊随访
主要护理工作	□ 观察患者病情变化	□ 指导患者办理出院手续
病情变异记录	□ 无 □ 有，原因： 1. 2.	□ 无 □ 有，原因： 1. 2.
护士签名		
医师签名		

第十六章

腺样体肥大临床路径释义

一、腺样体肥大编码

疾病名称及编码：腺样体肥大（ICD-10：J35.2）

手术操作名称及编码：腺样体切除手术（ICD-9-CM-3：28.6）

二、临床路径检索方法

J35.2 伴 28.6

三、腺样体肥大临床路径标准住院流程

（一）适用对象

第一诊断为腺样体肥大（ICD-10：J35.2）。

行腺样体切除手术（ICD-9-CM-3：28.6）。

释义

■ 本临床路径适用对象是第一诊断为腺样体肥大的患者。

■ 本临床路径仅针对需要全身麻醉手术的腺样体肥大患者。

（二）诊断依据

根据《临床诊疗指南·耳鼻咽喉头颈外科分册》（中华医学会编著，人民卫生出版社，2009），《临床技术操作规范·耳鼻咽喉-头颈外科分册》（中华医学会编著，人民军医出版社，2009）。

1. 症状：鼻塞、张口呼吸、睡眠打鼾、耳闷、听力下降。
2. 体征：腺样体肥大，可伴有鼓室积液，严重者可出现腺样体面容。
3. 影像学或鼻内镜/纤维鼻咽镜检查：提示腺样体肥大。

释义

■ 腺样体肥大，可伴有鼓室积液、鼻窦炎等。对以睡眠打鼾为主诉的患者，需要鉴别症状是由腺样体肥大还是扁桃体肥大或其他原因所致。

■ 鼻内镜/纤维鼻咽镜检查或影像学提示腺样体肥大。

（三）治疗方案的选择

根据《临床诊疗指南·耳鼻咽喉头颈外科分册》（中华医学会编著，人民卫生出版社，2009），《临床技术操作规范·耳鼻咽喉-头颈外科分册》（中华医学会编著，人民军医出版社，2009）。

行腺样体切除术。

释义

■ 手术：①经鼻内镜腺样体切除术；②经鼻内镜吸切钻腺样体切除术；③经鼻内镜腺样体低温等离子消融术。

■ 腺样体切除术禁忌证：①腺样体或邻近器官急性炎症时；②造血系统疾病及有凝血机制障碍者，如再生障碍性贫血、血小板减少性紫癜、过敏性紫癜等；③患者亲属中免疫球蛋白缺乏或自身免疫病的发病率高，白细胞计数特别低者；④严重全身性疾病，如肺结核活动期、风湿性心脏病、精神病、先天性心脏病等。

■ 随着设备与技术的提高，腺样体切除术手术方式由传统腺样体刮除术，发展为目前临床较多采用的经鼻内镜电视监视下腺样体切除术、低温等离子消融术、吸切钻腺样体切除术等。

（四）标准住院日≤5 天

释义

■ 标准住院日建议不超过 5 天。

■ 腺样体肥大患者入院后，术前准备 1~2 天，在第 2~3 天实施手术，术后恢复 2~3 天，总住院天数不超过 5 天，均符合本临床路径要求。

■ 为减少患者等候手术时间和住院费用，可在门诊完成部分术前检查，排除手术禁忌后住院，于住院当天或 2 天以内手术符合本临床路径要求。

■ 患者若同时合并鼻窦炎、分泌性中耳炎，住院同期治疗时，若术前排除手术禁忌证，扣除排除手术禁忌证检查会诊需要的时间，总住院天数不超过 5 天，符合本路径要求；主管医师应在临床路径表单中予以说明。

（五）进入路径标准

1. 第一诊断必须符合 ICD-10：J35.2 腺样体肥大疾病编码。

2. 当患者同时具有其他疾病诊断，但住院期间不需要特殊处理也不影响第一诊断的临床路径流程实施时，可以进入临床路径。

释义

■ 腺样体肥大的治疗包括保守治疗和手术治疗，本临床路径仅适用于需要手术治疗的患者。

■ 患者同时伴有慢性鼻-鼻窦炎、分泌性中耳炎、鼾症、扁桃体肥大、慢性扁桃体炎，经术前评估非手术禁忌证，适用本临床路径。

（六）术前准备≤2 天

1. 必需的检查项目

（1）血常规、尿常规。
（2）肝肾功能、电解质、血糖、凝血功能。
（3）感染性疾病筛查（乙型肝炎、丙型肝炎、梅毒、艾滋病等）。
（4）X 线胸片、心电图。
2. 根据患者情况可选择的检查项目
（1）内镜检查。
（2）PSG 检查。
（3）听力学检查：电测听、声导抗、ASSR 等。
（4）鼻咽侧位 X 线摄片、鼻腔鼻窦 CT。

释义

■ 内镜检查、听力学检查是目前腺样体肥大患者术前的必查项目。内镜检查对了解腺样体的大小极为重要，听力学检查对了解有无耳部并发症具有指导意义。PSG 检查对了解打鼾患儿有无缺氧和呼吸暂停有指导作用。

■ 必查项目是确保手术治疗安全、有效开展的基础，术前必须完成。相关人员认真分析检查结果，排除手术禁忌证，及时处理异常情况。

■ 为缩短患者住院等待时间，部分检查项目可以在患者入院前于门诊完成。

■ 术前检查还包括耳、鼻、咽、喉部位专科检查。

（七）预防性抗菌药物选择与使用时机

按照《抗菌药物临床应用指导原则》（卫医发〔2004〕285 号）合理选用抗菌药物。

释义

■ 腺样体肥大手术切口属于Ⅱ类切口，因此可按抗生素应用规定适当预防性应用抗生素，通常选用第一代头孢；但多数患者常同时合并鼻-鼻窦炎、分泌性中耳炎等，则应遵照规定选用第二代头孢。

（八）手术日为入院 3 天内

1. 麻醉方式：全身麻醉或局部麻醉。
2. 手术方式：见治疗方案的选择。
3. 标本送病理检查。

释义

■ 建议手术日为入院后 2~3 天内。

■ 由于全身麻醉与局部麻醉在术前准备、术后恢复、患者费用、患者心理状态等各方面均存在较大差异，难以统一管理，故本临床路径规定仅针对全身麻醉下手术的患者。

■ 术中用药包括静脉给予抗生素。

（九）术后住院恢复≤3天

1. 根据患者的具体情况确定复查的检查项目。

2. 术后用药：按照《抗菌药物临床应用指导原则》（卫医发〔2004〕285号）合理选用抗菌药物；酌情使用止血药，局部黏膜血管收缩剂和（或）黏液促排剂，可用含漱液漱口。

释义

■ 建议术后住院治疗≤3天。术后酌情使用止血药，鼻腔局部黏膜血管收缩剂和（或）鼻喷激素。必要时可根据患者出血情况使用注射用尖吻蝮蛇血凝酶等止血药，减少术后渗血，促进创面愈合和恢复。

■ 术后患者重点观察的项目一般包括观察患者体温、睡眠情况、鼻腔和口腔分泌物性状。

（十）出院标准

1. 一般情况良好，局部无感染征象。

2. 没有需要住院处理的并发症。

释义

■ 可于出院后门诊复查鼻内镜了解腺样体创面愈合情况。

（十一）变异及原因分析

1. 伴有影响手术的合并症，需要进行相关诊断和治疗等，导致住院时间延长，治疗费用增加。

2. 出现手术并发症，需要进一步诊断和治疗，导致住院时间延长，治疗费用增加。

释义

■ 伴有影响手术的合并症常见的是术前准备发现下呼吸道感染、凝血功能异常等，需要进一步行检查与治疗，请相关科室会诊排除手术禁忌证，导致住院时间延长，治疗费用增加。

四、腺样体肥大临床路径给药方案

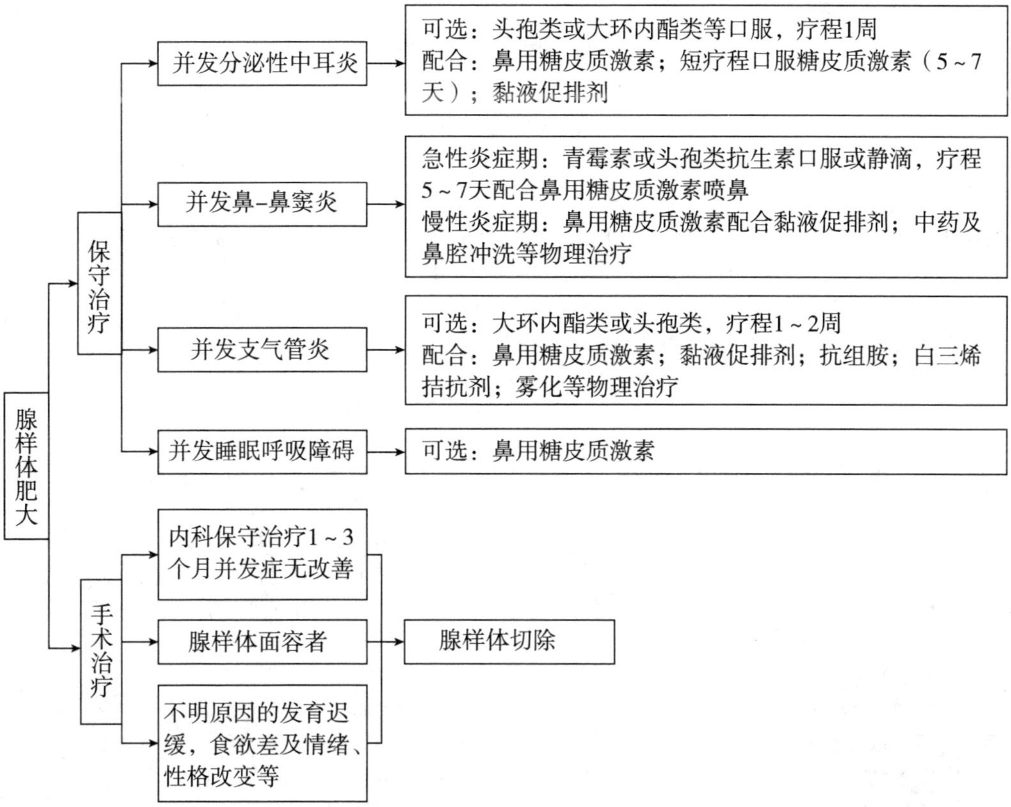

注：对有与腺样体肥大相关的临床症状者，若肥大腺样体占后鼻孔 2/3 以上者以手术治疗为主，占后鼻孔 1/2 以下者可考虑保守治疗，经保守治疗伴发疾病症状无改善者，可考虑手术治疗

【用药选择】

1. 对单纯腺样体肥大者，不主张使用抗生素治疗，亦即腺样体肥大与否不该成为抗生素应用的指征。
2. 腺样体肥大伴急性鼻窦炎、分泌性中耳炎和支气管炎者，可参考伴发疾病细菌谱选择敏感抗生素治疗，但不主张长期使用，也不应将肥大的腺样体是否缩小作为抗生素停药标准。
3. 短疗程口服糖皮质激素对腺样体肥大伴分泌性中耳炎者有一定效果。鼻用糖皮质激素对腺样体肥大及其并发症均有效。

【药学提示】

1. 大环内酯类静脉给药可引起血栓性静脉炎，故红霉素静滴时应注意浓度。
2. 青霉素和部分头孢类抗生素需要皮试。

【注意事项】

对于腺样体肥大保守治疗的患儿，应定期复查，了解腺样体大小及有无相关并发症；鼻用糖皮质激素对肥大的腺样体有一定治疗效果，但应遵照药物说明用于适应年龄儿童，避免不良反应。

五、推荐表单

（一）医师表单

腺样体肥大临床路径医师表单

适用对象：第一诊断为腺样体肥大（ICD-10：J35.2）
行腺样体切除手术（ICD-9-CM-3：28.6）

患者姓名：	性别： 年龄： 门诊号：	住院号：
住院日期： 年 月 日	**出院日期：** 年 月 日	**标准住院日：≤5 天**

时间	住院第 1 天	住院第 1~2 天 （术前日）
主要诊疗工作	□ 询问病史及体格检查 □ 完成病历书写 □ 上级医师查房及术前评估 □ 初步决定手术方式和日期	□ 上级医师查房 □ 完成入院检查及术前评估 □ 根据检查结果，进行术前讨论，确定手术方式 □ 完成必要的相关科室会诊 □ 签署手术知情同意书、自费用品协议书等 □ 向患者及家属交代病情及围术期注意事项
重点医嘱	**长期医嘱：** □ 耳鼻咽喉科护理常规 □ 二级或三级护理 □ 普食 **临时医嘱：** □ 血常规、尿常规 □ 肝肾功能、电解质、血糖、凝血功能 □ 感染性疾病筛查 □ X 线胸片、心电图 □ 内镜检查、PSG、听力学检查 □ 酌情行影像学检查	**长期医嘱：** □ 耳鼻咽喉科护理常规 □ 二级或三级护理 □ 普食 □ 患者既往基础用药 **临时医嘱：** □ 术前医嘱：明日全身麻醉下行腺样体切除术 * □ 术前禁食、禁水 □ 术前抗菌药物 □ 术前准备 □ 其他特殊医嘱
病情变异记录	□ 无 □ 有，原因： 1. 2.	□ 无 □ 有，原因： 1. 2.
医师签名		

时间	住院第 2~3 天 （手术日）	住院第 3~4 天 （术后第 1 天）	住院第 4~5 天 （术后第 2~3 天，出院日）
主要诊疗工作	□ 手术 □ 术者完成手术记录 □ 住院医师完成术后病程 □ 上级医师查房 □ 向患者及家属交代病情及术后注意事项	□ 上级医师查房 □ 住院医师完成常规病历书写 □ 注意病情变化 □ 注意观察生命体征 □ 注意患者鼻腔、鼻咽部状况	□ 上级医师查房，进行手术及伤口评估 □ 完成出院记录、出院证明书 □ 向患者交代出院后的注意事项
重点医嘱	**长期医嘱：** □ 全麻后常规护理 □ 腺样体切除 * 术后护理常规 □ 一级护理 □ 术后 6 小时半流饮食 □ 抗菌药物 **临时医嘱：** □ 酌情心电监护 □ 酌情吸氧 □ 其他特殊医嘱	**长期医嘱：** □ 一级或二级护理 □ 半流食或普食 □ 其他特殊医嘱 **临时医嘱：** □ 其他特殊医嘱	**出院医嘱：** □ 出院带药 □ 门诊随诊
病情变异记录	□ 无　□ 有，原因： 1. 2.	□ 无　□ 有，原因： 1. 2.	□ 无　□ 有，原因： 1. 2.
医师签名			

注：* 实际操作时需明确写出具体的术式

（二）护士表单

腺样体肥大临床路径护士表单

适用对象：第一诊断为腺样体肥大（ICD-10：J35.2）
行腺样体切除手术（ICD-9-CM-3：28.6）

患者姓名：	性别：　年龄：　门诊号：	住院号：
住院日期：　年　月　日	出院日期：　年　月　日	标准住院日：≤5 天

时间	住院第 1~2 天	住院第 3~4 天 （手术当日）	住院第 4~5 天 （手术后）
健康宣教	□ 介绍主管医师、护士 □ 介绍环境、设施 □ 介绍住院注意事项 □ 宣教术前准备 □ 提醒患者术晨禁食、禁水	□ 主管护士与患者沟通，了解并指导心理应对 □ 宣教疾病知识、用药知识及特殊检查操作过程 □ 告知检查及操作前后饮食、活动及探视注意事项及应对方式	□ 康复和锻炼 □ 定时复查 □ 出院带药服用方法 □ 饮食休息等注意事项指导 □ 讲解增强体质的方法，减少感染的机会
护理处置	□ 核对患者、佩戴腕带 □ 建立入院护理病历 □ 卫生处置：剪指甲、沐浴、更换病号服 □ 协助医师完成各项检查化验 □ 术前准备，禁食、禁水	□ 随时观察患者病情变化 □ 遵医嘱正确使用抗生素	□ 办理出院手续 □ 书写出院小结
基础护理	□ 二级护理 □ 晨晚间护理 □ 患者安全管理	□ 一级或二级护理 □ 晨晚间护理 □ 患者安全管理	□ 三级护理 □ 晨晚间护理 □ 患者安全管理
专科护理	□ 护理查体 □ 呼吸频率、血氧饱和度监测 □ 需要时请家属陪伴 □ 心理护理	□ 遵医嘱完成相关检查 □ 心理护理 □ 遵医嘱正确给药 □ 提供并发症征象的依据	□ 病情观察：评估患者生命体征 □ 心理护理
重点医嘱	□ 详见医嘱执行单	□ 详见医嘱执行单	□ 详见医嘱执行单
病情变异记录	□ 无　□ 有，原因： 1. 2.	□ 无　□ 有，原因： 1. 2.	□ 无　□ 有，原因： 1. 2.
护士签名			

（三）患者表单

腺样体肥大临床路径患者表单

适用对象：第一诊断为腺样体肥大（ICD-10：J35.2）
行腺样体切除手术（ICD-9-CM-3：28.6）

患者姓名：	性别： 年龄： 门诊号：	住院号：
住院日期： 年 月 日	出院日期： 年 月 日	标准住院日：≤5 天

时间	入院当日	住院期间 （第 2~4 天）	住院第 5 天 （出院日）
医患配合	□ 配合病史询问、资料收集，请务必详细告知既往史、用药史、过敏史 □ 配合进行体格检查 □ 有任何不适告知医师	□ 配合完善相关检查、化验，如采血、留尿、心电图、X线胸片等 □ 医师向患者及家属介绍病情，如有异常检查结果需进一步检查 □ 配合用药及治疗 □ 配合医师调整用药 □ 有任何不适告知医师	□ 接受出院前指导 □ 知道复查程序 □ 获取出院诊断书
护患配合	□ 配合测量体温、脉搏、呼吸、血压、血氧饱和度、体重 □ 配合完成入院护理评估单（简单询问病史、过敏史、用药史） □ 接受入院宣教（环境介绍、病室规定、订餐制度、贵重物品保管等） □ 有任何不适告知护士	□ 配合测量体温、脉搏、呼吸，告知每日排便情况 □ 接受相关化验检查宣教，正确留取标本，配合检查 □ 有任何不适告知护士 □ 接受输液、服药治疗 □ 注意活动安全，避免坠床或跌倒 □ 配合执行探视及陪伴 □ 接受疾病及用药等相关知识指导	□ 接受出院宣教 □ 办理出院手续 □ 获取出院带药 □ 知道服药方法、作用、注意事项 □ 知道复印病历方法
饮食	□ 正常普食	□ 正常普食	□ 正常普食
排泄	□ 正常排尿便	□ 正常排尿便	□ 正常排尿便
活动	□ 适量活动	□ 适量活动	□ 适量活动

附：原表单（2011年版）

腺样体肥大临床路径表单

适用对象：第一诊断为腺样体肥大（ICD-10：J35.2）
行腺样体切除术（ICD-9-CM-3：28.6）

患者姓名：	性别：　年龄：　门诊号：	住院号：
住院日期：　年　月　日	**出院日期：**　年　月　日	**标准住院日：≤5天**

时间	住院第1天	住院第1~2天 （术前日）
主要诊疗工作	□ 询问病史及体格检查 □ 完成病历书写 □ 上级医师查房及术前评估 □ 初步确定手术方式和日期	□ 上级医师查房 □ 完成术前检查与术前评估 □ 根据检查结果等，进行术前讨论，确定手术方案 □ 完成必要的相关科室会诊 □ 签署手术知情同意书，自费用品协议书等 □ 患者及家属交代围术期注意事项
重点医嘱	**长期医嘱：** □ 耳鼻咽喉科护理常规 □ 二级或三级护理 □ 普食 **临时医嘱：** □ 血常规、尿常规 □ 肝肾功能、血糖、电解质、凝血功能 □ 感染性疾病筛查 □ X线胸片、心电图 □ 酌情行内镜检查 □ 酌情行PSG检查 □ 酌情行听力学检查 □ 酌情行影像学检查	**长期医嘱：** □ 耳鼻咽喉科护理常规 □ 二级或三级护理 □ 普食 □ 患者既往基础用药 **临时医嘱：** □ 术前医嘱：明日全身麻醉或局部麻醉下腺样体切除术* □ 术前禁食、禁水 □ 术前抗菌药物 □ 术前准备 □ 其他特殊医嘱
主要护理工作	□ 介绍病房环境、设施和设备 □ 入院护理评估	□ 宣教、备皮等术前准备 □ 提醒患者明晨禁水
病情变异记录	□ 无　□ 有，原因： 1. 2.	□ 无　□ 有，原因： 1. 2.
护士签名		
医师签名		

时间	住院第 2~3 天 (手术日)	住院第 3~4 天 (术后第 1 天)	住院第 4~5 天 (出院日)
主要诊疗工作	□ 手术 □ 术者完成手术记录 □ 住院医师完成术后病程 □ 上级医师查房 □ 向患者及家属交代病情及术后注意事项	□ 上级医师查房 □ 住院医师完成常规病历书写 □ 注意病情变化 □ 注意观察生命体征 □ 了解患者鼻腔、鼻咽部状况	□ 上级医师查房，进行手术及伤口评估 □ 完成出院记录，出院证明书 □ 向患者交代出院后的注意事项
重点医嘱	**长期医嘱：** □ 全麻或局部麻醉术后护理常规 □ 腺样体切除术 * 后护理常规 □ 一级护理 □ 冷流质饮食 □ 抗菌药物 **临时医嘱：** □ 标本送病理检查 □ 酌情心电监护 □ 酌情吸氧 □ 其他特殊医嘱 □ 漱口液	**长期医嘱：** □ 二级护理 □ 半流食或普食 □ 其他特殊医嘱 **临时医嘱：** □ 其他特殊医嘱	**出院医嘱：** □ 出院带药 □ 门诊随访
主要护理工作	□ 随时观察患者病情变化 □ 术后心理与生活护理	□ 随时观察患者情况 □ 术后心理与生活护理	□ 指导患者办理出院手续
病情变异记录	□ 无　□ 有，原因： 1. 2.	□ 无　□ 有，原因： 1. 2.	□ 无　□ 有，原因： 1. 2.
护士签名			
医师签名			

注：* 实际操作时需明确写出具体的术式

第十七章

慢性化脓性中耳炎临床路径释义

一、慢性化脓性中耳炎编码

1. 卫计委原编码

疾病名称及编码：慢性化脓性中耳炎（ICD-10：H66.1-H66.3/H71）

手术操作名称及编码：手术治疗（ICD-9-CM-3：19.3-19.5/20.2/20.4）

2. 修改编码

疾病名称及编码：慢性化脓性中耳炎（ICD-10：H66.1-H66.3/H71）

手术操作名称及编码：听骨链重建术同期或二期（ICD-9-CM-3：19.3）

鼓室成形术Ⅰ型（ICD-9-CM-3：19.4）

鼓室成形术Ⅱ（ICD-9-CM-3：19.52）

鼓室成形术Ⅲ（ICD-9-CM-3：19.53）

乳突切开术（ICD-9-CM-3：20.21）

乳突切除术（ICD-9-CM-3：20.4）

二、临床路径检索方法

（H66.1/H66.2/H66.3/H71）伴（19.3/19.4/19.52/19.53/20.21/20.4）

三、慢性化脓性中耳炎临床路径标准住院流程

（一）适用对象

第一诊断为慢性化脓性中耳炎（ICD-10：H66.1-H66.3/H71）。

行手术治疗（ICD-9-CM-3：19.3-19.5/20.2/20.4）。

释义

■ 本临床路径适用对象是第一诊断为慢性化脓性中耳炎的患者，包括中华医学会耳鼻咽喉科分会2012年制订的《中耳炎临床分类和手术分型指南（2012）》中的"慢性化脓性中耳炎""中耳胆脂瘤"及"中耳炎后遗疾病"的患者。本路径不包括慢性化脓性中耳炎伴严重颅内外并发症的患者。

■ 本临床路径仅针对需要手术的患者。

（二）诊断依据

根据《临床诊疗指南·耳鼻咽喉头颈外科分册》（中华医学会编著，人民卫生出版社，2009）、《临床技术操作规范·耳鼻咽喉-头颈外科分册》（中华医学会编著，人民军医出版社，2009）、《中耳炎的分类和分型》（中华医学会耳鼻咽喉科学分会，2004年）。

1. 症状：有间断性或持续性耳溢脓病史；不同程度的听力下降。

2. 体征：具备下列项目之一者。

（1）鼓膜穿孔，鼓室内可见有脓性分泌物，黏膜可见肿胀、增厚、肉芽形成。

（2）鼓膜内陷，伴中耳胆脂瘤。
3. 听力检查：传导性或混合性听力损失。
4. 颞骨 CT 扫描：提示炎性改变。

释义

■ 应该与慢性肉芽性鼓膜炎、中耳癌、结核性中耳炎鉴别。

■ 慢性化脓性中耳炎单纯型，鼓膜紧张部穿孔，鼓室内可见有脓性分泌物，是慢性化脓性中耳炎的重要体征之一，此时患者并不适合手术，应先行药物治疗，待中耳乳突内无活动性炎症，或者炎症得到控制后再行手术，进入本路径，一般为干耳后至少 2 周。中耳胆脂瘤的另一体征为鼓膜松弛部穿孔或紧张部边缘性穿孔，可见胆脂瘤上皮组织。

■ 听力损失轻度到重度，可为传导性或混合性，少数为感音性听力减退，行听骨链重建的患者，要求内耳功能良好，一般骨导阈值不大于 30dBHL。

■ 由于胆脂瘤等病变组织可作为缺损听骨间的传音桥梁，有时听骨链已有破坏，听力损失也可不明显。

■ 颞骨 CT 扫描可见鼓室鼓窦及乳突内软组织密度影，胆脂瘤者有骨质破坏。病变严重者必要时行 MRI 检查。

（三）治疗方案的选择

根据《临床诊疗指南·耳鼻咽喉头颈外科分册》（中华医学会编著，人民卫生出版社，2009)，《临床技术操作规范·耳鼻咽喉-头颈外科分册》（中华医学会编著，人民军医出版社，2009)，《中耳炎的分类和分型》（中华医学会耳鼻咽喉科学分会，2004 年)。
手术：
1. 鼓室探查+鼓室成形术。
2. 开放式乳突根治+鼓室成形术（伴或不伴耳甲腔成形术)。
3. 完壁式乳突根治+鼓室成形术。
4. 酌情行二期听骨链重建术。

释义

■ 鼓室成形术的禁忌证包括：鼓室和乳突气房系统的黏膜炎症处于活动状态、鼓室内有胆脂瘤或上皮组织尚未彻底切除、咽鼓管功能障碍无法解除、耳蜗功能丧失及全身慢性疾病不能耐受手术等。

■ 随着人工听觉技术的发展，振动声桥、BAHA 等新技术的应用，使以前属于听力重建禁忌证的患者有了新的治疗方法，各单位应根据自身条件和患者的具体情况选择相应的治疗手段，开展安全有效的治疗，为患者谋取最大治疗效果，这些新的治疗方法另立临床路径，本临床路径仅适用于通过鼓室成形术提高听力的患者。

■ 根据《中耳炎临床分类和手术分型指南（2012）》（中华医学会耳鼻咽喉科学分会，2012 年)，手术分类：

1. 鼓室成形术

Ⅰ型：单纯鼓膜成形，不需要重建听骨链。

Ⅱ型：底板活动，镫骨上结构存在。

Ⅲ型：底板活动，镫骨上结构缺如。

2. 中耳病变切除术

(1) 乳突切开术。

(2) 乳突根治术。

(3) 改良乳突根治术（Bondy 手术）。

3. 中耳病变切除+鼓室成形术

(1) 完壁式乳突切开+鼓室成形术。

(2) 开放式乳突切开+鼓室成形术。

(3) 完桥式乳突切开+鼓室成形术。

(4) 上鼓室切开+鼓室成形术。

4. 其他中耳炎相关手术

(1) 鼓室探查术。

(2) 耳甲腔成形术。

(3) 外耳道成形术。

(4) 外耳道后壁重建术。

(5) 乳突缩窄术。

(6) 中耳封闭术。

（四）标准住院日为≤12 天

释义

■ 标准住院日建议不超过 10 天。

■ 慢性中耳炎患者入院后，术前准备 1~3 天，在第 2~4 天实施手术，术后恢复 7 天，总住院天数不超过 10 天，均符合本临床路径要求。

■ 为减少患者等候手术时间和住院费用，可在门诊完成术前检查，排除手术禁忌后住院，于住院当天或 3 天以内手术符合本临床路径要求。

■ 患者入院后术前准备发现心律失常、糖尿病、肺部阴影的阳性体征，需要进一步行超声心动图、Holter、肺功能等检查，请相关科室会诊排除手术禁忌证，上述慢性疾病如果需要治疗，病情稳定后才能手术，术前准备过程应先进入相应内科疾病的诊疗路径；若经会诊排除了手术禁忌证，应扣除在排除手术禁忌证时所花去的检查会诊时间，总住院天数仍不超过 10 天者，亦符合本路径要求；主管医师应在临床路径表单中予以说明。

（五）进入临床路径标准

1. 第一诊断必须符合 ICD-10：H66.1-H66.3/H71 慢性化脓性中耳炎疾病编码。

2. 当患者同时具有其他疾病诊断，但在住院期间不需要特殊处理也不影响第一诊断的临床路径流程实施时，可以进入临床路径。

释义

■ 慢性化脓性中耳炎的治疗包括保守治疗和手术治疗，本临床路径仅适用于需要手术治疗的患者，不包括慢性中耳炎急性发作需要药物治疗的患者，但包括慢性中耳炎急性发作经保守治疗控制感染后能够手术的患者。

■ 需要分期行听力重建手术的患者，每次入院均可适用本临床路径。

■ 患者同时伴有高血压、糖尿病、心律失常等慢性病，经内科会诊评估为非手术禁忌证，适用本临床路径。

（六）术前准备≤3天

1. 必需的检查项目

（1）血常规、尿常规。

（2）肝肾功能、电解质、血糖、凝血功能。

（3）感染性疾病筛查（乙型肝炎、丙型肝炎、梅毒、艾滋病等）。

（4）X线胸片、心电图。

（5）临床听力学检查（酌情行咽鼓管功能检查）。

（6）颞骨CT。

2. 视情况而定：中耳脓液细菌培养+药敏，面神经功能测定等。

释义

■ 咽鼓管功能检查是鼓室成形术患者的必查项目。

■ 必查项目是手术治疗安全有效的前提，术前必须完成。相关人员应认真分析检查结果，排除手术禁忌证、及时处理异常情况。

■ 为缩短患者住院等待时间，检查项目可以在患者入院前于门诊完成。

■ 高龄患者或有心肺功能异常患者，术前根据病情增加心脏彩超、肺功能、血气分析等检查。

■ 耳鼻喉科专科检查，耳是重点检查部位，尤其应仔细观察鼓膜穿孔情况，有无胆脂瘤上皮及肉芽组织，并准确记录。还应包括音叉检查，咽鼓管功能检测，观察有无自发性眼震以及瘘管实验等。术前检查还包括鼻、咽、喉部位检查。

■ 颞骨CT检查根据需要行相应部位的重建。

（七）预防性抗菌药物选择与使用时机

抗菌药物：按照《抗菌药物临床应用指导原则》（卫医发〔2004〕285号）合理选用抗菌药物。

释义

■ 慢性中耳炎手术入路手术属于Ⅱ类或Ⅲ类（如耳后骨膜下脓肿）切口，因此可按规定适当预防性和术后应用抗菌药物，视药敏结果选择合适的抗菌药物；当骨质破坏严重，存在发生颅内并发症危险时，应选择易透过血-脑脊液屏障的抗菌药物。

（八）手术日为入院后4天内

1. 麻醉方式：全身麻醉。
2. 术中植入耗材：听骨植入。
3. 术中用药：必要时糖皮质激素、非耳毒性抗菌药物冲洗术腔。
4. 术中酌情行面神经监测。
5. 术腔填塞。
6. 标本送病理检查。

释义

■ 建议手术日为入院后3天内。

■ 由于全身麻醉与局部麻醉在术前准备、术后恢复、患者费用、患者心理状态等各方面均存在较大差异，难以统一管理，故本临床路径规定仅针对全身麻醉下手术的患者。

■ 术中用药包括静脉给予抗生素。

（九）术后住院治疗≤10天

1. 必须复查的检查项目：根据患者情况而定。
2. 术后用药：按照《抗菌药物临床应用指导原则》（卫医发〔2004〕285号）合理选用抗菌药物。
3. 伤口换药。

释义

■ 建议术后住院治疗≤7天。

■ 术后患者重点观察的项目除全麻手术后应该观察的项目以外，还包括闭目、鼓腮等面神经功能的相关检查（观察有无面瘫），是否有眩晕、耳鸣以及伤口情况等，并对症处理；若有疼痛加剧、体温升高、喷射性呕吐等感染症状需要行血常规、降钙素原等相关检查；人工听骨植入患者需要术后酌情卧床。

（十）出院标准

1. 一般情况良好，无伤口感染。
2. 没有需要住院处理的并发症。

释义

■ 根据患者具体情况，可以拆线后出院或出院后门诊复查时拆线。

（十一）变异及原因分析

1. 伴有影响手术的合并症，需要进行相关诊断和治疗等，导致住院时间延长，治疗费用增加。

2. 出现手术并发症，需要进一步诊断和治疗，导致住院时间延长，治疗费用增加。

释义

■ 伴有影响手术的合并症，常见的是术前准备发现心律失常、糖尿病、肺部阴影的阳性体征等，需要进一步行超声心动图、Holter、肺功能等检查，请相关科室会诊排除手术禁忌证，导致住院时间延长，治疗费用增加。

■ 慢性化脓性中耳炎手术可能存在的风险包括：术中、术后出血；术中损伤面神经，出现术后面瘫，舌前2/3味觉异常；脑脊液耳漏，甚至颅内感染；术后耳鸣，眩晕；术后听力无改善或下降；术后中耳炎复发、不干耳；术后需要二期手术治疗；鼓膜穿孔修补未成功，或术后再次穿孔；术后耳道狭窄或闭锁等。

■ 慢性中耳炎包括种类很多，手术方式多样，出现变异的原因很多，除了包括路径中所描述的各种术后并发症，还包括医疗、护理、患者、环境等多方面的变异原因，为便于总结和在工作中不断完善和修订路径，应将变异原因归纳、总结，以便重新修订路径时作为参考。

四、慢性化脓性中耳炎临床路径给药方案

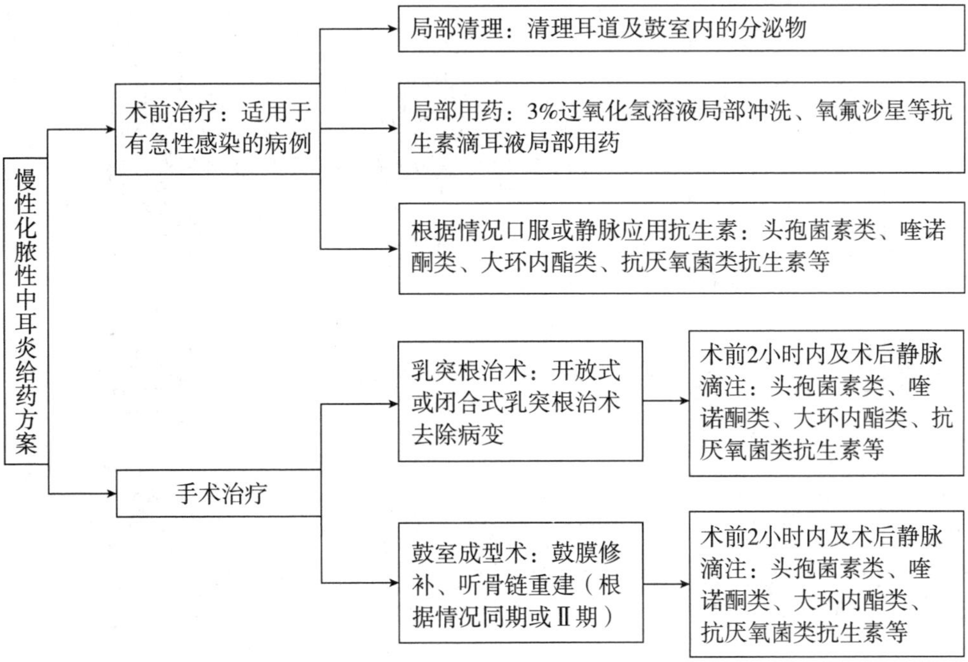

【用药选择】

1. 如果常规的抗生素治疗无效可做细菌培养，根据药敏结果选择抗生素。
2. 中耳炎可能会并发真菌感染，如耳道内出现白色或黑色的菌丝样组织，可进行真菌培养确定诊断，要彻底清理保持耳道干燥，并局部应用抗真菌药治疗。

【药学提示】

1. 喹诺酮类静脉给药可引起静脉炎，故静脉滴注时应控制药物浓度和流速。

2. 儿童对头孢类过敏选用大环内酯类抗生素，大环内酯类抗生素有恶心、呕吐等胃肠道反应。

【注意事项】

慢性化脓性中耳炎长期流脓，突然出现流脓较少、高热、头痛等要注意有无中耳炎的颅内并发症出现。

五、推荐表单

（一）医师表单

慢性化脓性中耳炎临床路径医师表单

适用对象：第一诊断为慢性化脓性中耳炎（ICD-10：H66.1-H66.3/H71）

行手术治疗（ICD-9-CM-3：19.3-19.5/20.2/20.4）

患者姓名：	性别：　年龄：　门诊号：	住院号：
住院日期：　年　月　日	出院日期：　年　月　日	标准住院日：≤12 天

时间	住院第 1 天	住院第 1~3 天 （术前日）	住院第 2~3 天 （手术日）
主要诊疗工作	□ 询问病史及体格检查 □ 完成病历书写 □ 安排相关检查 □ 上级医师查房与术前评估 □ 初步确定手术方式和日期	□ 上级医师查房 □ 完成术前准备与术前评估 □ 汇总检查结果，进行术前讨论，确定手术方案 □ 相关科室会诊，可能会超出路径要求的时间，主管医师在表单记录 □ 签署手术知情同意书、自费用品协议书等 □ 向患者及家属交代围术期注意事项 □ 完成术前讨论、手术医师查房记录等病历书写	□ 全身麻醉 □ 手术 □ 术者完成手术记录 □ 住院医师完成术后病程 □ 上级医师查房 □ 向患者及家属交代病情及术后注意事项
重点医嘱	**长期医嘱：** □ 耳鼻咽喉科护理常规 □ 二级或三级护理 □ 饮食 □ 患者既往基础用药 **临时医嘱：** □ 血常规、尿常规 □ 肝肾功能、电解质、血糖、血脂、凝血功能 □ 感染性疾病筛查 □ X 线胸片、心电图 □ 临床听力学检查（酌情行咽鼓管功能检查） □ 颞骨 CT □ 耳鼻咽喉科专科检查 □ 视情况而定：中耳脓液细菌培养+药敏，面神经功能测定	**长期医嘱：** □ 耳鼻咽喉科护理常规 □ 二级或三级护理 □ 饮食 □ 患者既往基础用药 **临时医嘱：** □ 术前医嘱：明日全身麻醉或局麻下行鼓室成形术* □ 术前禁食、禁水 □ 术前抗菌药物 □ 术前准备（如术侧耳备皮） □ 其他特殊医嘱	**长期医嘱：** □ 全身麻醉后常规护理 □ 鼓室成形术*术后护理常规 □ 一级护理 □ 卧床（人工听骨植入患者） □ 饮食 □ 抗菌药物 □ 患者既往基础用药 **临时医嘱：** □ 酌情心电监护 □ 酌情吸氧 □ 其他特殊医嘱（如针对眩晕耳鸣的对症处理）
病情变异记录	□ 无　□ 有，原因： 1. 2.	□ 无　□ 有，原因： 1. 2.	□ 无　□ 有，原因： 1. 2.
医师签名			

时间	住院第 3~9 天 （术后第 1~6 日）	住院第 10 天 （出院日）
主要诊疗工作	□ 上级医师查房 □ 住院医师完成常规病历书写 □ 注意病情变化 □ 注意观察生命体征 □ 注意有无并发症如面瘫、眩晕、突聋等 □ 完壁式手术注意引流量 □ 根据引流情况明确是否拔除引流皮条	□ 上级医师查房，进行手术及伤口评估并拆线 □ 确定患者可以出院 □ 开具出院诊断书 □ 完成出院记录、出院证明书 □ 向患者交代出院后的注意事项及复查日期 □ 通知出院处
重要医嘱	**长期医嘱：** □ 半流食或普食 □ 一级或二级护理 □ 根据情况停用抗菌药物 □ 根据情况停卧床 **临时医嘱：** □ 换药 □ 其他特殊医嘱	**出院医嘱：** □ 通知出院 □ 出院带药 □ 拆线换药
病情变异记录	□ 无 □ 有，原因： 1. 2.	□ 无 □ 有，原因： 1. 2.
医师签名		

注：* 实际操作时需明确写出具体的术式

（二）护士表单

慢性化脓性中耳炎临床路径护士表单

适用对象：第一诊断为慢性化脓性中耳炎（ICD-10：H66.1-H66.3/H71）
行手术治疗（ICD-9-CM-3：19.3-19.5/20.2/20.4）

患者姓名：	性别：　年龄：　门诊号：	住院号：	
住院日期：　年　月　日	**出院日期：**　年　月　日	**标准住院日：≤12 天**	

时间	住院第 1 天	住院第 1~3 天 （术前日）	住院第 2~3 天 （手术日）
健康宣教	□ 入院宣教（介绍病房环境、探视制度） □ 入院护理评估（生命体征、营养、心理等） □ 询问病史，相应查体 □ 联系相关检查	□ 宣教疾病知识、用药知识及特殊检查操作过程 □ 宣教术前准备 □ 预防血栓踝泵练习 □ 预防跌倒 3 个 30 秒健康宣教 □ 预防跌倒措施 □ 主管护士与患者沟通，了解并指导心理应对 □ 提醒患者术晨禁食、禁水	□ 预防跌倒 3 个 30 秒健康宣教 □ 预防血栓踝泵练习 □ 主管护士与患者沟通，了解并指导心理应对 □ 宣教用药知识 □ 术后饮食指导
护理处置	□ 核对患者，佩戴腕带 □ 建立入院护理病历 □ 卫生处置：剪指甲、洗澡、更换病号服 □ 协助医师完成各项检查化验	□ 术侧颈部过伸位练习 □ 指导患者踝泵练习 □ 术前准备，禁食、禁水 □ 遵医嘱正确给药	□ 密切观察患者生命体征 T、P、R、Bp、血氧饱和度 □ 跌倒评分 □ 必要时挂预防跌倒标识 □ 患者自理程度 ADL 评分 □ 遵医嘱正确使用抗生素
基础护理	□ 三级护理 □ 晨晚间护理 □ 患者安全管理	□ 三级护理 □ 晨晚间护理 □ 患者安全管理	□ 一级护理 □ 晨晚间护理 □ 患者安全管理
专科护理	□ 护理查体 □ 生命体征监测 □ 需要时请家属陪伴 □ 心理评估 □ 书写入院评估单，护理评估单，患者自理程度 ADL 评分	□ 生命体征监测 □ 需要时请家属陪伴 □ 心理护理	□ 生命体征监测 □ 密切观察伤口渗血情况，有渗血及时用无菌纱布覆盖 □ 密切观察患者神志，有无恶心、呕吐。必要时通知医师 □ 书写护理记录 □ 需要时请家属陪伴 □ 心理护理
重点医嘱	□ 详见医嘱执行单	□ 详见医嘱执行单	□ 详见医嘱执行单
病情变异记录	□ 无　□ 有，原因： 1. 2.	□ 无　□ 有，原因： 1. 2.	□ 无　□ 有，原因： 1. 2.
护士签名			

时间	住院第3~9天 （术后第1~6日）	住院第10天 （出院日）
健康宣教	□ 预防跌倒3个30秒健康宣教 □ 鼓励进食 □ 饮食指导	□ 出院健康宣教 □ 教会患者五步换药法 □ 定期复查 □ 出院带药服用方法
护理处置	□ 跌倒评估 □ ADL评分 □ 随时观察患者病情变化 □ 遵医嘱正确给药	□ ADL评分 □ 通知住院处 □ 打印体温单及护理记录
基础护理	□ 二级护理 □ 晨晚间护理 □ 患者安全管理 □ 需要时请家属陪伴	□ 三级护理 □ 晨晚间护理 □ 患者安全管理
专科护理	□ 评估生命体征 □ 按PIO书写护理记录 □ 密切观察伤口渗血情况，有渗血及时用无菌纱布覆盖 □ 密切观察患者神志，有无恶心，呕吐等 □ 提供并发症征象的依据 □ 心理护理	□ 评估生命体征 □ 书写护理记录
重要医嘱	□ 详见医嘱执行单	□ 详见医嘱执行单
病情变异记录	□ 无 □ 有，原因： 1. 2.	□ 无 □ 有，原因： 1. 2.
护士签名		

（三）患者表单

慢性化脓性中耳炎临床路径患者表单

适用对象：第一诊断为慢性化脓性中耳炎（ICD-10：H66.1-H66.3/H71）

行手术治疗（ICD-9-CM-3：19.3-19.5/20.2/20.4）

患者姓名：	性别：　　年龄：　　门诊号：	住院号：
住院日期：　　年　月　日	出院日期：　　年　月　日	标准住院日：≤12 天

时间	住院第 1 天	住院第 1~3 天 （术前日）	住院第 2~3 天 （手术日）
医患配合	□ 接受入院宣教 □ 接受入院护理评估 □ 接受病史询问 □ 进行体格检查 □ 交代既往用药情况 □ 进行相关检查	□ 患者及家属与医师交流病情 □ 了解手术方案及围术期注意事项 □ 签署手术知情同意书、自费用品协议书等知情同意书 □ 接受术前宣教 □ 完成有关检查 □ 术前取下所有饰品、卸妆	□ 接受手术治疗 □ 患者及家属与医师交流了解手术情况及术后注意事项 □ 接受术后监护治疗
护患配合	□ 配合测量体温、脉搏、呼吸、血压、血氧饱和度、体重 □ 配合完成入院护理评估单（简单询问病史、过敏史、用药史） □ 接受入院宣教（环境介绍、病室规定、订餐制度、贵重物品保管等） □ 有任何不适告知护士 □ 配合执行医院制度	□ 配合术前准备 □ 配合术晨禁食、禁水 □ 配合踝泵练习 □ 配合 3 个 30 秒预防跌倒健康宣教 □ 配合术侧颈部过伸位练习 □ 配合术前准备，禁食、禁水 □ 配合用药 □ 有任何不适告知护士	□ 配合测量体温、脉搏、呼吸，询问每日排便情况 □ 按时接受输液、服药治疗 □ 注意活动安全，避免坠床或跌倒 □ 配合执行探视及陪伴制度 □ 接受疾病及用药等相关知识指导 □ 有任何不适告知护士
饮食	□ 半流食	□ 半流食	□ 半流食
排泄	□ 正常排尿便	□ 正常排尿便	□ 正常排尿便
活动	□ 适量活动 □ 适应角色转换	□ 适量活动 □ 心理调整	□ 适量床上活动

时间	住院第 3~9 天 （术后第 1~6 日）	住院第 10 天 （出院日）
医患配合	□ 接受术后康复指导 □ 适当下床活动 □ 接受相关检查和复查 □ 配合换药 □ 术后抗生素治疗	□ 接受出院前指导 □ 了解复查程序 □ 获取出院诊断书
护患配合	□ 配合测量体温、脉搏、呼吸 □ 询问每日排便情况 □ 有任何不适告知护士 □ 接受输液、服药治疗 □ 注意活动安全，避免坠床或跌倒 □ 配合执行探视及陪伴制度 □ 接受疾病及用药等相关知识指导 □ 有任何不适告知护士	□ 接受出院前康复宣教 □ 学习出院注意事项 □ 获取出院带药 □ 知道服药方法、作用、注意事项 □ 掌握五步换药法 □ 办理出院手续 □ 知道复印病历方法 □ 知道术后首次复查时间
饮食	□ 半流食	□ 正常普食
排泄	□ 正常排尿便	□ 正常排尿便
活动	□ 适量活动 □ 心理调整	□ 适量活动

附：原表单（2009 年版）

慢性化脓性中耳炎临床路径表单

适用对象：第一诊断为慢性化脓性中耳炎（ICD-10：H66.1-H66.3/H71）
行手术治疗（ICD-9-CM-3：19.3-19.5/20.2/20.4）

患者姓名：	性别：　年龄：　门诊号：	住院号：
住院日期：　年　月　日	**出院日期：**　年　月　日	**标准住院日：≤12 天**

时间	住院第 1 天	住院第 1~3 天 （术前日）	住院第 2~4 天 （手术日）
主要诊疗工作	□ 询问病史及体格检查 □ 完成病历书写 □ 上级医师查房与术前评估 □ 初步确定手术方式和日期	□ 上级医师查房 □ 完成术前准备与术前评估 □ 根据检查结果等，行术前讨论，确定手术方案 □ 完成必要的相关科室会诊 □ 签署手术知情同意书、自费用品协议书等 □ 向患者及家属交代围术期注意事项	□ 手术 □ 术者完成手术记录 □ 住院医师完成术后病程 □ 上级医师查房 □ 向患者及家属交代病情及术后注意事项
重点医嘱	**长期医嘱：** □ 耳鼻咽喉科护理常规 □ 二级或三级护理 □ 普食 **临时医嘱：** □ 血常规、尿常规 □ 肝肾功能、电解质、血糖、凝血功能 □ 感染性疾病筛查 □ X 线胸片、心电图 □ 临床听力学检查（酌情行咽鼓管功能检查） □ 颞骨 CT □ 视情况而定：中耳脓液细菌培养+药敏，面神经功能测定	**长期医嘱：** □ 耳鼻咽喉科护理常规 □ 二级或三级护理 □ 普食 □ 患者既往基础用药 **临时医嘱：** □ 术前医嘱：明日全身麻醉或局麻下行鼓室成形术* □ 术前禁食、禁水 □ 术前抗菌药物 □ 术前准备 □ 其他特殊医嘱	**长期医嘱：** □ 全麻后常规护理 □ 鼓室成形术*术后护理常规 □ 一级护理 □ 术后 6 小时半流饮食 □ 抗菌药物 **临时医嘱：** □ 标本送病理检查 □ 酌情心电监护 □ 酌情吸氧 □ 其他特殊医嘱
主要护理工作	□ 介绍病房环境、设施和设备 □ 入院护理评估	□ 宣教、备皮等术前准备 □ 提醒患者明晨禁水	□ 观察患者病情变化 □ 术后心理与生活护理
病情变异记录	□ 无　□ 有，原因： 1. 2.	□ 无　□ 有，原因： 1. 2.	□ 无　□ 有，原因： 1. 2.
护士签名			
医师签名			

时间	住院第3~11天 （术后第1~9日）	住院第11~12天 （出院日）
主要诊疗工作	□ 上级医师查房 □ 住院医师完成常规病历书写 □ 注意病情变化 □ 注意观察生命体征 □ 注意有无并发症如面瘫、眩晕、突聋等 □ 完壁式手术注意引流量 □ 根据引流情况明确是否拔除引流皮条	□ 上级医师查房，进行手术及伤口评估 □ 完成出院记录、出院证明书 □ 向患者交代出院后的注意事项
重要医嘱	**长期医嘱：** □ 半流食或普食 □ 一级或二级护理 □ 可停用抗菌药物 **临时医嘱：** □ 换药 □ 其他特殊医嘱	**出院医嘱：** □ 出院带药 □ 门诊随诊
主要护理工作	□ 观察患者情况 □ 术后心理与生活护理	□ 指导患者办理出院手续
病情变异记录	□ 无　□ 有，原因： 1. 2.	□ 无　□ 有，原因： 1. 2.
护士签名		
医师签名		

注：* 实际操作时需明确写出具体的术式

第十八章

慢性鼻-鼻窦炎临床路径释义

一、慢性鼻-鼻窦炎编码

疾病名称及编码：慢性鼻-鼻窦炎（ICD-10：J32）

手术操作名称及编码：鼻内镜手术（ICD-9-CM-3：21.31/22.2-22.6）

二、临床路径检索方法

J32 伴（21.31/22.2-22.6）

三、慢性鼻-鼻窦炎临床路径标准住院流程

（一）适用对象

第一诊断为慢性鼻-鼻窦炎（ICD-10：J32）。

行鼻内镜手术（ICD-9-CM-3：21.31/22.2-22.6）。

释义

■ 适用对象编码参见第一部分。

■ 本路径适用对象为慢性鼻-鼻窦炎，伴或不伴鼻息肉。

■ 慢性鼻-鼻窦炎的临床定义为鼻窦与鼻腔黏膜的慢性炎症，病程超过 12 周。临床上可以分为两型：①慢性鼻-鼻窦炎不伴鼻息肉（chronic rhinosinusitis without nasal poplys，CRSsNP）；②慢性鼻窦炎伴有鼻息肉（chronic rhinosinustis with nasal polyps，CRSwNP）。

■ 慢性鼻-鼻窦炎治疗方法大体分为保守治疗和手术治疗，本路径针对鼻内镜手术，慢性鼻窦炎的其他治疗见另外的路径指南。

（二）诊断依据

根据《慢性鼻-鼻窦炎诊断和治疗指南（2008 年，南昌）》［中华耳鼻咽喉头颈外科杂志，2009，44（1）：6-7］。

1. 症状：鼻塞，黏性或脓性鼻涕；可伴有头痛、面部胀痛等。
2. 体征：鼻腔、中鼻道黏液或脓性分泌物，鼻腔、中鼻道黏膜充血、肿胀或伴有鼻息肉。
3. 影像学检查：鼻窦 CT，提示鼻腔、鼻窦黏膜慢性炎性改变。

释义

■ 慢性鼻-鼻窦炎症状分为主要症状和次要症状，主要症状包括鼻塞，黏性、脓性鼻涕，次要症状包括头面部胀痛，嗅觉减退或丧失。诊断时以上述两种或两种以上相关症状为依据，其中主要症状中的鼻塞，黏性、脓性鼻涕必具其一。

■ 鼻内镜检查为临床诊断提供了可靠的检查方法，可选用不同角度的内镜观察脓性分泌物的来源、息肉的部位大小、窦口的黏膜形态等。典型表现为来源于中鼻道、嗅裂的黏性或脓性分泌物，鼻黏膜充血、水肿或有息肉。

■ CT 是诊断鼻窦炎最准确和直接的方法。CT 扫描典型表现为窦口鼻道复合体和（或）鼻窦黏膜炎性病变。诊断儿童慢性鼻-鼻窦炎时应严格掌握 CT 扫描的指征。

（三）治疗方案的选择

1. 根据《慢性鼻-鼻窦炎诊断和治疗指南（2008 年，南昌）》［中华耳鼻咽喉头颈外科杂志，2009，44（1）：6-7］。

2. 鼻内镜手术

（1）鼻中隔矫正术。

（2）中鼻甲、下鼻甲骨折移位固定术。

（3）前或后筛窦开放术。

（4）上颌窦开放术。

（5）额窦开放术。

（6）蝶窦开放术。

（7）眶尖部手术。

（8）鼻息肉切除术。

释义

■ 慢性鼻-鼻窦炎鼻内镜手术的主要原则是纠正鼻腔、鼻窦解剖结构异常，清除影响鼻腔和鼻窦通气与引流的新生物，修正炎性组织增生，开放鼻窦。在此原则下，将上述术式根据患者具体情况组合。

■ 慢性鼻-鼻窦炎有以下情况之一者可手术治疗：影响窦口鼻道复合体或各鼻窦引流的明显解剖学异常；影响窦口鼻道复合体或各鼻窦引流的鼻息肉；经药物治疗，症状改善不满意；出现颅、眶等的并发症。对于儿童慢性鼻-鼻窦炎手术适应证应严格限制，12 岁以下原则上不宜手术。

（四）标准住院日≤10 天

释义

■ 标准住院日建议不超过 7 天。

■ 慢性鼻-鼻窦炎鼻患者入院后，术前准备 1~3 天，在第 2~4 天实施手术，术后恢复 2~3 天，总住院天数不超过 7 天，均符合本临床路径要求。

■ 由于休息日不能进行手术，导致周四以后入院的手术患者进入临床路径管理后术前等待时间及住院时间可能延长。

（五）进入临床路径标准

1. 第一诊断必须符合 ICD-10：J32 慢性鼻-鼻窦炎疾病编码。

2. 当患者同时具有其他疾病诊断，但在住院期间不需要特殊处理也不影响第一诊断的临床路径流程实施时，可以进入临床路径。

释义

■ 本临床路径适用对象是第一诊断为慢性鼻-鼻窦炎，可伴或不伴鼻息肉。

■ 患者如果合并高血压、糖尿病、冠心病等其他慢性疾病，需要术前对症治疗时，如果不影响麻醉和手术，不影响术前准备的时间，可进入本路径。上述慢性疾病如果需要经治疗稳定后才能手术，术前准备过程是先进入其他相应内科疾病的诊疗路径。

■ 入院诊断为“鼻息肉”，出院后病理结果回报为其他肿瘤的患者，第一次入院手术适用本临床路径。

（六）术前准备≤3 天

1. 必需的检查项目

（1）血常规、尿常规。

（2）肝肾功能、电解质、血糖、凝血功能。

（3）感染性疾病筛查（乙型肝炎、丙型肝炎、梅毒、艾滋病等）。

（4）X 线胸片、心电图。

（5）鼻腔鼻窦 CT。

2. 根据患者病情，可选择检查项目

（1）过敏原及相关免疫学检测。

（2）鼻功能测试。

释义

■ 必查项目是确保手术治疗安全、有效开展的基础，术前必须完成。相关人员认真分析检查结果，排除手术禁忌证，及时处理异常情况。

■ 为缩短患者住院等待时间，检查项目可以在患者入院前于门诊完成。

■ 高龄患者或有心肺功能异常患者，术前根据病情增加心脏彩超、肺功能、血气分析、下肢深静脉和颈动脉超声等检查。

■ 术前检查还包括耳、鼻、咽、喉部位专科检查；肺功能+支气管激发试验。

（七）预防性抗菌药物选择与使用时机

1. 抗菌药物：按照《抗菌药物临床应用指导原则》（卫医发〔2004〕285 号）合理选用抗菌药物。

2. 糖皮质激素：鼻内局部喷雾，酌情口服或静脉使用。

释义

■ 鼻腔鼻窦手术为Ⅱ类切口，按照《抗菌药物临床应用指导原则》（卫医发〔2004〕285 号）应该给予抗菌药物预防感染，根据《慢性鼻-鼻窦炎诊断和治疗指南》（中华耳鼻咽喉头颈外科杂志，2012 年），可选用青霉素类、头孢菌素类、磺胺类、大环内酯类、氟喹诺酮类敏感药物，用于慢性鼻-鼻窦炎急性发作，条件允许时可以根据细菌培养和药物敏感试验结果选择，常规剂量，疗程不超过 2 周。不推荐鼻腔鼻窦局部使用抗菌药物。大环内酯类（十四元环）药物：具有抗炎和免疫调节作用，主要用于 CRSsNP 常规药物治疗效果不佳、EOS 不高（血清 EOS<5%）、IgE 检测正常、过敏原检测（-）的病例。推荐小剂量（常规抗菌剂量的 1/2）长期口服，疗程不少于 12 周。长疗程使用过程中应当注意使用胃黏膜保护剂和护肝药物，定期检测肝功能和尿便常规检查。

■ 糖皮质激素：①鼻内局部糖皮质激素：具有抗炎、抗水肿作用，疗程不少于 12 周；②全身糖皮质激素：主要用于 CRSwNP，对于严重、复发性鼻息肉（或伴哮喘的鼻窦炎/鼻息肉；伴过敏性鼻炎的鼻窦炎/鼻息肉），使用方法：a. 短疗程：泼尼松 5mg/（kg·d）或甲泼尼龙等效剂量为 4mg/（kg·d），连续 7~10 天，晨起空腹顿服，不需要减量停药；b. 序贯使用：短疗程结束后每周减 10mg，减至 5~10mg 后维持 1~6 个月。需要注意全身使用糖皮质激素的禁忌证，密切观察用药过程中可能发生的不良反应。安全性考虑：签署知情同意书；检测血压、眼压及血糖等；血清皮质醇检测；适当应用补钙剂和胃黏膜保护剂。不推荐全身或鼻内注射糖皮质激素。

（八）手术日为入院后 4 天内

1. 麻醉方式：全身麻醉或局部麻醉。
2. 术中用药：全身止血药物，局部减充血剂。
3. 手术：见治疗方案的选择。
4. 鼻腔填塞止血，保持引流通气。
5. 标本送病理检查。

释义

■ 本路径规定的鼻内镜手术在全身麻醉下实施，对于某些特殊病例（如存在全麻禁忌、病情比较轻微时）可以酌情考虑局部麻醉手术。

■ 术中可应用止血药物，如注射用尖吻蝮蛇血凝酶，用于减少流血或预防出血。局部减充血剂、鼻腔供血血管肾上腺素盐水阻滞。

■ 相当一部分患者合并哮喘或阿司匹林不耐受，全身麻醉机械通气可诱发哮喘发作甚至大发作，危及生命，需要提高警惕。

■ 如果出现检查结果异常，可能影响手术治疗，是否需要继续住院处理，由主管医师具体决定。

（九）术后住院治疗≤8 天

1. 根据病情可选择复查部分检查项目。

2. 术后用药：按照《抗菌药物临床应用指导原则》（卫医发〔2004〕285 号）合理选用抗菌药物；糖皮质激素鼻内局部喷雾，酌情口服或静脉使用；酌情使用黏液促排剂。
3. 鼻腔冲洗。
4. 清理术腔。

释义

■ 术后住院治疗≤3 天。

■ 术后注意观察患者有无鼻部、眼部、颅内及全身并发症，并根据病情选择合适的检查。

■ 术后定期进行术腔清理，1~2 周后根据术腔恢复情况确定随访处理间隔时间，持续 3~6 个月。

■ 手术后药物治疗与慢性鼻-鼻窦炎药物治疗的原则相同，抗炎性反应用药不少于 12 周。可选择的药物主要包括抗菌药物、局部及全身糖皮质激素类药物、黏液促排剂、抗过敏药物（如抗组胺药物和白三烯受体拮抗剂）、鼻腔冲洗剂，以及中医中药和减充血剂。

（十）出院标准

1. 一般情况良好。
2. 没有需要住院处理的并发症。

释义

■ 患者出院前应复查鼻腔，若有异常，主管医师应仔细分析并做出相应处理。

■ ESS 围术期的概念以手术为中心，原则上应当包括术前 1~2 周至术后 3~6 个月的一系列用药策略和处理原则。

■ 术后不宜频繁进行鼻内镜检查和对术腔进行外科干预。首次处理一般在术后 1~2 周，以清除积血和分泌物为主；间隔复查时间根据术后恢复情况和病变特点个性化决定，每次间隔一般不少于 2 周，持续 3~6 个月。

（十一）变异及原因分析

1. 伴有影响手术的合并症，需进行相关诊断和治疗等，导致住院时间延长，治疗费用增加。
2. 出现手术并发症，需进一步诊断和治疗，导致住院时间延长，治疗费用增加。

释义

■ 在临床路径实施过程中，如果伴有影响手术合并症的第二诊断，已经严重影响第一诊断临床路径的实施，或第二诊断已经上升为第一诊断，就要做出退出该种疾病临床路径的处理，并进行相关诊断和治疗。

■ 伴有影响手术的合并症。常见的是术前准备时发现心律失常、糖尿病、肺部阴影的阳性体征等，需要进一步行超声心动图、Holter、肺功能等检查，请相关科室会诊排除手术禁忌证，导致住院时间延长，治疗费用增加。

■ 慢性鼻-鼻窦炎手术可能存在的风险包括：肺栓塞；吸入性肺炎；术中、术后出血；术后鼻腔感染、粘连；术后并发脑脊液鼻漏、颅内感染；术中损伤视神经，造成视野变化、视力下降甚或失明；术中损伤纸样板，造成眶血肿，复视等；术后眼球活动障碍；术后溢泪；术后复发；术后嗅觉下降加重等。

■ 微小变异：因为医院检验项目的及时性，不能按照要求完成检查；检查结果异常，需要进一步复查和处理；因为节假日不能按照要求完成检查；患者不愿配合完成相应检查，短期不愿按照要求出院随诊。

■ 重大变异：因基础疾病需要进一步诊断和治疗，如哮喘或冠心病急性发作，病患需要积极治疗基础疾病；因各种原因需要其他治疗措施；医院与患者或家属发生医疗纠纷，患者要求离院或转院；不愿按照要求出院随诊而导致入院时间明显延长等。

■ 出现变异的原因很多，除了包括路径中所描述的各种术后并发症，还包括医疗、护理、患者、环境等多方面的变异原因，主管医师都应如实记录。

- 慢性鼻—鼻窦炎
  - 药物治疗
    - 控制鼻腔鼻窦黏膜炎症反应
    - 改善鼻腔鼻窦通气引流
    - 控制全身相关疾病
      - 抗炎药物
        - 糖皮质激素 → 目前常用的药品种类有：布地奈德鼻喷雾剂、丙酸氟替卡松鼻喷雾剂、糠酸莫米松鼻喷雾剂等
        - 大环内酯类药物 → 克拉霉素片等
      - 抗菌药物：可选用青霉素类、头孢菌素类、磺胺类、大环内酯类、氟喹诺酮类敏感药物
      - 黏液溶解促排剂：常用药物包括桉柠蒎肠溶软胶囊、欧龙马滴剂、胰蛋白酶等
      - 抗过敏药物：氯雷他定片、盐酸氮䓬斯汀鼻喷雾剂、孟鲁司特钠片等
      - 中药：常用的中成药有香菊胶囊、鼻渊舒口服液、鼻渊通窍颗粒等
      - 减充血剂：如麻黄碱滴鼻剂等
      - 鼻腔冲洗、阴压治疗：可调式鼻腔冲洗器
  - 手术治疗
    - 手术适应证
      - 影响窦口鼻道复合体或各鼻窦引流的明显解剖学异常
      - 影响窦口鼻道复合体或各鼻窦引流的鼻息肉
      - 经药物治疗症状改善不满意
      - 出现颅内、眶内并发症
    - 手术原则
      - 纠正鼻内镜鼻窦解剖结构异常、清除影响通气与引流的新生物、修正炎性组织增生、开放鼻窦
    - 术式选择
      - ①鼻中隔矫正术；②中鼻甲、下鼻甲骨折移位固定术；③前或后筛窦开放术；④上颌窦开放术；⑤额窦开放术；⑥蝶窦开放术；⑦眶尖部手术；⑧鼻息肉切成术
    - 围术期处理
      - 手术前期（7～14天）：减轻鼻腔和鼻窦黏膜炎症反应，控制全身相关疾病
      - 手术期：合理、微创的鼻-鼻窦手术，主要包括结构修正、病变清除、引流通畅、黏膜保留等
      - 手术后期（3～6个月）：抗炎、加快术腔清洁、减少术腔黏连、减少术腔囊泡和息肉形成、保持窦口开放引流、加速黏膜上皮化

四、慢性鼻-鼻窦炎临床路径给药方案

【用药选择】

1. 大环内酯类药物：十四元环大环内酯类药物具有抗炎和免疫调节作用，主要用于CRSsNP、常规药物治疗效果不佳、无嗜酸性粒细胞增多、IgE水平正常、变应原检测阴性的非变应性慢性鼻-鼻窦炎患者。鼻内镜术后不常规使用大环内酯类药物，如果术后4周以上鼻黏膜仍持续充血肿胀并伴有脓性分泌物，也可以考虑使用。常用药物为克拉霉素片，推荐小剂量（常规剂量的1/2）长期口服，疗程不小于12周。

2. 抗菌药物：慢性鼻-鼻窦炎伴有急性感染时，可以根据细菌培养和药物敏感试验结果选择敏感的抗菌药物进行治疗，常规剂量，疗程一般不超过2周。

3. 黏液溶解促排剂：可以稀化鼻腔和鼻窦分泌物并改善鼻黏膜纤毛活性，有促进黏液排出和有助于鼻腔鼻窦生理功能恢复的作用，推荐使用。

4. 抗过敏药物：对伴有变应性鼻炎和（或）哮喘的患者可以应用抗过敏药物，包括口服或鼻用抗组胺药，如氯雷他定片、盐酸氮䓬斯汀鼻喷雾剂等；口服白三烯受体拮抗剂，如孟鲁司特钠片等，疗程不少于4周。对于伴有哮喘的患者，首选口服白三烯受体拮抗剂。

5. 中医中药：中医诊疗在临床实践中积累了很多有价值的经验，中药制剂作为治疗慢性鼻-鼻窦炎的辅助方法，可视病情根据辨证施治原则酌情使用。

6. 减充血剂：原则上不推荐使用。持续性严重鼻塞患者可以考虑短期使用，疗程<7天。常用药物为1%（成人）或0.5%（儿童）麻黄碱滴鼻剂。

7. 鼻腔冲洗：是治疗慢性鼻-鼻窦炎的有效手段，也是鼻内镜术后常用的辅助治疗方法。

【药学提示】

1. 鼻内糖皮质激素：在临床研究中报道了与本品有关的局部不良反应（成人及青少年患者），包括头痛（8%），鼻出血如明显出血、带血黏液和血斑（8%），咽炎（4%），鼻灼热感（2%），鼻部刺激感（2%）以及鼻溃疡（1%），这些不良反应常见于使用皮质激素类鼻喷雾剂时。鼻出血一般具有自限性，同时程度较轻，与安慰剂（5%）相比发生率较高，但与阳性对照的皮质激素（15%）相比发生率接近或较低，其他反应均与安慰剂相当。鼻腔吸入糠酸莫米松一水合物很少发生即刻过敏反应，极少有过敏和血管性水肿的报道。对本品中任何成分（活性成分：糠酸莫米松一水合物；非活性成分：纤维素、甘油、枸橼酸钠二水合物、枸橼酸水化物、聚山梨酯80、苯扎氯铵、纯水）过敏者禁用。

2. 大环内酯类药物（以克拉霉素为例）主要不良反应包括：①口腔异味（3%），腹痛、腹泻、恶心、呕吐等胃肠道反应（2%~3%），头痛（2%），血清氨基转移酶短暂升高；②可能发生变态反应，轻者为药疹、荨麻疹，重者为过敏及Stevens-Johnson症；③偶见肝毒性、艰难梭菌引起的假膜性肠炎；④曾有发生短暂性中枢神经系统不良反应的报道，包括焦虑、头晕、失眠、幻觉、噩梦或意识模糊，然而其原因和药物的关系仍不清楚。另外，对于严重肝功能损害者、水及电解质紊乱患者、服用特非那丁治疗者禁用。某些心脏病（包括心律失常、心动过缓、Q-T间期延长、缺血性心脏病、充血性心力衰竭等）患者禁用。

3. 黏液溶解促排剂：本品即使在使用大剂量时亦极少发生不良反应。极个别有胃肠道不适及原有的肾结石和胆结石的移动。偶有变态反应，如皮疹、面部水肿、呼吸困难和循环障碍。对本品有变态反应者不宜使用。

4. 抗过敏药物：①氯雷他定：在每天10mg的推荐剂量下，本品未见明显的镇静作用。其发生率与安慰剂相似。常见不良反应有乏力、头痛、嗜睡、口干，胃肠道不适如恶心、胃炎，以及皮疹等。罕见不良反应有脱发、变态反应、肝功能异常、心动过速及心悸等。同时服用酮康唑、大环内酯类抗生素、西咪替丁、茶碱等药物，会提高氯雷他定在血浆中的浓度，应慎用。其他已知能抑制肝脏代谢的药物，在未明确与氯雷他定相互作用前应谨慎合用。②孟

鲁司特钠：以哮喘控制指标来评价治疗效果，本品的疗效在用药一天内即出现。本品可与食物同服或另服。应建议患者无论在哮喘控制还是恶化阶段都坚持服用。老年患者、肾功能不全患者、轻至中度肝损害的患者及不同性别的患者不需要调整剂量。本品一般耐受性良好，不良反应轻微，通常不需要终止治疗。本品总的不良反应发生率与安慰剂相似。

5. 中医中药：以鼻渊舒口服液为例，用于鼻炎、鼻窦炎属肺经风热及胆腑郁热症者。也可选用香菊胶囊，用于鼻窦炎以发病急，鼻塞或流涕量少，涕黄或白黏为主要临床表现者。

6. 减充血剂（麻黄碱滴鼻剂为例）：本品为无色的澄明液体。用于缓解鼻黏膜充血肿胀引起的鼻塞。偶见一过性轻微烧灼感、干燥感、头痛、头晕、心率加快，长期使用可致心悸、焦虑、失眠等。鼻腔干燥、萎缩性鼻炎禁用。

7. 鼻腔冲洗：适用于慢性鼻炎、鼻窦炎患者；鼻部手术患者；过敏性鼻炎患者的鼻腔清洗。脑脊液鼻漏患者、鼻颅底开放手术后患者、血液病患者禁用；严重心脑血管病、哮喘发作期、重度中耳感染患者慎用。

【注意事项】

1. 糠酸莫米松鼻喷雾剂：对于涉及鼻黏膜的未经治疗的局部感染，不应使用本品。由于皮质激素具有抑制伤口愈合的作用，因而对于新近接受鼻部手术或受外伤的患者，在伤口愈合前不应使用鼻腔用皮质激素。本品在 2~25℃ 保存。

2. 克拉霉素的主要注意事项包括：①肝功能损害、中度至严重肾功能损害者慎用。②肾功能严重损害（肌酐清除率<30ml/min）者，必须作剂量调整。常用量为 1 次 0.25g，一日 1 次；重症感染者首剂 0.5g，以后 1 次 0.25g，一日 2 次。③本品与红霉素及其他大环内酯类药物之间有交叉过敏和交叉耐药性。④与别的抗生素一样，可能会出现真菌或耐药细菌导致的严重感染，此时需要中止使用本品，同时采用适当的治疗。⑤本品可空腹口服，也可与食物或牛奶同服，与食物同服不影响其吸收。⑥血液或腹膜透析不能降低本品的血药浓度。⑦本品需要遮光，密封，在阴凉干燥处保存。

3. 抗过敏药物：①氯雷他定：在作皮试前约 48 小时左右应中止使用本品，因抗组胺药能阻止或降低皮试的阳性反应发生。当与酒精同时服用时，根据精神运动试验研究表明氯雷他定无药效协同作用。本品需遮光，密闭保存。②孟鲁司特钠：口服本品治疗急性哮喘发作的疗效尚未确定。因此，不应用于治疗急性哮喘发作。虽然在医师的指导下可逐渐减少合并使用的吸入糖皮质激素剂量，但不应用本品突然替代吸入或口服糖皮质激素。本品需要 15~30℃ 室温保存，防潮和避光。

4. 鼻渊舒口服液久存若有少量沉淀，请摇匀后服用。本品需要密封储存。

5. 麻黄碱滴鼻剂：儿童、孕妇慎用。滴鼻时应采取立式或坐式。本品仅供滴鼻，切忌口服。连续使用不得超过 3 日，否则，可产生“反跳”现象，出现更为严重的鼻塞。不能与单胺氧化酶抑制剂、三环类抗抑郁药同用。本品需要遮光，密闭保存。

五、推荐表单

（一）医师表单

慢性鼻-鼻窦炎临床路径医师表单

适用对象：第一诊断为慢性鼻-鼻窦炎（ICD-10：J32）
行鼻内镜手术（ICD-9-CM-3：21.31/22.2-22.6）

患者姓名：	性别：　　年龄：　　门诊号：	住院号：
住院日期：　　年　月　日	**出院日期：**　　年　月　日	**标准住院日：≤7天**

时间	住院第1天	住院第1~3天 （术前日）	住院第2~4天 （手术日）
主要诊疗工作	□ 询问病史及体格检查 □ 完成病历书写 □ 安排相关检查 □ 上级医师查房与术前评估 □ 初步确定手术方式和日期	□ 上级医师查房 □ 完成术前准备与术前评估 □ 汇总检查结果，进行术前讨论，确定手术方案 □ 相关科室会诊，可能会超出路径要求的时间，主管医师在表单记录 □ 签署手术知情同意书、自费用品协议书等 □ 向患者及家属交代围术期注意事项 □ 完成术前讨论、手术医师查房记录等病历书写	□ 全身麻醉 □ 手术 □ 术者完成手术记录 □ 住院医师完成术后病程 □ 上级医师查房 □ 向患者及家属交代病情及术后注意事项
重点医嘱	**长期医嘱：** □ 耳鼻咽喉科护理常规 □ 二级或三级护理 □ 饮食 □ 患者既往基础用药 **临时医嘱：** □ 血常规、尿常规 □ 肝肾功能、血糖、血脂、电解质、凝血功能、感染性疾病筛查（乙型肝炎、丙型肝炎、梅毒、艾滋病等）、血型+Rh因子 □ X线胸片、心电图 □ 鼻窦CT □ 耳鼻咽喉科专科检查 □ 酌情行鼻功能测试 □ 酌情行过敏原及相关免疫学检测	**长期医嘱：** □ 耳鼻咽喉科护理常规 □ 二级或三级护理 □ 饮食 □ 术前围术期用药 □ 患者既往基础用药 **临时医嘱：** □ 术前医嘱：明日全身麻醉或局部麻醉下行鼻内镜手术* □ 术前禁食、禁水 □ 术前抗菌药物 □ 术前准备（备皮等） □ 其他特殊医嘱	**长期医嘱：** □ 全身麻醉后常规护理 □ 鼻内镜手术*术后护理常规 □ 一级护理 □ 饮食 □ 抗菌药物 □ 术后围术期用药 □ 患者既往基础用药 **临时医嘱：** □ 酌情心电监护 □ 酌情吸氧 □ 其他特殊医嘱

续　表

时间	住院第 1 天	住院第 1~3 天 （术前日）	住院第 2~4 天 （手术日）
病情变异记录	□ 无　□ 有，原因： 1. 2.	□ 无　□ 有，原因： 1. 2.	□ 无　□ 有，原因： 1. 2.
医师签名			

时间	住院第3~6天 （术后第1~2日）	住院第5~7天 （术后第3~4日，出院日）
主要诊疗工作	□ 上级医师查房 □ 住院医师完成常规病历书写 □ 注意病情变化 □ 注意观察生命体征 □ 取出鼻腔填塞物	□ 上级医师查房，进行手术及伤口评估 □ 确定患者可以出院 □ 开出出院诊断书 □ 完成出院记录、出院证明书 □ 向患者交代出院后的注意事项及复查日期 □ 通知出院处
重点医嘱	**长期医嘱：** □ 二级护理 □ 分级饮食 □ 术后围术期用药 □ 其他特殊医嘱 □ 可将抗菌药物改为口服 **临时医嘱：** □ 鼻腔清理其他特殊医嘱	**出院医嘱：** □ 通知出院 □ 出院带药 □ 拆线换药
病情变异记录	□ 无 □ 有，原因： 1. 2.	□ 无 □ 有，原因： 1. 2.
医师签名		

注：* 实际操作时需明确写出具体的术式

（二）护士表单

慢性鼻-鼻窦炎临床路径护士表单

适用对象：第一诊断为慢性鼻-鼻窦炎（ICD-10：J32）

　　　　　行鼻内镜手术（ICD-9-CM-3：21.31/21.5/22.2-22.6）

患者姓名：	性别：　　年龄：　　门诊号：	住院号：
住院日期：　　年　月　日	**出院日期：**　　年　月　日	**标准住院日：≤7 天**

时间	住院第 1~3 天	住院第 2~4 天 （手术当日）	住院第 3~7 天 （手术后）
健康宣教	□ 介绍主管医师、护士 □ 介绍环境、设施 □ 介绍住院注意事项 □ 宣教术前准备 □ 提醒患者术晨禁食、禁水	□ 主管护士与患者沟通，了解并指导心理应对 □ 宣教疾病知识、用药知识及特殊检查操作过程 □ 告知检查及操作前后饮食、活动及探视注意事项及应对方式	□ 康复和锻炼 □ 定时复查 □ 出院带药服用方法 □ 饮食休息等注意事项指导 □ 讲解增强体质的方法，减少感染的机会
护理处置	□ 核对患者、佩戴腕带 □ 建立入院护理病历 □ 卫生处置：剪指甲、洗澡、更换病号服 □ 协助医师完成各项检查化验 □ 遵嘱正确使用术前围术期用药 □ 术前准备，禁食、禁水	□ 随时观察患者病情变化 □ 遵医嘱正确使用抗菌药物 □ 遵嘱正确使用术后围术期用药	□ 办理出院手续 □ 书写出院小结 □ 遵嘱正确使用术后围术期用药
基础护理	□ 二级护理 □ 晨晚间护理 □ 患者安全管理	□ 一级或二级护理 □ 晨晚间护理 □ 患者安全管理	□ 三级护理 □ 晨晚间护理 □ 患者安全管理
专科护理	□ 护理查体 □ 鼻腔清洁、鼻腔冲洗 □ 需要时请家属陪伴 □ 心理护理	□ 遵医嘱完成相关检查 □ 心理护理 □ 遵医嘱正确给药 □ 鼻腔清洁、鼻腔湿化 □ 提供并发症征象的依据	□ 病情观察：评估患者生命体征 □ 心理护理 □ 鼻腔清洁、鼻腔湿化 □ 提供并发症征象的依据
重点医嘱	□ 详见医嘱执行单	□ 详见医嘱执行单	□ 详见医嘱执行单
病情变异记录	□ 无　□ 有，原因： 1. 2.	□ 无　□ 有，原因： 1. 2.	□ 无　□ 有，原因： 1. 2.
护士签名			

（三）患者表单

慢性鼻-鼻窦炎临床路径患者表单

适用对象：第一诊断为慢性鼻-鼻窦炎（ICD-10：J32）

行鼻内镜手术（ICD-9-CM-3：21.31/21.5/22.2-22.6）

患者姓名：	性别：　　年龄：　　门诊号：	住院号：
住院日期：　　年　月　日	出院日期：　　年　月　日	标准住院日：≤7天

时间	入院当日	住院期间（第2~6天）	住院第7天（出院日）
医患配合	□ 配合询问病史、收集资料，请务必详细告知既往史、用药史、过敏史 □ 配合进行体格检查 □ 有任何不适告知医师	□ 配合完善相关检查、化验，如采血、留尿、心电图、X线胸片等 □ 医师向患者及家属介绍病情，如有异常检查结果需进一步检查 □ 配合用药及治疗 □ 配合医师调整用药 □ 配合医师清理鼻腔 □ 有任何不适告知医师	□ 接受出院前指导 □ 知道复查程序 □ 获取出院诊断书
护患配合	□ 配合测量体温、脉搏、呼吸、血压、体重 □ 配合完成入院护理评估单（简单询问病史、过敏史、用药史） □ 接受入院宣教（环境介绍、病室规定、订餐制度、贵重物品保管等） □ 有任何不适告知护士	□ 配合测量体温、脉搏、呼吸，血压，询问每日排便情况 □ 接受相关化验检查宣教，正确留取标本，配合检查 □ 有任何不适告知护士 □ 接受输液、服药治疗 □ 配合护士进行鼻腔清洁，鼻腔冲洗 □ 注意活动安全，避免坠床或跌倒 □ 配合执行探视及陪伴 □ 接受疾病及用药等相关知识指导	□ 接受出院宣教 □ 办理出院手续 □ 获取出院带药 □ 知道服药方法、作用、注意事项 □ 知道复印病历方法
饮食	□ 正常普食	□ 正常普食	□ 正常普食
排泄	□ 正常排尿便	□ 正常排尿便	□ 正常排尿便
活动	□ 适量活动	□ 适量活动	□ 适量活动

附：原表单（2009 年版）

慢性鼻-鼻窦炎临床路径表单

适用对象：第一诊断为慢性鼻-鼻窦炎（ICD-10：J32）
　　　　　行鼻内镜手术（ICD-9-CM-3：21.31/22.2-22.6）

患者姓名：	性别：　　年龄：　　门诊号：	住院号：
住院日期：　　年　月　日	出院日期：　　年　月　日	标准住院日：≤10 天

时间	住院第 1 天	住院第 1~3 天 （术前日）	住院第 2~4 天 （手术日）
主要诊疗工作	□ 询问病史及体格检查 □ 完成病历书写 □ 上级医师查房与术前评估 □ 初步确定手术方式和日期	□ 上级医师查房 □ 完成术前准备与术前评估 □ 根据检查结果等，进行术前讨论，确定手术方案 □ 完成必要的相关科室会诊 □ 签署手术知情同意书、自费用品协议书	□ 手术 □ 术者完成手术记录 □ 住院医师完成术后病程 □ 上级医师查房 □ 向患者及家属交代病情及术后注意事项
重点医嘱	**长期医嘱：** □ 耳鼻咽喉科护理常规 □ 二级或三级护理 □ 普食 **临时医嘱：** □ 血常规、尿常规 □ 肝肾功能、血糖、电解质、凝血功能、感染性疾病筛查（乙型肝炎、丙型肝炎、梅毒、艾滋病等） □ X 线胸片、心电图 □ 鼻窦 CT □ 酌情行过敏原及相关免疫学检测 □ 酌情行鼻功能测试	**长期医嘱：** □ 患者既往基础用药 **临时医嘱：** □ 术前医嘱：明日全身麻醉或局麻下行鼻内镜手术* □ 术前禁食、禁水 □ 术前抗菌药物 □ 术前准备 □ 其他特殊医嘱	**长期医嘱：** □ 全麻后常规护理 □ 鼻内镜手术*术后护理常规 □ 一级护理 □ 半流饮食 □ 抗菌药物 **临时医嘱：** □ 标本送病理检查 □ 酌情心电监护 □ 酌情吸氧 □ 其他特殊医嘱
主要护理工作	□ 介绍病房环境、设施和设备 □ 入院护理评估	□ 宣教、备皮等术前准备 □ 提醒患者明晨禁食、禁水	□ 观察患者病情变化 □ 术后心理与生活护理
病情变异记录	□ 无　□ 有，原因： 1. 2.	□ 无　□ 有，原因： 1. 2.	□ 无　□ 有，原因： 1. 2.
护士签名			
医师签名			

时间	住院第 3~9 天 （术后第 1~7 日）	住院第 4~10 天 （术后第 2~8 日，出院日）
主要诊疗工作	□ 上级医师查房 □ 住院医师完成常规病历书写 □ 注意病情变化 □ 注意观察生命体征 □ 取出鼻腔填塞物	□ 上级医师查房，进行手术及伤口评估 □ 完成出院记录、出院证明书 □ 向患者交代出院后的注意事项
重点医嘱	**长期医嘱：** □ 二级护理 □ 半流食或普食 □ 其他特殊医嘱 □ 可停用抗菌药物 **临时医嘱：** □ 换药 □ 其他特殊医嘱	**出院医嘱：** □ 出院带药 □ 门诊随诊
主要护理工作	□ 观察患者情况 □ 术后心理与生活护理	□ 指导患者办理出院手续
病情变异记录	□ 无 □ 有，原因： 1. 2.	□ 无 □ 有，原因： 1. 2.
护士签名		
医师签名		

注：* 实际操作时需明确写出具体的术式

第十九章

阻塞性睡眠呼吸暂停低通气综合征临床路径释义

一、阻塞性睡眠呼吸暂停低通气综合征编码

1. 卫计委原编码

疾病名称及编码：阻塞性睡眠呼吸低通气暂停综合征（ICD-10：G47.302）

2. 修改编码

疾病名称及编码：阻塞性睡眠呼吸暂停综合征（ICD-10：G47.301）

二、临床路径检索方法

G47.301

三、阻塞性睡眠呼吸暂停低通气综合征临床路径标准住院流程

（一）适用对象

第一诊断为阻塞性睡眠呼吸低通气暂停综合征（非危重）（ICD-10：G47.302）。

释义

■ 本临床路径适用对象是第一诊断为阻塞性睡眠呼吸暂停低通气综合征的患者，对象为符合中华医学会呼吸病学分会睡眠呼吸障碍学组《阻塞性睡眠呼吸暂停低通气综合征诊治指南（2011 年修订版）》规定标准的患者；中华医学会耳鼻咽喉科分会 2009 年制订的《阻塞性睡眠呼吸暂停低通气综合征诊断和疗效评定依据暨外科治疗原则》《阻塞性睡眠呼吸暂停低通气综合征诊治指南（基层版）》（2015 年标准）有助于判断手术指证及在医疗条件受限时快速筛查和诊断。

■ 本临床路径仅针对因病情需要，需住院进行检查和治疗的成人患者（≥18 岁）。

■ 不能进入路径的情况包括：单纯打鼾、其他睡眠障碍疾病、需要进行有创手术治疗、继发于严重颅面结构畸形或继发于甲状腺/垂体功能异常等内分泌疾病的睡眠呼吸障碍、重叠综合征、肥胖低通气、中枢性睡眠呼吸暂停综合征、伴有周期性腿动、发作性睡病等睡眠疾病的患者。

（二）诊断依据

根据《阻塞性睡眠呼吸暂停低通气综合征诊治指南（2011 年修订版）》（中华医学会呼吸病学分会，睡眠呼吸障碍学组）。

1. 症状：睡眠时打鼾、反复呼吸暂停及觉醒，或自觉憋气，夜尿增多，晨起头痛，口干，醒后疲惫，可伴有白天嗜睡、注意力不集中、记忆力下降、反应迟钝、阳痿、性欲减退、夜间心绞痛等。严重者可出现心理、智力、行为异常。

2. 体征：肥胖（BMI≥28），颈粗短、小颌畸形、下颌后缩，鼻甲肥大和鼻息肉、鼻中隔偏曲，口咽部阻塞、悬雍垂肥大、扁桃体和腺样体肥大、舌体肥大等。

3. 多导睡眠监测（PSG）：满足以下任一项 OSAHS 诊断即成立：①临床有典型的夜间睡眠打鼾伴呼吸暂停，ESS 评分≥9 分等症状，查体可见上气道任何部位狭窄及阻塞，AHI≥5 次/小时；②日间嗜睡不明显，ESS 评分<9 分，AHI≥10 次/小时；③ESS 评分<9 分，AHI≥5 次/小时，存在认知功能障碍、高血压、冠心病、脑血管疾病、2 型糖尿病、和失眠等 1 项或 1 项以上 OSAHS 并发症。

释义

■ 睡眠呼吸暂停低通气指数（apnea-hypopnea index，AHI）是指平均每小时睡眠中呼吸暂停和低通气的次数（单位：次/小时）。呼吸暂停事件的标准是：睡眠过程中口鼻呼吸气流消失或明显减弱（较基线幅度下降≥90%），持续时间≥10s。呼吸暂停分为阻塞性、混合性和中枢性三种类型。

■ 睡眠呼吸紊乱指数（respiratory disturbance index，RDI）是指平均每小时睡眠中呼吸暂停、低通气和呼吸努力相关微觉醒的次数（单位：次/小时），有条件时可以以 RDI 为准。

■ 呼吸暂停和低通气事件应以阻塞性为主。依据 AHI（或 RDI）来作为病情严重度的诊断依据（表 19-1）。

表 19-1 OSAHS 病情程度判断依据

程度	AHI（次/小时）
轻度	5~15
中度	15~30
重度	>30

■ 便携式（可穿戴）的睡眠呼吸监测的结果可以作为诊断和病情严重度评估的依据；建议睡眠监测至少不低于Ⅲ级监测标准，即应包括呼吸气流、血氧饱和度、呼吸努力度监测、体位、鼾声等导联。

■ 睡眠呼吸监测的分析中，目前电脑分图技术对睡眠图分析有很大辅助作用，但人工审核仍然是必要的。

■ 诊断应注意客观检查与主观症状或并发症结合。体征、上气道影像学检查及纤维内镜检查等为诊断提供辅助依据，但不是临床诊断必须。体征及形态学检查将为手术适应证的确定提供重要依据。

（三）治疗方案的选择依据

《阻塞性睡眠呼吸暂停低通气综合征诊治指南（2011 年修订版）》（中华医学会呼吸病学分会，睡眠呼吸障碍学组）。

1. 内科治疗

（1）无创持续正压通气治疗（CPAP）：单水平持续正压（CPAP），自动调压（AutoCPAP），双水平正压（BiPAP）呼吸机。符合下列一个或几个条件的 OSAHS 患者可考虑 CPAP 治疗。

1）年龄超过 50 岁者。

2）AHI≥20 者。

3）AHI≤20，但自觉症状明显（尤其白天嗜睡症状明显者），问卷评分高者。

4）OSAHS 患者经手术治疗，症状改善不明显，或术后复查 AHI 仍较高，低氧血症严重。

5）重叠综合征患者。

6）肥胖，BMI≥28，颈围≥40cm 的患者。
7）睡眠呼吸暂停综合征合并心、脑、肺血管疾病者及 2 型糖尿病者。
8）鼾症或睡眠呼吸暂停综合征不愿或不能接受手术治疗者。
（2）口腔矫正器治疗
1）适合单纯打鼾和轻-中度 OSAHS 患者，特别有下颌后缩者。
2）禁忌：重度颞下颌关节炎或功能障碍，严重牙周病，严重牙列缺失者。
（3）一般治疗
1）肥胖者减肥，属于体位性 OSA 患者可采用侧卧位睡眠体位。
2）戒烟戒酒。
3）慎用镇静安眠药。
（4）病因治疗：如应用甲状腺素治疗甲状腺功能减低等。
2. 手术治疗：仅适合于手术确实可解除上气道阻塞的患者，应严格掌握手术适应证。

释义

■ 治疗选择方面，倡导 OSAHS 多学科综合治疗模式，包括：长期行为干预，正压通气（positive airway pressure，PAP），口腔矫治器和外科治疗等，可以联合或贯续使用。

■ 正压通气是目前睡眠呼吸障碍治疗的主要非手术方法，其安全、效果良好、无严重并发症等诸多优点。PAP 治疗有效减少睡眠呼吸暂停及低通气事件的发生，纠正缺氧及呼吸努力相关的微觉醒，改善日间嗜睡，提高认知能力、记忆力及注意力，提高患者生活质量。治疗选择时应注意评估 PAP 的禁忌证。

■ PAP 治疗存在耐受性和顺应性等的问题：口腔矫治器（oral appliance，OA）因为简便、经济有效已成为睡眠呼吸紊乱的另一种主要的非手术方法。适应证：①成年人轻、中度 OSAHS 和鼾症等患者。②无颞颌关节功能紊乱症。③无张口受限或鼻塞。④无牙周疾病或缺牙过多等。

■ 手术适应证可参照中华医学会耳鼻咽喉科分会 2009 年制定的《阻塞性睡眠呼吸暂停低通气综合征诊断和疗效评定依据暨外科治疗原则》，必要时可请口腔颌面外科评估是否有正颌外科手术适应证。术前积极内科治疗，减少围术期并发症。手术前后可酌情应用 PAP 治疗。上气道评估有助于判定阻塞部位和结构，利于手术方案的制订。有条件时可对患者的非解剖致病因素如上气道扩张肌代偿功能，呼吸调控功能等进行评估，有助于提高疗效预测的准确性。

（四）标准住院日为 5~7 天

释义

■ 标准住院日建议不超过 7 天。

■ 睡眠呼吸暂停低通气综合征患者入院后，检查和诊断 1~3 天，在第 2~4 天开始实施治疗如压力滴定、口腔矫治器、并发症治疗、特殊检查如诱导睡眠下的纤维喉镜检查等，观察及调整疗效 4~7 天，总住院天数不超过 7 天，均符合本临床路径要求。

■ 在门诊完成睡眠呼吸监测检查并确诊的患者，可于住院当天或4天以内实施检查或特殊治疗符合本临床路径要求。如入院时需要重新评估睡眠呼吸监测结果，总住院天数不超过7天，符合本路径要求；主管医师应在临床路径表单中予以说明。

■ 如患者病情较重或较复杂，需联合应用持续正压通气（PAP）治疗、口腔矫治器或其他治疗，需要多个学科会诊治疗；或OSAHS严重度和病理生理在住院治疗期间有所变化，需要多次反复治疗的（如需要数次压力滴定的）；或睡眠呼吸监测检查疑似患有其他疾病，影响患者全身状态，需要进一步检查确诊的。扣除治疗/检查需要的时间，总住院天数不超过7天，符合本路径要求；主管医师应在临床路径表单中予以说明。

■ 患者往往伴有多种慢性心脑血管或（和）代谢障碍等疾病，患者入院后检查发现心律不齐、心功能异常、糖尿病、肺部阴影的阳性体征，如果需要经检查和治疗，病情稳定后才能检查、治疗的，先进入其他相应内科疾病的诊疗路径；若经治疗和检查排除治疗禁忌证，扣除稳定病情、排除禁忌所需要时间，总住院天数不超过7天，符合本路径要求；主管医师应在临床路径表单中予以说明。

（五）进入路径标准

1. 第一诊断必须符合阻塞性睡眠呼吸暂停低通气综合征疾病编码（ICD-10：G47.302）。
2. 当患者同时具有其他疾病诊断，但在住院期间不需要紧急处理，不会对患者健康安全造成危害的，可以进入路径。

释义

■ 本临床路径适用对象是第一诊断为阻塞性睡眠呼吸暂停低通气综合征的患者，对象为符合中华医学会呼吸病学分会睡眠呼吸障碍学组《阻塞性睡眠呼吸暂停低通气综合征诊治指南（2011年修订版）》规定标准的成人患者（≥18岁）。

■ 本临床路径仅针对因病情需要，需住院进行检查和治疗的患者。

■ 睡眠呼吸障碍的治疗包括PAP治疗、口腔矫治器治疗和手术治疗以及其他综合治疗，本临床路径仅适用于不需要外科手术治疗的成人患者（非危重）。

■ 患者同时伴有高血压、糖尿病、心律不齐、甲状腺功能减低等慢性病，经评估和治疗病情稳定，不影响OSAHS的诊疗，可适用于本临床路径。

■ 不能进入路径的情况包括：

1. 单纯打鼾。

2. 伴有其他睡眠障碍疾病：如肥胖低通气、重叠综合征、中枢性睡眠呼吸暂停综合征、周期性腿动、发作性睡病、快动眼睡眠期行为异常等。

3. 因病情需要需进行有创手术治疗，如气管切开、上气道成形手术或减重代谢手术等；转入其他路径。

4. 患者选择在门诊治疗（非住院治疗）。

5. 继发于严重颅面结构畸形或继发于甲状腺/垂体功能异常等内分泌疾病的睡眠呼吸障碍，病因未控制或不稳定。

6. 伴有心脑血管、呼吸和代谢疾病，内科治疗病情控制不佳，全身状态不稳定的患者，如需要有创通气、血流动力学不稳定、休克、心力衰竭，呼吸衰竭、肺栓塞、极度肥胖、感染等。

（六）住院期间的检查项目

1. 必需的检查项目：多导睡眠监测。
2. 根据患者情况可选择：动脉血气分析、血常规、甲状腺功能、空腹血糖、糖化血红蛋白、OGTT、血脂、肝肾功能、电解质、常规肺功能、胸部 CT、心电图、动态心电图、心肌损伤标志物、动态血压、超声心动图、鼻咽部 CT、头颅 CT 或 MRI、多次小睡睡眠潜伏时间试验（MSLT）以及可能发生的合并症的相应检查等。

释义

■ 必查项目是确保正确诊断的基础，除在入院前已经完成多导睡眠监测的情况外，必须完成。相关人员认真分析检查结果，及时处理异常情况。手术患者加做凝血功能、感染性疾病筛查（乙型肝炎、丙型肝炎、梅毒、艾滋病等）。

■ 可根据病情增加颈动脉超声、垂体激素水平、心理评估、嗜睡状态问卷、胃食管反流等检查。排除其他可能诱发或加重 OSAHS 的因素和合并症情况。

■ 必要时鼻、咽、喉、口腔部位专科检查。有条件者可进行上气道影像学检查（X 线头影测量、CT、MRI）、鼻阻力、上气道压力检查，诱导睡眠电子喉镜检查以评估上气道解剖，阻塞部位、病理生理功能，排除 PAP 治疗禁忌证。

（七）治疗原则

1. 一般治疗：减肥，侧卧位睡眠，抬高床头，戒烟酒，慎用镇静催眠药物，白天避免过度劳累。
2. 病因治疗：如应用甲状腺素治疗甲状腺功能减低等。
3. 无创正压通气治疗，根据病情选择呼吸机类型。
4. 口腔矫治器治疗。
5. 必要时手术治疗
6. 药物治疗：目前尚无疗效确切的药物。
7. 合并症的治疗：对于并发症及合并症应转到相应科室进行常规治疗。

释义

■ 一般治疗中，以患者教育为主。在特殊职业如高空作业、机械操作、司机等，应充分考虑患者白天嗜睡程度对职业的影响，给予指导教育。注意生产、生活安全。倡导长期随访。

■ PAP 治疗是 OSAHS 的一线治疗方法。注意 PAP 的禁忌证：肺大疱；气胸或纵隔气肿；血流动力学指标不稳定者；脑脊液漏，颅脑外伤或颅内积气；急性中耳炎、鼻炎、鼻窦炎感染未控制者；青光眼等。

■ PAP包括普通及智能型CPAP（AutoCPAP）通气和双水平气道正压（BiPAP）通气，以CPAP最为常用，CO_2潴留明显者建议使用BiPAP。

■ CPAP压力的调定：设定合适的CPAP压力水平是保证疗效的关键。理想的压力水平是指能够消除在各睡眠期及各种体位睡眠时出现的呼吸暂停及打鼾所需的最低压力水平，并保持整夜睡眠中的SaO_2在正常水平（>90%），并能为患者所接受。如用AutoCPAP进行压力调定，选择90%~95%可信限的压力水平。可根据具体情况采取自动或手工压力滴定。

■ 口腔矫治器对于不能耐受CPAP、不能手术或手术效果不佳者可以试用，也可作为CPAP治疗的补充治疗。总体上可以分为三类：①软腭保持器；②舌保持器；③下颌前移矫治器。需专科医师对患者的颌面结构进行评估后进行治疗。对①成年人轻、中度OSAHS和鼾症等患者；②无颞颌关节功能紊乱症；③无张口受限或鼻塞；④无牙周疾病或缺牙过多的患者有较好的适应证，与手术或正压通气联用可治疗重度OSAHS。但颞下颌关节功能紊乱患者，严重牙周炎或缺牙多患者，鼻塞患者则不适用。

■ 外科治疗可用于PAP治疗失败或禁忌的患者。外科手术适应证可参照耳鼻咽喉头颈外科、口腔颌面外科及减重代谢外科相关指南及会诊意见。危重OSAHS患者可采取气管切开术治疗。上气道重建手术比较常用的手术方式包括保留悬雍垂腭咽成形术（uvulopalatopharyngoplasty，UPPP）或Han UPPP手术等、下颌骨前徙颚前徙术及颌面部前徙加舌骨肌切断悬吊术等，术后必须定期随访，如手术失败，可使用PAP治疗。

（八）出院标准

1. 无创正压通气治疗适应良好，压力滴定提示治疗效果良好（AHI<10次/小时），相关症状明显改善。
2. 没有需要住院治疗的合并症和（或）并发症。
3. 病情较轻，仅需一般治疗或口腔矫正器治疗。

释义

■ 患者重点观察的项目一般包括症状生命体征、嗜睡程度、睡眠时打鼾、呼吸暂停及血氧饱和度情况。

■ 治疗效果良好的体现：①睡眠期鼾声、憋气消退，无间歇性缺氧，SaO_2正常。②白天嗜睡明显改善或消失，其他伴随症状如忧郁症显著好转或消失。③部分患者相关并发症，如高血压、冠心病、心律失常、糖尿病和脑卒中等得到改善。

■ 随访及宣教：PAP压力调定后，患者带机回家进行长期家庭治疗，对家庭治疗的早期应密切随访，了解患者应用的依从性及不良反应，协助其解决使用中出现的各种问题，必要时应行PAP压力的再调定，以保证患者长期治疗的依从性。其后应坚持定期随访。口腔矫治器及外科手术：治疗后3个月、6个月应复查PSG，以了解其疗效。

（九）变异及原因分析

1. 存在合并症和（或）并发症，需要进行相关的诊断和治疗，延长住院时间。
2. 具有手术指征，转口腔、咽喉头颈外科进一步手术治疗者，归入其他路径。
3. 有明确病因需对因治疗：垂体瘤、甲状腺功能低下等，转入其他路径。
4. 病情危重，需有创通气患者，归入其他路径。

释义

■ 如患者病情较重或较复杂，需联合应用持续正压通气（PAP）治疗、口腔矫治器或其他治疗，需要多个学科会诊治疗；或OSAHS严重度和病理生理在住院治疗期间有所变化，需要多次反复治疗的（如需要数次压力滴定的）；或睡眠呼吸监测检查疑似患有其他疾病，影响患者全身状态，需要进一步检查确诊的。需要延长治疗或检查需要的时间；主管医师应在临床路径表单中予以说明。

■ 患者往往伴有多种慢性心脑血管或（和）代谢障碍等疾病，患者入院后检查发现心律不齐、心功能异常、糖尿病、肺部阴影的阳性体征，如果需要经检查和治疗，病情稳定后才能检查、治疗的，先进入其他相应内科疾病的诊疗路径；若经治疗和检查排除治疗禁忌证，可稳定病情、排除禁忌并继续OSAHS诊治的，可纳入路径；主管医师应在临床路径表单中予以说明。

■ 心脑血管、呼吸和代谢疾病，内科治疗病情控制不佳，全身状态不稳定的患者，如需要有创通气、血液动力学不稳定、休克、心力衰竭、呼吸衰竭、肺栓塞、极度肥胖、感染等危重情况，不进入本路径。

■ 睡眠呼吸障碍的治疗包括PAP治疗、口腔矫治器治疗和手术治疗以及其他综合治疗。因病情需要进行有创手术治疗，如气管切开、上气道成形手术或减重代谢手术等；转入其他路径。

■ 伴有其他睡眠障碍疾病；如肥胖低通气、重叠综合征、中枢性睡眠呼吸暂停综合征、周期性腿动、发作性睡病、快动眼睡眠期行为异常等；继发于严重颅面结构畸形或继发于甲状腺/垂体功能异常等内分泌疾病的睡眠呼吸障碍，病因未控制时不归入本路径。

■ OSAHS的表型诸多，治疗方式多样，出现变异的原因很多，除了包括路径中所描述情况，还包括医疗、护理、患者、环境等多方面的变异原因，为便于总结和在工作中不断完善和修订路径，应将变异原因归纳、总结，以便重新修订路径时作为参考。

四、阻塞性睡眠呼吸暂停低通气综合征临床路径给药方案

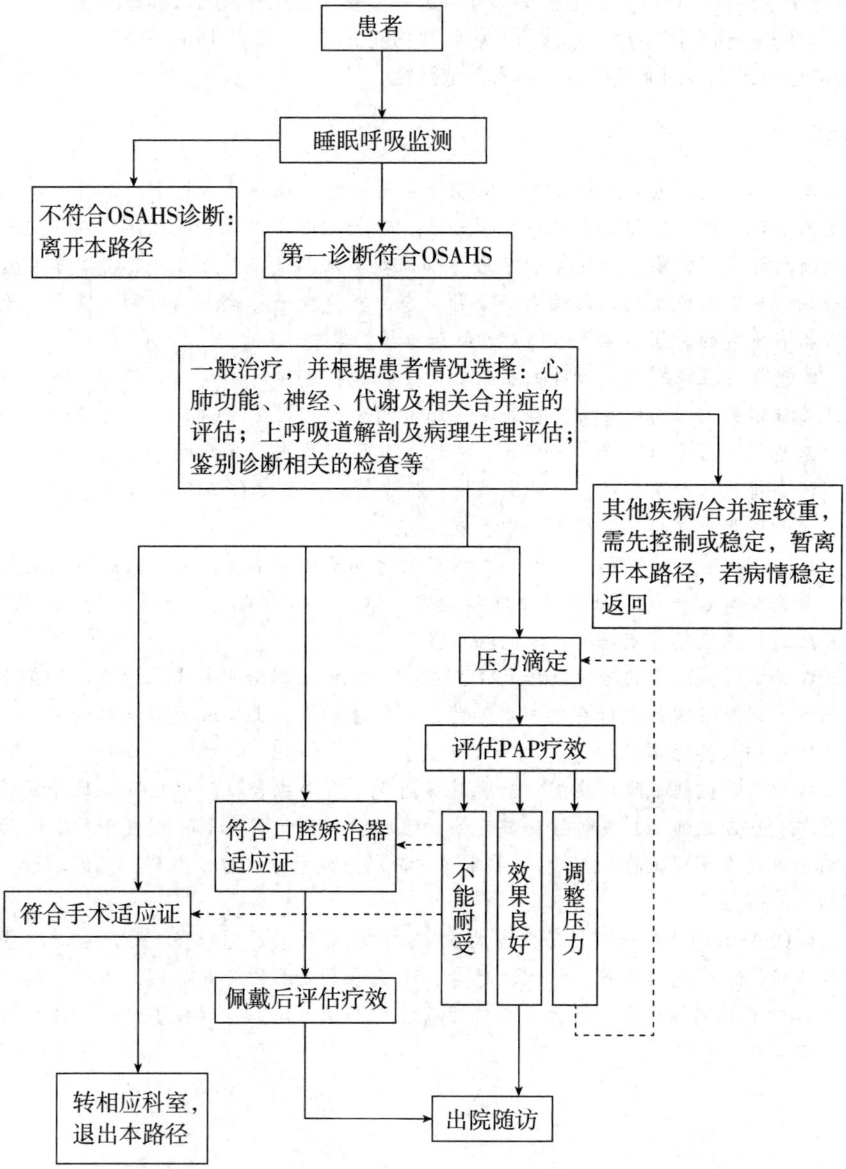

【用药选择】

药物治疗：目前尚无普适的对 OSAHS 疗效确切的药物。

【药学提示】

1. 药物治疗在文献中报道仅对某些特定表型的 OSA 患者有效：如觉醒阈值较低的患者应用佐匹克隆或曲唑酮等镇静药物；呼吸调控不稳定的患者应用乙酰唑胺；有潜在增强肌张力作用的地昔帕明等。因此，不作为指南推荐应用于未经表型评估的常规临床治疗。

2. 在特定病因的患者，如应用甲状腺素治疗甲状腺功能减低等，参见相应疾病的临床路径。

【注意事项】

关于镇静剂的使用，对于合并失眠或因其他疾病需长期应用镇静药物的 OSAHS 患者，住院期间应妥善监护，尤其是重度患者或夜间血氧饱和度低的患者。如必须长期应用，患者获得妥善的 OSAHS 治疗（如佩戴 PAP）将提高应用的安全性。

五、推荐表单

（一）医师表单

阻塞性睡眠呼吸暂停低通气综合征临床路径医师表单

适用对象：第一诊断为阻塞性睡眠呼吸暂停低通气综合征（ICD-10：G47.300/G47.302）

患者姓名：	性别：　　年龄：　　门诊号：	住院号：
住院日期：　　年　月　日	出院日期：　　年　月　日	标准住院日：≤7 天

时间	住院第 1~2 天	住院后第 3~7 天
主要诊疗工作	□ 询问病史及体格检查 □ 进行病情初步评估，病情严重程度分级 □ 上级医师查房 □ 明确诊断，决定诊治方案 □ 相关并发症及合并症筛查 □ 完成病历书写	□ 上级医师查房 □ 评估辅助检查的结果 □ 病情评估，根据患者病情调整治疗方处理可能发生的并发症 □ 观察治疗反应 □ 住院医师书写病程记录
重点医嘱	**长期医嘱：** □ 呼吸睡眠科护理常规 □ 一级~三级护理常规（根据病情） □ 普食、糖尿病饮食、低盐低脂饮食、糖尿病低盐低脂饮食、鼻饲饮食（根据病情） □ 控制性氧疗（必要时） □ 心电、血氧饱和度监测（必要时） □ 测血压 bid □ 测三餐前、餐后 2 小时、睡前血糖（必要时） □ 无创辅助通气治疗、持续呼吸功能监测、灭菌注射用水 □ 根据相关并发症及合并症请求相关科室会诊指导治疗用药 **临时医嘱：** □ 睡眠呼吸监测 □ 血糖、血脂、肝肾功能、电解质（必要时） □ 糖化血红蛋白、OGTT（必要时） □ 血常规（必要时） □ 甲状腺功能（必要时） □ 鼻咽部 CT 或 MRI（必要时） □ 心电图、超声心动图（必要时） □ 多功能鼻咽纤维喉镜 □ 动态心电图 □ 动态血压 □ 心肌损伤标志物 □ 头颅 CT □ 食管测压（必要时） □ 血气分析常规、肺功能、胸部 CT（必要时） □ 可能发生的合并症的相应检查（必要时）	**长期医嘱：** □ 呼吸睡眠科护理常规 □ 一级~三级护理常规（根据病情） □ 普食、糖尿病饮食、低盐低脂饮食、糖尿病低盐低脂饮食、鼻饲饮食（根据病情） □ 控制性氧疗（必要时） □ 心电、血氧饱和度监测（必要时） □ 测血压 bid（必要时） □ 测三餐前、餐后 2 小时、睡前血糖（必要时） □ 无创辅助通气治疗、持续呼吸功能监测、灭菌注射用水 □ 根据相关并发症及合并症请求相关科室会诊指导治疗用药 **临时医嘱：** □ 对症治疗 □ 复查动脉血气分析（必要时） □ 复查睡眠呼吸监测（必要时） □ 异常指标复查 □ 无创通气手动压力滴定、分段睡眠监测手工压力滴定 □ MSLT（必要时） □ 相关并发症专业科室会诊及相应诊治（必要时） □ 必要时请口腔科、耳鼻喉科评估口腔矫治器、上气道手术适应证
病情变异记录	□ 无　□ 有，原因： 1. 2.	□ 无　□ 有，原因： 1. 2.
医师签名		

（二）护士表单

阻塞性睡眠呼吸暂停低通气综合征临床路径护士表单

适用对象：第一诊断为阻塞性睡眠呼吸暂停低通气综合征（ICD-10：G47.300/G47.302）

患者姓名：	性别：　年龄：　门诊号：	住院号：
住院日期：　年　月　日	**出院日期：**　年　月　日	**标准住院日：≤7 天**

时间	住院第 1~3 天	住院第 3~7 天	出院前 1~3 天
健康宣教	□ 介绍主管医师、护士 □ 介绍环境、设施 □ 介绍住院注意事项 □ 宣教疾病知识、用药知识及特殊检查操作过程 □ 告知检查及操作前后饮食、活动及探视注意事项及应对方式	□ 主管护士与患者沟通，了解并指导心理应对 □ 观察治疗反应 □ 讲解体重控制和管理、生活方式的指导及相关知识普及	□ 康复和锻炼 □ 随诊注意事项 □ 出院带药服用方法，呼吸机或其他治疗仪器的使用方法 □ 饮食休息等注意事项指导
护理处置	□ 核对患者、佩戴腕带 □ 建立入院护理病历 □ 卫生处置：剪指甲、洗澡、更换病号服 □ 协助医师完成各项检查化验	□ 随时观察患者病情变化 □ 遵医嘱正确使用药物 □ 了解治疗反应、呼吸机使用等情况	□ 办理出院手续 □ 书写出院小结
基础护理	□ 二级护理 □ 晨晚间护理 □ 患者安全管理	□ 二级护理 □ 晨晚间护理 □ 患者安全管理	□ 二级护理 □ 晨晚间护理 □ 患者安全管理
专科护理	□ 护理查体 □ 呼吸频率、血氧饱和度监测 □ 需要时请家属陪伴 □ 心理护理	□ 指导患者预防面部压疮等 □ 病情观察：评估患者生命体征，夜间睡眠打鼾及呼吸暂停情况 □ 指导氧疗治疗（必要时） □ 无创呼吸机或口腔矫治器应用日常护理 □ 遵医嘱完成相关检查 □ 心理护理 □ 遵医嘱正确给药 □ 提供并发症征象的依据	□ 病情观察：评估患者生命体征，睡眠情况 □ 心理护理
重点医嘱	□ 详见医嘱执行单	□ 详见医嘱执行单	□ 详见医嘱执行单
病情变异记录	□ 无　□ 有，原因： 1. 2.	□ 无　□ 有，原因： 1. 2.	□ 无　□ 有，原因： 1. 2.
护士签名			

（三）患者表单

阻塞性睡眠呼吸暂停低通气综合征临床路径患者表单

适用对象：第一诊断为阻塞性睡眠呼吸暂停低通气综合征（ICD-10：G47.300/G47.302）

患者姓名：	性别： 年龄： 门诊号：	住院号：
住院日期： 年 月 日	**出院日期：** 年 月 日	**标准住院日：≤7天**

时间	住院第1~3天	住院第3~7天	出院前1~3天	出院
医患配合	□ 配合询问病史、收集资料，请务必详细告知既往史、用药史、过敏史 □ 配合进行体格检查 □ 有任何不适告知医师 □ 配合完善相关检查、化验，如采血、留尿、心电图、X线胸片等	□ 配合完善相关检查、化验，如采血、留尿、心电图、X线胸片等 □ 医师向患者及家属介绍病情，如有异常检查结果需进一步检查 □ 配合用药及治疗 □ 配合医师调整用药 □ 有任何不适告知医师	□ 接受出院前指导 □ 获取关于呼吸机或其他治疗设备使用的指导（如适用）	□ 知道生活方式调整的目标和方法 □ 知道复查程序 □ 获取出院诊断书

附：原表单（2016 年版）

阻塞性睡眠呼吸暂停低通气综合征临床路径表单

适用对象：第一诊断为阻塞性睡眠呼吸暂停低通气综合征（ICD-10：G47.300/G47.302）

患者姓名：	性别：　　年龄：　　门诊号：	住院号：
住院日期：　　年　月　日	出院日期：　　年　月　日	标准住院日：≤7 日

时间	住院第 1~2 天	住院后第 3~7 天
主要诊疗工作	□ 询问病史及体格检查 □ 进行病情初步评估，病情严重程度分级 □ 上级医师查房 □ 明确诊断，决定诊治方案 □ 相关并发症及合并症筛查 □ 完成病历书写	□ 上级医师查房 □ 评估辅助检查的结果 □ 病情评估，根据患者病情调整治疗方处理可能发生的并发症 □ 观察治疗反应 □ 住院医师书写病程记录
重点医嘱	**长期医嘱：** □ 呼吸睡眠科护理常规 □ 一级~三级护理常规（根据病情） □ 普食、糖尿病饮食、低盐低脂饮食、糖尿病低盐低脂饮食、鼻饲饮食（根据病情） □ 控制性氧疗（必要时） □ 心电、血氧饱和度监测（必要时） □ 测血压 bid □ 测三餐前、餐后 2 小时、睡前血糖（必要时） □ 无创辅助通气治疗、持续呼吸功能监测、灭菌注射用水 □ 根据相关并发症及合并症请求相关科室会诊指导治疗用药 **临时医嘱：** □ 多导睡眠监测 □ 血糖、血脂、肝肾功能、电解质（必要时） □ 糖化血红蛋白 □ OGTT（必要时） □ 血常规（必要时） □ 甲状腺功能（必要时） □ 鼻咽部 CT 或 MRI、心电图、超声心动图 □ MSLT □ 动态心电图 □ 动态血压 □ 心肌损伤标志物 □ 头颅 CT □ 食管测压（必要时） □ 血气分析 □ 常规肺功能 □ 胸部 CT（必要时） □ 可能发生的合并症的相应检查（必要时）	**长期医嘱：** □ 呼吸睡眠科护理常规 □ 一级~三级护理常规（根据病情） □ 普食、糖尿病饮食、低盐低脂饮食、糖尿病低盐低脂饮食、鼻饲饮食（根据病情） □ 控制性氧疗（必要时） □ 心电、血氧饱和度监测（必要时） □ 测血压 bid（必要时） □ 测三餐前、餐后 2 小时、睡前血糖（必要时） □ 无创辅助通气治疗、持续呼吸功能监测、灭菌注射用水 □ 根据相关并发症及合并症请求相关科室会诊指导治疗用药 **临时医嘱：** □ 对症治疗 □ 复查动脉血气分析（必要时） □ 异常指标复查 □ 无创通气手动压力滴定、分段睡眠监测手工压力滴定 □ 相关并发症专业科室会诊及相应诊治（必要时）

续 表

时间	住院第 1~2 天	住院后第 3~7 天
病情变异记录	□ 无 □ 有，原因： 1. 2.	□ 无 □ 有，原因： 1. 2.
护士签名		
医师签名		

时间	出院前 1~3 天	出院前 3~7 天
主要诊疗工作	□ 无创辅助通气治疗、持续呼吸功能监测、灭菌注射用水 □ 无创通气手动压力滴定、分段睡眠监测手工压力滴定	
主要护理工作	□ 介绍病房环境、设施和设备 □ 入院护理评估，护理计划 □ 观察患者情况 □ 指导氧疗治疗（必要时） □ 静脉取血，用药指导 □ 无创呼吸机应用日常护理 □ 进行戒烟酒、减肥建议和健康宣教 □ 协助患者完成实验室检查及辅助检查	□ 观察患者一般情况及病情变化 □ 观察治疗反应 □ 指导患者预防面部压疮等 □ 疾病相关健康教育
病情变异记录	□ 无　□ 有，原因： 1. 2.	□ 无　□ 有，原因： 1. 2.
护士签名		
医师签名		

第二十章

鼻咽癌临床路径释义

一、鼻咽癌编码

疾病名称及编码：鼻咽癌（ICD-10：C11）

二、临床路径检索方法

C11

三、鼻咽癌临床路径标准住院流程

（一）适用对象

第一诊断为鼻咽癌（ICD-10：C11）。

释义

■ 适用对象编码参见第一部分。

■ 本路径适用对象为临床新诊断为非转移性鼻咽癌（M0）的患者，如晚期患者姑息对症支持治疗，常规采用非放化疗、非手术的治疗手段，不适用于本路径。

（二）诊断依据

根据《临床诊疗指南·耳鼻咽喉头颈外科分册》（中华医学会编著，人民卫生出版社，2009年）。

1. 症状：涕血、鼻出血、鼻塞、耳鸣、听力减退、头痛、颈部淋巴结肿大、脑神经损害或远端转移症状。
2. 体征：鼻咽部新生物、颈部肿大淋巴结。
3. 辅助检查：间接鼻咽镜、纤维或电子鼻咽镜、鼻咽部增强 CT 和 MRI、血清 VCA-IgA，EBV-DNA 全身骨扫描或 PET 检查。
4. 病理学［鼻咽部和（或）颈部转移灶］明确诊断。

释义

■ 本路径的制订主要参考国内权威诊疗指南。

■ 病史和典型的临床症状是诊断鼻咽癌的初步依据，鼻咽肿物侵犯鼻咽周围组织会导致涕血、鼻出血、鼻塞、耳鸣、听力减退、头痛以及面部麻木、复视等脑神经损害症状，鼻咽癌容易出现颈部淋巴结转移。体格检查和鼻咽镜检查可见鼻咽占位和（或）颈部淋巴结肿大，合并有脑神经损害时有相应的临床体征。鼻咽活检病理和（或）颈部淋巴结穿刺细胞学可明确诊断，需尽可能获取鼻咽原发灶病理诊断。

骨扫描等分期检查是确保患者后续接受正规治疗的必需检查。其他分期相关检查还需要增加胸部 CT（推荐）或 X 线胸片，腹部超声或 CT（推荐）除外远端转移。

■ 还需要增加血常规、血生化检查，以便判断是否能够接受同期放化疗以及营养状态好坏。

■ 治疗前需要检查甲状腺功能，垂体功能等以了解基线水平。

（三）治疗方案的选择

根据《临床诊疗指南·耳鼻咽喉头颈外科分册》（中华医学会编著，人民卫生出版社，2009年）、《头颈肿瘤综合治疗专家共识》（中国抗癌协会头颈肿瘤专业委员会，中国抗癌协会放射肿瘤专业委员会，中华耳鼻咽喉头颈外科杂志，2010 年）、《中国鼻咽癌诊疗指南》（中国抗癌协会鼻咽癌专业委员会，2007 年）、《2010 鼻咽癌调强放疗靶区及剂量设计指引专家共识》（中国鼻咽癌临床分期工作委员会，中华放射肿瘤学杂志，2011 年）、《2012ESMO 临床实践指南：鼻咽癌的诊断、治疗与随访》（欧洲肿瘤内科学会）。

鼻咽癌分期对预后意义重大，也是影响治疗方案选择的主要因素。目前主要采用 2008 中国鼻咽癌分期和 2010 第七版世界抗癌联盟/美国癌症联合委员会标准，以 MRI 检查作为分期依据。根据分期选择不同治疗方案，其原则是：放射治疗为主，辅以化学治疗和手术治疗。

1. 早期：对应鼻咽癌Ⅰ期，单用放射治疗。
2. 中期：对应鼻咽癌Ⅱ期，无淋巴结转移者可考虑单纯放疗；伴淋巴结转移者同步放化疗。
3. 晚期：对应鼻咽癌Ⅲ、ⅣA、ⅣB 期。多采用同步放化疗，联合辅助化疗；放疗效果欠佳者可新辅助诱导化疗+同步放化疗。
4. 出现远端转移者，采用化疗为主，辅以放疗。
5. 放疗后残留或复发局限者可考虑手术切除。
6. 复发者再次放疗或放化疗。
7. 放疗技术包括：调强放疗、适形放疗、近距离放疗及立体定向放疗；外照射放射源采用直线加速器或^{60}Co；近距离采用^{192}Ir。每周 5 天，1 次/天，1. 8~2Gy/次，总剂量 60~75Gy。
8. 化疗药物：同步放化疗化疗药物多选择顺铂（P）；辅助及新辅助化疗方案为顺铂+5-FU（PF）、顺铂+紫杉醇（TP）、顺铂+紫杉醇+5-FU（TPF）或吉西他滨+顺铂（GP），每 21 天重复 1 次，4~6 个疗程。

释义

■ 本病确诊后，应根据临床分期和治疗原则，给予合适的治疗，鼻咽癌首选放射治疗，以根治性放疗或以放疗为主的综合性治疗为主要治疗选择，早期一般采用单纯放射治疗；晚期采用同步放化疗±辅助化疗；远端转移高危患者（N3 或 T4N2）等可以考虑诱导化疗+同期放化疗；治疗后残存或早期复发病例可行手术挽救治疗。

■ 放疗一般推荐采用适形或调强放疗技术，以最大程度保护正常组织，保证患者远期生活质量。腔内近距离放疗及立体定向放疗多用于外照射后残存灶的补量照射。鼻咽癌靶区中大体肿瘤区（GTV）包括鼻咽原发肿瘤（GTVnx）及咽旁/颈部转移淋巴结（GTVnd）；临床靶区（CTV）根据受累的危险程度分为：CTV1（高危区）

和CTV2（低危区，预防照射区）；计划靶区（PTV）应根据系统误差和摆位误差实测和计算获得，调强放疗技术建议在GTV/CTV基础上外放3~5mm形成PTV。同期放化疗条件下，建议采用常规分割模式。调强放疗技术建议采用同期补量技术(SIB-IMRT)。系统评价显示，联合使用放疗增敏剂注射用甘氨双唑钠可有效改善患者的近期疗效和生存率，且不增加药物不良反应的发生率。

■ 鼻咽癌计划性的化疗、放疗综合治疗包括新辅助化疗、同步放化疗和辅助化疗。临床研究数据表明同步放化疗时以铂类单药获得好的疗效同时不良反应可以耐受。新辅助化疗可以降低局部和区域的肿瘤负荷和消除微小转移灶，从而提高局部控制率、降低远端转移率，常用的新辅助化疗放疗为TPF或PF。同步放化疗不仅可以提高局部控制，还可以降低远端转移的发生。单纯的辅助化疗未能提高鼻咽癌的疗效。同步放化疗±辅助化疗可以作为局部晚期鼻咽癌的治疗手段之一，常用的辅助化疗方案为TPF/PF/GP。抗肿瘤植物化学药榄香烯乳单药应用有较好的抑制肿瘤生长增殖作用，能够提高机体免疫力，与常规放化疗联合可协同增敏增效，减轻不良反应。

■ 挽救性手术对于放疗后鼻咽部或颈部未控或复发的早期病例有效，患者全身状况较好，鼻咽肿物无咽旁或颅底骨质侵犯，颈部淋巴结未固定并未累及颈部血管鞘。挽救手术后是否需要再行放化疗，应视手术术式和病理结果而定。

（四）标准住院日

1. 单纯放疗和同步放化疗者≤42天。
2. 非首次化疗者≤7天。
3. 原发部位或颈部残留或复发采用手术切除者≤21天。

释义

■ 鼻咽癌行放射治疗/化疗/挽救手术入院前完成临床所需各项检查及治疗前准备，治疗定位和治疗计划设计需要1~2周时间。放射治疗时间为6.5~7.5周（根据肿瘤分期不同而异），治疗结束需要约1周时间完成疗效评价相关检查，总住院时间为8.5~10.5周。

■ 如患者先行诱导化疗，根据化疗方案，每化疗周期住院天数可以≤7天。

■ 如果患者为原发部位或颈部残存淋巴结，或者早期复发病例，选择手术治疗时，包括术前准备、手术后恢复时间，需要观察手术恢复及术后并发症，总住院时间为21天符合本路径要求。

（五）进入路径标准

1. 第一诊断必须符合鼻咽癌疾病编码（ICD-10：C11）。
2. 当患者同时具有其他疾病诊断，但在住院期间不需要特殊处理也不影响第一诊断的临床路径流程实施时，可以进入路径。

释义

■ 进入本路径的患者第一诊断为非转移性鼻咽癌，需除外鼻咽大出血、严重感染和恶病质等肿瘤相关并发症。

■ 入院后常规检查发现有基础疾病，如高血压、冠状动脉粥样硬化性心脏病、糖尿病、肝肾功能不全等，经系统评估后对肿瘤诊断治疗无特殊影响者，可进入路径。但可能增加医疗费用，延长住院时间。

（六）住院期间检查项目

1. 必需的检查项目

（1）血、尿常规。

（2）肝功能、肾功能、电解质、血糖、凝血功能。

（3）感染性疾病筛查（乙型肝炎、丙型肝炎、梅毒、艾滋病等）。

（4）胸部 X 线片、心电图、腹部超声。

（5）间接鼻咽镜、纤维或电子鼻咽镜、鼻咽部增强 MRI 和（或）CT。

（6）标本送病理学检查。

2. 根据患者病情，可选择检查项目：颅脑、胸部、腹部 CT 或 MRI，血清 VCA-IgA，EB-DNA，肺功能，输血准备，全身骨扫描或 PET 检查等。

释义

■ 血常规、尿常规、便常规是最基本的三大常规检查，感染性疾病筛查、肝肾功能、电解质、血糖、凝血功能、心电图、X 线胸片或者胸部 CT 可评估有无基础疾病及肺部转移灶，是否影响住院时间、费用及其治疗预后；鼻咽镜可明确鼻咽肿物腔内及黏膜下浸润范围，通过鼻咽镜或直视下活检可获得病理确诊，并可通过免疫组化协助判断患者预后及指导下一步生物靶向治疗的实施。鼻咽 CT 或 MRI 可协助判断鼻咽及邻近结构受侵情况，明确分期及判断预后，胸腹影像、骨扫描等检查可排除是否存在远端转移，胸腹影像学、骨扫描等分期检查应该在入院前完成，以便明确诊断和制订治疗方案。

■ 本病需与其他引起鼻咽肿块和颈部淋巴结肿大的疾病相鉴别，如恶性淋巴瘤、纤维血管瘤、脊索瘤、鼻咽结核或慢性炎症增殖性疾病以及腺样体肥大等，鼻咽镜活检病理组织学检查是最为直接的鉴别手段。

（七）预防性抗菌药物选择与使用时机

按照《抗菌药物临床应用管理办法》（卫生部令〔2012〕84 号）和《抗菌药物临床应用指导原则（2015 年版）》（国卫办医发〔2015〕43 号）合理选用抗菌药物。

释义

■ 应严格按照国内相关原则把握预防性抗菌药物使用，选用的抗菌药物必须是疗效肯定、安全、使用方便及价格相对较低的品种，总的用药时间不超过24小时，个别情况可延长至48小时。对于手术前已形成感染者，抗菌药物使用时间应按照治疗性应用而定。

（八）需要采取手术者手术日为入院后5天内

1. 麻醉方式：全身麻醉。
2. 手术：见“（三）治疗方案的选择”。
3. 术中用药：止血药、抗菌药物。
4. 输血：视术中情况而定。
5. 标本送病理检查。

释义

■ 应依据手术术式及拟切除范围决定抗菌药物、止血药物以及是否需要进行输血。

■ 手术标本必须送病理检查，证实是否有癌，残存患者同时可以了解肿瘤对治疗的反应。

（九）术后住院治疗7~16天

1. 抗菌药物：按照《抗菌药物临床应用管理办法》（卫生部令〔2012〕84号）和《抗菌药物临床应用指导原则（2015年版）》（国卫办医发〔2015〕43号）合理选用抗菌药物。
2. 鼻腔冲洗。
3. 伤口换药。

释义

■ 应严格按照国家标准合理应用抗菌药物。鼻腔冲洗对于促进黏膜早日恢复，有利于防止分泌物和坏死物局部附着引发感染，如无禁忌，应鼓励患者长期保持，并应对其进行相应指导。

（十）出院标准

1. 一般情况良好。
2. 没有需要住院处理的并发症。

释义

■ 患者出院前应完成所有治疗后评估，一般情况良好，无明确的药物相关或治疗相关不良反应，如存在可门诊处理的并发症可予以口服药物对症处理。

（十一）变异及原因分析

1. 治疗过程中出现并发症，需要特殊诊断治疗措施，延长住院时间。
2. 伴有影响本病治疗效果的合并症，需要采取进一步检查和诊断，延长住院时间。

释义

■ 按标准治疗方案出现需要住院特殊处理的并发症，则需要延长总的治疗时间，观察直至临床医师评估可安全出院，治疗中出现病情变化，如新出现远端转移等，则需要终止目前路径，转入相应路径继续治疗。

■ 认可的变异原因主要是指患者入选路径后，在检查及治疗过程中发现患者合并存在事前未预知的、对本路径治疗可能产生影响的情况，需要终止执行路径或延长治疗时间、增加治疗费用。医师需在表单中明确说明。

■ 因患者方面的主观原因导致执行路径出现变异，需医师在表单中予以说明。

四、鼻咽癌常用化疗方案

【用药选择】

根据近期指南推荐，常用的鼻咽癌化疗方案如下。

1. 顺铂+5-FU（PF）：5-FU 1000mg/m^2 civ 96 小时，第 1~4 天；顺铂 100mg/m^2 ivgtt，第 1 天（正规水化利尿 3 天），21 天为 1 周期。
2. 顺铂+紫杉醇（TP）：紫杉醇 135mg/m^2 ivgtt，第 1 天；顺铂 75mg/m^2 ivgtt，第 1 天（正规水化利尿），21 天为 1 周期。
3. 顺铂+紫杉醇+5-FU（TPF）：紫杉醇 135mg/m^2 ivgtt，第 1 天；顺铂 20mg/m^2 ivgtt，第 1~4 天，5-FU 500mg/m^2 civ 120 小时，第 1~5 天。

【药学提示】

1. 顺铂不良反应包括：①消化道反应：严重的恶心、呕吐为主要的限制性毒性。②肾毒性：累积性及剂量相关性肾功不良是顺铂的主要限制性毒性，一般剂量每日超过 90mg/m^2 即为肾毒性的危险因素。主要为肾小管损伤。急性损害一般见于用药后 10~15 天，血尿素氮（BUN）及肌酐（Cr）增高，肌酐清除率降低，多为可逆性，反复高剂量治疗可致持久性轻至中度肾损害。目前除水化外尚无有效预防本品所致的肾毒性的手段。③神经毒性：神经损害如听神经损害所致耳鸣、听力下降较常见。末梢神经毒性与累积剂量增加有关，表现为不同程度的手、脚套样感觉减弱或丧失，有时出现肢端麻痹、躯干肌力下降等，一般难以恢复。癫痫及视神经乳头水肿或球后视神经炎则较少见。④骨髓抑制：骨髓抑制［白细胞和（或）血小板下降］一般较轻，发生概率与每疗程剂量有关，若≤100mg/m^2，发生概率约 10%~20%，若剂量≥120mg/m^2，则约 40%，但亦与联合化疗中其他抗癌药骨髓毒性的重叠有关。⑤过敏反应：可出现脸肿、气喘、心动过速、低血压、非特异斑丘疹类皮疹。⑥其他：心脏功能异常、肝功能改变少见。
2. 紫杉醇不良反应：①可有白细胞、血小板减少、贫血（血红蛋白减少）、感染、黏膜炎、出血、过敏反应、低血压、心动过缓、心电图异常、关节痛、肌肉痛、转氨酶和胆红素升高、脱发、恶心及呕吐。②对紫杉醇有过敏者及骨髓抑制患者忌用。
3. 5-FU 不良反应：①骨髓抑制：主要为白细胞减少、血小板下降。②食欲不振、恶心、呕吐、口腔炎、胃炎、腹痛及腹泻等胃肠道反应。③注射局部有疼痛、静脉炎或动脉内膜炎。④其他：常有脱发、红斑性皮炎、皮肤色素沉着手足综合征及暂时性小脑运动失调，偶有影响心脏功能。

【注意事项】

1. 顺铂用药时，为了减轻毒性反应，用药期间应多饮水或输液，强迫利尿；药前先给甲氧氯普胺和氯丙嗪等减轻消化道反应。

2. 紫杉醇使用前先用地塞米松、苯海拉明及 H_2受体拮抗剂。

释义

■ 鼻咽癌的化疗分为诱导化疗、辅助化疗和同步放化疗，目前常用的诱导和辅助化疗方案为 TPF 或 TP/GP；同步放化疗推荐方案为单药顺铂 100mg/m^2，21 天/周期，共 2~3 周期。

五、推荐表单

（一）医师表单

鼻咽癌手术临床路径医师表单

适用对象：第一诊断为鼻咽癌（ICD-10：C11）；拟行原发灶或颈部残留或复发灶切除术

患者姓名：	性别： 年龄： 门诊号：	住院号：
住院日期： 年 月 日	**出院日期：** 年 月 日	**标准住院日：≤21 天**

时间	住院第 1 天	住院第 1～3 天 （手术准备日）	住院第 2～5 天 （手术日）
主要诊疗工作	□ 询问病史及体格检查 □ 完成病历书写 □ 上级医师查房与治疗前评估 □ 初步确定治疗方式和日期 □ 完善检查	□ 上级医师查房 □ 完成术前准备与术前评估 □ 进行术前讨论，确定手术方案 □ 完成必要的相关科室会诊 □ 签署手术知情同意书、自费用品协议书、输血同意书 □ 向患者及家属交代围术期注意事项 □ 麻醉前评估，签署麻醉同意书	□ 手术 □ 术者完成手术记录 □ 住院医师完成术后病程 □ 上级医师查房 □ 向患者及家属交代病情及术后注意事项
重点医嘱	**长期医嘱：** □ 耳鼻咽喉科护理常规 □ 二级护理 □ 饮食：根据患者情况 □ 患者既往疾病基础用药 **临时医嘱：** □ 血常规、尿常规 □ 肝功能、肾功能、血糖、电解质、凝血功能、感染性疾病筛查（乙型肝炎、丙型肝炎、梅毒、艾滋病等） □ 胸片、心电图、腹部超声 □ 电子鼻咽镜检查 □ 病理学检查 □ 酌情增强 CT 和（或）MRI 或超声，肺功能和输血准备	**长期医嘱：** □ 耳鼻咽喉科护理常规 □ 二级护理 □ 普通饮食 □ 患者既往基础用药 **临时医嘱：** □ 术前医嘱：明日全身麻醉下行鼻咽部肿物切除和（或）颈部淋巴结清扫术* □ 术前禁食、禁水 □ 术前抗菌药物 □ 术前准备 □ 留置鼻饲管（术前或术中，激光手术除外） □ 其他特殊医嘱	**长期医嘱：** □ 全身麻醉术后常规护理 □ 鼻咽部肿物切除和（或）颈部淋巴结清扫术*术后常规护理 □ 气管切开术后常规护理 □ 一级护理 □ 鼻饲饮食 □ 抗菌药物 □ 其他特殊医嘱 **临时医嘱：** □ 标本送病理检查 □ 酌情心电监护 □ 酌情吸氧 □ 其他特殊医嘱
病情变异记录	□ 无 □ 有，原因： 1. 2.	□ 无 □ 有，原因： 1. 2.	□ 无 □ 有，原因： 1. 2.
医师签名			

注：* 实际操作时需明确写出具体的术式

时间	住院第3~19天 （术后1~18天）	住院第7~21天 （术后5~19天，出院日）
主要诊疗工作	□ 上级医师查房 □ 住院医师完成常规病历书写 □ 注意病情变化 □ 注意观察生命体征 □ 注意引流量，根据引流情况明确是否拔除引流管	□ 上级医师查房，进行手术及伤口评估 □ 完成出院记录、出院证明书 □ 向患者交代出院后的注意事项
重点医嘱	**长期医嘱：** □ 一级或二级护理 □ 酌情停用鼻饲饮食 □ 酌情停用抗菌药物 □ 其他特殊医嘱 **临时医嘱：** □ 换药 □ 其他特殊医嘱	**出院医嘱：** □ 出院带药 □ 酌情肿瘤综合治疗 □ 门诊随诊
病情变异记录	□ 无 □ 有，原因： 1. 2.	□ 无 □ 有，原因： 1. 2.
医师签名		

（二）护士表单

鼻咽癌手术临床路径护士表单

适用对象：第一诊断为鼻咽癌（ICD-10：C11）；拟行原发灶或颈部残留或复发灶切除术

患者姓名：	性别： 年龄： 门诊号：	住院号：
住院日期： 年 月 日	**出院日期：** 年 月 日	**标准住院日：≤21 天**

时间	住院第 1 天	住院第 1~3 天 （手术准备日）	住院第 2~5 天 （手术日）
主要护理工作	□ 入院宣教 □ 介绍主管医师、护士 □ 介绍病室环境、设施 □ 介绍常规制度及注意事项 □ 介绍疾病相关注意事项 □ 核对患者，佩戴腕带 □ 建立住院病历 □ 评估患者并书写护理评估单 □ 卫生处置：剪指（趾）甲、沐浴，更换病号服 □ 一级/二级/三级护理 □ 晨晚间护理 □ 患者安全管理 □ 遵医嘱通知实验室检查	□ 宣教、备皮等术前准备 □ 手术前物品准备 □ 手术前心理护理	□ 一级护理 □ 酌情心电监护 □ 酌情吸氧生命体征记录 □ 24 小时出入量记录 □ 全身麻醉术后常规护理 □ 鼻咽部肿物切除和（或）颈部淋巴结清扫术* 术后常规护理 □ 气管切开术后常规护理 □ 鼻饲管护理 □ 术后心理与生活护理
重点医嘱	□ 详见医嘱单	□ 详见医嘱单	□ 详见医嘱单
病情变异记录	□ 无 □ 有，原因： 1. 2.	□ 无 □ 有，原因： 1. 2.	□ 无 □ 有，原因： 1. 2.
护士签名			

注：* 实际操作时需明确写出具体的术式

时间	住院第 3~19 天 （术后 1~18 天）	住院第 7~21 天 （术后 5~19 天，出院日）
主要护理工作	□ 观察日常护理 □ 术后常规护理 □ 气管切口护理 □ 鼻饲管护理 □ 饮食指导 □ 执行医嘱 □ 术后心理与生活护理	□ 指导患者办理出院手续 □ 指导术后随访时间
重点医嘱	□ 详见医嘱	□ 详见医嘱
病情变异记录	□ 无　□ 有，原因： 1. 2.	□ 无　□ 有，原因： 1. 2.
护士签名		

（三）患者表单

鼻咽癌手术临床路径患者表单

适用对象：第一诊断为鼻咽癌（ICD-10：C11.901）

患者姓名：	性别：　　年龄：　　门诊号：	住院号：
住院日期：　　年　月　日	**出院日期：**　　年　月　日	**标准住院日：≤21 天**

时间	住院第 1 天	住院第 1~3 天 （手术准备日）	住院第 2~5 天 （手术日）
医患配合	□ 配合询问病史 □ 请务必详细告知既往史、用药史、过敏史 □ 配合测量生命体征，进行体格检查 □ 接受入院宣教 □ 遵守医院的相关规定和家属探视制度 □ 有不适症状及时告知医师和护士	□ 配合医师完成术前评估 □ 签署手术知情同意书、自费用品协议书、输血同意书 □ 向患者及家属交代围术期注意事项 □ 麻醉前评估，签署麻醉同意书	□ 手术 □ 术者完成手术记录 □ 住院医师完成术后病程 □ 上级医师查房 □ 向患者及家属交代病情及术后注意事项
重点诊疗及检查	□ 准备好既往相关医学资料 □ 熟悉病房情况 □ 熟悉消防应急通道 □ 熟悉医院相关规定 □ 知晓管床医师和主治医师 □ 配合医师完成病史采集、体格检查和专科检查 □ 了解治疗大致方案	□ 配合医师完成术前准备 □ 详细了解手术方案 □ 了解自费项目 □ 了解手术风险，麻醉风险 □ 确定手术日 □ 术前备皮 □ 了解手术前夜准备 □ 了解手术当天准备 □ 签署手术知情同意书、自费用品协议书、输血同意书 □ 麻醉前评估，签署麻醉同意书	□ 手术 □ 手术后的护理 □ 知晓饮食要求和方法 □ 支持治疗 □ 了解伤口自我护理
完成情况	□完成　□未完成 原因： 1. 2.	□完成　□未完成 原因： 1. 2.	□完成　□未完成 原因： 1. 2.
患者签名			

时间	住院第3~19天 （术后1~18天）	住院第7~21天 （术后5~19天，出院日）
医患配合	□ 等待伤口愈合 □ 等待鼻饲管拔除 □ 营养支持治疗 □ 了解手术病理情况	□ 配合进行手术及伤口评估 □ 确定能否出院 □ 了解出院后相关事宜 □ 了解随访要求
重点诊疗及检查	□ 检查伤口 □ 定期伤口换药 □ 监测体温，生命体征 □ 保证足够营养支持 □ 知晓手术病理结果 □ 鼻饲管是否能拔除 □ 气管套管能否拔除	□ 了解出院后随访要求 □ 办理出院相关手续 □ 了解出院后饮食要求 □ 如带鼻饲管出院，了解鼻饲管拔除条件 □ 如带气管套管出院，了解拔除气管套管条件
完成情况记录	□完成　□未完成 原因： 1. 2.	□完成　□未完成 原因： 1. 2.
患者签名		

（四）医师表单

鼻咽癌放疗/放化疗临床路径医师表单

适用对象：第一诊断为鼻咽癌（ICD-10：C11.901）

患者姓名：	性别： 年龄： 门诊号：	住院号：
住院日期： 年 月 日	**出院日期：** 年 月 日	**标准住院日：≤54天**

时间	住院第1天	住院第2~3天	住院第4~10天
主要诊疗工作	□ 询问病史及体格检查 □ 完成病历书写 □ 补充疗前检查 □ 上级医师查房	□ 上级医师查房，完善疗前检查 □ 根据体检、检查等确定临床分期、初步确定治疗方案 □ 完成放疗前口腔处理 □ 完成颅神经检查 □ 完成间接鼻咽镜及纤维鼻咽镜检查 □ 制作体位固定装置及预约模拟定位CT扫描 □ 签署放疗知情同意书、自费用品协议书（酌情）、向患者及家属交代放疗注意事项	□ 完成模拟定位CT（增强）扫描 □ 完成相关靶区及危及器官的勾画 □ 上级医师确认及修改靶区、提交IMRT计划 □ 物理师完成计划制订 □ 评估、确认计划 □ 完成靶区、计划必要病程记录 □ 向患者及家属交代病情及放疗注意事项
重点医嘱	**长期医嘱：** □ 鼻咽癌护理常规 □ 一级/二级/三级护理 □ 饮食：普通饮食/糖尿病饮食/其他 **临时医嘱：** □ 血常规、尿常规、大便常规 □ 肝肾功能、电解质、血糖、血型、凝血功能、垂体、甲状腺功能、EBV □ 颈部、腹部彩超、心电图 □ 鼻咽和颈部MRI或CT，胸部CT（N3病变者），肺功能，超声心动图等（必要时）	**长期医嘱：** □ 同前 **临时医嘱：** □ 鼻咽活检、或会诊病理（包括免疫组化）、生物标记物检测、或必要时颈部淋巴结超声引导下针吸细胞学检查 □ 骨扫描或PET-CT检查 □ 其他特殊医嘱	**长期医嘱：** □ 同前 **临时医嘱：** □ 其他特殊医嘱
病情变异记录	□ 无 □ 有，原因： 1. 2.	□ 无 □ 有，原因： 1. 2.	□ 无 □ 有，原因： 1. 2.
医师签名			

时间	住院第 11~52 天 （放疗过程）	住院第 53~54 天 （出院日）
主要诊疗工作	□ 放疗开始（同步化疗、靶向、增敏等治疗） □ 定期观察病情、并发症变化 □ 上级医师查房，相关病历书写 □ 记录放疗开始后不良反应的评估和准确记录 □ 完成疗中疗效复查，评估肿瘤消退情况，决定是否修改治疗计划 □ 修改靶区（必要时） □ 提交第二计划（必要时） □ 上级医师确认第二计划 □ 执行第二计划	□ 上级医师查房 □ 根据疗终检查结果、肿瘤消退情况决定是否加量 □ 如需加量可提请科查房讨论（必要时） □ 根据患者肿瘤情况和不良反应的程度，制订出院后处理意见及下一步治疗计划疗效评估及不良反应的处理 □ 完成出院记录、病案首页、出院证明书等 □ 向患者及家属告知出院后的注意事项
重点医嘱	**长期医嘱：** □ 输液治疗（包括化疗、靶向、增敏）、或放疗中出现 2 度以上黏膜反应、2 度以上骨髓不良反应时改为二级护理 **临时医嘱：** □ 鼻饲（必要时） □ 支持疗法（必要时） □ 雾化（必要时） □ 抗菌药物（必要时） □ 每周复查 1 次血常规、1 个月复查 1 次肝肾功能（合并化疗、靶向、增敏治疗者） □ 疗中复查鼻咽、颈部 MRI 或 CT、颈部 B 超、纤维鼻咽镜检等 □ 疗终复查肝肾功能、EBV □ 疗终复查鼻咽、颈部 MRI 或 CT、颈部、腹部 B 超、胸部正侧位 X 线片、纤维鼻咽镜检	**长期医嘱：** □ 同前 **临时医嘱：** □ 同前 **出院医嘱：** □ 出院带药 □ 门诊随诊或下一步处理
病情变异记录	□ 无 □ 有，原因： 1. 2.	□ 无 □ 有，原因： 1. 2.
医师签名		

（五）护士表单

鼻咽癌放疗/放化疗临床路径护士表单

适用对象：第一诊断为鼻咽癌（ICD-10：C11.901）

患者姓名：	性别：　　年龄：　　门诊号：	住院号：
住院日期：　　年　月　日	**出院日期：**　　年　月　日	**标准住院日：≤54 天**

时间	住院第 1 天	住院第 2~3 天	住院第 4~10 天
主要诊疗工作	□ 入院宣教 □ 介绍主管医师、护士 □ 介绍病室环境、设施 □ 介绍常规制度及注意事项 □ 介绍疾病相关注意事项 □ 核对患者，佩戴腕带 □ 建立住院病历 □ 评估患者并书写护理评估单 □ 卫生处置：剪指（趾）甲、沐浴，更换病号服 □ 一级/二级/三级护理 □ 晨晚间护理 □ 患者安全管理 □ 遵医嘱通知实验室检查	□ 放疗前宣教 □ 宣教疾病知识、放疗前准备及放疗过程 □ 告知准备物品 □ 告知放疗过程中饮食、活动及探视注意事项 □ 告知放疗后可能出现的不良反应及应对方式、正常组织保护等 □ 告知家属探视须知 □ 一级/二级/三级护理 □ 晨晚间护理 □ 患者安全管理 □ 遵医嘱完成相关检查 □ 给予患者及家属心理支持	□ 观察患者病情变化情况 □ 定时巡视病房 □ 再次明确探视陪伴须知 □ 一级/二级/三级护理 □ 晨晚间护理 □ 患者安全管理 □ 给予患者及家属心理支持
重点医嘱	□ 详见医嘱执行单	□ 详见医嘱执行单	□ 详见医嘱执行单
病情变异记录	□ 无　□ 有，原因： 1. 2.	□ 无　□ 有，原因： 1. 2.	□ 无　□ 有，原因： 1. 2.
护士签名			

时间	住院第 11~52 天 （放疗过程）	住院第 53~54 天 （出院日）
主要诊疗工作	□ 观察患者病情变化 □ 定期巡视病房 □ 患者放疗期间宣教：观察放疗后可能出现的不良反应及应对方式、正常组织保护等 □ 按照医师要求行同步治疗及相关并发症处理	□ 指导患者放疗结束后注意事项 □ 出院指导 □ 协助办理出院手续
重点医嘱	□ 详见医嘱执行单	□ 详见医嘱执行单
病情变异记录	□ 无　□ 有，原因： 1. 2.	□ 无　□ 有，原因： 1. 2.
护士签名		

（六）患者表单

鼻咽癌放疗/放化疗临床路径患者表单

适用对象：第一诊断为鼻咽癌（ICD-10：C11.901）

患者姓名：	性别：　年龄：　门诊号：	住院号：
住院日期：　　年　月　日	**出院日期：**　　年　月　日	**标准住院日：≤54 天**

时间	住院第 1 天	住院第 2~3 天	住院第 4~10 天
医患配合	□ 配合询问病史，收集资料，务必详细告知既往史、用药史、过敏史 □ 配合测量生命体征，进行体格检查 □ 接受入院宣教 □ 遵守医院的相关规定和家属探视制度 □ 有不适症状及时告知医师和护士	□ 配合完善放疗前相关实验室检查，如采血、留尿、心电图、鼻咽镜、MRI 和活检等 □ 医师向患者及家属介绍病情及治疗计划，告知放疗方案及风险，并签字 □ 有不适症状及时告知医师和护士	□ 晨起配合测量生命体征 □ 遵医嘱配合定位及面罩制作 □ 有不适症状及时告知医师和护士
重点诊疗及检查	**诊疗重点：** □ 协助医师记录病史 □ 和医师探讨病情初步确定鼻咽癌治疗方案 □ 告知医师既往的基础疾病并继续治疗 **重要检查：** □ 测量生命体征、身高、体重 □ 进行全身体格检查	**诊疗重点：** □ 按照预约时间完成必要的实验室检查 □ 了解病情和可选择的治疗方案 □ 根据病情和医师建议选择适合自己的治疗方案 **重要检查：** □ 完成血尿常规、血型、血凝常规、生化全项、EBV、垂体、甲状腺功能等实验室检查 □ 完成口腔处理、MRI、CT、超声等检查 □ 根据专科情况完成必要的检查，如 ECT /PET-CT 等	**诊疗重点：** □ 配合医师和护士完成定位 □ 等待放疗计划的完成

时间	住院第 11~52 天 （放疗过程）	住院第 53~54 天 （出院日）
主要诊疗工作	□ 配合定时测量生命体征等 □ 配合标记划线 □ 出现不适症状及时告知医师和护士，如口干、咽痛、鼻堵、进食疼痛、皮肤破溃等，并配合进行相应实验室检查 □ 张口及颈部功能锻炼，鼻腔冲洗 □ 注意活动安全，避免坠床或跌倒 □ 配合执行探视及陪伴制度	□ 接受出院前指导 □ 获取出院诊断书 □ 获取出院带药 □ 知晓服药方法、作用、注意事项 □ 遵医嘱进行适度张口、颈部功能锻炼，注意动作禁忌 □ 知晓复查的时间及程序 □ 知晓在院外出现不适症状时应及时就诊 □ 接受出院宣教 □ 办理出院手续
重点诊疗及检查	□ 配合医师完成疗中、疗末复查 □ 配合医师完成二程计划的更改 □ 如出现新发症状及并发症等需及时告知医师及护士并接受相应诊疗措施 □ 按照医师要求进行功能锻炼、鼻腔冲洗等	

附：原表单（2016 年版）

鼻咽癌临床路径表单 1（单纯手术）

适用对象：第一诊断为鼻咽癌（ICD-10：C11）；拟行原发灶或颈部残留或复发灶切除术

患者姓名：	性别：　年龄：　门诊号：	住院号：
住院日期：　年　月　日	**出院日期：**　年　月　日	**标准住院日：≤21 天**

时间	住院第 1 天	住院第 1~3 天 （手术准备日）	住院第 2~5 天 （手术日）
主要诊疗工作	□ 询问病史及体格检查 □ 完成病历书写 □ 上级医师查房与治疗前评估 □ 初步确定治疗方式和日期 □ 完善检查	□ 上级医师查房 □ 完成术前准备与术前评估 □ 进行术前讨论，确定手术方案 □ 完成必要的相关科室会诊 □ 签署手术知情同意书、自费用品协议书、输血同意书 □ 向患者及家属交代围术期注意事项 □ 麻醉前评估，签署麻醉同意书	□ 手术 □ 术者完成手术记录 □ 住院医师完成术后病程 □ 上级医师查房 □ 向患者及家属交代病情及术后注意事项
重点医嘱	**长期医嘱：** □ 耳鼻咽喉科护理常规 □ 二级护理 □ 饮食：根据患者情况 □ 患者既往疾病基础用药 **临时医嘱：** □ 血常规、尿常规 □ 肝功能、肾功能、血糖、电解质、凝血功能、感染性疾病筛查（乙型肝炎、丙型肝炎、梅毒、艾滋病等） □ X 线胸片、心电图、腹部超声 □ 电子鼻咽镜检查 □ 病理学检查 □ 酌情增强 CT 和（或）MRI 或超声，肺功能和输血准备	**长期医嘱：** □ 耳鼻咽喉科护理常规 □ 二级护理 □ 普通饮食 □ 患者既往基础用药 **临时医嘱：** □ 术前医嘱：明日全身麻醉下行鼻咽部肿物切除和（或）颈部淋巴结清扫术* □ 术前禁食、禁水 □ 术前抗菌药物 □ 术前准备 □ 留置鼻饲管（术前或术中，激光手术除外） □ 其他特殊医嘱	**长期医嘱：** □ 全身麻醉术后常规护理 □ 鼻咽部肿物切除和（或）颈部淋巴结清扫术*术后常规护理 □ 气管切开术后常规护理 □ 一级护理 □ 鼻饲饮食 □ 抗菌药物 □ 其他特殊医嘱 **临时医嘱：** □ 标本送病理检查 □ 酌情心电监护 □ 酌情吸氧 □ 其他特殊医嘱
主要护理工作	□ 介绍病房环境、设施和设备 □ 入院护理评估	□ 宣教、备皮等术前准备 □ 手术前物品准备 □ 手术前心理护理	□ 观察患者病情变化 □ 术后心理与生活护理
病情变异记录	□ 无　□ 有，原因： 1. 2.	□ 无　□ 有，原因： 1. 2.	□ 无　□ 有，原因： 1. 2.
护士签名			
医师签名			

注：* 实际操作时需明确写出具体的术式

鼻咽癌临床路径表单2（非手术）

适用对象：第一诊断为鼻咽癌（ICD-10：C11）

患者姓名：	性别：　　年龄：　　门诊号：	住院号：
住院日期：　　年　月　日	出院日期：　　年　月　日	标准住院日：≤42天

时间	住院第1天	住院第2天
主要诊疗工作	□ 询问病史及体格检查 □ 完成病历书写 □ 开实验室检查单 □ 病情告知，必要时向患者家属告病重或病危通知，并签署病重或病危通知书 □ 患者家属签署输血同意书、骨髓穿刺同意书、腰椎穿刺同意书、静脉插管同意书	□ 上级医师查房 □ 完成入院检查 □ 淋巴组织活检 □ 完成必要的相关科室会诊 □ 完成上级医师查房记录等病历书写 □ 确定放疗或放化疗方案和日期
重点医嘱	**长期医嘱：** □ 耳鼻咽喉科护理常规 □ 二级护理 □ 饮食：根据患者情况 □ 患者既往疾病基础用药 **临时医嘱：** □ 血常规、尿常规 □ 病毒学检测：EB病毒抗体 □ 肝功能、肾功能、血糖、电解质、凝血功能、感染性疾病筛查（乙型肝炎、丙型肝炎、梅毒、艾滋病等）、VCA-IgA □ 影像学检查：酌情增强CT和（或）MRI或超声，肺功能检查、输血准备（根据临床表现增加其他部位）、全身PET检查 □ 胸部X线片、心电图、腹部超声 □ 电子鼻咽镜检查 □ 病理学检查 □ 静脉插管术 □ 输血医嘱 □ 其他医嘱	**长期医嘱：** □ 患者既往基础用药 □ 二级护理 □ 抗菌药物（必要时） **临时医嘱：** □ 骨髓穿刺 □ 骨髓形态学、骨髓活检、免疫分型、染色体检测 □ 淋巴组织活检 □ 淋巴组织常规病理、免疫病理 □ 输血医嘱（必要时） □ 其他医嘱
主要护理工作	□ 介绍病房环境、设施和设备 □ 入院护理评估	□ 宣教（鼻咽癌知识）
病情变异记录	□ 无 □ 有，原因： 1. 2.	□ 无 □ 有，原因： 1. 2.
护士签名		
医师签名		

时间	住院第 3~41 天
主要诊疗工作	□ 患者家属签署放疗或放化疗知情同意书 □ 上级医师查房，制订化疗方案 □ 住院医师完成病程记录 □ 放疗±化疗 □ 重要脏器功能保护 □ 止吐
重点医嘱	**长期医嘱：** □ 放疗医嘱（总剂量 60~76Gy，时间 7 周左右） □ 放疗 CT 定位 □ 常规分割：1.9~2.0Gy/次，每天 1 次，每周 5 天照射。总剂量：鼻咽原发灶：66~76Gy/6~7.5 周；颈淋巴结转移灶：60~70Gy/6~7 周；颈淋巴结阴性及预防照射区域：50~56Gy/5~5.5 周。 □ 化疗医嘱（每 21 天 1 个疗程，耐受性好的患者可每 14 天 1 个疗程；通常用 6~8 个疗程） □ P 方案 □ PF 方案 □ TP 方案 □ TPF 方案 □ GP 方案 □ 补液治疗 □ 止吐、保肝、抗感染等医嘱 □ 其他医嘱 **临时医嘱：** □ 输血医嘱（必要时） □ 心电监护（必要时） □ 血常规 □ 血培养（高热时） □ 静脉插管维护、换药 □ 鼻腔冲洗 □ 其他医嘱
主要护理工作	□ 观察患者病情变化 □ 心理与生活护理 □ 化疗期间嘱患者多饮水
病情变异记录	□ 无　□ 有，原因： 1. 2.
护士签名	
医师签名	

时间	住院第 11~41 天	住院第 42 天 （出院日）
主要诊疗工作	□ 上级医师查房，注意病情变化 □ 住院医师完成常规病历书写 □ 复查血常规 □ 注意观察体温、血压、体重等 □ 成分输血、抗感染等支持治疗（必要时） □ 造血生长因子（必要时）	□ 上级医师查房，确定有无并发症情况，明确是否出院 □ 完成出院记录、病案首页、出院证明书等 □ 向患者交代出院后的注意事项
重点医嘱	**长期医嘱：** □ 洁净饮食 □ 抗感染等支持治疗 □ 其他医嘱 **临时医嘱：** □ 血常规、尿常规、便常规 □ 肝功能、肾功能、电解质 □ 输血医嘱（必要时） □ 影像学检查（必要时） □ 血培养（高热时） □ 病原微生物培养（必要时） □ 静脉插管维护、换药 □ 其他医嘱	**出院医嘱：** □ 出院带药 □ 定期门诊随访 □ 监测血常规、肝功能、肾功能、电解质
主要护理工作	□ 观察患者情况 □ 心理与生活护理 □ 化疗期间嘱患者多饮水	□ 指导患者办理出院手续
病情变异记录	□ 无 □ 有，原因： 1. 2.	□ 无 □ 有，原因： 1. 2.
护士签名		
医师签名		

第二十一章

喉癌临床路径释义

一、喉癌编码

1. 卫计委原编码

疾病名称及编码：喉癌（ICD-10：C32，D02.0）

手术操作名称及编码：喉部分或全喉切除术（ICD-9-CM-3：30.1-30.4）

2. 修改编码

疾病名称及编码：喉癌（ICD-10：C32）

手术操作名称及编码：喉部分切除术（ICD-9-CM-3：30.1-30.2）

全喉切除术（ICD-9-CM-3：30.3-30.4）

二、临床路径检索方法

C32伴（30.1-30.4）

三、喉癌临床路径标准住院流程

（一）适用对象

第一诊断为喉癌（ICD-10：C32，D02.0）。

行喉部分或全喉切除术（ICD-9-CM-3：30.1-30.4）。

释义

■ 适用对象编码参见第一部分。

■ 本临床路径适用对象为喉癌需要行喉部分或全喉切除术的患者，包括需要行单侧或双侧颈淋巴结清扫的患者。

■ 本路径不适用于不首选手术治疗的喉癌类型（如部分喉小细胞癌或淋巴瘤等患者）以及晚期喉癌需姑息治疗的患者。

（二）诊断依据

根据《临床诊疗指南·耳鼻喉科头颈外分册》（中华医学会编著，人民卫生出版社，2009年）。

1. 症状：声嘶、呼吸不畅或其他喉部不适。
2. 体征：喉部有新生物。
3. 辅助检查：喉镜、CT和（或）MRI或B超等提示病变。
4. 病理学明确诊断。

释义

■ 声门型喉癌早期症状通常为声音嘶哑；声门上型喉癌早期症状通常表现为咽部不适或咽部异物感等咽炎症状，相继可出现放射性耳痛；声门下型喉癌早期症状不明显。

■ 原发于会厌或喉室的肿瘤，由于位置隐蔽，间接喉镜检查常不易发现，纤维喉镜仔细检查可早期发现病变，喉镜检查时应特别注意会厌喉面、前联合、喉室及声门下区等比较隐蔽的部位。

■ 检查还应包括声带运动是否受限或固定，会厌前间隙是否饱满，声门旁间隙是否受侵，舌根是否侵犯，颈部有无肿大淋巴结，喉体是否增大，颈前软组织和甲状腺有无肿块等。

（三）治疗方案的选择

根据《临床治疗指南·耳鼻咽喉头颈外科分册》（中华医学会编著，人民卫生出版社，2009年）、《临床技术操作规范·耳鼻咽喉-头颈外科分册》（中华医学会编著，人民军医出版社，2009年）、《头颈肿瘤综合治疗专家共识》（中国抗癌协会头颈肿瘤专业委员会，中国抗癌协会放射肿瘤专业委员会，中华耳鼻咽喉头颈外科杂志，2010年）、《喉癌外科手术及综合治疗专家共识》（中华耳鼻咽喉头颈外科杂志编辑委员会头颈外科组，中华医学会耳鼻咽喉头颈外科学分会头颈学组，中华耳鼻咽喉头颈外科杂志，2014年）。

手术：

1. 喉癌激光切除手术：T1和部分T2喉癌。
2. 喉部分切除术：T1、T2、部分T3、少数T4，适合喉部分切除的喉癌患者。
3. 喉全切除术：不适合上述手术方式的喉癌患者。
4. 酌情行缺损修复。
5. 酌情行颈淋巴结清扫术。

释义

■ 手术为喉癌的主要治疗手段，对于不同部位、不同范围的肿瘤，应采取不同的手术的方法，其原则是在彻底切除肿瘤的基础上，尽量保留喉内外正常组织，以利于喉功能的修复与重建，随着对解剖和病理学研究的深入和手术方法的改进，喉部分切除术成为首选的手术方法。

■ 根据肿瘤的生物学行为特点及喉部的解剖分区进行喉部分切除术，缺损利用附近的黏膜组织瓣修复。

■ 放疗亦为喉癌治疗的重要手段，对于不同类型的喉癌，可有单纯放疗以及与手术结合的综合治疗，在综合治疗中有术前放疗和术后放疗。

■ 化疗可作为一种姑息治疗或综合治疗中的辅助部分，应在肿瘤内科的指导下完成。

（四）标准住院日

1. 激光切除喉癌手术≤7天。

2. 喉部分切除术和全喉切除术≤18天。
3. 皮肤或气管或食管缺损修复术≤21天。

释义

■ 喉癌患者入院后，术前准备1~4天，在第4~5天实施手术，术后恢复7~14天，总住院天数不超过18天，均符合本临床路径要求。

（五）进入路径标准

1. 第一诊断必须符合喉癌疾病编码（ICD-10：C32，D02.0）。
2. 当患者同时具有其他疾病诊断，但在住院期间不需要特殊处理也不影响第一诊断的临床路径流程实施时，可以进入路径。

释义

■ 随着微创外科技术的发展，显微切除、显微激光切除、显微等离子射频技术切除以及部分支撑喉镜暴露困难者在内镜辅助下切除等术式不断完善，有条件的单位可根据患者的具体情况选用，以利用现代微创技术手段暴露清楚、彻底清除病变、并能行必要的修复，以最小的代价为患者谋取最大治疗效果为原则。这一部分患者另立临床路径管理。

■ 晚期喉癌已侵犯食管、气管、皮肤，术后缺损较大，需要转移组织瓣修复的患者术前准备、术后恢复和预后与本路径所规定喉癌有较大区别，应另立路径管理；但是喉癌切除后，利用周围黏膜、会厌下拉、单蒂或双蒂带状肌筋膜瓣等修复缺损适用于本临床路径。

■ 患者入院后术前准备发现严重心律不齐、心梗、糖尿病等以往没有发现的疾病，请相关科室会诊，上述慢性疾病如果需要治疗稳定后才能手术，术前准备过程先进入其他相应内科疾病的诊疗路径。

（六）术前准备

1. 必需的检查项目
（1）血常规、尿常规。
（2）肝功能、肾功能、电解质、血糖、凝血功能。
（3）感染性疾病筛查（乙型肝炎、丙型肝炎、梅毒、艾滋病等）。
（4）胸部X线片、心电图。
（5）喉镜。
（6）标本送病理学检查。
2. 根据患者病情，可选择检查项目：CT或MRI或B超，下咽-食管造影，肺功能，输血准备等。

释义

■ 喉癌患者的术前准备可分为 4 类：第一类是明确肿瘤性质的术前准备，如病理学检查，必要时行免疫组化；第二类是明确肿瘤范围的检查，如喉镜、增强 CT 或 MR、下咽食管造影等；第三类是明确肿瘤是否有转移的检查，如颈部超声、肝胆胰脾肾超声、骨扫描、X 线胸片或胸部 CT，甚至 PET 等；第四类是明确患者的全身情况，为全身麻醉手术准备的检查，如血尿常规、心电图、感染指标、肝肾功能、输血项目等，高龄患者或有心肺功能异常患者，术前根据病情增加超声心动、肺功能、血气分析等检查。术前 4 类检查必须完善，其中具体的项目根据患者病情和经济情况等多种因素综合考虑选择。

■ 必查项目是确保手术治疗安全、有效开展的基础，术前必须完成。相关人员认真分析检查结果，排除手术禁忌证，及时处理异常情况。

■ 为缩短患者的住院等待时间，检查项目可以在患者入院前于门诊完成。

（七）预防性抗菌药物选择与使用时机

按照《抗菌药物临床应用指导原则（2015 年版）》（国卫办医发〔2015〕43 号）合理选用抗菌药物。

释义

■ 喉癌手术属Ⅱ类切口，手术创伤大，一旦感染科导致严重后果，因此可按规定适当预防性和术后应用抗菌药物，通常选用联合广谱用药，覆盖需氧和厌氧菌。

（八）手术日

手术日为入院后 5 天内。

1. 麻醉方式：全身麻醉。
2. 手术：见治疗方案的选择。
3. 术中用药：止血药、抗菌药物。
4. 输血：视术中情况而定。
5. 标本送病理检查。

释义

■ 本路径规定的喉部分切除术和喉全切除术均是在全身麻醉下实施。

■ 手术前或术中可应用血凝酶，用来预防出血，避免或减少手术部位及手术后出血。现在高龄患者越来越多，止血药物临床应用选择成分单一、安全性较高的药物，如注射用尖吻蝮蛇血凝酶。应注意监测患者血凝状态，高度警惕深静脉血栓形成。

■ 围术期用抗菌药物参考《抗菌药物临床应用指导原则》执行。对手术时间较长的患者，术中可加用一次抗菌药物。

■ 术中切缘应送冷冻，切至切缘阴性，标本送病理应标明切缘。

（九）术后住院治疗

术后住院治疗 5~19 天。

1. 抗菌药物：按照《抗菌药物临床应用指导原则（2015 年版）》（国卫办医发〔2015〕43 号）合理选用抗菌药物。
2. 漱口。
3. 鼻饲（激光手术除外）。
4. 气管切开和气道护理
5. 伤口换药。
6. 镇痛药（必要时）。

释义

■ 术后住院治疗 5~18 天。

■ 术后可根据患者恢复情况做必须复查的检查项目：血、尿常规，肝、肾功能，电解质，白蛋白，D-二聚体（dimer），并根据病情变化增加检查的频次。复查项目并不局限于路径的项目，可根据需要增加，如血气分析、四肢超声等。根据情况行监护和吸氧，必要时转 ICU 病房。

■ 鼻饲患者术后可根据患者情况在第 7~14 天经口进食，拔除胃管。

■ 气管切开术患者可根据患者情况在住院期间关闭气切，或出院恢复，待条件允许后再关闭气管切开。

（十）出院标准

1. 一般情况良好。
2. 没有需要住院处理的并发症。

释义

■ 患者出院前应完成复查项目，且复查项目无异常，若有异常，主管医师应仔细分析并作出相应的处理。

（十一）变异及原因分析

1. 术中、术后出现并发症（如咽瘘等），需要特殊诊断治疗措施，延长住院时间。
2. 伴有影响本病治疗效果的合并症，需要采取进一步检查和诊断，延长住院时间。

释义

■ 伴有影响手术的合并症常见的有发现心律失调。

■ 心肌梗死、糖尿病等，需要进一步行超声心动、Holter、肺功能等检查，请相关科室会诊排除手术禁忌证，导致住院时间延长，治疗费用增加。

■ 喉癌手术可能存在的风险包括：术中术后大出血、空气栓塞、吸入性肺炎、肺栓塞及心肌梗死；全喉切除术后失去发音功能；术后复发和转移；术中切除或损伤重要神经：面神经分支损伤导致术后面瘫，舌咽和迷走神经损伤导致进食呛咳，心血管症状，副神经损伤导致肩部和上肢活动障碍，舌下神经损伤导致舌活动障碍，颈丛神经损伤颈部和耳部感觉麻木，颈交感神经损伤导致霍纳综合征（Horner syndrom）等；术后感染，导致咽瘘或喉瘘，伤口延期愈合；并发气胸、皮下气肿、乳糜漏等，继发感染则引起脓胸或纵隔脓肿等，必要时行引流术；术后气管食管瘘、食管狭窄，可影响正常饮食；术后面部肿胀；术后气管套管拔管困难，甚至终身带管；甲状腺、甲状旁腺切除后甲状腺和甲状旁腺功能低下，须终身服药；皮瓣坏死等。

■ 出现变异的原因很多，除了包括路径中所描述的各种术后并发症，还包括医疗、护理、患者、环境等多方面的变异原因，主管医师均应如实记录。

四、喉癌给药方案

【用药选择】

喉癌的用药主要是手术（外科）治疗过程中预防性使用抗菌药物，选用的抗菌药物必须是疗效肯定、安全、使用方便及价格相对较低的品种。一般选择联合用药，可分为：①广谱青霉素类联合抗厌氧菌类；②头孢菌素类联合抗厌氧菌类；③如果患者为过敏体质或以上 2 种抗菌药物皮试阳性，可选择喹诺酮类联合抗厌氧菌类。

给药方法：在术前 0.5~2 小时内给药，或麻醉开始时给药，使手术切口暴露时局部组织中已达到足以杀灭手术过程中入侵切口细菌的药物浓度。如果手术时间超过 3 小时，或失血量大（>1500 ml），可手术中给予第 2 剂。抗菌药物的有效覆盖时间应包括整个手术过程和手术结束后 4 小时，总的预防用药时间不超过 24 小时，个别情况可延长至 48 小时。手术时间较短（<2 小时）的手术，术前用药一次即可。

【药学提示】

1. 广谱青霉素抗菌药物：抗菌谱除革兰阳性菌外，还包括：①对部分肠杆菌科细菌有抗菌活性者，如氨苄西林、阿莫西林；②对多数革兰阴性杆菌包括铜绿假单胞菌具抗菌活性者，如哌拉西林、阿洛西林、美洛西林。

适应证：氨苄西林与阿莫西林的抗菌谱较青霉素为广，对部分革兰阴性杆菌（如流感嗜血杆菌、大肠埃希菌、奇异变形杆菌）亦具抗菌活性。对革兰阳性球菌作用与青霉素相仿。本类药物适用于敏感细菌所致的呼吸道感染、尿路感染、胃肠道感染、皮肤软组织感染、脑膜炎、败血症、心内膜炎等。氨苄西林为肠球菌感染的首选用药。

哌拉西林、阿洛西林和美洛西林对革兰阴性杆菌的抗菌谱较氨苄西林为广，抗菌作用也增强。除对部分肠杆菌科细菌外，对铜绿假单胞菌亦有良好抗菌作用；适用于肠杆菌科细菌及铜绿假单胞菌所致的呼吸道感染、尿路感染、胆道感染、腹腔感染、皮肤软组织感染等。

2. 头孢菌素类抗菌药物：头孢菌素类根据其抗菌谱、抗菌活性、对 β-内酰胺酶的稳定性以及肾毒性的不同，目前分为四代，常用的为第三代或第四代。第三代头孢菌素对肠杆菌科细菌等革兰阴性杆菌具有强大抗菌作用，头孢他啶和头孢哌酮除肠杆菌科细菌外对铜绿假单胞菌亦具高度抗菌活性；注射品种有头孢噻肟、头孢曲松、头孢他啶、头孢哌酮等。第四代头孢菌素常用者为头孢吡肟，它对肠杆菌科细菌作用与第三代头孢菌素大致相仿，其中对阴沟肠杆菌、产气肠杆菌、柠檬酸菌属等的部分菌株作用优于第三代头孢菌素，对铜绿假单胞菌的作用与头孢他啶相仿，对金黄色葡萄球菌等的作用较第三代头孢菌素略强。

适应证：第三代头孢菌素：适用于敏感肠杆菌科细菌等革兰阴性杆菌所致严重感染，如下呼吸道感染、败血症、腹腔感染、肾盂肾炎和复杂性尿路感染、盆腔炎性疾病、骨关节感染、复杂性皮肤软组织感染、中枢神经系统感染等。治疗腹腔、盆腔感染时需与抗厌氧菌药如甲硝唑合用。本类药物对化脓性链球菌、肺炎链球菌、甲氧西林敏感葡萄球菌所致的各种感染亦有效，但并非首选用药。头孢他啶、头孢哌酮尚可用于铜绿假单胞菌所致的各种感染。

第四代头孢菌素：目前国内应用者为头孢吡肟。本药的抗菌谱和适应证与第三代头孢菌素同，尚可用于对第三代头孢菌素耐药而对其敏感的产气肠杆菌、阴沟肠杆菌、沙雷菌属等细菌感染，亦可用于中性粒细胞缺乏伴发热患者的经验治疗。

3. 喹诺酮类抗菌药：临床上常用者为氟喹诺酮类，有诺氟沙星、依诺沙星、氧氟沙星、环丙沙星等。近年来研制的新品种对肺炎链球菌、化脓性链球菌等革兰阳性球菌的抗菌作用增强，对衣原体属、支原体属、军团菌等细胞内病原或厌氧菌的作用亦有增强，已用于临床者有左氧氟沙星、加替沙星、莫西沙星等。

适应证：①泌尿生殖系统感染：本类药物可用于肠杆菌科细菌和铜绿假单胞菌等所致的尿路感染；细菌性前列腺炎、淋菌性和非淋菌性尿道炎以及宫颈炎。诺氟沙星主要用于单纯性下尿路感染或肠道感染。但应注意，目前国内尿路感染的主要病原菌大肠埃希菌中，耐药株已达半数以上。②呼吸道感染：环丙沙星、氧氟沙星等主要适用于肺炎克雷伯菌、肠杆菌属、假单胞菌属等革兰阴性杆菌所致的下呼吸道感染。左氧氟沙星、加替沙星、莫西沙星等可用于肺炎链球菌和溶血性链球菌所致的急性咽炎和扁桃体炎、中耳炎等，及肺炎链球菌、支原体、衣原体等所致社区获得性肺炎，此外亦可用于革兰阴性杆菌所致下呼吸道感染。

4. 抗厌氧菌类：本类药物对厌氧菌、滴虫、阿米巴和蓝氏贾第鞭毛虫具强大抗微生物活性。

适应证：①可用于各种需氧菌与厌氧菌的混合感染，包括腹腔感染、盆腔感染、肺脓肿、脑脓肿等，但通常需与抗需氧菌抗菌药物联合应用。②口服可用于艰难梭菌所致的假膜性肠炎、幽门螺杆菌所致的胃窦炎、牙周感染及加德纳菌阴道炎等。③ 可用于肠道及肠外阿米巴病、阴道滴虫病、贾第虫病、结肠小袋纤毛虫等寄生虫病的治疗。④与其他抗菌药物联合，可用于某些盆腔、肠道及腹腔等手术的预防用药。

【注意事项】

1. 广谱青霉素抗菌药物：① 无论采用何种给药途径，用青霉素类药物前必须详细询问患者有无青霉素类过敏史、其他药物过敏史及过敏性疾病史，并须先做青霉素皮肤试验。②过敏性休克一旦发生，必须就地抢救，并立即给患者注射肾上腺素，并给予吸氧、应用升压药、肾上腺皮质激素等抗休克治疗。③全身应用大剂量青霉素可引起腱反射增强、肌肉痉挛、抽搐、昏迷等中枢神经系统反应（青霉素脑病），此反应易出现于老年和肾功能减退患者。④青霉素不用于鞘内注射。⑤ 青霉素钾盐不可快速静脉注射。⑥本类药物在碱性溶液中易失活。

2. 头孢菌素类抗生素：①禁用于对任何一种头孢菌素类抗菌药物有过敏史及有青霉素过敏性休克史的患者。②用药前必须详细询问患者先前有否对头孢菌素类、青霉素类或其他药物的过敏史。有青霉素类、其他 β-内酰胺类及其他药物过敏史的患者，有明确应用指征时应谨慎使用本类药物。在用药过程中一旦发生过敏反应，须立即停药。如发生过敏性休克，须立即就地抢救并予以肾上腺素等相关治疗。③本类药物多数主要经肾脏排泄，中度以上肾功能不全患者应根据肾功能适当调整剂量。中度以上肝功能减退时，头孢哌酮、头孢曲松可能需要调整剂量。④氨基糖苷类和第一代头孢菌素注射剂合用可能加重前者的肾毒性，应注意监测肾功能。⑤ 头孢哌酮可导致低凝血酶原血症或出血，合用维生素 K 可预防出血；本药亦可引起戒酒硫样反应。用药期间及治疗结束后 72 小时内应避免摄入含酒精饮料。

3. 喹诺酮类抗菌药：①对喹诺酮类药物过敏的患者禁用。②18 岁以下未成年患者避免使用本类药物。③制酸剂和含钙、铝、镁等金属离子的药物可减少本类药物的吸收，应避免同用。④ 妊娠期及哺乳期患者避免应用本类药物。⑤本类药物偶可引起抽搐、癫痫、神志改变、视力损害等严重中枢神经系统不良反应，在肾功能减退或有中枢神经系统基础疾病的患者中易发生，因此本类药物不宜用于有癫痫或其他中枢神经系统基础疾病的患者。肾功能减退患者应用本类药物时，需根据肾功能减退程度减量用药，以防发生由于药物在体内蓄积而引起的抽搐等中枢神经系统严重不良反应。⑥本类药物可能引起皮肤光敏反应、关节病变、肌腱断裂等，并偶可引起心电图 QT 间期延长等，用药期间应注意观察。

4. 抗厌氧菌类：①禁用于对硝基咪唑类药物过敏的患者。②妊娠早期（3 个月内）患者应避免应用。哺乳期患者用药期间应停止哺乳。③本类药物可能引起粒细胞减少及周围神经炎等，神经系统基础疾患及血液病患者慎用。④用药期间禁止饮酒及含酒精饮料。⑤肝功能减退可使本类药物在肝脏代谢减慢而导致药物在体内蓄积，因此肝病患者应减量应用。

五、推荐表单

（一）医师表单

喉癌临床路径医师表单

适用对象：第一诊断为喉癌（ICD-10：C32，D02.0）
行喉部分或全喉切除术（ICD-9-CM-3：30.1-30.4）

患者姓名：	性别：　年龄：　门诊号：	住院号：
住院日期：　年　月　日	**出院日期：**　年　月　日	**标准住院日：≤21 天**

时间	住院第 1 天	住院第 1~3 天 （术前日）	住院第 2~5 天 （手术日）
主要诊疗工作	□ 询问病史及体格检查 □ 完成病历书写 □ 上级医师查房与术前评估 □ 初步确定手术方式和日期	□ 上级医师查房 □ 完成术前准备与术前评估 □ 根据检查结果等，进行术前讨论，确定手术方案 □ 完成必要的相关科室会诊 □ 签署手术知情同意书、自费用品协议书、输血同意书 □ 向患者及家属交代围术期注意事项	□ 手术 □ 术者完成手术记录 □ 住院医师完成术后病程 □ 上级医师查房 □ 向患者及家属交代病情及术后注意事项
重点医嘱	**长期医嘱：** □ 耳鼻咽喉科护理常规 □ 二级护理 □ 普通饮食 **临时医嘱：** □ 血常规、尿常规 □ 肝功能、肾功能、血糖、电解质、凝血功能、感染性疾病筛查（乙型肝炎、丙型肝炎、梅毒、艾滋病等） □ 胸部 X 线片、心电图 □ 喉镜检查 □ 病理学检查 □ 酌情增强 CT 和（或）MRI 或 B 超，肺功能，输血准备	**长期医嘱：** □ 耳鼻咽喉科护理常规 □ 二级护理 □ 普通饮食 □ 患者既往基础用药 **临时医嘱：** □ 术前医嘱：明日全身麻醉下行喉部分或全切除术* □ 术前禁食、禁水 □ 术前抗菌药物 □ 术前准备 □ 留置鼻饲管（术前或术中，激光手术除外） □ 其他特殊医嘱	**长期医嘱：** □ 全身麻醉术后常规护理 □ 喉部分或全切除术*术后常规护理 □ 气管切开术后常规护理 □ 一级护理 □ 鼻饲饮食 □ 抗菌药物 □ 其他特殊医嘱 **临时医嘱：** □ 标本送病理检查 □ 酌情心电监护 □ 酌情吸氧 □ 其他特殊医嘱
病情变异记录	□ 无　□ 有，原因： 1. 2.	□ 无　□ 有，原因： 1. 2.	□ 无　□ 有，原因： 1. 2.
医师签名			

时间	住院第 3~19 日 （术后 1~18 天）	住院第 7~21 天 （术后 5~19 天，出院日）
主要诊疗工作	□ 上级医师查房 □ 住院医师完成常规病历书写 □ 注意病情变化 □ 注意观察生命体征 □ 注意引流量，根据引流情况明确是否拔除引流管	□ 上级医师查房，进行手术及伤口评估 □ 完成出院记录、出院证明书 □ 向患者交代出院后的注意事项
重点医嘱	**长期医嘱：** □ 一级或二级护理 □ 酌情停用鼻饲饮食 □ 酌情停用抗菌药物 □ 其他特殊医嘱 **临时医嘱：** □ 换药 □ 其他特殊医嘱	**出院医嘱：** □ 出院带药 □ 酌情肿瘤综合治疗 □ 门诊随诊
病情变异记录	□ 无 □ 有，原因： 1. 2.	□ 无 □ 有，原因： 1. 2.
医师签名		

注：* 实际操作时需明确写出具体的术式

（二）护士表单

喉癌临床路径护士表单

适用对象：第一诊断为喉癌（ICD-10：C32，D02.0）

行喉部分或全喉切除术（ICD-9-CM-3：30.1-30.4）

患者姓名：	性别：　　年龄：　　门诊号：	住院号：
住院日期：　　年　月　日	**出院日期：**　　年　月　日	**标准住院日：≤21 天**

时间	住院第 1 天	住院第 1~3 天	住院第 2~5 天
健康宣教	□ 入院宣教 □ 介绍主管医师、护士 □ 介绍环境、设施 □ 介绍住院注意事项 □ 介绍探视和陪伴制度 □ 介绍贵重物品制度	□ 药物宣教 □ 向患者及家属交代围术期注意事项 □ 术前宣教 □ 宣教术前准备及注意事项 □ 主管护士与患者沟通，消除患者紧张情绪 □ 告知术后可能出现的情况及应对方式	□ 向患者及家属交代病情及术后注意事项 □ 手术当日宣教 □ 告知饮食、体位要求 □ 告知术后需需平卧 6 小时 □ 给予患者及家属心理支持 □ 再次明确探视陪伴须知
护理处置	□ 核对患者，佩戴腕带 □ 建立入院护理病历 □ 协助患者留取各种标本 □ 测量体重	□ 协助医师完成术前的相关实验室检查 □ 术前准备 □ 禁食禁水	□ 摘除患者义齿，核对患者资料及带药，将患者交手术室 □ 接患者，核对患者及资料 □ 心电监护，测血压，密切观察生命体征
基础护理	□ 三级护理 □ 晨晚间护理 □ 患者安全管理	□ 三级护理 □ 晨晚间护理 □ 患者安全管理	□ 一级护理 □ 晨晚间护理 □ 患者安全管理
专科护理	□ 护理查体 □ 病情观察：是否有呼吸困难 □ 需要时，填写跌倒及压疮防范表 □ 需要时，请家属陪伴 □ 确定饮食种类 □ 心理护理	□ 病情观察：是否有呼吸困难 □ 遵医嘱完成相关检查 □ 心理护理	□ 遵医嘱予补液 □ 病情观察 □ 生命体征的变化 □ 引流的量和颜色 □ 气管套管是否通畅 □ 心理护理
重点医嘱	□ 详见医嘱执行单	□ 详见医嘱执行单	□ 详见医嘱执行单
病情变异记录	□ 无　□ 有，原因： 1. 2.	□ 无　□ 有，原因： 1. 2.	□ 无　□ 有，原因： 1. 2.
护士签名			

时间	住院第 3~19 天	住院第 7~21 天 （出院日）
健康宣教	□ 术后宣教 □ 药物作用及频率 □ 饮食、活动指导	□ 出院宣教 □ 复查时间 □ 服药方法 □ 活动休息 □ 指导饮食 □ 指导办理出院手续
护理处置	□ 遵医嘱完成相关检查	□ 协助医师办理出院手续
基础护理	□ 二级护理 □ 晨晚间护理 □ 患者安全管理	□ 三级护理 □ 晨晚间护理 □ 协助或指导进食、进水 □ 协助或指导活动 □ 患者安全管理
专科护理	□ 病情观察 □ 监测生命体征 □ 心理护理 □ 引流管和气管套管管理	□ 病情观察 □ 监测生命体征 □ 出院指导 □ 心理护理 □ 气管套管管理
重点医嘱	□ 详见医嘱执行单	□ 详见医嘱执行单
病情变异记录	□ 无 □ 有，原因： 1. 2.	□ 无 □ 有，原因： 1. 2.
护士签名		

（三）患者表单

喉癌临床路径患者表单

适用对象：第一诊断为喉癌（ICD-10：C32，D02.0）
行喉部分或全喉切除术（ICD-9-CM-3：30.1-30.4）

患者姓名：	性别：　年龄：　门诊号：	住院号：
住院日期：　年　月　日	出院日期：　年　月　日	标准住院日：≤21天

时间	入院	手术前	手术当天
医患配合	□ 配合询问病史、收集资料，务必详细告知既往史、用药史、过敏史 □ 配合进行体格检查 □ 有任何不适告知医师	□ 配合完善术前相关检查，如采血、留尿、心电图、X线胸片 □ 医师与患者及家属介绍病情及手术谈话、术前签字	□ 配合医师摆好手术体位 □ 配合麻醉医师完成麻醉
护患配合	□ 配合测量体温、脉搏、呼吸3次、血压、体重1次 □ 配合完成入院护理评估（简单询问病史、过敏史、用药史） □ 接受入院宣教（环境介绍、病室规定、订餐制度、贵重物品保管等） □ 配合执行探视和陪伴制度 □ 有任何不适告知护士	□ 配合测量体温、脉搏、呼吸3次、询问大便1次 □ 接受手术前宣教 □ 接受饮食宣教 □ 接受药物宣教	□ 送手术室前，协助完成核对，带齐影像资料及用药 □ 返回病房后，配合接受生命体征的测量 □ 配合检查意识 □ 配合缓解疼痛 □ 接受术后宣教 □ 接受饮食宣教：手术当天禁食 □ 接受药物宣教 □ 有任何不适告知护士
饮食	□ 遵医嘱饮食	□ 遵医嘱饮食	□ 手术前禁食、禁水 □ 术后，根据医嘱平卧6小时，次日经鼻饲管给予流质饮食
排泄	□ 正常排尿便	□ 正常排尿便	□ 正常排尿便
活动	□ 正常活动	□ 正常活动	□ 卧床

时间	手术后	出院
医患配合	□ 配合完善术后检查：如采血、留痰等	□ 接受出院前指导 □ 知道复查程序 □ 获取出院诊断书
护患配合	□ 配合定时测量生命体征、每日询问大便 □ 配合检查颈部 □ 接受输液、服药等治疗 □ 接受进食、进水、排便等生活护理 □ 配合活动，预防皮肤压力伤 □ 注意活动安全，避免坠床或跌倒 □ 配合执行探视及陪伴	□ 接受出院宣教 □ 办理出院手续 □ 获取出院带药 □ 知道服药方法、作用、注意事项 □ 知道复印病历程序
饮食	□ 遵医嘱饮食	□ 遵医嘱饮食
排泄	□ 正常排尿便	□ 正常排尿便
活动	□ 正常适度活动，避免疲劳	□ 正常适度活动，避免疲劳

附：原表单（2016年版）

喉癌临床路径表单

适用对象：第一诊断为喉癌（ICD-10：C32，D02.0）
行喉部分或全喉切除术（ICD-9-CM-3：30.1-30.4）

患者姓名：	性别：　年龄：　门诊号：	住院号：
住院日期：　年　月　日	**出院日期：**　年　月　日	**标准住院日：≤21天**

时间	住院第1天	住院第1~3天 （术前日）	住院第2~5天 （手术日）
主要诊疗工作	□ 询问病史及体格检查 □ 完成病历书写 □ 上级医师查房与术前评估 □ 初步确定手术方式和日期	□ 上级医师查房 □ 完成术前准备与术前评估 □ 根据检查结果等，进行术前讨论，确定手术方案 □ 完成必要的相关科室会诊 □ 签署手术知情同意书、自费用品协议书、输血同意书 □ 向患者及家属交代围术期注意事项	□ 手术 □ 术者完成手术记录 □ 住院医师完成术后病程 □ 上级医师查房 □ 向患者及家属交代病情及术后注意事项
重点医嘱	**长期医嘱：** □ 耳鼻咽喉科护理常规 □ 二级护理 □ 普通饮食 **临时医嘱：** □ 血常规、尿常规 □ 肝功能、肾功能、血糖、电解质、凝血功能、感染性疾病筛查（乙型肝炎、丙型肝炎、梅毒、艾滋病等） □ 胸部X线片、心电图 □ 喉镜检查 □ 病理学检查 □ 酌情增强CT和（或）MRI或B超，肺功能，输血准备	**长期医嘱：** □ 耳鼻咽喉科护理常规 □ 二级护理 □ 普通饮食 □ 患者既往基础用药 **临时医嘱：** □ 术前医嘱：明日全身麻醉下行喉部分或全切除术* □ 术前禁食、禁水 □ 术前抗菌药物 □ 术前准备 □ 留置鼻饲管（术前或术中，激光手术除外） □ 其他特殊医嘱	**长期医嘱：** □ 全身麻醉术后常规护理 □ 喉部分或全切除术*术后常规护理 □ 气管切开术后常规护理 □ 一级护理 □ 鼻饲饮食 □ 抗菌药物 □ 其他特殊医嘱 **临时医嘱：** □ 标本送病理检查 □ 酌情心电监护 □ 酌情吸氧 □ 其他特殊医嘱
主要护理工作	□ 介绍病房环境、设施和设备 □ 入院护理评估	□ 宣教、备皮等术前准备 □ 手术前物品准备 □ 手术前心理护理	□ 观察患者病情变化 □ 术后心理与生活护理
病情变异记录	□ 无　□ 有，原因： 1. 2.	□ 无　□ 有，原因： 1. 2.	□ 无　□ 有，原因： 1. 2.
护士签名			
医师签名			

时间	住院第3~19天 (术后1~18天)	住院第7~21天 (术后5~19天，出院日)
主要诊疗工作	□ 上级医师查房 □ 住院医师完成常规病历书写 □ 注意病情变化 □ 注意观察生命体征 □ 注意引流量，根据引流情况明确是否拔除引流管	□ 上级医师查房，进行手术及伤口评估 □ 完成出院记录、出院证明书 □ 向患者交代出院后的注意事项
重点医嘱	**长期医嘱：** □ 一级或二级护理 □ 酌情停用鼻饲饮食 □ 酌情停用抗菌药物 □ 其他特殊医嘱 **临时医嘱：** □ 换药 □ 其他特殊医嘱	**出院医嘱：** □ 出院带药 □ 酌情肿瘤综合治疗 □ 门诊随诊
主要护理工作	□ 观察患者情况 □ 术后心理与生活护理	□ 指导患者办理出院手续 □ 指导术后气管套管护理 □ 指导术后随访时间 □ 指导术后发音功能锻炼
病情变异记录	□ 无 □ 有，原因： 1. 2.	□ 无 □ 有，原因： 1. 2.
护士签名		
医师签名		

注：* 实际操作时需明确写出具体的术式

第二十二章

下咽癌临床路径释义

一、下咽癌编码

1. 卫计委原编码

疾病名称及编码：下咽癌（ICD-10：C12 /C13 ）

手术操作名称及编码：下咽切除术、下咽加喉部分或全喉切除术（ICD-9-CM-3：29.33/30.2-30.4）

2. 修改编码

疾病名称及编码：下咽癌（ICD-10：C12 /C13）

手术操作名称及编码：咽部分切除术（ICD-9-CM-3：29.33）

下咽及喉部分切除术（ICD-9-CM-3：30.29）

全喉切除术（ICD-9-CM-3：30.3）

根治性喉切除术（ICD-9-CM-3：30.4）

二、临床路径检索方法

（C12/C13）伴（29.33 /30.29/30.3-30.4）

三、下咽癌临床路径标准住院流程

（一）适用对象

第一诊断为下咽癌（ICD-10：C12/C13）。

释义

■ 适用对象编码参见第一部分。

■ 本路径适用对象为临床诊断为下咽癌的患者，下咽癌是发生于喉咽部的恶性肿瘤，病理类型多为鳞状细胞癌。临床根据原发部位分为梨状窝癌、咽后壁癌和环状软骨后癌三种。如合并食管癌，口咽癌等相邻其他肿瘤，需进入其他相应路径。

行下咽切除术、下咽加喉部分或全喉切除术（ICD-9-CM-3：29.33/30.2-30.4）。

释义

■ 本临床路径适用对象为下咽癌需要行下咽切除、下咽加喉部分或喉全切除术的患者，包括需要行单侧或双侧颈淋巴结清扫手术者。

■ 手术方式包括：下咽切除术；下咽部分切除术；伴或不伴有喉部分或全喉切除术。颈部淋巴结清扫术包括：根治性淋巴结清扫术；功能性淋巴结清扫术；择区性淋巴结清扫术。

■ 本路径不适用于选择非手术治疗方式的下咽癌类型（极早期）及晚期下咽癌仅适合姑息治疗的患者。

■ 本路径不适用于复发患者的治疗。

（二）诊断依据

根据《临床诊疗指南·耳鼻咽喉头颈外科分册》（中华医学会编著，人民卫生出版社，2009年）。

1. 症状：咽异物感、咽痛、吞咽困难、颈部包块等。
2. 体征：下咽部新生物。
3. 辅助检查：喉镜，梨状窝及食管钡剂造影，食管镜，增强CT或MRI检查提示下咽部占位病变。
4. 病理组织学活检：可明确诊断。

释义

■ 初起症状不明显，仅有咽喉部不适、异物感或吞咽困难。晚期可出现咽痛、咳嗽、血痰、吞咽痛或吞咽困难、声音嘶哑及呼吸困难等。

■ 下咽癌起病部位隐匿，临床症状不典型，早期病变间接喉镜检查易漏诊，电子喉镜检查更有利于发现病变。检查时应特别注意梨状尖、咽后壁和环状软骨后区。

■ 检查时应注意观察声带运动是否受限或固定，颈部有无肿大淋巴结，喉体有无增大和固定，颈部软组织和甲状腺有无肿块等。

■ 下咽癌患者易合并食管病变，食管镜和食管钡剂造影有利于发现食管病变。

■ 根据症状、体征、辅助检查可以明确下咽肿物，确诊依据病理切片。临床分期参照2010年AJCC第7版标准。

（三）治疗方案的选择

根据《临床诊疗指南·耳鼻咽喉头颈外科分册》（中华医学会编著，人民卫生出版社，2009年）、《临床技术操作规范·耳鼻咽喉-头颈外科分册》（中华医学会编著，人民军医出版社，2009年）、《头颈肿瘤综合治疗专家共识》（中国抗癌协会头颈肿瘤专业委员会，中国抗癌协会放射肿瘤专业委员会，中华耳鼻咽喉头颈外科杂志，2010年）。

1. 保留喉功能下咽癌切除术：T1、T2下咽癌，有保喉意愿、肿瘤条件允许。
2. 下咽及全喉切除术：T2、T3、T4下咽癌，不能保留喉功能或患者无保喉意愿。
3. 下咽缺损修复：根据缺损情况，选择合理的修复材料和修复方法。
4. 颈淋巴结清扫术：根据颈淋巴结转移情况而定。

释义

■ 喉功能非常重要，下咽癌的治疗上，应在不降低生存率的前提下，尽量保留喉功能。

■ T1、T2下咽癌，可选择放射治疗或手术，多数可以保留喉功能，包括下咽部分切除术、下咽部分+喉部分切除术等。

■ T2、T3、T4 下咽癌，如手术不能保留喉功能，可采用术前放疗或诱导化疗。术前放疗和诱导化疗后如原发灶达到完全缓解，可行根治性放疗；如仍有肿瘤残留，需行手术治疗；诱导化疗后再行手术的患者，根据有无不良预后因素，决定是否行术后放疗。术前放疗或诱导化疗后的手术治疗，根据肿瘤的变化，仍应在不降低生存率的前提下，尽量保留喉功能。

■ T2、T3、T4 下咽癌，如患者不保喉意愿强烈，可行下咽及喉全切除术。

■ 下咽癌肿瘤切除后，如缺损大，不能自身缝合，需进行修复。局部转移瓣：带状肌瓣、颏下岛状皮瓣、锁骨上皮瓣等；游离皮瓣：前臂皮瓣、股前外侧皮瓣等，带蒂肌皮瓣：胸大肌肌皮瓣等。

■ 下咽癌有较高的淋巴结转移率，需同期进行颈部治疗。N+患者需同期行颈淋巴结清扫术。N0 患者应进行术中颈部淋巴结探查，如术中冷冻提示淋巴结转移，应进行颈淋巴结清扫术。

（四）标准住院日

标准住院日≤21 天。

释义

■ 下咽癌患者入院后，术前准备 1~4 天，在第 3~5 天实施手术，术后恢复 7~14 天，总体住院天数不超过 21 天，均符合本临床路径要求。

■ 不适用于术前放疗的患者：放疗会导致组织愈合能力下降。

■ 肿瘤侵犯范围大，手术需要转移组织瓣修复的患者，如为邻近组织瓣修复缺损者，仍适用本临床路径；如为带蒂组织瓣或游离组织瓣修复者，因组织瓣问题引起的住院时间延长者，不属于本路径要求。

（五）进入路径标准

1. 第一诊断符合下咽癌疾病编码（ICD-10：C12/C13）。
2. 当患者同时具有其他疾病诊断，但住院期间不需要特殊处理也不影响第一诊断的临床路径流程实施时，可以进入路径。

释义

■ 进入本路径的患者为第一诊断为下咽癌，如患者同时患有其他疾病影响第一诊断的临床路径流程实施时，如合并食管癌，不适合进入该临床路径。

■ 入院后常规检查发现有基础疾病，如高血压、冠状动脉粥样硬化性心脏病、糖尿病、肝肾功能不全等，经系统评估后对胃溃疡病诊断治疗无特殊影响者，可进入路径。需要相关科室诊治，病情稳定后才能手术者，术前准备过程应进入相应内科疾病的诊疗路径。

（六）术前准备

术前准备≤4天。

1. 必需的检查项目

（1）血、尿常规。

（2）肝功能、肾功能、电解质、血糖、凝血功能。

（3）感染性疾病筛查（乙型肝炎、丙型肝炎、梅毒、艾滋病等）。

（4）胸部X线片、心电图。

（5）喉镜。

（6）增强CT或MRI。

（7）标本送病理学检查。

2. 根据患者情况可选择下咽-食管胃造影、纤维食管-胃镜、输血准备等。

释义

■ 下咽癌患者的术前检查可分为四类：一类是明确肿物性质的检查；二类是明确侵犯范围的检查；三类是明确有无转移的检查；四类是明确患者全身情况的检查。这四类检查必须完善。其中具体项目可根据患者病情和经济情况酌情考虑。

■ 术前必须有病理组织学诊断。

■ 为缩短患者术前住院日，部分检查可以在门诊完成。

■ 术前必查项目是确保手术治疗安全有效开展的基础，必须及时完成，手术前应认真分析检查结果，排除手术禁忌，合理选择手术方式，及时处理异常情况。

■ 合并乙型肝炎和丙型肝炎的患者，需做腹部超声明确肝、脾情况；胸部X线可以被胸部CT代替。

（七）预防性抗菌药物选择与使用时机

按照《抗菌药物临床应用管理办法》（卫生部令〔2012〕84号）和《抗菌药物临床应用指导原则》（卫医发〔2004〕285号）执行，合理使用抗菌药物，术前预防性用药为1天。

释义

■ 下咽癌手术切口属于Ⅱ类切口，手术创伤较大，患者年龄多偏高，并可能合并基础疾病，一旦感染可能导致严重后果。可按照原则规定，适当给予预防性治疗，通常选择联合广谱用药，覆盖厌氧和需氧菌。

（八）手术日

手术日为入院5日内。

1. 麻醉方式：全身麻醉。

2. 手术：见“（三）治疗方案的选择”。

3. 术中用药：止血药、抗生素。

4. 输血：视术中情况而定。

5. 标本送病理检查。

释义

■ 本路径规定的手术均为在全身麻醉下进行。如下咽肿瘤不影响麻醉气道插管，则按常规全身麻醉程序进行；如肿瘤遮挡咽喉气道，须先于局部麻醉下气管切开，再置入麻醉插管实施全身麻醉。

■ 手术方案应在术前拟定，但因下咽部位较隐匿，术前检查有时难以准确定位，具体手术方案可以根据术中切除范围再行确定，但不应超出术前备选方案。

■ 围术期使用抗菌药物参考《抗菌药物临床应用指导原则》（卫医发〔2004〕285号）执行。对于手术时间较长的患者，可以在术中加用一次抗菌药物。

■ 一般不需要输血，止血药物应根据术中伤口渗血状况确定，浅表创面的止血可选注射用尖吻蝮蛇血凝酶，仅在出血部位产生凝血作用，而不导致体内正常血管内凝血的问题。

■ 手术标本应保证其完整性；术中切缘应送冷冻病理检查，确保切缘阴性。

（九）术后

术后住院恢复7~19天。

1. 抗菌药物：按照《抗菌药物临床应用管理办法》（卫生部令〔2012〕84号）和《抗菌药物临床应用指导原则（2015年版）》（国卫办医发〔2015〕43号）合理选用抗菌药物。
2. 漱口。
3. 鼻饲。
4. 伤口换药。

释义

■ 抗菌药物参考《抗菌药物临床应用指导原则》（卫医发〔2004〕285号）执行。术后应注意及时对伤口分泌物做细菌培养和药敏检测，有针对性地使用抗菌药物。术前放疗的患者因放疗后组织的抗感染能力减弱，可适当提高抗菌药物的级别和用药时间。监测血常规的变化。

■ 患者术后7~10天不能经口进食、进水，应加强口腔卫生的护理。

■ 术后第2天开始鼻饲，应保证鼻饲营养液的营养平衡，监测血生化的变化；术后7~10天开始经口进食、进水，待恢复正常饮食后拔除鼻饲管。如因误吸或咽瘘需长时间鼻饲者，需做好鼻饲管的护理。

■ 下咽癌手术一般都需做气管切开或气管造瘘，术后应做好气切护理和气道护理。部分喉切除者需待恢复正常饮食，无误吸后，关闭气管切开。

■ 手术伤口按外科常规换药，气管切开伤口按气切护理常规换药。伤口感染或咽瘘，需伤口切开引流换药，换药每日1~2次。

（十）出院标准

1. 一般情况良好。
2. 没有需要住院处理的并发症。

释义

■ 生命体征稳定，血常规和血生化指标恢复到基本正常，伤口检查无感染体征。

■ 一般在术后7~10天经口进食、进水后观察2~3天，无咽瘘迹象后出院休养。如为加快床位周转，可以在术后7天，检查伤口无感染体征后出院，院外观察2~3天后开始经口进食水，如存在严重误吸和咽瘘，再住院治疗。

■ 出院时患者一般都带有鼻饲管和气管套管，应教会患者相应的护理知识和可能发生的意外情况的处理措施，并告知患者和家属拔除鼻饲管和气管套管的指征和就诊程序。

■ 伤口感染和咽瘘的患者，伤口稳定，无风险因素后，可出院门诊换药。

（十一）变异及原因分析

1. 术中、术后出现并发症（如咽瘘等），需要特殊诊断治疗措施，延长住院时间。
2. 伴有影响本病治疗效果的合并症，需要采取进一步检查和诊断，延长住院时间。

释义

■ 微小变异：因为医院检查及检验项目的时间性，不能按照要求完成检查；因为节假日不能按要求完成检查；患者不愿配合完成相应检查，短期不愿按照要求出院随诊。

■ 重大变异：因基础疾病需要进一步诊断和治疗；因各种原因需要其他治疗措施；医院与患者或家属发生医疗纠纷，患者要求离院或转院；不愿按照要求出院随诊而导致住院时间明显延长。

■ 下咽癌手术可能存在的延长住院时间并发症：术中术后大出血、误吸和吸入性肺炎、肺栓塞、术后复发或转移、术后感染、咽瘘、皮瓣坏死等。

■ 糖尿病、术前放疗等，组织愈合能力降低，存在延长住院时间的风险。

■ 食管、下咽和喉狭窄等术后并发症，会影响治疗效果。

■ 甲状腺切除者须终身服药。

四、推荐表单

（一）医师表单

下咽癌临床路径医师表单

适用对象：第一诊断为下咽癌（ICD-10：C12/C13）

行下咽或下咽加部分或全喉切除术（ICD-9-CM-3：29.33/30.2-30.4）

患者姓名：	性别：　年龄：　门诊号：	住院号：
住院日期：　年　月　日	**出院日期：**　年　月　日	**标准住院日：≤21 天**

时间	住院第 1 天	住院第 2~3 天 （手术准备日）
主要诊疗工作	□ 询问病史及体格检查 □ 完成病历书写 □ 上级医师查房与术前评估 □ 初步确定手术方式和日期 □ 完善检查	□ 上级医师查房 □ 完成术前准备与术前评估 □ 进行术前讨论，确定手术方案 □ 完成必要的相关科室会诊 □ 签署手术知情同意书、自费用品协议书、输血同意书 □ 向患者及家属交代围术期注意事项 □ 麻醉前评估，签署麻醉同意书
重要医嘱	**长期医嘱：** □ 耳鼻咽喉科护理常规 □ 二级护理 □ 普通饮食 □ 患者既往疾病基础用药 **临时医嘱：** □ 血常规、尿常规 □ 肝功能、肾功能、血糖、电解质、凝血功能、感染性疾病筛查（乙型肝炎、丙型肝炎、梅毒、艾滋病等） □ 胸部 X 线片、心电图 □ 喉镜检查 □ 增强 CT 或 MRI □ 病理学检查 □ 下咽-食管造影 □ 输血准备（根据手术情况） □ 手术必需的相关检查	**长期医嘱：** □ 耳鼻咽喉科护理常规 □ 二级护理 □ 普通饮食 □ 患者既往疾病基础用药 **临时医嘱：** □ 明日全身麻醉下行喉部分或全切除术* □ 术前禁食、禁水 □ 术前抗菌药物 □ 术前准备 □ 留置鼻饲管 □ 其他特殊医嘱
病情变异记录	□ 无　□ 有，原因： 1. 2.	□ 无　□ 有，原因： 1. 2.
护士签名		
医师签名		

时间	住院第3~5天 （手术日）	住院第4~20天 （术后1~17天）	住院第7~21天 （出院日）
主要诊疗工作	□ 手术 □ 术者完成手术记录 □ 住院医师完成术后病程 □ 上级医师查房 □ 向患者及家属交代病情及术后注意事项	□ 上级医师查房 □ 住院医师完成常规病历书写 □ 注意病情变化 □ 注意观察生命体征 □ 注意引流量，根据引流情况 □ 明确是否拔除引流管	□ 上级医师查房，进行手术及伤口评估 □ 完成出院记录、出院证明书 □ 向患者交代出院后的注意事项
重点医嘱	**长期医嘱：** □ 全身麻醉术后常规护理 □ 下咽或下咽加部分或全喉切除术*术后常规护理 □ 气管切开术后常规护理 □ 一级护理 □ 鼻饲饮食 □ 抗菌药物 □ 酌情静脉营养 □ 其他特殊医嘱 **临时医嘱：** □ 标本送病理检查 □ 酌情心电监护 □ 酌情吸氧 □ 静脉补液 □ 其他特殊医嘱	**长期医嘱：** □ 一级或二级护理 □ 酌情停用静脉营养 □ 酌情停用鼻饲饮食 □ 酌情停用抗菌药物 □ 其他特殊医嘱 **临时医嘱：** □ 换药 □ 其他特殊医嘱	**出院医嘱：** □ 出院带药 □ 酌情肿瘤综合治疗 □ 门诊随诊
病情变异记录	□ 无 □ 有，原因： 1. 2.	□ 无 □ 有，原因： 1. 2.	□ 无 □ 有，原因： 1. 2.
护士签名			
医师签名			

注：*实际操作时需明确写出具体的术式

（二）护士表单

下咽癌临床路径护士表单

适用对象：第一诊断为下咽癌（ICD-10：C12/C13）

行下咽或下咽加部分或全喉切除术（ICD-9-CM-3：29.33/30.2-30.4）

患者姓名：	性别：　　年龄：　　门诊号：		住院号：
住院日期：　　年　月　日	**出院日期：**　　年　月　日		**标准住院日：≤21 天**

时间	住院第 1 天	住院第 2~3 天 （手术准备日）
健康宣教	□ 入院宣教 □ 介绍主管医师、护士 □ 介绍环境、设施 □ 介绍住院注意事项 □ 介绍探视和陪伴制度 □ 介绍贵重物品制度 □ 提醒患者次日检查注意事项	□ 主管护士与患者沟通，了解并指导心理应对 □ 宣教疾病知识、用药知识及特殊检查操作的过程 □ 告知检查、操作及手术前后饮食、活动及探视等注意事项及应对方式 □ 术前宣教及术前准备 □ 提醒患者术晨禁食、禁水
护理处置	□ 核对患者，佩戴腕带 □ 建立入院护理病历 □ 卫生处置：剪指甲、沐浴、更换病号服 □ 协助医师完成各项检查及实验室检查	□ 随时观察患者病情变化 □ 遵医嘱正确用药和相关护理操作 □ 协助医师完成各项检查及实验室检查
基础护理	□ 二级护理 □ 晨晚间护理 □ 患者安全管理	□ 二级护理 □ 晨晚间护理 □ 患者安全管理
专科护理	□ 护理查体 □ 生命体征检测 □ 必要时留陪护人员 □ 心理护理	□ 遵医嘱完成相关检查和相关护理操作 □ 心理护理
重点医嘱	□ 详见医嘱执行单	□ 详见医嘱执行单
病情变异记录	□ 无　□ 有，原因： 1. 2.	□ 无　□ 有，原因： 1. 2.
护士签名		

时间	住院第3~5天 （手术日）	住院第4~20天 （术后1~17天）	住院第7~21天 （出院日）
健康宣教	□ 手术当日宣教 □ 告知饮食、体位要求 □ 告知手术后需禁食、禁水 □ 给予患者及家属心理支持 □ 再次明确探视陪伴须知	□ 手术后宣教 □ 药物作用及频率 □ 饮食、活动指导 □ 指导患者术后恢复锻炼方法	□ 指导患者术后恢复锻炼方法 □ 术后随访的时间和方法 □ 出院后服药方法 □ 饮食、休息等注意事项，肿瘤综合治疗方案介绍
护理处置	□ 与手术室人员交接 □ 摘除患者义齿 □ 核对患者资料及术中带药 □ 手术后接患者 □ 核对患者及资料，交接注意事项	□ 随时观察患者病情变化 □ 遵医嘱正确用药	□ 办理出院手续 □ 书写出院小结
基础护理	□ 一级护理 □ 晨晚间护理 □ 排泄管理 □ 患者安全管理	□ 一级或二级护理 □ 晨晚间护理 □ 协助或指导进食、进水 □ 协助或指导活动 □ 患者安全管理	□ 二级或三级护理 □ 晨晚间护理 □ 患者安全管理
专科护理	□ 遵医嘱予补液 □ 引流管护理 □ 胃管护理 □ 尿管护理 □ 气切护理 □ 病情观察 □ 伤口和生命体征监测 □ 心理护理	□ 遵医嘱予补液 □ 引流管护理 □ 胃管护理 □ 尿管护理 □ 气切护理 □ 病情观察 □ 伤口和生命体征监测 □ 心理护理	□ 病情观察 □ 评估患者生命体征 □ 心理护理
重点医嘱	□ 详见医嘱执行单	□ 详见医嘱执行单	□ 详见医嘱执行单
病情变异记录	□ 无 □ 有，原因： 1. 2.	□ 无 □ 有，原因： 1. 2.	□ 无 □ 有，原因： 1. 2.
护士签名			

（三）患者表单

下咽癌临床路径患者表单

适用对象：第一诊断为下咽癌（ICD-10：C12/C13）

行下咽或下咽加部分或全喉切除术（ICD-9-CM-3：29.33/30.2-30.4）

患者姓名：	性别：　年龄：　门诊号：	住院号：
住院日期：　年　月　日	出院日期：　年　月　日	标准住院日：≤21 天

时间	入院	手术前	手术当天
医患配合	□ 配合询问病史、收集资料，务必详细告知既往史、用药史、过敏史 □ 配合进行体格检查 □ 有任何不适告知医师	□ 配合完善相关检查，如采血、留尿、心电图、X 线胸片，超声，颈部 CT □ 了解手术方案及围术期注意事项 □ 签署手术知情同意书、自费用品协议书、授权书等医疗文书 □ 配合麻醉医师术前访视	□ 接受手术治疗 □ 配合监护及检查治疗 □ 与医师交流了解手术情况及术后注意事项 □ 有任何不适告知医师
护患配合	□ 配合测量体温、脉搏、呼吸、血压、体重 □ 配合完成入院护理评估（简单询问病史、过敏史、用药史） □ 接受入院宣教（环境介绍、病室规定、订餐制度、贵重物品保管等） □ 配合执行探视和陪伴制度 □ 有任何不适告知护士	□ 配合生命体征监测 □ 接受术前宣教 □ 接受术前准备 □ 准备好必要用物 □ 有任何不适告知护士	□ 术晨生命体征监测 □ 术晨剃须漱口更衣 □ 既往基础药物一口水送下 □ 取下活动义齿、饰品等，贵重物品交家属保管 □ 配合完成术前核对，带齐影像资料和自备药物，上手术车 □ 返回病房后，协助完成核对，配合过床 □ 配合输液吸氧监护 □ 有任何不适告知护士
饮食	□ 遵医嘱饮食	□ 术前 6~8 小时禁食、禁水	□ 术后当日禁食、禁水
排泄	□ 正常排尿便	□ 正常排尿便	□ 手术前正常排尿便 □ 手术超过 2 小时者置导尿管 □ 手术当日床上排尿便
活动	□ 正常活动	□ 正常活动	□ 术后当日平卧，床上翻身、四肢活动

时间	手术后	出院
医患配合	□ 配合完善术后检查：如采血，留尿、便等 □ 配合治疗和换药	□ 接受出院前指导 □ 知道复查程序 □ 获取出院诊断书
护患配合	□ 配合定时测量生命体征、每日询问大便 □ 接受输液、服药等治疗 □ 配合各项专科护理 □ 配合活动，预防皮肤压力伤 □ 注意活动安全，避免坠床或跌倒 □ 配合执行探视及陪伴	□ 接受出院宣教 □ 办理出院手续 □ 获取出院带药 □ 知道服药方法、作用、注意事项 □ 知道复印病历程序
饮食	□ 手术后 1~10 天遵医嘱进行鼻饲，禁经口进食、进水	□ 遵医嘱饮食
排泄	□ 正常排尿便	□ 正常排尿便
活动	□ 术后第 1 天起适当下地活动 □ 逐渐适度加强活动，避免疲劳	□ 正常适度活动，避免疲劳

附：原表单（2016 年版）

下咽癌临床路径表单

适用对象：第一诊断为下咽癌（ICD-10：C12/C13）
行下咽或下咽加部分或全喉切除术（ICD-9-CM-3：29.33/30.2-30.4）

患者姓名：	性别：　年龄：　门诊号：	住院号：
住院日期：　年　月　日	**出院日期：**　年　月　日	**标准住院日：≤21 天**

时间	住院第 1 天	住院第 2 天 （手术准备日）
主要诊疗工作	□ 询问病史及体格检查 □ 完成病历书写 □ 上级医师查房与术前评估 □ 初步确定手术方式和日期 □ 完善检查	□ 上级医师查房 □ 完成术前准备与术前评估 □ 进行术前讨论，确定手术方案 □ 完成必要的相关科室会诊 □ 签署手术知情同意书、自费用品协议书、输血同意书 □ 向患者及家属交代围术期注意事项 □ 麻醉前评估，签署麻醉同意书
重要医嘱	**长期医嘱：** □ 耳鼻咽喉科护理常规 □ 二级护理 □ 普通饮食 □ 患者既往疾病基础用药 **临时医嘱：** □ 血常规、尿常规 □ 肝功能、肾功能、血糖、电解质、凝血功能、感染性疾病筛查（乙型肝炎、丙型肝炎、梅毒、艾滋病等） □ 胸部 X 线片、心电图 □ 喉镜检查 □ 增强 CT 或 MRI □ 病理学检查 □ 下咽-食管造影 □ 病理学检查 □ 输血准备（根据手术情况） □ 手术必需的相关检查	**长期医嘱：** □ 耳鼻咽喉科护理常规 □ 二级护理 □ 普通饮食 □ 患者既往疾病基础用药 **临时医嘱：** □ 明日全身麻醉下行喉部分或全切除术* □ 术前禁食、禁水 □ 术前抗菌药物 □ 术前准备 □ 留置鼻饲管 □ 其他特殊医嘱
主要护理工作	□ 入院宣教 □ 入院护理评估	□ 宣教、备皮等术前准备 □ 手术前物品准备 □ 手术前心理护理
病情变异记录	□ 无　□ 有，原因： 1. 2.	□ 无　□ 有，原因： 1. 2.
护士签名		
医师签名		

时间	住院第3~5天 （手术日）	住院第4~20天 （术后1~17天）	住院第7~21天 （出院日）
主要诊疗工作	□手术 □术者完成手术记录 □住院医师完成术后病程 □上级医师查房 □向患者及家属交代病情及术后注意事项	□上级医师查房 □住院医师完成常规病历书写 □注意病情变化 □注意观察生命体征 □注意引流量，根据引流情况 □明确是否拔除引流管	□上级医师查房，进行手术及伤口评估 □完成出院记录、出院证明书 □向患者交代出院后的注意事项
重点医嘱	**长期医嘱：** □全麻术后常规护理 □下咽或下咽加部分或全喉切除术*术后常规护理 □气管切开术后常规护理 □一级护理 □鼻饲饮食 □抗菌药物 □其他特殊医嘱 **临时医嘱：** □标本送病理检查 □酌情心电监护 □酌情吸氧 □其他特殊医嘱	**长期医嘱：** □一级或二级护理 □酌情停用鼻饲饮食 □酌情停用抗菌药物 □其他特殊医嘱 **临时医嘱：** □换药 □其他特殊医嘱	**出院医嘱：** □出院带药 □酌情肿瘤综合治疗 □门诊随诊
主要护理工作	□随时观察患者病情变化 □术后心理与生活护理	□观察患者情况 □术后心理与生活护理	□指导患者办理出院手续 □指导术后气管套管护理 □指导术后随访时间 □指导术后发音功能锻炼
病情变异记录	□无 □有，原因： 1. 2.	□无 □有，原因： 1. 2.	□无 □有，原因： 1. 2.
护士签名			
医师签名			

*：实际操作时需明确写出具体的术式

第二篇

耳鼻咽喉科
临床路径释义药物信息表

Therapeutic Drugs

第一章

全身麻醉药

第一节　静脉麻醉用药

■ 药品名称	硫喷妥钠　Thiopental Sodium
适应证	静脉全身麻醉药。主要用于全身麻醉诱导、复合全身麻醉及儿童基础麻醉。另可用于终止癫痫持续状态
制剂与规格	硫喷妥钠注射液：①0.5g；②1g
用法与用量	临用前用注射用水稀释成2.5%~5%的溶液。①麻醉诱导：成人，常用量按体重4~8mg/kg静脉注射，应先用小剂量（0.5~1mg/kg），患者无特殊反应才注入足量；②癫痫持续状态：成人（仅在其他方法无效时），稀释成2.5%溶液（25mg/ml）静脉注射，单次给药75~125mg，必要时重复
注意事项	1. 对巴比妥类药过敏者，可对本品过敏 2. 避免药物渗出或动脉内给药 3. 心血管疾病、肾上腺皮质及甲状腺功能不全者慎用
禁忌	1. 怀疑有潜在性卟啉病的患者禁用 2. 心力衰竭、肝肾功能严重不全、糖尿病、低血压、高钾血症、严重贫血、严重酸中毒、休克、呼吸困难、气道堵塞和哮喘患者禁用 3. 咽喉手术患者禁用 4. 新生儿禁用 5. 对本品或巴比妥类药过敏者禁用
不良反应	静脉注射过快或反复多次给药可导致血压下降和呼吸抑制，少见心律失常、心肌抑制、喉痉挛、过敏性反应、皮疹、注射部位刺激性等。有少数患者（0.3%~5%）会出现不寻常的反应，如神志不清、兴奋、幻觉、颜面和口唇或眼睑肿胀、瘙痒、皮疹、颤抖、呼吸困难，甚至出现心律失常
特殊人群用药	肝、肾功能不全患者：肝、肾损害者需要减少剂量 儿童：基础麻醉，5mg/kg，缓慢静注，然后持续静脉滴注；婴幼儿慎用 老年人：2~2.5mg/kg 妊娠与哺乳期妇女：妊娠、哺乳期妇女、分娩或剖宫产时慎用
药典	Eur. P.、USP、Chin. P.
国家处方集	CNF
医保目录	【保（甲）】
基本药物目录	

续 表

其他推荐依据	
■ 药品名称	羟丁酸钠 Sodium Hydroxybutyrate
适应证	常与全身麻醉药或麻醉辅助药合用。用于复合全身麻醉的诱导和维持
制剂与规格	羟丁酸钠注射液：10ml：2.5mg
用法与用量	常用量：①全身麻醉诱导：静脉注射，一次按体重60~80mg/kg，注射速度每分钟约1g；成人诱导量2~5g，手术时间长者每隔1~2小时追加1~2g；②全身麻醉维持：静脉注射，一次按体重12~80mg/kg；③基础麻醉：成人用量为按体重50~60mg/kg；极量：成人一次总量按体重300mg/kg
注意事项	1. 注射15分钟后可出现血清钾一过性下降，对于低血钾患者应纠正后方能使用，在术中应监测心电图，如有U波出现应及时处理 2. 快速、大剂量静脉注射可引起心率减慢，有传导阻滞患者及心率低于50次/分患者慎用
禁忌	严重低钾血症禁用
不良反应	1. 麻醉诱导与苏醒过程中可引起锥体外系症状 2. 用药后呼吸分泌物增加 3. 本品能抑制呼吸，出现呼吸频率减慢
特殊人群用药	儿童：全身麻醉诱导：最高按体重100mg/kg。基础麻醉：按体重60~80mg/kg 妊娠与哺乳期妇女：用药尚不明确
药典	Chin. P.
国家处方集	CNF
医保目录	【保（乙）】
基本药物目录	
其他推荐依据	
■ 药品名称	依托咪酯 Etomidate
适应证	全身麻醉诱导，也可用于短时手术麻醉维持
制剂与规格	依托咪酯脂肪乳注射液：10ml：20mg
用法与用量	10岁以上患者每次0.15~0.3mg（0.075~0.15ml本品脂肪乳注射液）/kg，于30~60秒内静注完毕
注意事项	1. 不宜稀释使用 2. 中毒性休克、多发性创伤或肾上腺皮质功能低下者，应同时给予适量氢化可的松
禁忌	对本品或脂肪乳过敏者、重症糖尿病、高钾血症患者禁用
不良反应	可抑制肾上腺皮质功能。常见恶心、呕吐及注药后不自主的肌肉活动。有时会出现咳嗽、呃逆和寒战
特殊人群用药	儿童：10岁以下儿童慎用；6个月内的婴儿不宜使用 老年人：用量酌减 妊娠与哺乳期妇女：妊娠期妇女慎用，哺乳妇女使用时应停止哺乳

续　表

药典	Eur. P. 、Chin. P.
国家处方集	CNF
医保目录	【保（乙）】
基本药物目录	
其他推荐依据	
■ 药品名称	氯胺酮　Ketamine
适应证	各种表浅、短小手术麻醉，不合作患者的诊断性检查麻醉，以及全身复合麻醉
制剂与规格	盐酸氯胺酮注射液：①2ml：100mg；②10ml：100mg；③20ml：200mg
用法与用量	成人：①全身麻醉诱导 1～2mg/kg，缓慢静注，全身麻醉维持可采用连续静脉滴注，每分钟 10～30μg/kg；加苯二氮䓬类药，可减少其用量；静注极量 4 mg/（kg·min）；肌注极量每次 13mg/kg；②镇痛：成人，先按 0.2～0.75mg/kg，静脉注射，2～3 分钟注完，而后连续静脉滴注，按每分钟 5～20μg/kg；③基础麻醉：临床个体差异大。儿童肌内注射按体重 4～5mg/kg，必要时追加 1/3～1/2 量
注意事项	1. 顽固、难治性高血压，严重心功能受损，青光眼患者禁用 2. 对咽喉、支气管的手术或操作，必须加用肌松药 3. 用药 24 小时内不得驾车和进行精密性工作
禁忌	顽固、难治性高血压、严重的心血管疾病及甲状腺功能亢进患者禁用
不良反应	1. 麻醉恢复期可出现幻觉、躁动不安、噩梦及谵语等，一般青壮年易出现且严重 2. 术中常有泪液、唾液分泌增多，血压、颅压及眼压升高。不能自控的肌肉收缩偶见 3. 偶有呼吸抑制或暂停及喉痉挛，多半是在用量较大、分泌物增多时发生
特殊人群用药	儿童：儿童基础麻醉每次 4～8 mg/kg，肌内注射 妊娠与哺乳期妇女：妊娠期妇女慎用
药典	Eur. P. 、USP、Chin. P.
国家处方集	CNF
医保目录	【保（甲）】
基本药物目录	【基】
其他推荐依据	
■ 药品名称	丙泊酚　Propofol
适应证	用于全身麻醉的诱导和维持、重症监护成年患者接受机械通气时的镇静，1%规格也可用于外科手术及诊断时的清醒镇静
制剂与规格	丙泊酚乳剂注射液：①20ml：200mg；②20ml：400mg；③50ml：500mg；④100ml：1g
用法与用量	1. <55 岁成人：①全身麻醉诱导：1.5～2.5mg/kg，根据临床反应调整静脉输注速率，年龄更大者，剂量需求可能减少。全身麻醉维持：通常 4～12 mg/（kg·h），持续输注；②重症监护期间镇静：通常输注速度为 0.3～4mg/（kg·h）

续 表

	2. >8 岁小儿：①全身麻醉诱导：通常 2.5mg/kg，缓慢给予直至临床体征表明麻醉起效；②全身麻醉维持：通常 9~15mg/（kg·h） 3. 3~8 岁小儿所需的药量可能更大。ASA Ⅲ级和Ⅳ级的小儿应用较低的剂量
注意事项	1. 脂肪代谢紊乱，心脏、呼吸系统、肝肾疾病患者，癫痫及癫痫发作者慎用 2. 丙泊酚注射液含大豆油，对其过敏的患者不应使用本品 3. 此药已被包括美国在内的多国因该药心脏毒性而被撤市，我国应用此药时应非常谨慎
禁忌	对丙泊酚及其赋形剂过敏者、妊娠期妇女及产科患者（流产者除外）禁用。不用于 1 个月以下小儿的全身麻醉及重症监护小婴儿的镇静
不良反应	多见诱导期局部疼痛；常见低血压、面部潮红、心动过缓、诱导期一过性呼吸暂停；少见血栓形成及静脉炎；偶见诱导过程中肌阵挛，发生率 1%左右；罕见惊厥和角弓反张的癫痫样运动；偶见横纹肌溶解、胰腺炎、术后发热、延长给药后尿液变色、血管水肿及支气管痉挛等症状、性欲亢进、肺水肿
特殊人群用药	儿童：不推荐用于 3 岁以下的儿童 老年人：老年患者应用时，应降低剂量、输注速度和目标浓度，降低程度应考虑患者的身体状况和年龄 妊娠与哺乳期妇女：妊娠期间禁用，哺乳期使用本品安全性尚未被肯定
药典	Eur. P.、USP、Chin. P.
国家处方集	CNF
医保目录	【保（甲）】
基本药物目录	【基】
其他推荐依据	

第二节　吸入麻醉用药

■ 药品名称	异氟烷　Isoflurane
适应证	吸入全身麻醉
制剂与规格	异氟烷吸入用液体剂：100 毫升/瓶
用法与用量	1. 麻醉诱导：吸入浓度由 0.5%开始，逐渐提高到 1.3%~3.0%，在 7~10 分钟即可达到外科麻醉期 2. 麻醉维持：外科麻醉期可用 1%~2.5%的本药加氧和氮氧化亚氮混合吸入维持，如单独混合氧气，本药浓度要增加到 1.5%~3.5%
注意事项	1. 肝硬化、病毒性肝炎或其他肝脏疾病史、重症肌无力、能发展为支气管收缩的患者慎用 2. 用药后至少 24 小时内不能驾车和操作机器 3. 在用药过程中，保持心律稳定的同时，必须密切监视患者的自主呼吸，必要时须辅助呼吸

续　表

禁忌	遗传性恶性高热倾向者、肝功能障碍、不明原因的发热、白细胞增多或嗜酸性粒细胞增多者、产科手术禁用
不良反应	1. 高浓度可使正常冠状动脉扩张，引起窃血 2. 深麻醉下可出现低血压和呼吸抑制 3. 术后可出现寒战、恶心和呕吐、分泌物增加等，还可出现房性心律失常和室性心律失常 4. 高浓度时能使子宫肌松弛，并使宫缩药减效，产妇分娩时应慎用 5. 偶见恶性高热 6. 罕见脑电图改变和伴发惊厥，极少引起肝功能损害
特殊人群用药	儿童：不建议对儿童用本品麻醉诱导，但可用于麻醉维持 老年人：维持浓度应酌减 妊娠与哺乳期妇女：慎用
药典	Eur. P.、USP、Chin. P.
国家处方集	CNF
医保目录	【保（甲）】
基本药物目录	【基】
其他推荐依据	
■ 药品名称	恩氟烷　Enflurane
适应证	全身麻醉的诱导和维持，分娩镇痛（低浓度可用于全身麻醉剖宫产术的辅助麻醉）
制剂与规格	恩氟烷吸入用液体剂：250 毫升/瓶
用法与用量	1. 诱导：一般情况下，吸入 2%~4.5%恩氟烷 7~10 分钟即可达到外科麻醉期 2. 维持：用 0.5%~3%的恩氟烷可以维持外科手术期的麻醉，维持浓度不要超过 3% 3. 镇痛：吸入 0.25%~1%恩氟烷用于分娩镇痛 4. 剖宫产：全身麻醉时通常吸入 0.5%~1%恩氟烷，作为其他全身麻醉药物的辅助用药
注意事项	1. 对恩氟烷敏感的患者可能出现骨骼-肌肉高代谢状态以及恶性高热 2. 用药后至少 24 小时内不能驾车和操作机器
禁忌	1. 本品或氟烷类麻醉药过敏者禁用 2. 有严重心肺功能不全、肝肾功能损害、癫痫发作及颅内压高患者禁用 3. 恶性高热或已知为恶性高热的遗传性易感者禁用 4. 孕妇及哺乳期妇女禁用
不良反应	1. 使用恩氟烷麻醉过深时，尤其伴有过度通气时，可引起以肌张力过高为特点的强直性肌痉挛 2. 以恩氟烷进行诱导时，报道过有低血压和呼吸抑制的发生，在开始手术刺激后自行消失
特殊人群用药	儿童：尚缺乏儿童用药的研究资料 老年人：尚缺乏老年患者用药的研究资料 妊娠与哺乳期妇女：禁用
药典	USP
国家处方集	CNF
医保目录	【保（甲）】

续 表

基本药物目录	
其他推荐依据	
■ 药品名称	七氟烷 Sevoflurane
适应证	全身麻醉的诱导和维持
制剂与规格	七氟烷吸入用液体剂：①120 毫升/瓶；②250 毫升/瓶
用法与用量	1. 成人：定量吸入，与氧气或氧气/氧化亚氮混合吸入。①麻醉诱导：浓度可达 5% V/V；②麻醉维持：浓度为 0.5%~3% V/V 2. 儿童：定量吸入，与氧气或氧气/氧化亚氮混合吸入。①麻醉诱导：浓度可达 7% V/V；②麻醉维持：浓度为 0.5%~3% V/V
注意事项	1. 冠心病患者维持血流动力学稳定非常重要 2. 可导致血钾升高 3. 对于有颅压升高危险的患者慎用，并联合应用降低颅压的方法，如过度换气
禁忌	已知对七氟烷过敏的患者、已知或怀疑有恶性高热遗传史的患者禁用
不良反应	1. 常见：恶心和呕吐；成人，低血压；老年人，低血压和心动过缓；儿童，激动不安和咳嗽加重 2. 可见：兴奋、嗜睡、寒战、心动过缓、头晕、唾液增多、呼吸紊乱、高血压、心动过速、喉痉挛、发热、头痛、体温降低、ALT 增高
特殊人群用药	肝、肾功能不全患者：慎用 老年人：慎用 妊娠与哺乳期妇女：妊娠期妇女（妊娠 3 个月内），只有明确需要才可使用本品；哺乳期妇女慎用
药典	
国家处方集	CNF
医保目录	【保（乙）】
基本药物目录	
其他推荐依据	
■ 药品名称	地氟烷 Desflurane
适应证	成人全身麻醉的诱导和维持，小儿全身麻醉的维持
制剂与规格	地氟烷吸入溶液：240 毫升/瓶
用法与用量	1. 诱导：常用起始浓度为 3%，每隔 2~3 次呼吸增加 0.5%~1%的浓度，吸入浓度 4%~11%，2~4 分钟可以产生外科麻醉 2. 维持：同氧化亚氮混合，吸入 2%~6%的浓度可维持在外科麻醉期水平，而同氧气或空气氧气混合吸入，则需 2.5%~8.5%的浓度。小儿用或不用氧化亚氮，浓度需达5.2%~10%，才能维持外科麻醉期水平

续　表

注意事项	1. 不推荐使用于神经外科和产科手术 2. 本药可以升高脑脊液压力和颅内占位性病变患者的颅内压 3. 如果突然发生恶性高热，应立即停用，并给予丹曲林钠治疗 4. 短期内重复麻醉应谨慎 5. 麻醉后 24 小时内应避免驾驶和机械操作
禁忌	对含氟吸入麻醉药过敏者、有恶性高热家族史或怀疑有恶性高热病者、有服用氟类麻醉药后发生肝功能损害者、不明原因的发热者禁用。不推荐用于产科手术及神经外科手术
不良反应	可致剂量依赖性血压下降和呼吸抑制，麻醉诱导时可出现咳嗽、屏气、分泌物增多、呼吸暂停、喉痉挛和肝功能可有暂时性、可逆性异常。浓度迅速增加时可引起心率增快、血压升高，对高血压和冠心病患者不利。对易感者可导致恶性高热。术后可有恶心和呕吐
特殊人群用药	肝、肾功能不全患者：慢性肝肾功能损害或肾移植患者，用氧化亚氮/氧混合吸入，本药的浓度为 1%~4% 儿童：不推荐用于 12 岁以下小儿麻醉的吸入诱导 老年人：老年人心血管抑制明显，应慎用 妊娠与哺乳期妇女：妊娠期妇女应权衡利弊方可使用；不宜用于哺乳期妇女
药典	USP
国家处方集	CNF
医保目录	【保（乙）】
基本药物目录	
其他推荐依据	
■ 药品名称	氧化亚氮　Nitrous Oxide
适应证	单独使用麻醉效果不理想，与吸入麻醉药、静脉麻醉药、麻醉性镇痛药、骨骼肌松弛药、镇静药等合用，组成全身复合麻醉。也可用于无痛分娩与镇痛
制剂与规格	氧化亚氮：在 50 个大气压下呈液态贮存在耐压钢瓶内
用法与用量	成人吸入给药：①全身麻醉诱导时，吸入浓度可达 70%。麻醉诱导先采用高流量，当吸入浓度与肺泡浓度达平衡后再减低流量。给予低流量吸氧期间，应严密监测吸入氧的浓度。②全身麻醉维持时，吸入浓度为 50%~70%，应严防供氧不足
注意事项	1. 必须配备有准确精密的麻醉机。氧化亚氮须与氧同时使用，要有准确的氧化亚氮和氧流量表，且经麻醉剂给予氧化亚氮时麻醉机须具有抗氧装置，氧浓度应在 30%以上才安全 2. 长时间给予氧化亚氮应避免高浓度 3. 应有完善的麻醉废气排除系统，以减少氧化亚氮对手术室工作人员的不良影响 4. 停止吸入本品时须给氧 5 分钟左右，以防弥散性缺氧
禁忌	体内存在气囊肿、肠梗阻及肠胀气、气胸、气脑、高头位开颅手术者禁用
不良反应	高浓度、长时间吸入后可抑制维生素 B_{12} 的合成，引起巨幼红细胞性贫血，抑制白细胞形成 本品高浓度吸入（>80%）有引起缺氧的危险
特殊人群用药	尚不明确

续 表

药典	Eur. P. 、USP、Chin. P.
国家处方集	CNF
医保目录	【保（乙）】
基本药物目录	
其他推荐依据	

第二章

局部麻醉药

■ 药品名称	利多卡因　Lidocaine
适应证	盐酸利多卡因：主要用于浸润麻醉、硬膜外麻醉、表面麻醉（包括在胸腔镜检查或腹腔手术时做黏膜麻醉用）及神经传导阻滞。本品可用于急性心肌梗死后室性早搏和室性心动过速，亦可用于洋地黄类中毒、心脏外科手术及心导管引起的室性心律失常。对室上性心律失常通常无效 碳酸利多卡因：低位硬膜外麻醉及臂丛神经阻滞麻醉
制剂与规格	盐酸利多卡因注射液：①5ml∶50mg；②5ml∶100mg；③10ml∶200mg；④20ml∶400mg 碳酸利多卡因注射液：①5ml∶86.5mg；②10ml∶173mg（均按利多卡因计算）
用法与用量	麻醉用：成人常用量：①表面麻醉：2%~4%溶液一次不超过100mg。注射给药时一次量不超过4.5mg/kg（不用肾上腺素）或每次7mg/kg（用1∶200 000浓度的肾上腺素）。②骶管阻滞用于分娩镇痛：用1.0%溶液，以200mg为限。③硬脊膜外阻滞：胸腰段用1.5%~2.0%溶液，250~300mg。④浸润麻醉或静注区域阻滞：用0.25%~0.5%溶液，50~300mg。⑤外周神经阻滞：臂丛（单侧）用1.5%溶液，250~300mg；牙科用2%溶液，20~100mg；肋间神经（每支）用1%溶液，30mg，300mg为限；宫颈旁浸润用0.5%~1.0%溶液，左右侧各100mg；椎旁脊神经阻滞（每支）用1.0%溶液，30~50mg，300mg为限；阴部神经用0.5%~1.0%溶液，左右侧各100mg。⑥交感神经节阻滞：颈星状神经用1.0%溶液，50mg；腰麻用1.0%溶液，50~100mg。⑦一次限量，不加肾上腺为200mg（4mg/kg），加肾上腺素为300~350mg（6mg/kg）；静注区域阻滞，极量4mg/kg；治疗用静注，第一次初量1~2mg/kg，极量4mg/kg，成人静滴每分钟以1mg为限；反复多次给药，间隔时间不得少于45分钟 麻醉用：小儿常用量：随个体而异，一次给药总量不得超过4.0~4.5mg/kg，常用0.25%~0.5%溶液，特殊情况才用1.0%溶液
注意事项	用药期间应注意监测血压、心电图，并备有抢救设备；心电图P-R间期延长或QRS波增宽，出现其他心律失常或原有心律失常加重者应立即停药
禁忌	1. 盐酸利多卡因：对局部麻醉药过敏者禁用。阿-斯综合征（急性心源性脑缺血综合征）、预激综合征、严重心传导阻滞（包括窦房、房室及心室内传导阻滞）患者静脉禁用 2. 碳酸利多卡因：对于有利多卡因有过敏史、二或三度房室传导阻滞、有癫痫大发作、肝功能严重不全及休克患者禁用
不良反应	本品可作用于中枢神经系统，引起嗜睡、感觉异常、肌肉震颤、惊厥昏迷及呼吸抑制等不良反应。可引起低血压及心动过缓。血药浓度过高，可引起心房传导速度减慢、房室传导阻滞以及抑制心肌收缩力和心排出量下降
特殊人群用药	肝、肾功能不全患者：肝肾功能障碍者慎用 儿童：新生儿用药可引起中毒，早产儿慎用 老年人：老年人用药应根据需要及耐受程度调整剂量 妊娠与哺乳期妇女：妊娠期妇女慎用
药典	Eur. P.、USP、Chin. P.、Viet. P.
国家处方集	CNF

续 表

医保目录	【保（甲）】
基本药物目录	【基】
其他推荐依据	
■ 药品名称	布比卡因 Bupivacaine
适应证	用于局部浸润麻醉、外周神经阻滞和椎管内阻滞
制剂与规格	盐酸布比卡因注射液：①5ml：12.5mg；②5ml：25mg；③5ml：37.5mg
用法与用量	1. 臂丛神经阻滞：0.25%溶液，20～30ml 或 0.375%溶液 20ml（50～75mg）；骶管阻滞：0.25%，溶液 15～30ml（37.5～75.0mg）或 0.5%，15～20ml（75～100mg） 2. 硬脊膜外间隙阻滞：0.25%～0.375%可以镇痛，0.5%可用于一般的腹部手术等 3. 局部浸润：总量一般以 175～200mg（0.25%，70～80ml）为限，24 小时内分次给药，一日极量 400mg 4. 交感神经节阻滞：总用量 50～125mg（0.25%，20～50ml） 5. 蛛网膜下腔阻滞：常用量 5～15mg，并加 10%葡萄糖成高密度液或用脑脊液稀释成近似等密度液
注意事项	1. 本品毒性较利多卡因大 4 倍，心脏毒性尤应注意，其引起循环衰竭和惊厥比值较小（CC/CNS=3.7±0.5），心脏毒性症状出现较早，往往循环衰竭与惊厥同时发生，一旦心脏停搏，复苏甚为困难 2. 与碱性药物配伍会产生沉淀失去作用
禁忌	对本品过敏者、肝肾功能不全者禁用
不良反应	1. 少数患者可出现头痛、恶心、呕吐、尿潴留及心率减慢等。如果出现严重副反应，可静脉注射麻黄碱或阿托品 2. 过量或误入血管可产生严重的毒性反应，一旦发生心肌毒性几无复苏希望
特殊人群用药	肝、肾功能不全患者：禁用 儿童：12 岁以下小儿慎用；局部浸润麻醉儿童用 0.1%浓度
药典	Eur. P.、USP、Chin. P.
国家处方集	CNF
医保目录	【保（甲）】
基本药物目录	【基】
其他推荐依据	
■ 药品名称	左布比卡因 Levobupivacaine
适应证	主要用于外科硬膜外阻滞麻醉
制剂与规格	盐酸左布比卡因注射液：①5ml：37.5mg；②10ml：50mg
用法与用量	成人：①用于神经阻滞或浸润麻醉，一次最大剂量 150mg；②外科硬膜外麻醉，0.5%～0.75%，10～20ml（50～150mg）部分至完全运动阻滞
注意事项	1. 衰弱或者急性起病的患者应慎用

续　表

	2. 本品严重影响服药者驾驶或者操纵机器的能力。因此，在所有麻醉效应和即刻手术效应消退之前，患者不应驾驶或者操纵机器 3. 本品用碱性溶液稀释，则会产生沉淀 4. 本品禁用于产科的子宫颈旁阻滞，因可能发生胎儿心动过缓 5. 心血管功能受损的患者，如严重心律失常者慎用 6. 本品不宜静脉内注射。静注给药前及给药期间应反复抽吸，药物应缓慢注入，并且注射量以 7.5~30mg/min 的速度递增，同时密切注意观察患者的生命体征 7. 最大给药剂量须评估患者的体格与身体状况，并结合药物的浓度以及给药面积和给药途径而定。阻断（局部麻醉）的起效和作用时间确实存在个体差异。浓度不应超过 5.0 mg/ml
禁忌	1. 肝、肾功能严重不全，低蛋白血症，对本品过敏患者或对酰胺类局麻药过敏者禁用 2. 若本品与盐酸肾上腺素混合使用时，禁用于毒性甲状腺肿、严重心脏病或服用三环抗抑郁药等患者
不良反应	低血压、恶心、术后疼痛、发热、呕吐、贫血、瘙痒、头痛、便秘、眩晕、胎儿窘迫等，偶见哮喘、水肿、少动症、不随意肌收缩、痉挛等
特殊人群用药	肝、肾功能不全患者：肝病患者慎用 儿童：本品不用于 12 岁以下儿童 老年人：慎用 妊娠与哺乳期妇女：妊娠期妇女用本品应权衡利弊
药典	
国家处方集	CNF
医保目录	【保（乙）】
基本药物目录	
其他推荐依据	
■ 药品名称	普鲁卡因　Procaine
适应证	用于浸润麻醉、阻滞麻醉、蛛网膜下腔麻醉、硬膜外麻醉和封闭疗法等
制剂与规格	盐酸普鲁卡因注射液：①2ml：40mg；②10ml：100mg；③20ml：50mg；④20ml：100mg
用法与用量	局部注射，临用前用灭菌注射用水或其他适宜的溶媒溶解后，按用途分别如下：①浸润麻醉和封闭疗法：注射范围较大的一般用 0.25%~0.5%溶液；注射范围较小的用 1%溶液；若需加肾上腺素，每毫升药液中一般加入肾上腺素 0.002~0.004mg，或加入 1：（200 000~300 000）U 肾上腺素，总量不得超过 0.5mg，普鲁卡因的每次用量不加肾上腺素的不得超过 0.5g，加肾上腺素的不得超过 1.0g；②阻滞麻醉：1%~2%溶液；不加肾上腺素的每次用量不得超过 0.5g，加肾上腺素的不得超过 1.0g（指、趾的阻滞麻醉不得加肾上腺素）；③脊椎麻醉：5%溶液，一般每次注射 2~3ml（150mg）；④硬膜外麻醉：2%溶液，一般每次注射 20~25ml，每小时不得超过 0.75g
注意事项	1. 给药前须做皮内敏感试验 2. 除有特殊原因外，一般不必加肾上腺素，如确要加入，应在临用时即加，且高血压患者应谨慎 3. 用药前后及用药时监测：呼吸和循环系统功能状态，中枢神经活动的兴奋或抑制状态，出现严重毒性反应后应监测体温，以防发生中枢性高热

续 表

	4. 本品可加强肌松药的作用 5. 本品可削弱磺胺类药物的药效，不宜同时应用磺胺类药物 6. 本品可增强洋地黄类药物的作用，合用可导致其毒性反应 7. 一次最大剂量不要超过1.0g 8. 注射器不可用碱性物质洗涤消毒，注射部位避免接触碘，否则会引起普鲁卡因沉淀
禁忌	心、肾功能不全，重症肌无力、败血症、恶性高热患者及对本品过敏者禁用
不良反应	1. 神经毒性：分为兴奋型和抑制型：①兴奋型表现为精神紧张、好语多动、心率增快，较严重时有呼吸急促、烦躁不安、血压升高、发绀甚至肌肉震颤直到惊厥，最终导致呼吸、心跳停止；②抑制型表现为淡漠、嗜睡、意识消失，较严重时呼吸浅慢、间歇呼吸、脉搏徐缓、血压下降，最终导致心跳停止 2. 本品可有高敏反应和过敏反应，个别患者可出现高铁血红蛋白症；剂量过大，吸收速度过快或误入血管可致中毒反应
特殊人群用药	儿童：儿童的毒性反应比成人严重，慎用 妊娠与哺乳期妇女：应用本品应权衡利弊
药典	Eur. P. 、USP、Chin. P. 、Jpn. P. 、Viet. P.
国家处方集	CNF
医保目录	【保（甲）】
基本药物目录	【基】
其他推荐依据	
■ 药品名称	罗哌卡因 Ropivacaine
适应证	外科手术麻醉：硬膜外麻醉（包括剖宫产术）和区域阻滞 急性疼痛控制：持续硬膜外输注或间歇性单次用药，如术后或分娩镇痛
制剂与规格	盐酸罗哌卡因注射液：①10ml：20mg；②10ml：75mg；③10ml：100mg；④20ml：40mg；⑤20ml：150mg；⑥20ml：200mg
用法与用量	剂量应由具区域麻醉经验的临床医师及患者的身体状况而定。总体来讲，外科麻醉（如硬膜外用药）需要较高的浓度和剂量。对于镇痛用药（如硬膜外用药控制急性疼痛），建议使用较低的浓度和剂量。罗哌卡因注射液的推荐剂量（见附表1）。起效时间和持续时间会有个体差异。以上数据反映了所需平均剂量的预计范围。①在注射前及注射期间，应仔细回吸以防止静脉内注射。当需要大剂量注射时，如硬膜外麻醉，建议使用3~5ml试验剂量的含有肾上腺素的利多卡因（2%利多卡因）。如因疏忽而致静脉内注射可引起短暂的心率加快，或因疏忽而致蛛网膜下腔注射可出现脊髓麻醉。在注入标准剂量前及注入中需反复回吸并注意缓慢注射或逐渐增量注射（每分钟25~50mg），同时密切观察患者的生命指征并保持与患者交谈。当需延长麻醉时，无论持续注入或重复单次注射都应考虑达到中毒的血浆浓度或诱发局部神经损伤的危险。假如出现中毒症状，应立即停止注射。②对术后疼痛的治疗，建议采用以下技术：如果术前已经放置硬膜外导管，可经此管给予罗哌卡因注射液7.5mg/ml施行硬膜外麻醉。术后用2mg/ml罗哌卡因维持镇痛。对大多数中等至重度的术后疼痛，临床研究表明每小时6~10ml（12~20mg）的输液速度，能提供有效镇痛，只伴有轻微而非进行性的运动神经阻滞。采用这一技术后，对阿片类药物的需求明显下降。临床研究还表明，对于需用较高剂量的患者，每小时12~14ml（24~28mg）的输液速度也能较好地耐受。7.5mg/ml以上的浓度未曾有用于剖宫产术的记录。临床经验表明罗哌卡因注射液硬膜外输入长达24小时是可行的

续　表

注意事项	1. 对于年老或伴有其他严重疾患而需施用区域麻醉的患者，应特别注意。为降低严重不良反应的潜在危险，在施行麻醉前应尽力改善患者的状况，药物剂量也应随之调整 2. 硬膜外麻醉会产生低血压和心动过缓，如预先输液扩容或使用血管性增压药物，可减少这一副作用的发生，低血压一旦发生可以用 5～10mg 麻黄碱静脉注射，必要时可重复用药
禁忌	对本品或同类药物过敏者禁用
不良反应	最常见的不良反应为低血压和恶心。除此之外，临床报道常见的不良反应（>1%）是心动过缓、呕吐、感觉异常、体温升高、头痛、尿潴留、头晕、高血压、寒战、心动过速、焦虑、感觉减退
特殊人群用药	肝、肾功能不全患者：由于罗哌卡因在肝脏代谢，所以严重肝病患者应慎用。通常情况下肾功能不全患者如用单一剂量或短期治疗不需调整用药剂量。慢性肾功能不全患者伴有酸中毒及低蛋白血症，发生全身性中毒的可能性增大 儿童：不应用于 12 岁以下的儿童 老年人：慎用 妊娠与哺乳期妇女：慎用
药典	USP
国家处方集	CNF
医保目录	【保（乙）】
基本药物目录	
其他推荐依据	
■ 药品名称	**丁卡因　Tetracaine**
适应证	用于硬膜外阻滞、蛛网膜下腔阻滞、神经传导阻滞、黏膜表面麻醉
制剂与规格	注射用盐酸丁卡因：①10mg；②15mg；③20mg；④50mg 盐酸丁卡因注射液：①3ml：30mg；②5ml：50mg；③10ml：30mg
用法与用量	本品粉针剂以氯化钠注射液或灭菌注射用水溶解使用。①硬膜外阻滞：常用浓度为 0.15%～0.3%溶液，与盐酸利多卡因合用，最高浓度为 0.3%，一次常用量为 40～50mg，极量为 80mg；②蛛网膜下腔阻滞：常用其混合液（1%盐酸丁卡因 1ml 与 10%葡萄糖注射液 1ml、3%盐酸麻黄碱 1ml 混合使用），一次常用量为 10mg，15mg 为限量，20mg 为极量；③神经传导阻滞：常用浓度 0.1%～0.2%，一次常用量为 40～50mg，极量为 100mg；④黏膜表面麻醉：常用浓度 1%等渗溶液，眼科用 1%等渗溶液，耳鼻喉科 1%～2%溶液，一次限量 40mg
注意事项	1. 脊椎麻醉：年老体弱者、急性疾病期间、产科患者、腹压高的患者、脑脊髓疾病、心源性或低血容量休克、凝血功能异常、癫痫、心肺功能不全、肝损害、重症肌无力者慎用 2. 禁用于：对氨基苯甲酸及其衍生物、酯化局麻药过敏者，血浆胆碱酯酶低者，完全性心脏传导阻滞者，气管镜检查或细胞活检时，炎症、创伤或血管丰富的皮肤或黏膜表面 3. 大剂量可致心脏传导系统和中枢神经系统出现抑制

续 表

	4. 本品可与肾上腺素合用，一般浓度为 1∶200 000，即 20ml 药液中加 0.1% 肾上腺素 0.1ml。其作用使血管收缩、血流量减少、药物吸收减慢、作用持续时间延长等。但这种合用不适用于心脏病、高血压、甲状腺功能亢进、外周血管病等患者 5. 药液不得注入血管内，注射时需反复抽吸，不可有回血 6. 注射部位不能遇碘，以防引起本品沉淀 7. 对营养不良、饥饿状态易出现毒性反应，应减量 8. 血浆胆碱酯酶活动减弱时应减量 9. 皮肤或黏膜表面损伤、感染严重的部位需慎用 10. 椎管内麻醉时尤其须调节阻滞平面，并随时观察血压和脉搏的变化 11. 神经传导阻滞、硬膜外阻滞以及蛛网膜下腔阻滞，在用药期间即使表面黏膜麻醉也应监测：呼吸与循环系统的功能状态，包括心血管情况，中枢神经活动、兴奋或抑制，胎儿心率 12. 本品的毒性与给药途径、给药速度、药液浓度、注射部位、是否加入肾上腺素等有关，必须严格操作和管理，控制单位时间内的用量 13. 给予最大用量后应休息 3 小时以上方准行动 14. 注射器械不可用碱性物质如肥皂、煤酚皂溶液等洗涤消毒 15. 禁止滴入中耳。局部应用避免长时间用于眼睛和皮肤。麻醉效果消失前不要揉眼睛 16. 拮抗磺胺类药物和对氨基水杨酸的作用。与抗胆碱酯酶药合用，本药作用增强。增强琥珀酰胆碱的神经肌肉阻滞作用
禁忌	1. 对本品过敏者、严重过敏性体质者，心、肾功能不全以及重症肌无力等患者禁用 2. 禁止用于浸润局麻
不良反应	1. 毒性反应：本品药效强度为普鲁卡因的 10 倍，毒性也比普鲁卡因高 10 倍，毒性反应发生率也比普鲁卡因高，常由于剂量大、吸收快或操作不当引起，如误注入血管使血药浓度过高等。过量中毒症状表现为头晕、目眩，继之寒战、震颤、恐慌，最后可致惊厥和昏迷，并出现呼吸衰竭和血压下降，需及时抢救 2. 变态反应：对过敏患者可引起猝死，即使表面麻醉时也需注意 3. 可产生皮疹或荨麻疹，颜面、口和（或）舌咽区水肿等
特殊人群用药	肝、肾功能不全患者：肝功能不全者应减量 老年人：年老体弱者慎用 妊娠与哺乳期妇女：尚不明确
药典	Eur. P.、USP、Chin. P.、Jpn. P.、Viet. P.
国家处方集	CNF
医保目录	【保（甲）】
基本药物目录	
其他推荐依据	

附表 1：注射用罗哌卡因成人推荐剂量

麻醉方式	浓度（mg/ml）	容量（ml）	总剂量（mg）	起效时间（min）	持续时间（h）
手术麻醉					
腰椎硬膜外给药					
外科手术	7.5	15～25	113～188	10～20	3～5
	10	15～20	150～200	10～20	4～6
剖宫产术	7.5	15～20	113～150	10～20	3～5
胸段硬膜外麻醉					
术后镇痛	7.5	5～15	38～113	10～20	n/a
区域阻滞（如末梢神经区阻滞和浸润麻醉）	7.5	1～30	7.5～225	1～15	2～6
急性疼痛控制					
腰椎硬膜外给药					
单次给药量	2.0	10～20	20～40	10～15	0.5～1.5
追加剂量（如分娩镇痛）	2.0	10～15	20～30（最小间隔 30 分钟）		
持续输注（如分娩及术后镇痛）	2.0	6～14ml/h	12～18mg/h	n/a	n/a
胸段硬膜外镇痛					
持续滴注（如术后镇痛）	2.0	4～8ml/h	8～16mg/h	n/a	n/a
区域阻滞（如末梢神经阻滞和浸润麻醉）	2.0	1～100	2～200	1～5	2～6

注：n/a 表示尚缺乏资料

第三章

肾上腺皮质激素

■ 药品名称	氢化可的松 Hydrocortisone
适应证	肾上腺皮质功能减退症的替代治疗；先天性肾上腺皮质增生症；自身免疫性疾病；过敏性疾病、严重支气管哮喘、血管神经性水肿、血清病、花粉症；器官移植的抗排斥反应；各种急性中毒性感染、病毒感染，如细菌性痢疾、中毒性肺炎、胸膜炎；血液病，如急性白血病、淋巴瘤等；炎症性疾病，如阶段性结肠炎、溃疡性结肠炎、损伤性关节炎；其他外用制剂用于眼科、皮肤科的炎症和过敏性疾病
制剂与规格	氢化可的松注射剂（0.5%）：①2ml：10mg；②5ml：25mg；③20ml：100mg 醋酸氢化可的松注射（混悬液）剂（2.5%）：5ml：125mg 注射用氢化可的松琥珀酸钠：①67.5mg（以氢化可的松计 50mg）；②135mg（以氢化可的松计 100mg） 醋酸氢化可的松注射剂：5ml：125mg 氢化可的松片：①4mg；②10mg；③20mg 醋酸氢化可的松片：20mg 氢化可的松乳膏（0.1%）：10g：10mg 氢化可的松眼膏（0.25%）：4g：10mg
用法与用量	1. 口服：用于抗炎和免疫抑制，一日 2.5~10mg/kg，分 3~4 次给药，每 6~8 小时给药 1 次。替代治疗及先天性肾上腺皮质增生症治疗，见糖皮质激素替代治疗 2. 静脉滴注：各种危重病的抢救，一次 100~200mg，每 6~8 小时给药 1 次，待病情改善后逐渐减量，连续应用不超过 5 日 3. 关节腔内注射：每次 1~2ml（25mg/ml） 4. 鞘内注射：每次 1ml
注意事项	1. 心脏病、糖尿病、憩室炎、有精神病倾向、全身性真菌感染、青光眼、肝功能损害、眼单纯性疱疹、高血压、甲状腺功能减退、重症肌无力、骨质疏松、胃溃疡、胃炎或食管炎、结核病患者慎用 2. 氢化可的松注射液中含乙醇，必须稀释浓度至 0.2mg/ml 后滴注 3. 对中枢神经系统抑制、肝功能受损者宜选氢化可的松琥珀酸钠注射液
禁忌	严重精神病和癫痫、活动性消化性溃疡病、新近胃肠吻合手术、骨折或严重骨质疏松、创伤修复期、角膜溃疡、肾上腺皮质功能亢进、高血压、糖尿病、抗菌药物不能控制的感染患者禁用
不良反应	1. 偶见局部组织刺激、过敏反应、皮肤瘙痒、烧灼感或干燥感；长期大量应用可致皮肤萎缩、色素脱失、毛细血管扩张、酒渣样皮炎、口周皮炎、医源性库欣综合征表现 2. 动脉粥样硬化、下肢水肿、创面愈合不良、月经紊乱、股骨头坏死、儿童生长发育受抑制等 3. 其他不良反应，如肌无力、肌萎缩、胃肠道反应等

续　表

特殊人群用药	肝、肾功能不全患者：肾功能损伤、肾结石患者慎用；肝功能受损者宜选择氢化可的松琥珀酸钠注射液 儿童：儿童尽量小剂量应用 妊娠与哺乳期妇女：慎用
药典	Eur. P.、USP、Chin. P.、Jpn. P.
国家处方集	CNF
医保目录	【保（甲）】
基本药物目录	【基】
其他推荐依据	
■ 药品名称	地塞米松　Dexamethasone
适应证	适用于过敏性、炎症性与自身免疫性疾病。其他参见“氢化可的松”。可用于库欣综合征的诊断和鉴别诊断药物试验；糖皮质激素可治疗性醛固酮增多症的诊断试验
制剂与规格	地塞米松片：0.75mg 地塞米松磷酸钠注射液：①1ml：1mg；②1ml：2mg；③1ml：5mg 醋酸地塞米松注射剂：①0.5ml：2.5mg；②1ml：5mg；③5ml：25mg 地塞米松磷酸钠滴眼剂（0.5%）：5ml：25mg 地塞米松乳膏（0.05%）：5g：2.5mg 醋酸地塞米松粘贴片：0.3mg
用法与用量	1. 静脉滴注：各种危重病的抢救，一次2~20mg，每2~6小时重复给药，直至病情稳定；用于预防妇科手术硬膜外麻醉引起的恶心和呕吐，于术后注射5~10mg；恶性肿瘤引起的脑水肿，首剂10mg，然后每6小时给予4mg肌内注射，儿童负荷量1.5mg/kg，随后以一日1.5mg/kg维持，连续5日。急性淋巴细胞白血病，一次2mg/m^2，每隔8小时重复给药1次，连续12次 2. 肌内注射：用于恶性疟疾所致脑水肿，一次3~10mg，每隔8小时重复给药1次；过敏性休克和过敏性疾病，一次2~6mg，严重者2~6小时重复给药 3. 关节内注射：一次0.8~4mg，剂量据关节大小决定 4. 口服：初始0.75~3mg，一日分2~4次给药，维持量一日0.75mg，剂量视病情酌情而定 5. 库欣综合征诊断：0.5mg，口服，每6小时1次，共2日。在24小时尿17-羟皮质醇水平检测完成后开始给药。库欣综合征筛查：1mg（午夜12点口服）。库欣综合征分型诊断：2mg，口服，每6小时1次，共2日 6. 地塞米松-醛固酮抑制试验
注意事项	用药过程监测患者的血红蛋白、血糖、血清钾、血压的变化，并注意是否有隐性出血。其他参见“氢化可的松”
禁忌	见“氢化可的松”
不良反应	少见有水钠潴留、血糖升高；静脉注射可引起肛门生殖区的感觉异常或激惹；长期应用可致医源性库欣综合征，表现有满月脸、向心性肥胖、紫纹、出血倾向、痤疮、糖尿病倾向、高血压、骨质疏松或骨折。其他可参见“氢化可的松”

续 表

特殊人群用药	肝、肾功能不全患者：肾功能损害者慎用 儿童：儿童尽量小剂量应用 妊娠与哺乳期妇女：慎用
药典	Eur. P. 、USP、Chin. P. 、Jpn. P. 、Viet. P.
国家处方集	CNF
医保目录	【保（甲/乙）】
基本药物目录	【基】
其他推荐依据	
■ 药品名称	泼尼松　Prednisone
适应证	过敏性与自身免疫性炎症性疾病，如结缔组织病、系统性红斑狼疮、重症多肌炎、严重支气管哮喘、皮肌炎、血管炎；急性白血病；恶性淋巴瘤以及其他适用糖皮质激素的病症
制剂与规格	泼尼松片：5mg 泼尼松滴眼剂（0.5%）：①5ml；②10ml 泼尼松眼膏（0.5%）：3g：15mg
用法与用量	1. 口服：一般一次 5~10mg，一日 2~3 次，一日 10~60mg。用于系统性红斑狼疮、溃疡性结肠炎、肾病综合征、自身免疫性贫血等，一日 40~60mg，病情稳定后逐渐减量。用于药物性皮炎、支气管哮喘、荨麻疹等过敏性疾病，一日 20~40mg，症状减轻后逐渐减量，每隔 1 日减少 5mg。用于急性淋巴性白血病及恶性淋巴瘤，一日 60~80mg，待症状缓解后减量 2. 外用：用于过敏性皮炎、湿疹，用量依病情轻重和用药部位而定，一日 1~2 次 3. 滴眼：一次 1~2 滴，一日 2~4 次
注意事项	1. 结核病、急性细菌或病毒性感染患者应同时给予适当的抗感染治疗 2. 高血压、糖尿病、消化道溃疡、精神病、骨质疏松症、青光眼、甲状腺功能减退患者慎用
禁忌	1. 对糖皮质激素过敏者禁用 2. 活动性肺结核者禁用 3. 严重精神疾病者、癫痫、活动性消化性溃疡、糖尿病、新近胃肠吻合手术、骨折、创伤修复期、角膜溃疡、未能控制的感染者、较重的骨质疏松者禁用 4. 未进行抗感染治疗的急性化脓性眼部感染者禁用 5. 泼尼松滴眼剂对急性化脓性眼部感染、急性单纯疱疹病毒性角膜炎、牛痘、水痘及其他大多数角膜病毒感染者禁用
不良反应	由本品所致的水、钠潴留作用较可的松弱，长期超生理剂量的应用，可出现并发感染、向心性肥胖、满月脸、紫纹、皮肤变薄、肌无力、肌萎缩、低血钾、水肿、恶心、呕吐、高血压、糖尿病、痤疮、多毛、感染、胰腺炎、伤口愈合不良、骨质疏松、诱发或加重消化道溃疡、儿童生长抑制、诱发精神症状等。滴眼可引起眼压升高，导致视神经损害、视野缺损、后囊膜下白内障、继发性真菌或病毒感染等。其他不良反应见“氢化可的松”
特殊人群用药	肝、肾功能不全患者：肝硬化、肾功能不良者慎用 儿童：慎用 妊娠与哺乳期妇女：妊娠期妇女慎用；乳母接受大剂量给药时不应哺乳

续　表

药典	Eur. P.、USP、Chin. P.
国家处方集	CNF
医保目录	【保（甲）】
基本药物目录	【基】
其他推荐依据	
■ 药品名称	泼尼松龙　Prednisolone
适应证	用于过敏性、自身免疫性及炎症性疾病，结缔组织病，如风湿病、类风湿关节炎、红斑狼疮、严重支气管哮喘、肾病综合征、血小板减少性紫癜、粒细胞减少症、急性淋巴性白血病、各种肾上腺皮质功能不足症、剥脱性皮炎、无疱疮神经性皮炎、类湿疹等
制剂与规格	泼尼松龙磷酸钠注射液：5ml∶125mg 泼尼松龙注射液：①1ml∶25mg；②5ml∶125mg 泼尼松龙滴眼剂（1%）：①5ml∶50mg；②10ml∶100mg 醋酸泼尼松龙片：5mg
用法与用量	1. 口服：一日 10~60mg，儿童一日 1~2mg/kg，分 2~3 次给药 2. 静脉注射或静脉滴注：泼尼松龙磷酸钠一次 10~20mg 3. 肌内或关节腔内注射：一次 5~25mg，用量依关节大小和用药部位而定 4. 滴眼：一次 1~2 滴，一日 2~4 次
注意事项	1. 慎用于甲状腺功能减退症、肝硬化、溃疡性结肠炎、充血性心力衰竭、惊厥性疾病、血栓性静脉炎、消化性溃疡、糖尿病、高血压、精神障碍、骨质疏松症、肾上腺抑制和感染的患者 2. 泼尼松龙磷酸钠水溶性强，作用快速，可供肌内、静脉注射和静脉滴注 3. 醋酸泼尼松龙为混悬液吸收缓慢，可供肌内和关节腔内注射 4. 用本药期间禁止接种活疫苗
禁忌	1. 对糖皮质激素过敏者禁用 2. 活动性肺结核者禁用 3. 未进行抗感染治疗的急性化脓性眼部感染者禁用 4. 妊娠期妇女禁用 5. 严重精神疾病者、癫痫、活动性消化性溃疡、糖尿病、新近胃肠吻合手术、骨折、创伤修复期、角膜溃疡、未能控制的感染者、较重的骨质疏松者禁用
不良反应	由本品所致的水、钠潴留作用较氢化可的松弱，一般不易引起水钠潴留和电解质紊乱。长期超生理剂量的应用，可出现向心性肥胖、满月脸、紫纹、皮肤变薄、肌无力、肌萎缩、低血钾、水肿、恶心、呕吐、高血压、糖尿病、痤疮等。眼部长期大量应用，可引起眼压升高，导致视神经损害、视野缺损、后囊膜下白内障、继发性真菌或病毒感染等
特殊人群用药	肝、肾功能不全患者：泼尼松龙无需经肝脏转化可直接发挥效应，适用于肝功能不全者 老年人：慎用 妊娠与哺乳期妇女：妊娠期妇女禁用；哺乳期妇女慎用
药典	Eur. P.、USP、Chin. P.、Jpn. P.、Viet. P.
国家处方集	CNF

续 表

医保目录	【保（乙）】
基本药物目录	
其他推荐依据	
■ 药品名称	甲泼尼龙 Methylprednisolone
适应证	用于危重疾病的急救用药，目前临床上主要用于器官移植的抗排斥反应
制剂与规格	甲泼尼龙片：①2mg；②4mg 甲泼尼龙醋酸酯注射液：①1ml∶20mg；②1ml∶40mg 注射用甲泼尼龙琥珀酸钠：①40mg；②125mg；③500mg
用法与用量	1. 静脉注射、静脉滴注或肌内注射：危重疾病的急救用药，推荐剂量一次 30mg/kg，静脉给药时间不得少于 30 分钟，然后根据临床反应，4~6 小时重复肌内或静脉注射 1 次，最长 48 小时；用于风湿性疾病，一日 1g，静脉给药 1~4 日，或一日 1g，使用 6 个月。系统性红斑狼疮，一日 1g，静脉给药 3 日。多发性硬化症，一日 1g，静脉注射 3g 或 5g。用于肾盂肾炎、肾炎性狼疮等症，30mg/kg，隔日静脉给药 1 次，连续 4 日。用于防止癌症化疗引起的恶心和呕吐，对轻、中度性呕吐，化疗前 1 小时、化疗初始之际及患者出院时，各以 5 分钟以上时间、静脉给予 250mg。严重性呕吐，于化疗前 1 小时，给予 250mg 本品及适当剂量的甲氧氯普胺，然后于化疗期间及出院时再各静脉注射 250mg 本品。用于脏器移植，一日 40~80mg，一日 1 次或数次。肾移植可在 24~48 小时给药 0.5~2g，并继续治疗，直至病情稳定，一般不超过 48~72 小时。用于其他适应证，剂量 10~500mg，依病情而定。婴儿及儿童剂量可酌减。24 小时的用量不低于 0.5mg/kg 2. 口服：初始一次 4~24mg，一日 1~2 次，维持量一次 4~8mg，一日 2 次
注意事项	1. 肺结核史、高血压、近期心肌梗死、充血性心力衰竭、糖尿病、骨质疏松症、青光眼、角膜穿孔、严重情感障碍、癫痫、胃肠道疾病、甲状腺疾病（需调整剂量）、类固醇肌病史慎用 2. 长期用药后避免突然停药 3. 本药治疗期间禁止活疫苗接种 4. 甲泼尼龙醋酸酯分解缓慢，作用持久，可用于肌内注射达到持久的全身效应，也可关节腔内注射。甲泼尼龙琥珀酸钠水溶性强，可供静脉滴注、肌内注射
禁忌	见“氢化可的松”
不良反应	大剂量可致心律失常。其他见“氢化可的松”
特殊人群用药	肝、肾功能不全患者：肝脏和肾衰竭患者慎用 儿童：儿童和青春期患者慎用 老年人：慎用 妊娠与哺乳期妇女：慎用
药典	Eur. P.、USP、Jpn. P.
国家处方集	CNF
医保目录	【保（乙）】
基本药物目录	
其他推荐依据	

续　表

■ 药品名称	丙酸倍氯米松鼻喷雾剂　Beclomethasone Dipropionate Nasal Spray
适应证	预防和治疗成人及 6 岁以上儿童常年性、季节性的花粉症和血管运动性鼻炎
制剂与规格	丙酸倍氯米松鼻喷雾剂：每喷 50μg，每支 200 喷
用法与用量	鼻腔喷雾吸入：成人及 6 岁以上儿童，一次每侧鼻孔 100μg，一日 2 次；一次每侧鼻孔 50μg，一日 3~4 次。最大剂量，一日 400μg
注意事项	1. 肺结核、伴有疱疹和鼻部真菌感染者慎用 2. 鼻腔或鼻窦伴有细菌感染时应给予抗菌治疗 3. 已全身应用肾上腺皮质激素并造成肾上腺功能受损者，改用本品局部治疗时，也应注意检查垂体-肾上腺功能 4. 会导致反常性支气管痉挛
禁忌	对本品所含成分过敏者禁用
不良反应	1. 少数患者可出现鼻、咽部干燥或烧灼感、喷嚏、味感和口感不佳或轻微鼻出血 2. 极个别患者发生鼻中隔穿孔 3. 罕见眼内压升高或青光眼
特殊人群用药	妊娠与哺乳期妇女：慎用
药典	Int. P. 、Eur. P. 、USP、Chin. P. 、Jpn. P. 、Viet. P.
国家处方集	CNF
医保目录	
基本药物目录	
其他推荐依据	
■ 药品名称	布地奈德鼻喷雾剂　Budesonide Nasal Spray
适应证	预防和治疗成人及 6 岁以上儿童常年性变应性鼻炎和花粉症、鼻窦炎；预防鼻息肉切除后鼻息肉的复发，对症治疗鼻息肉；鼻内镜围术期治疗
制剂与规格	布地奈德鼻喷雾剂：每喷 64μg，每支 120 喷
用法与用量	鼻腔喷雾吸入：鼻炎，成人及 6 岁以上儿童，初始剂量：一日 256μg（每侧鼻孔 64μg），早晨一次喷入或分早、晚两次喷入。在获得预期效果后，减少用量至控制症状所需的最小剂量，如每天早晨每个鼻孔喷入 64μg。鼻息肉，成人，一次 128μg（每侧鼻孔 64μg），一日 2 次
注意事项	1. 肺结核、伴有疱疹和鼻部真菌感染者慎用 2. 本品治疗时间不得超过 3 个月 3. 罕见鼻中隔溃疡或穿孔
禁忌	对本品所含成分过敏者禁用
不良反应	1. 局部症状，如鼻干、喷嚏 2. 轻微的血性分泌物或鼻出血 3. 皮肤反应，如荨麻疹、皮疹、皮炎、血管性水肿等 4. 极少数患者发生溃疡和鼻中隔穿孔

续 表

特殊人群用药	儿童：长期使用高剂量治疗的儿童和青少年可能引起生长发育迟缓 妊娠与哺乳期妇女：妊娠期不应使用本品，除非有特别考虑；目前尚无资料表明本品是否进入母乳
药典	
国家处方集	CNF
医保目录	【保（乙）】
基本药物目录	
其他推荐依据	
■ 药品名称	丙酸氟替卡松鼻喷雾剂　Fluticasone Propionate Nasal Spray
适应证	参见布地奈德鼻喷雾剂，4 岁以上儿童可应用
制剂与规格	丙酸氟替卡松鼻喷雾剂：每喷 50μg，①每支 60 喷；②每支 120 喷
用法与用量	1. 鼻腔喷雾吸入：成人和 12 岁以上儿童，一次每个鼻孔 100μg，一日 1~2 次，一日最大剂量每个鼻孔一次 200μg；维持量一日 1 次，每个鼻孔各 50μg。老年患者用量同成年患者 2. 4~11 岁的儿童：每个鼻孔一次 50μg，一日 1~2 次，某些患者需每日 2 次，每鼻孔各 1 喷，最大剂量为每鼻孔不超过 2 喷。剂量应逐渐调整至可有效控制症状的最低剂量 3. 本药仅用于鼻腔吸入
注意事项	1. 以早晨用药为好 2. 鼻腔感染时，应予恰当治疗 3. 经鼻腔给予过量的类固醇也可造成肾上腺功能的显著抑制 4. 已全身应用肾上腺皮质激素并造成肾上腺功能受损者，改用本品局部治疗时，也应注意检查垂体-肾上腺功能
禁忌	对本品所含成分过敏者禁用
不良反应	1. 局部症状，如鼻干、喷嚏 2. 轻微的血性分泌物或鼻出血 3. 皮肤反应，如荨麻疹、皮疹、皮炎、血管性水肿 4. 极少数患者发生溃疡和鼻中隔穿孔
特殊人群用药	妊娠与哺乳期妇女：慎用
药典	
国家处方集	CNF
医保目录	【保（乙）】
基本药物目录	
其他推荐依据	
■ 药品名称	糠酸莫米松（糠莫米松）鼻喷雾剂　Mometasone Furoate Aqueous Nasal Spray
适应证	治疗成人及 3 岁以上儿童的季节性或常年性鼻炎。其他参见布地奈德鼻喷雾剂
制剂与规格	糠酸莫米松（糠莫米松）鼻喷雾剂：每喷 50μg，①每支 60 喷；②每支 120 喷

续 表

用法与用量	1. 鼻腔喷雾吸入：成人及 12 岁以上儿童，一次每侧鼻孔 100μg，一日 1 次。症状被控制后剂量可减至一次每侧鼻孔 50μg。症状未被有效控制，可增加剂量至每侧鼻孔 200μg 2. 在首次给药后 12 小时即能产生明显的临床效果。3~11 岁儿童：常用推荐量为每侧鼻孔各 50μg，一日 1 次
注意事项	1. 鼻黏膜未经治疗的局部感染不应使用本品 2. 对新近接受鼻部手术或受外伤的患者，在伤口愈合前不应使用 3. 对使用本品达数月或更长时间的患者，应定期检查鼻黏膜 4. 对呼吸道结核感染，未经治疗的真菌、细菌、全身性病毒感染或眼单纯疱疹的患者慎用 5. 如果喷雾器停用≥14 日，则在下一次应用时应重新启动。在每次用药前充分振摇
禁忌	对本品所含成分（糖酸莫米松、聚山梨酯-80、苯扎氯铵、苯乙醇等）过敏者禁用
不良反应	1. 鼻出血，如明显出血、带血黏液和血斑，咽炎，鼻灼热感及鼻部刺激感 2. 过敏反应和血管性水肿
特殊人群用药	妊娠与哺乳期妇女：妊娠期慎用，哺乳期妇女用药期间应暂停哺乳
药典	
国家处方集	CNF
医保目录	【保（乙）】
基本药物目录	
其他推荐依据	
■ 药品名称	曲安奈德鼻喷雾剂 Triamcinolone Acetonide Nasal Spray
适应证	治疗和预防成人及 4 岁以上儿童的季节性或常年性鼻炎
制剂与规格	曲安奈德鼻喷雾剂：每喷 55μg，每支 120 喷
用法与用量	鼻腔喷雾吸入：①成人及 12 岁以上儿童：一次每侧鼻孔各 110μg，一日 1 次。症状被控制后，剂量可减至一次每侧鼻孔各 55μg。症状未被有效控制，可增加剂量至每侧鼻孔 220μg，但一次总量不超过 440μg。②4~12 岁的儿童：每个鼻孔一次 55μg，一日 1 次。每日最大量，一次每侧鼻孔各 110μg，一日 1 次
注意事项	1. 呼吸道活动性结核病、未治疗的真菌病、全身性或病毒性感染、眼部单纯疱疹病毒感染等患者慎用 2. 鼻中隔溃疡、鼻部手术或创伤后慎用 3. 鼻腔和鼻窦伴有细菌感染者，应同时进抗菌治疗 4. 已经全身应用糖皮质激素类药物并造成肾上腺功能损伤者，改用本品局部治疗时，也应注意检查垂体-肾上腺系统的功能 5. 对严重过敏性鼻炎患者，尤其是伴有过敏性眼部功能损伤者，改用本品局部治疗时，也应同时接受其他药物治疗 6. 一旦发生鼻、咽部白色念珠菌感染，停止使用本品，并给予适当的治疗
禁忌	对本品所含成分过敏者禁用
不良反应	1. 鼻、咽部干燥或烧灼感，喷嚏或轻微鼻出血、头痛等 2. 鼻分泌物呈黄色或绿色，有异味；鼻部或咽部有较严重的刺痛或流鼻血 3. 罕见鼻中隔穿孔、眼压升高，通常见于曾做过鼻手术的患者

续 表

特殊人群用药	妊娠与哺乳期妇女：慎用
药典	
国家处方集	CNF
医保目录	【保（乙）】
基本药物目录	
其他推荐依据	

第四章

全身止血药

■ 药品名称	酚磺乙胺　Etamsylate
适应证	防治各种手术前后的出血，也可用于血小板功能不良、血管脆性而引起的出血
制剂与规格	注射用酚磺乙胺：0.5g
用法与用量	1. 肌内注射、静脉注射、静脉滴注：用氯化钠注射液 2ml 溶解后使用，也可稀释于氯化钠注射液或 5%葡萄糖注射液中使用。①肌内注射或静脉注射：一次 0.5g，一日 0.5~1.5g；②静脉滴注：一次 0.5g，一日 2~3 次，或遵医嘱 2. 预防术后出血：术前 15~30 分钟静脉滴注或肌内注射 0.5g，必要时 2 小时后再注射 0.25g，或遵医嘱
注意事项	1. 本品可与维生素 K 注射液混合使用 2. 血栓栓塞性疾病患者或有此病史者慎用 3. 禁与碳酸氢钠注射液配伍，以免引起变色反应
禁忌	1. 对本品及其中任何成分过敏者禁用 2. 急性卟啉症患者禁用
不良反应	可有恶心、头痛、皮疹、暂时性低血压等，静脉注射后偶可发生过敏性休克
特殊人群用药	肝、肾功能不全患者：肾功能不全者慎用 儿童：慎用 老年人：慎用 妊娠与哺乳期妇女：慎用
药典	Eur. P.
国家处方集	CNF
医保目录	【保（乙）】
基本药物目录	
其他推荐依据	
■ 药品名称	氨基己酸　Aminocaproic Acid
适应证	适用于预防及治疗纤维蛋白溶解亢进引起的各种出血：前列腺、尿道、肺、肝、胰、脑、子宫、肾上腺、甲状腺等富有纤溶酶原激活物脏器的外伤或手术出血，组织纤溶酶原激活物（t-PA）、链激酶或尿激酶过量引起的出血；弥散性血管内凝血（DIC）晚期，以预防继发性纤溶亢进症；可作为血友病患者拔牙或口腔手术后出血或月经过多的辅助治疗；可用于消化道出血、咯血、原发性血小板减少性紫癜和白血病等各种出血的对症治疗，对一般慢性渗血效果显著

续 表

制剂与规格	氨基己酸片：0.5g 氨基己酸注射液：①10ml：2g；②20ml：4g
用法与用量	1. 口服：①成人：一次2g，一日3~4次，依病情用7~10日或更久；②儿童：一次0.1g/kg，一日3~4次 2. 静脉滴注：本品在体内的有效抑制纤维蛋白溶解的浓度至少为130μg/ml。对外科手术出血或内科大量出血者，迅速止血，要求迅速达到上述血液浓度。初始剂量：4~6g，溶于100ml氯化钠注射液或5%~10%葡萄糖溶液中，于15~30分钟滴完。持续剂量为每小时1g，滴注或口服 3. 局部应用：0.5%溶液冲洗膀胱用于术后膀胱出血；拔牙后可用10%溶液漱口和蘸药的棉球填塞伤口；也可用5%~10%溶液纱布浸泡后敷贴伤口
注意事项	1. 禁止快速静脉注射 2. 慎用于心功能损害患者、尿道出血、上尿道病变引起的血尿、肝静脉闭塞性疾病、骨骼肌病的患者 3. 本品排泄快、需持续给药、否则难以维持稳定的浓度 4. 对凝血功能异常引起的出血疗效差；对严重出血、伤口大量出血肿瘤出血等无止血作用 5. 不能阻止小动脉出血，术中有活动性动脉出血仍需结扎止血 6. 使用避孕药或雌激素的妇女，服用氨基己酸时可增加血栓形成的风险
禁忌	有血栓形成倾向或过去有血管栓塞者、弥散性血管内凝血高凝期患者禁用
不良反应	常见恶心、呕吐和腹泻；其次为眩晕、瘙痒、头晕、耳鸣、全身不适、鼻塞、皮疹等
特殊人群用药	肝、肾功能不全患者：肝、肾功能损害患者慎用 儿童：新生儿慎用 妊娠与哺乳期妇女：慎用
药典	Eur. P.、USP
国家处方集	CNF
医保目录	【保（乙）】
基本药物目录	
其他推荐依据	
■ 药品名称	氨甲环酸 Tranexamic Acid
适应证	用于急性或慢性、局限性或全身性原发性纤维蛋白溶解亢进引起的各种出血：前列腺、尿道、肺、肝、胰、脑、子宫、肾上腺、甲状腺等富有纤溶酶原激活物脏器的外伤或手术出血；用作组织纤溶酶原激活物（t-PA）、链激酶或尿激酶的拮抗物；人工终止妊娠、胎盘早剥、死胎和羊水栓塞引起的纤溶性出血；局部纤溶性增高的月经过多，眼前房出血及严重鼻出血；防止或减轻凝血因子Ⅷ或凝血因子Ⅸ缺乏的血友病患者拔牙或口腔手术后出血；中枢动脉瘤破裂所致的轻度出血；治疗遗传性血管神经性水肿，可减少其发作次数和严重度；血友病患者发生活动性出血，可联合应用本药
制剂与规格	氨基环酸片：①0.125g；②0.25g 氨基环酸注射液：①2ml：0.1g；②5ml：0.25g；③2ml：0.2g；④5ml：0.5g

续　表

用法与用量	口服：一次 1~1.5g，一日 2~6g。静脉给药：一次 0.25~0.5g，一日 0.75~2g。以葡萄糖或氯化钠注射液稀释后使用
注意事项	1. 严重肾衰竭、活动性血管内凝血、血栓栓塞疾病、色觉疾病、蛛网膜下腔出血禁用 2. 月经不规则、既往血栓栓塞病史、血尿患者慎用 3. 密切监测弥散性血管内凝血的症状 4. 长期治疗的患者监测肝功能，定期行眼科检查。如果出现色觉异常，停药 5. 静脉滴注速率不超过 1ml/min，以防止低血压
禁忌	1. 本品过敏者禁用 2. 有血栓形成倾向或有纤维蛋白沉积时禁用
不良反应	偶有药物过量所致颅内血栓形成和出血；尚有腹泻、恶心及呕吐；较少见经期不适；注射后少见视物模糊、头痛、头晕、疲乏等
特殊人群用药	肝、肾功能不全患者：慎用 妊娠与哺乳期妇女：慎用
药典	Eur. P.、USP、Jpn. P.
国家处方集	CNF
医保目录	【保（甲/乙）】
基本药物目录	【基】
其他推荐依据	
■ 药品名称	**氨甲苯酸　Aminomethylbenzoic Acid**
适应证	用于纤维蛋白溶解亢进引起的各种出血，如肺、肝、胰、前列腺、肾上腺、甲状腺等手术出血，组织纤溶酶原激活物（t-PA）、链激酶或尿激酶过量引起的出血，妇产科和产后出血及肺结核咯血或痰中带血、血尿、前列腺肥大出血、上消化道出血等
制剂与规格	氨甲苯酸片：①0.125g；②0.25g 氨甲苯酸注射液：①5ml∶0.05；②10ml∶0.1g
用法与用量	1. 口服：成人一次 0.25~0.5g，一日 3 次，一日最大剂量 2g；5 岁以下儿童一次 0.1~0.125g，一日 2~3 次 2. 静脉注射：①成人一次 0.1~0.3g，用 5%葡萄糖或氯化钠注射液 10~20ml 稀释后缓慢注射，一日最大用量 0.6g；②新生儿一次 0.02~0.03g；③5 岁以下儿童一次 0.05~0.1g
注意事项	血栓形成倾向、心肌梗死者、肾盂实质性病变大量血尿者、血友病患者慎用
禁忌	血栓栓塞病史者禁用
不良反应	常见腹泻、恶心、呕吐；偶见用药过量导致血栓形成倾向
特殊人群用药	肝、肾功能不全患者：肾功能不全者慎用
药典	
国家处方集	CNF
医保目录	【保（甲/乙）】

续 表

基本药物目录	【基】
其他推荐依据	
■ 药品名称	**甲萘氢醌 Menadiol**
适应证	用于维生素K缺乏所致的凝血障碍性疾病
制剂与规格	甲萘氢醌片：①2mg；②4mg 醋酸甲萘氢醌注射液：①1ml：5mg；②1ml：10mg
用法与用量	1. 口服：一次2~4mg，一日3次 2. 肌内或皮下注射：①成人：一次5~15mg，一日1~2次；②儿童：一次5~10mg，一日1~2次
注意事项	1. 对肝素引起的出血无效 2. 外伤出血无必要使用本品
禁忌	1. 对本品过敏者禁用 2. 严重肝脏疾患或肝功能不全者禁用 3. 妊娠晚期禁用
不良反应	恶心、呕吐等胃肠道反应；偶见过敏反应
特殊人群用药	肝、肾功能不全患者：有肝脏功能损伤的患者，本品的疗效不明显，盲目加量可加重肝损伤 妊娠与哺乳期妇女：妊娠期妇女尽量避免使用
药典	Chin. P.
国家处方集	CNF
医保目录	【保（甲）】
基本药物目录	【基】
其他推荐依据	
■ 药品名称	**维生素K_1 Vitamin K_1**
适应证	用于维生素K缺乏引起的出血，如梗阻性黄疸、胆瘘、慢性腹泻等所致出血，香豆素类、水杨酸钠等所致的低凝血酶原血症，新生儿出血以及长期应用广谱抗菌药所致的体内维生素K缺乏
制剂与规格	维生素K_1片：10mg 维生素K_1注射液：1ml：10mg
用法与用量	1. 口服：一次10mg，一日3次或遵医嘱 2. 注射：低凝血酶原血症，肌内或深部皮下注射，一次10mg，一日1~2次，24小时内总量不超过40mg 3. 预防新生儿出血，可于分娩前12~24小时给母亲肌内注射或缓慢静脉注射2~5mg。可在新生儿出生后肌内或皮下注射0.5~1mg，8小时后可重复

续　表

注意事项	1. 对肝素引起的出血无效 2. 严重梗阻性黄疸、小肠吸收不良所致腹泻者不宜使用 3. 静脉注射宜缓慢，给药速度不宜超过每分钟 1mg
禁忌	肝脏疾患或肝功能不良者禁用
不良反应	静脉注射偶可发生过敏样反应，速度过快可出现面部潮红、出汗、支气管痉挛、心动过速、低血压等，曾有因快速静注致死的报道；肌内注射可引起局部红肿和疼痛；新生儿可能出现高胆红素血症、黄疸和溶血性贫血
特殊人群用药	肝、肾功能不全患者：详见【禁忌】
药典	Eur. P. 、USP、Chin. P. 、Jpn. P. 、Viet. P.
国家处方集	CNF
医保目录	【保（甲/乙）】
基本药物目录	【基】
其他推荐依据	
■ 药品名称	**卡巴克络　Carbazochrome**
适应证	适用于因毛细血管损伤及通透性增加所致的出血，如鼻出血、视网膜出血、咯血、胃肠出血、血尿、痔疮及子宫出血等
制剂与规格	卡巴克络水杨酸钠盐片：①2. 5mg；②5mg 卡巴克络水杨酸钠盐注射液：①1ml∶5mg；②2ml∶10mg 卡巴克络磺酸钠盐（卡络磺钠）注射液：①1ml∶5mg；②2ml∶10mg
用法与用量	1. 口服：卡巴克络水杨酸钠盐片，成人一次 2. 5~5mg，一日 3 次 2. 肌内注射：卡巴克络水杨酸钠盐注射液，一次 5~10mg，一日 2~3 次 3. 静脉滴注：卡巴克络磺酸钠盐注射液，成人，一次 60~80mg，临用前，加灭菌注射用水或 0. 9%氯化钠注射液适量溶解
注意事项	1. 癫痫史及精神病史患者慎用 2. 本品水杨酸钠盐不能用于静脉注射
禁忌	1. 对本品过敏者禁用 2. 对水杨酸过敏者禁用本品水杨酸钠盐
不良反应	本品毒性低，可产生水杨酸样反应，如恶心、呕吐、头晕、耳鸣、视力减退等。对癫痫患者可引起异常脑电活动。注射部位有痛感
特殊人群用药	妊娠与哺乳期妇女：慎用
药典	Jpn. P.
国家处方集	CNF
医保目录	
基本药物目录	
其他推荐依据	

续 表

■ 药品名称	鱼精蛋白 Protamine
适应证	用于因注射肝素过量所引起的出血
制剂与规格	硫酸鱼精蛋白注射液：①5ml：50mg；②10ml：100mg
用法与用量	1. 成人：静脉注射，抗肝素过量，用量与最后一次肝素使用量相当（1mg 硫酸鱼精蛋白可中和 100U 肝素）。每次不超过 50mg。缓慢静注。一般以每分钟 0.5ml（5mg）的速度静注，在 10 分钟内注入量以不超过 50mg 为度。由于本品自身具有抗凝作用，因此 2 小时内（即本品作用有效持续时间内）不宜超过 100mg。除非另有确凿依据，不得加大剂量 2. 儿童：①静脉滴注：抗自发性出血，一日 5~8mg/kg，分 2 次，间隔 6 小时，每次以300~500ml 0.9%氯化钠注射液稀释后使用，3 日后改用半量。一次用量不超 25mg。②静脉注射：抗肝素过量，用量与最后一次肝素使用量相当。一般用其 1%溶液，每次不超过 2.5ml（25mg），缓慢静注
注意事项	1. 本品易破坏，口服无效，禁与碱性物质接触 2. 静脉注射速度过快可致热感、皮肤发红、低血压、心动过缓等 3. 对鱼类过敏者应用时应慎重 4. 用鱼精蛋白锌胰岛素过敏者，用本品偶可发生严重变态反应
禁忌	对本品过敏者禁用
不良反应	可见心动过缓、胸闷、呼吸困难及血压降低；肺动脉高压或高血压；恶心、呕吐、面部潮红、潮热及倦怠；极个别对鱼类食物过敏患者发生过敏反应；用鱼精蛋白锌胰岛素患者偶可发生严重过敏反应；可加重心脏手术体外循环所致的血小板减少
特殊人群用药	妊娠与哺乳期妇女：慎用
药典	Eur. P.
国家处方集	CNF
医保目录	【保（甲）】
基本药物目录	【基】
其他推荐依据	
■ 药品名称	血凝酶 Hemocoagulase
适应证	用于需减少流血或止血的各种医疗情况下，如外科、内科、妇产科、眼科、耳鼻喉科、口腔科等临床科室的出血及出血性疾病 预防出血：如手术前用药，可减少出血倾向，避免或减少手术及手术后出血
制剂与规格	注射用血凝酶：①1U；②2U 注射用尖吻蝮蛇血凝酶：1U 注射用白眉蛇毒血凝酶：①0.5U；②2U

续　表

用法与用量	静脉、肌内或皮下注射，也可局部使用。①一般出血：成人，一次 1~2kU；儿童：一次 0.3~0.5kU；②紧急出血，立即静脉注射 0.25~0.5kU，同时肌内注射 1kU；③外科手术：手术前 1 小时，肌内注射 1kU，或手术前 15 分钟静脉注射 1kU。术后每日肌内注射 1kU，连用 3 天；④咯血：每 12 小时皮下注射 1kU，必要时，开始时再加静脉注射 1kU，最好加入 10ml 的 0.9%氯化钠注射液中注射；⑤异常出血：剂量加倍，间隔 6 小时肌内注射 1kU，致出血完全停止；⑥局部外用：本药溶液可直接以注射器喷射于血块清除后的创面局部，并酌情以敷料压迫（如拔牙、鼻出血等）
注意事项	1. 大、中动脉及大静脉受损的出血，必须首先用外科手术处理 2. 弥散性血管内凝血（DIC）导致的出血时慎用 3. 血液中缺乏血小板或某些凝血因子时，宜在补充血小板、凝血因子或输注新鲜血液的基础上应用 4. 在用药期间，应注意监测患者的凝血时间
禁忌	1. 对本药或同类药物过敏者禁用 2. 有血栓病史者禁用
不良反应	偶见过敏样反应
特殊人群用药	妊娠与哺乳期妇女：妊娠期妇女不宜使用
药典	
国家处方集	CNF
医保目录	
基本药物目录	
其他推荐依据	
■ 药品名称	**凝血酶原复合物　Prothrombin Complex**
适应证	主要用于凝血因子Ⅱ、Ⅶ、Ⅸ、Ⅹ缺乏导致的出血，如乙型血友病、肝病及弥散性血管内凝血（DIC）等；用于逆转抗凝剂过量、维生素 K 缺乏症；各种原因所致的凝血酶原时间延长而拟做手术；预防和治疗产生因子Ⅷ抑制性抗体的甲型血友病患者
制剂与规格	冻干人凝血酶原复合物：①100PE；②200PE；③300PE；④400PE
用法与用量	用法：用前应先将本品和灭菌注射用水或 5%葡萄糖注射液预温至 20~25℃，按瓶签标示量注入上述预温液体，轻轻转动直至本品完全溶解（勿产生很多泡沫）。可用 0.9%氯化钠注射液或 5%葡萄糖注射液稀释成 50~100ml，然后用带有滤网装置的输液器进行静脉滴注。滴注速度开始缓慢，15 分钟后适当加快滴注速度，一般每瓶 200PE 在30~60 分钟滴毕 用量：静脉滴注，根据患者体重、出血类型及需要提高的凝血因子血浆浓度而定其用量。一般 10~20PE/kg，稀释后静滴 30~60 分钟，以后凝血因子Ⅶ缺乏者每隔 6~8 小时，凝血因子Ⅸ缺乏者每隔 24 小时，凝血因子Ⅱ和Ⅹ缺乏者每隔 24~48 小时，可酌情减少剂量，静滴 1 次，一般历时 2~3 日。在出血量较大或大手术时可据病情适当增加剂量
注意事项	1. 冠心病、心肌梗死、严重肝病、外科手术的患者如有血栓形成或 DIC 倾向时，应慎用 2. 用药期间应定期进行血小板及凝血酶原时间监测，以早期发现血管内凝血等并发症 3. 凝血酶原时间延长者，如拟做脾切除者要先于手术前用药，术中和术后据病情而定 4. 滴注过程中随时监测，若发现弥散性血管内凝血或血栓的临床症状，应立即终止使用，并用肝素拮抗

续 表

禁忌	尚不明确
不良反应	少数患者会出现面部潮红、眼睑水肿、皮疹及呼吸急促等过敏反应，严重者甚至血压下降或过敏性休克；偶可伴发血栓形成；快速滴注可出现发热、寒战、头痛、面色潮红、恶心、呕吐及气短；A、B或AB血型患者大量输注时，偶可发生溶血
特殊人群用药	肝、肾功能不全患者：肝脏疾病者应权衡利弊，斟酌使用 老年人：慎用 儿童：慎用 妊娠与哺乳期妇女：慎用
药典	
国家处方集	CNF
医保目录	【保（乙）】
基本药物目录	【基】
其他推荐依据	
■ 药品名称	人纤维蛋白原 Human Fibrinogen
适应证	先天性纤维蛋白原减少或缺乏症；获得性纤维蛋白原减少症；严重肝脏损伤、肝硬化、弥散性血管内凝血、产后大出血、因大手术和外伤或内出血等引起的纤维蛋白原缺乏而造成的凝血障碍
制剂与规格	冻干人纤维蛋白原：①0.5g；②1.0g；③1.5g；④2.0g
用法与用量	用法：用前先将本品及灭菌注射用水预温到30~37°C，然后按瓶签标示量注入预温的灭菌注射用水，置30~37°C水浴中，轻轻摇动使本品完全溶解。用带有滤网装置的输液器进行静脉滴注，滴速以每分钟60滴为宜 用量：应据病情及临床检验结果决定，一般首次静滴1~2g，如需要可酌情继续给药
注意事项	1. 存在代谢紊乱的患者慎用 2. 在治疗消耗性凝血疾病时，需注意只有在肝素的保护及抗凝血酶Ⅲ水平正常的前提下，凝血因子替代疗法才有效 3. 不同厂家生产的纤维蛋白原可能活性不完全相同，在相互替换时需要注意调整用量 4. 溶解时切忌剧烈振摇以免蛋白变性
禁忌	尚不明确
不良反应	少数过敏体质患者会出现变态反应，如出现皮疹、发热等，反应严重者应采取应急处理措施
特殊人群用药	妊娠与哺乳期妇女：慎用
药典	Eur. P.
国家处方集	CNF
医保目录	【保（乙）】
基本药物目录	【基】
其他推荐依据	

续　表

■ 药品名称	人凝血因子Ⅷ　Human Blood Coagulation Factor Ⅷ
适应证	治疗甲型血友病和获得性凝血因子Ⅷ缺乏症伴发的出血（包括该类患者术中及术后出血）。其冷沉淀物亦可用于治疗血管性血友病、低纤维蛋白原血症及凝血因子Ⅷ缺乏症。并可作为纤维蛋白原的来源用于弥散性血管内凝血
制剂与规格	冻干人凝血因子Ⅷ：①50U；②100U；③200U；④250U；⑤300U；⑥400U；⑦500U；⑧1000U
用法与用量	用法：将本品和灭菌注射用水预温至25～37℃后，按瓶签标示量溶解本品（不得剧烈摇动以免产生泡沫及引起蛋白变性）。用装有过滤针头的注射器吸取本品溶液，以带有滤网的输注装置给药。滴注速度一般以每分钟60滴为宜 用量：给药剂量须视病情、体重、出血类型、需要提高的凝血因子Ⅷ血浆浓度及体内是否存在抗体而定。下列公式可用于计算剂量：所需凝血因子Ⅷ剂量（U）/次＝0.5×患者体重（kg）×需提升的凝血因子Ⅷ活性水平（正常的%）。一般推荐剂量如下：①轻、中度出血：单一剂量10～15U/kg体重，将凝血因子Ⅷ水平提高到正常人水平的20%～30%。②较严重出血或小手术：需将凝血因子Ⅷ水平提高到正常人水平的30%～50%，通常首次剂量15～25U/kg体重。如需要，每隔8～12小时给予维持剂量10～15U/kg体重。③大出血：危及生命的出血或出血累及重要器官：首次剂量30～50U/kg体重，或将血浆凝血因子Ⅷ浓度提高到正常人水平的60%～100%的剂量，然后每隔8～12小时给予维持剂量20～25U/kg体重。④手术：只有当凝血因子Ⅷ抑制物水平无异常增高时方可考虑择期手术。手术开始时血液中凝血因子Ⅷ浓度需达到正常人水平的60%～100%。通常在术前按30～40U/kg体重给药。术后4天内凝血因子Ⅷ最低应保持在正常人水平的60%，接下去的4天减至40%。⑤获得性凝血因子Ⅷ抑制物增多症：应给予大剂量的凝血因子Ⅷ，一般超过治疗血友病患者所需剂量1倍以上
注意事项	1. 大量反复输入本品时，应注意出现变态反应、溶血反应及肺水肿的可能性，对有心脏病的患者尤应注意 2. 本品对于因缺乏凝血因子Ⅸ所致的乙型血友病或因缺乏凝血因子Ⅺ所致的丙型血友病均无疗效，故在用前应确诊患者系属凝血因子Ⅷ缺乏，方可使用本品 3. 本品不得用于静脉以外的注射途径 4. 配制好的制剂需立即输用，并在1小时内用完 5. 给药速度宜慢，不要超过10ml/min。配制好的溶液不可再冷藏
禁忌	尚不明确
不良反应	可能出现过敏反应，严重者血压下降及休克；由纯化猪血浆制备的产品可引起血小板减少及出血；注射局部烧灼感或炎症；偶见头晕、疲乏、口干、鼻出血、恶心及呕吐等；A、B或AB血型患者大量输注时偶见溶血；有高纤维蛋白原血症或血栓形成的报道
特殊人群用药	儿童：儿童用药安全性资料不足，须慎用 妊娠与哺乳期妇女：慎用
药典	Eur. P.、USP
国家处方集	CNF
医保目录	【保（甲）】
基本药物目录	【基】
其他推荐依据	

第五章

鼻减充血药

■ 药品名称	盐酸麻黄碱滴鼻液 Ephedrine Hydrochloride Nasal Drops
适应证	用于缓解鼻黏膜出血肿胀引起的鼻塞；也可用于鼻出血
制剂与规格	盐酸麻黄碱滴鼻液：8ml：80mg
用法与用量	滴鼻：一次1~2滴，一日3~4次，连续使用不得超过7天
注意事项	1. 慎用于：前列腺肥大导致的排尿困难、糖尿病患者、运动员 2. 禁用于：青光眼、甲状腺功能亢进、心脏病（包括心绞痛）、高血压、晚期动脉硬化疾病、萎缩性鼻炎者 3. 不与单胺氧化酶抑制剂、三环类抗抑郁药同用
禁忌	萎缩性鼻炎患者禁用
不良反应	偶见一过性轻微烧灼感，干燥感，头痛，头晕，心率过快，长期使用可致心悸、焦虑不安、失眠等
特殊人群用药	儿童：6岁以下的儿童禁用 妊娠与哺乳期妇女：慎用
药典	Eur. P.、USP、Chin. P.
国家处方集	CNF
医保目录	【保（甲）】
基本药物目录	【基】
其他推荐依据	
■ 药品名称	盐酸羟甲唑啉滴鼻液 Oxymetazoline Hydrochloride Nasal Drops
适应证	用于急、慢性鼻炎，鼻窦炎，花粉症
制剂与规格	盐酸羟甲唑啉滴鼻液：①3ml：1.5mg；②5ml：2.5mg；③10ml：5mg
用法与用量	滴鼻：成人和6岁以上儿童，一次每侧1~3滴，早晚各1次，每次间隔4小时以上。连续使用不得超过7天
注意事项	高血压、冠心病、甲状腺功能亢进、糖尿病等患者慎用
禁忌	妊娠期妇女、2周岁以下儿童、萎缩性鼻炎、鼻腔干燥者、正在接受单氨氧化酶抑制剂治疗的患者禁用
不良反应	1. 滴药过频易致反跳性鼻充血，久用可致药物性鼻炎 2. 轻微烧灼感、针刺感、鼻黏膜干燥以及头痛、头晕、心率加快等反应

续 表

特殊人群用药	儿童：3~6 岁儿童应在医师指导下使用
药典	
国家处方集	CNF
医保目录	【保（乙）】
基本药物目录	
其他推荐依据	
■ 药品名称	盐酸羟甲唑啉喷雾剂 Oxymetazoline Hydrochloride Spray
适应证	用于急、慢性鼻炎，鼻窦炎，花粉症
制剂与规格	盐酸羟甲唑啉喷雾剂：10ml：5mg，每喷 37μg
用法与用量	鼻腔喷雾吸入：成人和 6 岁以上儿童，1 次一侧鼻孔 37~111μg（1~3 喷），早晨和睡前各 1 次，连续使用不得超过 7 天
注意事项	高血压、冠心病、甲状腺功能亢进、糖尿病等患者慎用
禁忌	1. 鼻腔干燥、萎缩性鼻炎患者禁用 2. 孕妇、哺乳期妇女及 3 岁以下小儿禁用 3. 对本品过敏者禁用
不良反应	1. 喷雾过频易致反跳性鼻充血，久用可致药物性鼻炎 2. 有轻微烧灼感、针刺感、鼻黏膜干燥以及头痛、头晕、心率加快等反应
特殊人群用药	儿童：3 岁以下小儿禁用 妊娠与哺乳期妇女：禁用
药典	
国家处方集	CNF
医保目录	【保（乙）】
基本药物目录	
其他推荐依据	
■ 药品名称	盐酸赛洛唑啉滴鼻液 Xylometazoline Hydrochloride Nasal Drops
适应证	用于急、慢性鼻炎，鼻窦炎等引起的鼻塞症状
制剂与规格	盐酸赛洛唑啉滴鼻液：①5ml：5mg；②10ml：10mg；③10ml：5mg
用法与用量	滴鼻：①成人，0.1%溶液，一次 2~3 滴，每侧鼻孔，一日 2 次。连续使用不得超过 7 天。②6~12 岁儿童，0.05%溶液，一次 2~3 滴。一日 2 次，连续使用不得超过 7 天
注意事项	1. 慎用于高血压、心血管系统异常、糖尿病、甲状腺功能亢进、对拟交感神经胺反应过度史、前列腺肥大引起的排尿困难 2. 长期用药后会发生鼻黏膜充血反跳

续 表

禁忌	1. 禁用于急性闭角型青光眼，干性鼻炎，经蝶骨垂体瘤切除术后，需要暴露硬膜的经鼻、经口腔手术后 2. 萎缩性鼻炎及鼻腔干燥患者禁用
不良反应	1. 滴药过频易致反跳性鼻充血，久用可致药物性鼻炎 2. 偶见一过性的轻微烧灼感、针刺感、鼻黏膜干燥及头痛、头晕、心率加快等反应
特殊人群用药	儿童：6 岁以下儿童慎用 妊娠与哺乳期妇女：慎用
药典	Eur. P. 、USP
国家处方集	CNF
医保目录	【保（乙）】
基本药物目录	
其他推荐依据	
■ 药品名称	盐酸赛洛唑啉喷鼻液　Xylometazoline Hydrochloride Nasal Spray
适应证	用于急、慢性鼻炎，鼻窦炎，花粉症，肥厚性鼻炎等所致的鼻塞症状
制剂与规格	盐酸赛洛唑啉喷鼻液：10ml：5mg，每喷 62.5μg，每支 64 喷
用法与用量	鼻腔喷雾吸入：一次 125~187.5μg（2~3 喷），一日 2 次。连续使用不得超过 7 天
注意事项	1. 冠心病、高血压、甲状腺功能亢进、糖尿病、闭角型青光眼患者慎用 2. 滴药过频易致反跳性鼻充血，久用可致药物性鼻炎
禁忌	1. 萎缩性鼻炎及鼻腔干燥者禁用 2. 接受单胺氧化酶抑制药或三环类抗抑郁药治疗的患者禁用 3. 2 岁以下儿童禁用 4. 对本品过敏者禁用
不良反应	偶见鼻腔内一过性轻微灼烧感、干燥感、头痛、头晕及心率加快等
特殊人群用药	儿童：4~6 岁儿童应在医师指导下使用
药典	Eur. P. 、USP、Chin. P. 、Jpn. P. 、Viet. P.
国家处方集	CNF
医保目录	【保（乙）】
基本药物目录	
其他推荐依据	

第六章

调节水电解质紊乱和酸碱平衡药

■ 药品名称	葡萄糖　Glucose
适应证	用于补充能量和体液；低血糖症；高钾血症；高渗溶液用作组织脱水剂；配制腹膜透析液
制剂与规格	注射液：①10ml：0.5g；②20ml：1g；③500ml：25g；④500ml：50g；⑤500ml：125g；⑥20ml：10g；⑦100ml：50g；⑧250ml：125g
用法与用量	静脉滴注： 1. 补充热能，应根据所需热能计算葡萄糖用量，一般可给予10%~25%葡萄糖注射液静滴，并同时补充体液 2. 静脉营养治疗时，在非蛋白质热能中葡萄糖供能>脂肪供能，必要时每5~10g葡萄糖加入胰岛素1U。低血糖症重者可予以50%葡萄糖静脉注射
注意事项	1. 应用高渗葡萄糖溶液时选用大静脉滴注 2. 水肿及严重心肾功能不全、肝硬化腹水者易致水潴留，应控制输注量，心功能不全者尤其应该控制滴速
禁忌	糖尿病酮症酸中毒未控制者禁用；高血糖非酮症性高渗状态禁用
不良反应	静脉炎；高浓度葡萄糖注射液外渗可致局部肿痛；反应性低血糖，高血糖非酮症昏迷，长期单纯补给葡萄糖时易出现低钾、低钠及低磷血症，原有心功能不全者补液过快可致心悸、心律失常，甚至急性左心衰竭，1型糖尿病患者应用高浓度葡萄糖时偶有发生高钾血症
特殊人群用药	儿童：补液过快、过多，可致心悸、心律失常，甚至急性左心衰竭 老年人：补液过快、过多，可致心悸、心律失常，甚至急性左心衰竭 妊娠与哺乳期妇女：分娩时注射过多葡萄糖，可刺激胎儿胰岛素分泌，发生产后婴儿低血糖
药典	USP、Eur. P.、Chin. P.
国家处方集	CNF
医保目录	【保（甲）】
基本药物目录	【基】
其他推荐依据	
■ 药品名称	葡萄糖氯化钠　Glucose and Sodium Chloride
适应证	补充热能和体液。用于各种原因引起的进食不足或大量体液丢失
制剂与规格	注射液（葡萄糖/氯化钠）：①100ml：5g/0.9g；②100ml：10g/0.9g；③250ml：12.5g/2.25g；④250ml：25g/2.25g；⑤500ml：25g/4.5g；⑥500ml：50g/4.5g；⑦1000ml：50g/9g
用法与用量	同时考虑葡萄糖和氯化钠的用法与用量
注意事项	同“葡萄糖”和“氯化钠”

续 表

禁忌	禁用于脑、肾、心脏功能不全者；血浆蛋白过低者；糖尿病及酮症酸中毒未控制患者；高渗性脱水患者；高血糖非酮症性高渗状态
不良反应	见“葡萄糖”
特殊人群用药	儿童：补液量和速度应严格控制 老年人：补液量和速度应严格控制 妊娠与哺乳期妇女：分娩时注射过多葡萄糖，可刺激胎儿胰岛素分泌，发生产后婴儿低血糖
药典	USP、Eur. P. 、Chin. P.
国家处方集	CNF
医保目录	【保（甲）】
基本药物目录	【基】
其他推荐依据	
■ 药品名称	氯化钠 Sodium Chloride
适应证	用于各种原因所致的低渗性、等渗性和高渗性脱水，高渗性非酮症糖尿病昏迷，低氯性代谢性碱中毒。外用可冲洗眼部、伤口等。浓氯化钠主要用于各种原因所致的水中毒及严重的低钠血症
制剂与规格	注射液：①50ml：0. 45g；②100ml：0. 9g；③250ml：2. 25g；④500ml：4. 5g；⑤1000ml：9g 浓氯化钠注射液：10ml：1g
用法与用量	静脉滴注： 1. 高渗性脱水：所需补液总量（L）=［血钠浓度（mmol/L）-142］/血钠浓度（mmol/L）×0. 6×体重（kg），第一日补给半量，余量在以后 2~3 日内补给，并根据心肺肾功能酌情调节。在治疗开始的 48 小时内，血 Na^+浓度每小时下降不超过 0. 5mmol/L。若患者存在休克，应先予氯化钠注射液，并酌情补充胶体，待休克纠正、血钠>155mmol/L、血浆渗透浓度>350mOsm/L 可予低渗氯化钠注射液。待血浆渗透浓度<330mOsm/L，改用 0. 9%氯化钠注射液 2. 等渗性脱水：原则给予等渗溶液，但应注意防止高氯血症出现 3. 低渗性脱水：血钠低于 120mmol/L 或出现中枢神经系统症状时，给予 3%~5%氯化钠注射液缓慢滴注，在 6 小时内将血钠浓度提高至 120mmol/L 以上。待血钠回升至 120mmol/L 以上，可改用等渗溶液或等渗溶液中酌情加入高渗葡萄糖注射液或 10%氯化钠注射液 4. 低氯性碱中毒：给予 0. 9%氯化钠注射液或复方氯化钠注射液（林格液）500~1000ml，以后根据碱中毒情况决定用量
注意事项	1. 根据临床需要，检查血清中的钠、钾、氯离子浓度；血液中酸碱浓度平衡指标、肾功能及血压和心肺功能 2. 浓氯化钠不可直接静脉注射或滴注，应加入液体稀释后应用 3. 下列情况慎用，如水肿性疾病、肾病综合征、肝硬化、腹水、充血性心力衰竭、急性左侧心力衰竭、脑水肿及特发性水肿等；急性肾衰竭少尿期，慢性肾衰竭尿量减少而对利尿药反应不佳者；高血压；低钾血症
禁忌	妊娠高血压者禁用
不良反应	输液容量过多和滴速过快可致水钠潴留，引起水肿、血压升高、心率加快、胸闷、呼吸困难、急性左侧心力衰竭。不适当给予高渗氯化钠可致高钠血症。过多、过快输注低渗氯化钠，可致溶血及脑水肿

续　表

特殊人群用药	儿童：补液量和速度应严格控制 老年人：补液量和速度应严格控制
药典	USP、Eur. P.、Chin. P.
国家处方集	CNF
医保目录	【保（甲）】
基本药物目录	【基】
其他推荐依据	
■ 药品名称	**复方氯化钠溶液（林格液）　Ringer's Solution**
适应证	各种原因所致的脱水，包括低渗性、等渗性和高渗性脱水；高渗性非酮症糖尿病昏迷；低氯性代谢性碱中毒
制剂与规格	注射液（100ml 含氯化钠 0.85g、氯化钾 0.03g、氯化钙 0.003g）：①250ml；②500ml；③1000ml
用法与用量	静脉滴注，剂量视病情需要及体重而定。常用剂量，一次 500~1000ml。低氯性碱中毒，根据碱中毒量情况决定用量
注意事项	同"氯化钠"
禁忌	同"氯化钠"
不良反应	同"氯化钠"
特殊人群用药	同"氯化钠"
药典	USP、Eur. P.、Chin. P.
国家处方集	CNF
医保目录	【保（甲）】
基本药物目录	【基】
其他推荐依据	
■ 药品名称	**乳酸钠林格液　Solution Ringer's Lactated**
适应证	调节体液、电解质及酸碱平衡药。用于代谢性酸中毒或有代谢性酸中毒的脱水病例
制剂与规格	注射液：500ml（含氯化钠 1.5g、氯化钾 0.75g、氯化钙 0.05g、乳酸钠 1.55g）
用法与用量	静脉滴注：成人一次 500~1000ml，按年龄体重及症状不同可适当增减。给药速度：成人每小时 300~500ml
注意事项	1. 酗酒、水杨酸中毒、Ⅰ型糖原贮积病时有发生乳酸性酸中毒倾向，不宜再用乳酸钠纠正酸碱平衡 2. 糖尿病患者服用双胍类药物（尤其是苯乙双胍），阻碍肝脏对乳酸的利用，易引起乳酸中毒
禁忌	同"氯化钠"
不良反应	同"氯化钠"

续 表

特殊人群用药	同“氯化钠”
药典	USP、Eur. P.、Chin. P.
国家处方集	CNF
医保目录	【保（甲）】
基本药物目录	【基】
其他推荐依据	
■ 药品名称	氯化钾 Potassium Chloride
适应证	用于防治低钾血症，治疗洋地黄中毒引起的频发性、多源性早搏或快速心律失常
制剂与规格	注射液：①10ml：1g；②10ml：1.5g
用法与用量	静脉滴注： 1. 成人，将10%氯化钾注射液10~15ml加入5%葡萄糖注射液500ml中滴注。一般补钾浓度不超过3.4g/L（45mmol/L），速度不超过0.75g/h（10mmol/h），一日补钾量为3~4.5g（40~60mmol）；在体内缺钾引起严重快速室性异位心律失常时，钾盐浓度可升高至0.5%~1%，滴速可达1.5g/h（20mmol/h），补钾总量可达一日10g或以上；如病情危急，补钾浓度和速度可超过上述规定。但需严密动态观察血钾及心电图等，防止高钾血症发生 2. 儿童，一日剂量按体重0.22g/kg（3.0mmol/kg）或按体表面积3.0g/m^2计算
注意事项	1. 本品严禁直接静脉注射 2. 用药期间需做以下随访检查：血钾、血镁、血钠、血钙、酸碱平衡指标、心电图、肾功能和尿量
禁忌	高钾血症者，急、慢性肾功能不全者禁用
不良反应	1. 本品可刺激静脉内膜引起疼痛 2. 滴注速度较快、应用过量或原有肾功能损害时，应注意发生高钾血症 3. 口服偶见胃肠道刺激症状，如恶心、呕吐、咽部不适、胸痛（食管刺激）、腹痛、腹泻，甚至消化性溃疡及出血。在空腹、剂量较大及原有胃肠道疾病者更易发生
特殊人群用药	肝、肾功能不全者：慢性肾功能不全者慎用 老年人：老年人肾脏清除K^+功能下降，应用钾盐时较易发生高钾血症 妊娠与哺乳期妇女：妊娠期妇女用药资料尚不明确
药典	USP、Eur. P.、Chin. P.
国家处方集	CNF
医保目录	【保（甲）】
基本药物目录	【基】
其他推荐依据	
■ 药品名称	门冬氨酸钾镁 Potassium Aspartate and Magnesium Aspartatse
适应证	用于低钾血症，低钾及洋地黄中毒引起的心律失常，心肌炎后遗症，慢性心功能不全，急、慢性肝炎的辅助治疗

续　表

制剂与规格	片剂（钾/镁）：36mg/11.8mg 口服液（钾/镁）：①10ml：103mg/34mg；②5ml：103mg/34mg 注射液（钾/镁）：①10ml：114mg/42mg；②20ml：228mg/82mg
用法与用量	口服，一次1~2片或一次1支口服液，一日3次。静脉滴注，一次10~20ml，一日1次加入5%葡萄糖注射液250ml或500ml中缓慢滴注，或遵医嘱
注意事项	不宜与保钾利尿药合用
禁忌	高血钾、高血镁、严重肾功能损害及三度房室传导阻滞患者禁用，心源性休克（血压低于90mmHg）禁用
不良反应	滴注速度太快可引起高钾血症和高镁血症，还可出现恶心、呕吐、面部潮红、胸闷、血压下降，偶见血管刺激性疼痛，极少数可出现心率减慢，减慢滴速或停药后即可恢复。大剂量应用可能引起腹泻
特殊人群用药	儿童：无可靠数据表明本品对儿童有任何毒害作用 老年人：老年人肾脏清除能力下降，应慎用 妊娠与哺乳期妇女：慎用
药典	
国家处方集	CNF
医保目录	【保（乙）】
基本药物目录	
其他推荐依据	
■ 药品名称	**碳酸氢钠　Sodium Biocarbonate**
适应证	用于代谢性酸中毒，碱化尿液以预防尿酸性肾结石，减少磺胺药的肾毒性及急性溶血时防止血红蛋白沉积在肾小管
制剂与规格	碳酸氢钠片：①0.3g；②0.5g 碳酸氢钠注射液：①10ml：0.5g；②100ml：5g；③250ml：12.5g
用法与用量	成人： 1. 用于制酸：口服，一次0.5~1.0g，一日3次，餐前服用 2. 碱化尿液：口服，首次4g，以后每4小时1~2g；静脉滴注，2~5mmol/kg，4~8小时滴注完毕 3. 代谢性酸中毒：口服，一次0.5~2g，一日3次 静脉滴注所需剂量按下式计算：补碱量（mmol）=（-2.3-实际测得的BE值）×0.25×体重（kg），或补碱量（mmol）=正常的CO_2CP-实际测得的CO_2CP（mmol）×0.25×体重（kg）。一般先给计算剂量的1/3~1/2，4~8小时内滴注完毕 儿童： 1. 用于制酸：6岁以下儿童尚无统一标准剂量，6~12岁者一次0.5g，半小时可重复1次 2. 碱化尿液：口服，一日按体重1~10mmol/kg 3. 代谢性酸中毒：参考成人剂量

续 表

注意事项	1. 下列情况慎用：少尿或无尿；钠潴留并有水肿时；原发性高血压 2. 下列情况不做静脉内用药：碱中毒；各种原因导致的大量胃液 3. 长期或大量应用可致代谢性碱中毒，并且钠负荷过高引起水肿等
禁忌	禁用于吞食强酸中毒时的洗胃
不良反应	大量注射、存在肾功能不全或长期应用时可出现心律失常、肌肉痉挛、疼痛、异常疲倦虚弱、呼吸减慢、口内异味、尿频、尿急、持续性头痛、食欲减退、恶心、呕吐等
特殊人群用药	妊娠与哺乳期妇女：妊娠期妇女应慎用；本品可经乳汁分泌，但对婴儿的影响尚无有关资料
药典	Eur. P. 、USP
国家处方集	CNF
医保目录	【保（甲）】
基本药物目录	【基】
其他推荐依据	
■ 药品名称	果糖注射液　Fructose Injection
适应证	注射剂的稀释剂，用于烧创伤、术后及感染等胰岛素抵抗状态下或不适宜使用葡萄糖时需补充水分或能源患者的补液治疗
制剂与规格	果糖注射液：①250ml：12.5g；②250ml：25g；③500ml：25g；④500ml：50g
用法与用量	缓慢静脉滴注：一般一日5%~10%果糖注射液500~1000ml。剂量根据患者的年龄、体重和临床症状调整
注意事项	1. 警告：使用时应警惕本品过量使用有可能引起危及生命的乳酸性酸中毒，未诊断的遗传性果糖不耐受症患者使用本品时可能有致命危险 2. 有酸中毒倾向患者慎用 3. 本品过量使用可引起严重的酸中毒，故不推荐肠外营养中替代葡萄糖 4. 使用过程中应检测临床和实验室指标以评价体液平衡、电解质浓度和酸碱平衡 5. 慎用于预防水过多和电解质紊乱 6. 过量输注无钾果糖可引起低钾血症，本品不用于纠正高钾血症 7. 本品能加剧甲醇氧化成甲醛，故本品不得用于甲醇中毒治疗 8. 本品注射速度宜缓慢，以下不超过每小时0.5g/kg为宜
禁忌	遗传性果糖不耐受症、痛风和高尿酸血症患者禁用
不良反应	1. 循环和呼吸系统：过量输入可引起水肿，包括周围水肿和肺水肿 2. 内分泌和代谢：滴速过快（每小时注1g/kg）可引起乳酸性酸中毒、高尿酸血症以及脂代谢异常 3. 电解质紊乱：稀释性低钾血症 4. 胃肠道反应：偶有上腹部不适、疼痛或痉挛性疼痛 5. 偶有发热、荨麻疹 6. 局部不良反应包括注射部位感染、血栓性静脉炎等
特殊人群用药	肝、肾功能不全患者：肾功能不全者慎用

续　表

药典	USP、BP、Eur. P.、Jpn. P.
国家处方集	CNF
医保目录	【保（乙）】
基本药物目录	
其他推荐依据	
■ 药品名称	**混合糖电解质注射液　Carbohydrate and Electrolyte Injection**
适应证	不能口服给药或口服给药不能充分摄取时，补充和维持水分和电解质，并补给能量
制剂与规格	混合糖电解质注射液：500ml
用法与用量	缓慢静脉滴注：通常，成人每次 500～1000ml。给药速度（按葡萄糖计），通常成人每小时不得超过 0.5g/kg 体重。根据年龄、症状及体重等不同情况可酌量增减
注意事项	1. 以下患者必须谨慎给药：心功能不全的患者；因闭塞性尿路疾病引起的尿量减少的患者；糖尿病患者 2. 对于只能通过使用胰岛素控制血糖的患者（胰岛素依赖性糖尿病），建议使用葡萄糖制剂；配置时，磷酸根离子和碳酸根离子会产生沉淀，所以不能混入含有磷酸盐及碳酸盐的制剂；给药前：尿液量最好在每天 500ml 或每小时 20ml 以上，寒冷季节应注意保持一定体温后再用药，包装启封后立刻使用，残液绝不能使用
禁忌	禁用于有严重肝功能障碍和肾功能障碍的患者；电解质代谢异常的患者；高钾血症（尿液过少、肾上腺皮质功能减退、严重灼伤及氮质血症等）；高钙血症患者；高磷血症患者；高镁血症患者；遗传性果糖不耐受者
不良反应	快速大量给药时，可能出现水肿、血压升高、心率加快、胸闷、呼吸困难、甚至急性左心衰竭。静脉滴注浓度较高、速度较快或静脉较细时，易刺激静脉内膜引起疼痛。滴注速度较快或原有肾功能损害时，应注意发生高钾血症
特殊人群用药	肝、肾功能不全患者：肾功能不全的患者慎用 儿童：尚不明确 老年人：通常高龄患者的生理功能降低，易于引起水分、电解质异常及高血糖，所以应减慢给药速度，并密切观察 妊娠与哺乳期妇女：尚不明确
药典	Jpn. P.
国家处方集	CNF
医保目录	
基本药物目录	
其他推荐依据	

第七章

耳鼻咽喉科疾病中成药治疗用药

■ 药品名称	耳聋丸 Erlong Wan
药物组成	龙胆、黄芩、地黄、泽泻、木通、栀子、当归、九节菖蒲、羚羊角、甘草
功能与主治	清肝泻火，利湿通窍。用于肝胆湿热所致的头晕头痛、耳聋耳鸣、耳内流脓
临床应用	1. 耳聋：由肝胆火盛，循经上扰耳窍所致的耳聋。症见听力下降，耳鸣伴头痛，眩晕，面红，目赤，口苦咽干，烦躁易怒，舌红苔黄，脉弦数；神经性耳聋见上述证候者 2. 脓耳：由肝经湿热，邪毒蕴结耳内，久而不愈，腐灼黏膜，化而为脓。症见耳内生疮，肿痛瘙痒，破流脓水，久不收敛，听力下降，伴头痛，眩晕，面红，目赤，口苦咽干，烦躁易怒，舌红苔黄，脉弦数；化脓性中耳炎见上述证候者
制剂与规格	小蜜丸：每 45 丸重 7g；大蜜丸：每丸重 7g
用法与用量	口服。小蜜丸一次 7g，大蜜丸一次 1 丸，一日 2 次
注意事项	1. 脾胃虚寒者慎用 2. 服药期间忌食辛辣、油腻食物
禁忌	尚不明确
不良反应	尚不明确
特殊人群用药	妊娠与哺乳期妇女：孕妇慎用
药典	Chin. P.（2015 年版）
医保目录	【保（乙）】
基本药物目录	
其他推荐依据	国家药典委员会．中华人民共和国药典临床用药须知（2010 年版）：中药成方制剂卷［M］．北京：中国医药科技出版社，2011.

■ 药品名称	愈风宁心片 Yufeng Ningxin Pian
药物组成	葛根
功能与主治	解痉止痛，增强脑及冠脉血流量。用于高血压头晕，头痛，颈项疼痛，冠心病，心绞痛，神经性头痛，早期突发性耳聋
临床应用	1. 胸痹：瘀血闭阻心脉所致者。症见心胸疼痛，如刺如绞，痛处固定，伴有胸闷，头晕，颈项不适，舌黯，脉弦涩；冠心病心绞痛见上述证候者 2. 眩晕：瘀血闭阻脑脉，脑失所养所致。症见头晕目眩，肢体麻木，口苦口渴，舌黯红，脉弦涩；原发性高血压病见上述证候者

续　表

	3. 头痛：瘀血闭阻，脑脉不通所致。症见头痛，颈项强痛，耳鸣，肢体麻木，口苦口渴，舌黯红，脉弦涩；原发性高血压病见上述证候者 4. 暴聋：瘀血闭阻耳窍脉络，耳窍失养所致。症见听力突然下降，多为单侧，也可双侧并发，伴耳鸣，眩晕，舌黯红有瘀点，脉细涩；早期突发性耳聋见上述证候者
制剂与规格	片剂：薄膜衣片，每片重 0.25g 胶囊剂：每粒装 0.4g
用法与用量	片剂：口服。一次 5 片，一日 3 次 胶囊剂：口服。一次 4 粒，一日 3 次
注意事项	1. 忌食生冷、辛辣、油腻食物，忌烟酒、浓茶 2. 在治疗期间，心绞痛持续发作，宜加用硝酸酯类药。若出现剧烈心绞痛，心肌梗死，见气促、汗出、面色苍白者，应及时救治
禁忌	月经期及出血倾向者禁用
不良反应	尚不明确
特殊人群用药	妊娠与哺乳期妇女：孕妇慎用
药典	Chin. P. （2015 年版）
医保目录	
基本药物目录	
其他推荐依据	国家药典委员会．中华人民共和国药典临床用药须知（2010 年版）：中药成方制剂卷［M］．北京：中国医药科技出版社，2011.

■ 药品名称	**耳聋左慈丸　Erlong Zuoci Wan**
药物组成	磁石（煅）、熟地黄、山药、山茱萸（制）、茯苓、牡丹皮、竹叶柴胡、泽泻
功能与主治	滋肾平肝。用于肝肾阴虚，耳鸣耳聋，头晕目眩
临床应用	1. 耳鸣：由肝肾阴虚，阴虚阳亢，肝火上扰清窍所致。症见耳内蝉鸣，伴头晕，头痛，面红，目赤，口苦咽干，烦躁不宁，或有手足心热，盗汗，腰膝酸软，舌红，苔少，脉弦细数；神经性耳聋见上述证候者 2. 耳聋：由肝肾阴虚，阴虚阳亢，肝火上扰清窍所致。症见听力下降，伴头晕，头痛，面红，目赤，口苦咽干，烦躁不宁，或有手足心热，盗汗，腰膝酸软，舌红，苔少，脉弦细数；神经性耳聋见上述证候者
制剂与规格	水蜜丸：①每 10 丸重 1g；②每 15 丸重 3g；大蜜丸：每丸重 9g
用法与用量	口服。水蜜丸一次 6g，大蜜丸一次 1 丸，一日 2 次
注意事项	1. 痰瘀阻滞者慎用 2. 注意饮食调理，忌食或少食辛辣刺激及油腻食物
禁忌	尚不明确
不良反应	尚不明确
特殊人群用药	尚不明确
药典	Chin. P. （2015 年版）

续 表

医保目录	【保（甲）】
基本药物目录	【基】
其他推荐依据	国家药典委员会. 中华人民共和国药典临床用药须知（2010年版）：中药成方制剂卷［M］. 北京：中国医药科技出版社，2011.
■ 药品名称	银黄含片 Yinhuang Hanpian
药物组成	金银花提取物、黄芩提取物
功能与主治	清热疏风、利咽解毒。用于外感风热、肺胃热盛所致的咽干、咽痛、喉核肿大、口渴、发热；急慢性扁桃体炎、急慢性咽炎、上呼吸道感染见上述证候者
临床应用	1. 乳蛾：由外感风热，邪热入里，肺胃热盛所致。症见咽喉疼痛剧烈，咽痛连及耳根、颌下，吞咽困难，喉核红肿较甚，表面有黄白色脓点，或连成假膜，高热，渴饮，口臭，舌质红赤，苔黄厚，脉洪大而数；急、慢性扁桃体炎见上述证候者 2. 喉痹：由外感风热，邪热入里，肺胃热盛所致。症见咽部红肿，疼痛较剧，发热较高，口干，大便秘结，小便黄，舌赤苔黄，脉洪数；急、慢性咽喉炎见上述证候者 3. 感冒：由外感风热，邪热入里化热，肺胃热盛所致。症见身热较著，微恶风，头胀痛，咳嗽，痰黏或黄，咽燥，或咽喉红肿疼痛，鼻塞，流黄浊涕，口渴欲饮，舌苔黄，脉浮数；上呼吸道感染见上述证候者
制剂与规格	片剂：每片重0.65g
用法与用量	含服。一次2片，一日10~20片，分次含服，一个疗程为5天。或遵医嘱
注意事项	1. 素体脾胃虚寒者慎用 2. 服药期间忌食辛辣、厚味、油腻食物
禁忌	尚不明确
不良反应	文献报道口服银黄含片可引起药疹
特殊人群用药	尚不明确
药典	
医保目录	
基本药物目录	
其他推荐依据	国家药典委员会. 中华人民共和国药典临床用药须知（2010年版）：中药成方制剂卷［M］. 北京：中国医药科技出版社，2011.
■ 药品名称	冬凌草片 Donglingcao Pian
药物组成	冬凌草
功能与主治	清热解毒，消肿散结，利咽止痛。用于热毒壅盛所致咽喉肿痛、声音嘶哑；扁桃体炎、咽炎、口腔炎见上述证候者及癌症的辅助治疗
临床应用	1. 乳蛾：因热毒壅盛，循经上逆，搏结于咽核而致。症见咽核红肿胀大，咽部疼痛，吞咽时疼痛加重，有堵塞感；急、慢性扁桃体炎见上述证候者

续　表

	2. 喉痹：因热毒壅盛，熏灼咽喉而致。症见咽部红肿，咽痛，吞咽困难，咽部如有异物感；急、慢性咽喉炎见上述证候者 3. 口疮：因热毒壅盛，热毒循经上攻，熏灼口舌而致口舌黏膜破溃，疼痛，局部红肿，灼热；口腔炎见上述证候者
制剂与规格	片剂：薄膜衣片：每片重 0.26g；糖衣片：片芯重 0.25g
用法与用量	口服。一次 2~5 片，一日 3 次
注意事项	1. 虚火乳蛾、喉痹、口疮者慎用 2. 服药期间忌食辛辣、油腻、鱼腥食物，戒烟酒
禁忌	孕妇禁用
不良反应	尚不明确
特殊人群用药	妊娠与哺乳期妇女：孕妇禁用
药典	Chin. P. （2015 年版）
医保目录	【保（乙）】
基本药物目录	
其他推荐依据	国家药典委员会．中华人民共和国药典临床用药须知（2010 年版）：中药成方制剂卷［M］．北京：中国医药科技出版社，2011.
■ 药品名称	**藏青果颗粒　Zangqingguo Keli**
药物组成	藏青果
功能与主治	清热，利咽，生津。用于阴虚内热伤津所致咽干、咽痛、咽部充血；慢性咽炎、慢性扁桃体炎见上述证候者
临床应用	1. 喉痹：因肺胃热盛，伤津耗液，热灼于咽而致。症见咽部红肿、疼痛，声音嘶哑，口干口渴，舌红，苔黄，脉数；急、慢性咽炎见上述证候者 2. 乳蛾：因肺胃热毒内盛，伤津耗液，热毒循经上灼喉核而致。症见喉核红肿、剧烈疼痛，或局部化脓，吞咽困难，口干口渴；扁桃体炎见上述证候者
制剂与规格	颗粒剂：每袋或每块重 15g（相当于原药材 5g）
用法与用量	开水冲服。一次 15g，一日 3 次
注意事项	1. 服药期间忌食辛辣、油腻食物 2. 素体脾胃虚弱者慎用
禁忌	尚不明确
不良反应	尚不明确
特殊人群用药	儿童：慎用 老年人：慎用
药典	

续 表

医保目录	
基本药物目录	
其他推荐依据	国家药典委员会．中华人民共和国药典临床用药须知（2010年版）：中药成方制剂卷［M］．北京：中国医药科技出版社，2011.
■ 药品名称	千柏鼻炎片 Qianbai Biyan Pian
药物组成	千里光、卷柏、决明子、麻黄、羌活、白芷、川芎
功能与主治	清热解毒，活血祛风，宣肺通窍。用于风热犯肺、内郁化火、凝滞气血所致的鼻塞，鼻痒气热，流涕黄稠，或持续鼻塞、嗅觉迟钝；急慢性鼻炎、急慢性鼻窦炎见上述证候者
临床应用	1. 伤风鼻塞：由风热犯肺、内郁化火、凝滞气血，鼻失通畅所致。症见鼻塞较重，鼻流黏稠黄涕，擤出不爽，鼻黏膜色红肿胀，鼻道有黄色脓涕积留，伴发热，头痛，微恶风，口渴，咳嗽，痰黄黏稠，舌尖红，苔薄黄，脉浮数；急性鼻炎见上述证候者 2. 鼻窒：由风热犯肺、内郁化火、凝滞气血所致。症见鼻塞时轻时重，或交替性鼻塞，遇冷则塞减，鼻气灼热，鼻涕色黄量少，嗅觉减退；鼻黏膜与鼻甲色红肿胀，鼻甲柔软，表面光滑；伴头昏不清，咳嗽痰黄，时有胸中烦热，舌尖红，苔薄黄，脉浮有力；慢性鼻炎见上述证候者 3. 鼻渊：由风热犯肺、内郁化火、凝滞气血所致。症见鼻塞，涕黄或白黏，量少；检查见鼻内黏膜红肿，中鼻道有稠涕，窦窍部位压痛；多有头痛，发热，畏寒，咳嗽，舌质红，苔薄黄，脉浮数；急慢性鼻窦炎见上述证候者
制剂与规格	片剂：薄膜衣片，每片重0.44g
用法与用量	口服。一次3~4片，一日3次
注意事项	1. 外感风寒、肺脾气虚者慎用 2. 服药期间戒烟酒，忌食辛辣食物 3. 本品含千里光，不宜过量、久用
禁忌	尚不明确
不良反应	文献报道，服用本品偶有胸痛、口干及肝脏损害等不良反应
特殊人群用药	尚不明确
药典	Chin. P.（2015年版）
医保目录	【保（乙）】
基本药物目录	
其他推荐依据	国家药典委员会．中华人民共和国药典临床用药须知（2010年版）：中药成方制剂卷［M］．北京：中国医药科技出版社，2011.
■ 药品名称	滴耳油 Di'er You
药物组成	黄柏、冰片、五倍子、薄荷油、核桃油
功能与主治	清热解毒，燥湿消肿。用于肝经湿热蕴结所致的耳鸣耳聋，听力下降，耳内生疮，肿痛瘙痒，破流脓水，久不收敛

续　表

临床应用	1. 脓耳：由肝经湿热，邪毒蕴结耳内，久而不愈，灼腐黏膜，化而为脓所致。症见耳内生疮，肿痛瘙痒，破流脓水，久不收敛，听力下降，耳鸣或伴头痛，眩晕，面红，目赤，口苦，咽干，烦躁易怒，舌红苔黄，脉弦数；外耳道疖肿见上述证候者 2. 本品还有用于湿热蕴结引起的脚癣的报道
制剂与规格	油剂：每瓶装 3g
用法与用量	滴耳用。先擦净脓水，一次 2~3 滴，一日 3~5 次
注意事项	1. 虚证或虚实夹杂证者慎用 2. 服药期间忌食辛辣、油腻食物 3. 用药前清洁外耳道
禁忌	尚不明确
不良反应	尚不明确
特殊人群用药	尚不明确
药典	
医保目录	
基本药物目录	
其他推荐依据	国家药典委员会．中华人民共和国药典临床用药须知（2010 年版）：中药成方制剂卷［M］．北京：中国医药科技出版社，2011.
■ 药品名称	通窍耳聋丸　Tongqiao Erlong Wan
药物组成	柴胡、龙胆、芦荟、熟大黄、黄芩、青黛、天南星（矾炙）、木香、青皮（醋炙）、陈皮、当归、栀子（姜炙）
功能与主治	清肝泻火，通窍润便。用于肝经热盛所致的头目眩晕，耳聋耳鸣，听力下降，耳底肿痛，目赤口苦，胸膈满闷，大便秘结
临床应用	1. 耳聋：由肝胆火盛，循经上扰耳窍所致听力下降，伴头痛，眩晕，面红，目赤，口苦，咽干，烦躁易怒，舌红苔薄黄，脉弦数；神经性耳聋见上述证候者 2. 耳疖：由肝经热盛，正盛邪实，壅塞耳道所致。症见耳道红肿高突，如半球状，或疖肿多发，顶部可见黄色脓头，脓溃则痛减，发热，小便短赤，大便干结，舌质红苔黄，脉弦数；外耳道疖肿见上述证候者
制剂与规格	丸剂：每 100 粒重 6g
用法与用量	口服。一次 6g，一日 2 次
注意事项	1. 脾胃虚寒者慎用 2. 服药期间忌食辛辣、油腻食物
禁忌	尚不明确
不良反应	尚不明确
特殊人群用药	妊娠与哺乳期妇女：孕妇慎用
药典	

续 表

医保目录	【保（甲）】
基本药物目录	【基】
其他推荐依据	国家药典委员会．中华人民共和国药典临床用药须知（2010 年版）：中药成方制剂卷［M］．北京：中国医药科技出版社，2011.
■ 药品名称	利鼻片 Libi Pian
药物组成	蒲公英、黄芩、薄荷、白芷、苍耳子、辛夷、细辛
功能与主治	清热解毒、祛风开窍。用于风热蕴肺所致的伤风鼻塞、鼻渊、鼻流清涕或浊涕
临床应用	1. 伤风鼻塞：由风热外袭，上犯于鼻，肺失宣肃，热壅鼻道，鼻失通畅所致。症见鼻塞较重，鼻流黏稠黄涕，擤出不爽，鼻黏膜色红肿胀，鼻道有黄色脓涕积留，伴发热，头痛，微恶风，口渴，咳嗽，痰黄黏稠，舌尖红，苔薄黄，脉浮数；急性鼻炎见上述证候者 2. 鼻渊：有由风热蕴肺所致。症见鼻塞，涕黄或白黏，量少；检查见鼻内黏膜红肿，中鼻道有稠涕，窦窍部位压痛；伴有头痛，发热，畏寒，咳嗽，舌质红，苔薄黄，脉浮数；鼻窦炎见上述证候者
制剂与规格	片剂：片芯重 0.25g
用法与用量	口服。一次 4 片，一日 2 次
注意事项	1. 外感风寒、肺脾气虚者慎用 2. 服药期间戒烟酒，忌食辛辣食物 3. 本品含细辛、苍耳子，不宜过量、久用
禁忌	尚不明确
不良反应	尚不明确
特殊人群用药	尚不明确
药典	Chin. P.（2015 年版）
医保目录	
基本药物目录	
其他推荐依据	国家药典委员会．中华人民共和国药典临床用药须知（2010 年版）：中药成方制剂卷［M］．北京：中国医药科技出版社，2011.
■ 药品名称	辛芳鼻炎胶囊 Xinfang Biyan Jiaonang
药物组成	辛夷、柴胡、薄荷、枳壳（炒）、蔓荆子（炒）、白芷、川芎、菊花、防风、龙胆、黄芩、桔梗、荆芥穗、细辛、水牛角浓缩粉
功能与主治	解表散风，清热解毒，宣肺通窍。用于风热蕴肺所致的慢性鼻炎、鼻窦炎
临床应用	1. 鼻窒：由风热蕴肺所致。症见鼻塞时轻时重，或交替性鼻塞，遇冷则塞减，鼻气灼热，鼻涕色黄量少，嗅觉减退；伴头昏不清，咳嗽痰黄，时有胸中烦热，舌尖红，苔薄黄，脉浮有力；慢性鼻炎见上述证候者 2. 鼻渊：由风热蕴肺所致。症见发病急，鼻塞，涕黄或白黏，量少；多伴有头痛，发热，畏寒，咳嗽，舌质红，苔薄黄，脉浮数；鼻窦炎见上述证候者

续　表

制剂与规格	胶囊剂：每粒装 0. 25g
用法与用量	口服。一次 6 粒，一日 2~3 次，小儿酌减。15 天为一疗程
注意事项	1. 外感风寒、肺脾气虚及气滞血瘀者慎用 2. 服药期间戒烟酒，忌食辛辣食物 3. 本品含细辛，不宜过量及长期服用
禁忌	尚不明确
不良反应	尚不明确
特殊人群用药	妊娠与哺乳期妇女：孕妇慎用
药典	
医保目录	
基本药物目录	
其他推荐依据	国家药典委员会．中华人民共和国药典临床用药须知（2010 年版）：中药成方制剂卷［M］．北京：中国医药科技出版社，2011.
■ 药品名称	清咽滴丸　Qingyan Diwan
药物组成	薄荷脑、青黛、冰片、诃子、甘草、人工牛黄
功能与主治	疏风清热，解毒利咽。用于风热喉痹，咽痛，咽干，口渴；或微恶风，发热，咽部红肿；急性咽炎见上述证候者
临床应用	喉痹：因外感风热，火毒内蕴所致。症见咽部肿痛，咽干，口渴，或微恶风，发热，舌边尖红，苔薄白或薄黄，脉浮数或滑数；急性咽炎见上述证候者
制剂与规格	滴丸剂：每丸重 20mg
用法与用量	含服，一次 4~6 丸，一日 3 次
注意事项	1. 忌辛辣、鱼腥食物 2. 不宜在服药期间同时服用温补性中成药 3. 服药 3 天后症状无改善或出现其他症状，应去医院就诊 4. 本品性状发生改变时禁止使用 5. 对本品过敏者禁用，过敏体质者慎用 6. 儿童必须在成人监护下使用 7. 请将本品放在儿童不能接触的地方 8. 如正在使用其他药物，使用本品前请咨询医师或药师
禁忌	尚不明确
不良反应	尚不明确
特殊人群用药	肝、肾功能不全患者：尚不明确 儿童：应在医师指导下服用 老年人：尚不明确 妊娠与哺乳期妇女：孕妇慎用；哺乳期妇女用药尚不明确
药典	

续 表

医保目录	【保（甲）】
基本药物目录	【基】
其他推荐依据	国家基本药物临床应用指南和处方集编委会．国家基本药物临床应用指南：中成药（2012年版）［M］．北京：人民卫生出版社，2013.

第八章

其他治疗药物

■ 药品名称	注射用盐酸平阳霉素　Bleomycin A5 Hydrochloride for Injection
适应证	主治唇癌、舌癌、齿龈癌、鼻咽癌等头颈部鳞癌。亦可用于治疗皮肤癌、乳腺癌、宫颈癌、食管癌、阴茎癌、外阴癌、恶性淋巴癌和坏死性肉芽肿等。对肝癌也有一定疗效。对翼状胬肉有显著疗效
制剂与规格	冻干粉针剂：8mg（以盐酸平阳霉素计）
用法与用量	1. 静脉内注射：用生理盐水或葡萄糖溶液等适合静脉用之注射液 5~20ml 溶解本品 4~15mg（效价）/ml 的浓度注射 2. 肌内注射：用生理盐水 5ml 以下溶解本品 4~15mg（效价）/ml 的浓度注射 3. 动脉内注射：用 3~25ml 添加抗凝血剂（如肝素）的生理盐水溶解本品 4~8mg（效价）做一次动脉内注射或持续动脉内注射 4. 成人每次剂量为 8mg（效价），通常每周给药 2~3 次。根据患者情况可增加或减少至每日 1 次到每周 1 次。显示疗效的剂量一般为 80~160mg（效价）。一个疗程的总剂量为 240mg（效价） 5. 肿瘤消失后，应适当给药，如每周 1 次 8mg（效价）静注 10 次左右 6. 治疗血管瘤及淋巴管瘤：平阳霉素瘤体内注射治疗淋巴管瘤：每次 4~8mg，溶入注射用水 2~4ml，有囊者尽可能抽尽囊内液后注药，间歇期至少 1 个月，5 次为 1 个疗程。3 个月以下新生儿暂不使用或减量使用。治疗血管瘤：每次注射平阳霉素 4~8mg，用生理盐水或利多可因注射液 3~5ml 稀释。注入瘤体内，注射 1 次未愈者，间歇 7~10 天重复注射，药物总量一般不超过 70mg（效价） 7. 治疗鼻息肉：取平阳霉素 1 支（含 8mg）用生理盐水 4ml 溶解，用细长针头行息肉内注射，每次息肉注射 2~4ml，即一次注射 1~2 个息肉。观察 15~30 分钟有无过敏反应。每周 1 次，5 次为 1 个疗程，一般 1~2 个疗程
注意事项	1. 发热，给药后如患者出现发热现象，可给予退热药。对出现高热的患者，在以后的治疗中应减少剂量，缩短给药时间，并在给药前后给予解热药或抗过敏药剂 2. 患者出现皮疹等过敏症状时应停止给药，停药后症状可自然消失 3. 患者如出现咳嗽、咳痰、呼吸困难等肺炎样症状，同时胸部 X 线片出现异常，应停止给药，并给予甾体激素和适当的抗生素 4. 偶尔出现休克样症状（血压低下、发冷发热、喘鸣、意识模糊等），应立即停止给药，对症处理 5. 局部用药的用法用量供临床医师参考 6. 需按医师处方，指示用药
禁忌	1. 对博来霉素类抗生素有过敏史的患者禁用 2. 对有肺、肝、肾功能障碍的患者慎用
不良反应	平阳霉素的不良反应主要有发热、胃肠道反应（恶心、呕吐、食欲缺乏等）、皮肤反应（色素沉着、角化增厚、皮炎、皮疹等）、脱发、肢端麻痛和口腔炎症等，肺部症状（肺炎样病变或肺纤维化）出现率低于博来霉素

续 表

特殊人群用药	肝、肾功能不全患者：肝、肾功能障碍的患者慎用 儿童：未进行该项实验且无可靠参考文献 老年人：未进行该项实验且无可靠参考文献 妊娠与哺乳期妇女：未进行该项实验且无可靠参考文献
药典	Chin. P.
国家处方集	CNF
医保目录	【保（甲）】
基本药物目录	
其他推荐依据	乔国梁，郑世信，刘凤安，等．平阳霉素联合地塞米松注射治疗耳鼻咽喉部血管瘤75例临床效果探讨［J］．当代医学，2010，16（14）：142-143.
■ 药品名称	注射用胰蛋白酶　Trypsin for Injection
适应证	用于清除血凝块、脓液、坏死组织及炎性渗出物，用于坏死性创伤、溃疡、血肿、脓肿及炎症等的辅助治疗。眼科用本品治疗各种眼部炎症、出血性眼病以及眼外伤、视网膜震荡等。本品还可应用于毒蛇咬伤，使毒素分解破坏
制剂与规格	冻干粉针剂：①1.25 万 U；②2.5 万 U；③5 万 U；④10 万 U
用法与用量	1. 肌内注射：一次 1.25 万~5 万 U，一日 1 次 2. 结膜下注射：一次 1250~5000U，每日或隔日 1 次 3. 滴眼：浓度 250U/mL 每日 4~6 次 4. 泪道冲洗：浓度 250U/mL 5. 毒蛇咬伤：以 0.25%~0.5%盐酸普鲁卡因注射液溶解成 5000U/mL 浓度的溶液，以压痕为中心，在伤口周围做浸润注射或在肿胀部位上方做环状封闭，每次用量 5 万~10 万 U
注意事项	1. 用药前先用针头蘸本品溶液做皮肤划痕试验，显示阴性反应，方可注射 2. 本品在水溶液中不稳定，溶解后效价下降较快，故应在临用前配置溶液
禁忌	不可用于急性炎症部位、出血空腔、肺出血 1 周以内；肝、肾功能不全，血凝机制异常和有出血情况的患者禁用
不良反应	1. 注射局部疼痛、硬结 2. 本品可引起组胺释放，产生全身反应，有寒战、发热、头痛、头晕、胸痛、腹痛、皮疹、血管神经性水肿、呼吸困难、眼压升高、白细胞减少等。症状轻时不影响继续治疗，给予抗组胺药和对症药物即可控制，严重时应及时停药
特殊人群用药	肝、肾功能不全患者：详见【禁忌】 儿童：尚不明确 老年人：尚不明确 妊娠与哺乳期妇女：尚不明确
药典	Chin. P.
国家处方集	
医保目录	【保（乙）】
基本药物目录	
其他推荐依据	

第九章

手术预防用抗菌药物

第一节　抗菌药物预防性应用的基本原则

根据《抗菌药物临床应用指导原则》（卫医发〔2004〕285 号）、《卫生部办公厅关于抗菌药物临床应用管理有关问题的通知》（卫办医政发〔2009〕38 号）和《2012 年全国抗菌药物临床应用专项整治活动方案》（卫办医政发〔2012〕32 号），对临床使用抗菌药物进行如下简介，供手术预防用抗菌药物使用参考。

（一）内科及儿科预防用药

1. 用于预防一种或两种特定病原菌入侵体内引起的感染，可能有效；如目的在于防止任何细菌入侵，则往往无效。

2. 预防在一段时间内发生的感染可能有效；长期预防用药，常不能达到目的。

3. 患者原发疾病可以治愈或缓解者，预防用药可能有效。原发疾病不能治愈或缓解者（如免疫缺陷者），预防用药应尽量不用或少用。对免疫缺陷患者，宜严密观察其病情，一旦出现感染征兆时，在送检有关标本作培养同时，首先给予经验治疗。

4. 通常不宜常规预防性应用抗菌药物的情况：普通感冒、麻疹、水痘等病毒性疾病，昏迷、休克、中毒、心力衰竭、肿瘤、应用肾上腺皮质激素等患者。

（二）外科手术预防用药

1. 外科手术预防用药目的　预防手术后切口感染，以及清洁-污染或污染手术后手术部位感染及术后可能发生的全身性感染。

2. 外科手术预防用药基本原则　根据手术野有否污染或污染可能，决定是否预防用抗菌药物。

（1）清洁手术：手术野为人体无菌部位，局部无炎症、无损伤，也不涉及呼吸道、消化道、泌尿生殖道等人体与外界相通的器官。手术野无污染，通常不需预防用抗菌药物，仅在下列情况时可考虑预防用药：

1）手术范围大、时间长、污染机会增加。

2）手术涉及重要脏器，一旦发生感染将造成严重后果者，如头颅手术、心脏手术、眼内手术等。

3）异物植入手术，如人工心瓣膜植入、永久性心脏起搏器放置、人工关节置换等。

4）高龄或免疫缺陷者等高危人群。

（2）清洁-污染手术：上下呼吸道、上下消化道、泌尿生殖道手术，或经以上器官的手术，如经口咽部大手术、经阴道子宫切除术、经直肠前列腺手术，以及开放性骨折或创伤手术。由于手术部位存在大量人体寄殖菌群，手术时可能污染手术野致感染，故此类手术需预防用抗菌药物。

（3）污染手术：由于胃肠道、尿路、胆道体液大量溢出或开放性创伤未经扩创等已造成手术野严重污染的手术。此类手术需预防用抗菌药物。

术前已存在细菌性感染的手术，如腹腔脏器穿孔腹膜炎、脓肿切除术、气性坏疽截肢术等，属抗菌药物治疗性应用，不属预防应用范畴。

（4）外科预防用抗菌药物的选择及给药方法：抗菌药物的选择视预防目的而定。为预防术后切口感染，应针对金黄色葡萄球菌（以下简称金葡菌）选用药物。预防手术部位感染或全身性感染，则需依据手术野污染或可能的污染菌种类选用，如结肠或直肠手术前应选用对大肠埃希菌和脆弱拟杆菌有效的抗菌药物。选用的抗菌药物必须是疗效肯定、安全、使用方便及价格相对较低的品种。

给药方法：接受清洁手术者，在术前 0.5~2 小时内给药（万古霉素、克林霉素、喹诺酮类滴注时间另有规定），或麻醉开始时给药，使手术切口暴露时局部组织中已达到足以杀灭手术过程中入侵切口细菌的药物浓度。如果手术时间超过 3 小时，或失血量大（>1500ml），可手术中给予第 2 剂。抗菌药物的有效覆盖时间应包括整个手术过程和手术结束后 4 小时，总的预防用药时间不超过 24 小时，个别情况可延长至 48 小时。手术时间较短（<2 小时）的清洁手术，术前用药 1 次即可。接受清洁-污染手术者的手术时预防用药时间亦为 24 小时，必要时延长至 48 小时。污染手术可依据患者情况酌量延长。对手术前已形成感染者，抗菌药物使用时间应按治疗性应用而定。

常见手术预防用抗菌药物表

手术名称	抗菌药物选择
颅脑手术	第一、二代头孢菌素，头孢曲松
颈部外科（含甲状腺）手术	第一代头孢菌素
经口咽部黏膜切口的大手术	第一代头孢菌素，可加用甲硝唑
乳腺手术	第一代头孢菌素
周围血管外科手术	第一、二代头孢菌素
腹外疝手术	第一代头孢菌素
胃十二指肠手术	第一、二代头孢菌素
阑尾手术	第二代头孢菌素或头孢噻肟，可加用甲硝唑
结、直肠手术	第二代头孢菌素或头孢曲松或头孢噻肟，可加用甲硝唑
肝胆系统手术	第二代头孢菌素，有反复感染史者可选头孢曲松或头孢哌酮或头孢哌酮/舒巴坦
胸外科手术（食管、肺）	第一、二代头孢菌素，头孢曲松
心脏大血管手术	第一、二代头孢菌素
泌尿外科手术	第一、二代头孢菌素，环丙沙星
一般骨科手术	第一代头孢菌素
应用人工植入物的骨科手术（骨折内固定术、脊柱融合术、关节置换术）	第一、二代头孢菌素，头孢曲松

续　表

手术名称	抗菌药物选择
妇科手术	第一、二代头孢菌素或头孢曲松或头孢噻肟，涉及阴道时可加用甲硝唑
剖宫产	第一代头孢菌素（结扎脐带后给药）

注：1. Ⅰ类切口手术常用预防抗菌药物为第一代头孢菌素：头孢唑林、五水头孢唑林钠、头孢拉定和头孢替唑等
2. Ⅰ类切口手术常用预防抗菌药物单次使用剂量：头孢唑林1~2g；五水头孢唑林钠1~2g；头孢拉定1~2g；头孢呋辛1.5g；头孢曲松1~2g；甲硝唑0.5g。头孢菌素应在30分钟内滴完
3. 对β-内酰胺类抗菌药物过敏者，可选用克林霉素预防葡萄球菌、链接菌感染，可选用氨曲南预防革兰阴性杆菌感染。必要时可联合使用
4. 耐甲氧西林葡萄球菌检出率高的医疗机构，如进行人工材料植入手术（如人工心脏瓣膜置换、永久性心脏起搏器置入、人工关节置换等），也可选用万古霉素或去甲万古霉素预防感染
5. 下消化道手术也可以使用第一代头孢菌素，对预防切口感染有利，但预防危害程度更大的深部器官-腔隙感染力度不够。基本用药应是第二代头孢菌素，复杂大手术可用第三代头孢菌素

第二节　第一代头孢菌素类

■ 药品名称	头孢唑林　Cefazolin
□ 其他名称	新泰林
抗菌谱与适应证	第一代头孢菌素。除肠球菌属、耐甲氧西林葡萄球菌属外，对其他革兰阳性球菌均有良好抗菌活性，肺炎链球菌和溶血性链球菌对其高度敏感，对部分大肠埃希菌、奇异变形杆菌和肺炎克雷伯菌有良好抗菌活性。临床用于敏感菌所致的呼吸道感染、尿路感染、皮肤软组织感染、骨和关节感染、败血症以及感染性心内膜炎、肝胆系统感染，眼、耳、鼻、咽喉部感染；外科手术预防用药
制剂与规格	注射用头孢唑林钠：①0.5g；②1g；③1.5g；④2g 注射用五水头孢唑林钠：①0.5g；②1g；③1.5g；④2g
用法与用量	成人常用剂量：一次0.5~1g，一日2~4次，严重感染可增至一日6g，分2~4次静脉给予，或遵医嘱 用于预防外科手术后感染时，一般为术前0.5~1小时肌注或静脉给药1g，手术时间超过6小时者术中加用0.5~1g，术后每6~8小时给药0.5~1g，至手术后24小时止 儿童：一日50~100mg/kg，分2~3次静脉缓慢推注，静脉滴注或肌内注射
注意事项	1. 交叉过敏反应：对青霉素过敏患者应用本品时应根据患者情况充分权衡利弊后决定 2. 对诊断的干扰：应用本品和其他头孢菌素的患者抗球蛋白（Coombs）试验可出现阳性；孕妇产前应用这类药物，此阳性反应也可出现于新生儿。当应用本品的患者尿中头孢类含量超过10mg/ml时，以磺基水杨酸进行尿蛋白测定可出现假阳性反应。以硫酸铜法测定尿糖可呈假阳性反应。血清丙氨酸氨基转移酶、门冬氨酸氨基转移酶、碱性磷酸酶和血尿素氮在应用本品过程中皆可升高。如采用Jaffe反应进行血清和尿肌酐值测定时可有假性增高

续 表

	3. 有胃肠道疾病史者，特别是溃疡性结肠炎、局限性肠炎或抗生素相关性结肠炎（头孢菌素类很少产生假膜性结肠炎）者和肾功能减退者应慎用头孢菌素类 4. 本品与庆大霉素或其他肾毒性抗生素合用有增加肾损害的危险性
禁忌	对头孢菌素过敏者及有青霉素过敏性休克或即刻反应史者禁用本品
不良反应	应用头孢唑林的不良反应发生率低，静脉注射发生的血栓性静脉炎和肌内注射区疼痛均较头孢噻吩少而轻。药疹发生率为 1.1%，嗜酸性粒细胞增多的发生率为 1.7%，单独以药物热为表现的过敏反应仅偶有报道。本品与氨基糖苷类抗生素合用是否增加后者的肾毒性尚不能肯定。临床上本品无肝损害现象，但个别患者可出现暂时性血清氨基转移酶、碱性磷酸酶升高。肾功能减退患者应用高剂量（每日 12g）的头孢唑林时可出现脑反应。白色念珠菌二重感染偶见
特殊人群用药	肝、肾功能不全患者：肝功能损害患者应慎用；肾功能减退患者应在减少剂量情况下谨慎使用，肾功能减退者的肌酐清除率大于 50ml/min 时仍可按正常剂量给药 儿童：早产儿及 1 个月以下的新生儿不推荐应用本品 老年人：本品在老年人中 $t_{1/2}$ 较年轻人明显延长，应按肾功能适当减量或延长给药间期 妊娠与哺乳期妇女：头孢菌素类可经乳汁排出，哺乳期妇女应用头孢菌素类虽尚无发生问题报道，但其应用仍须权衡利弊后决定
药典	Chin. P.
国家处方集	CNF
医保目录	部分省份【保（乙）】；【保（甲）】
基本药物目录	【基】
其他推荐依据	丁小军．五水头孢唑林钠加桃金娘油治疗儿童急性化脓性中耳炎［J］．中国耳鼻咽喉头颈外科，2017，24（7）：347-350.
■ 药品名称	头孢拉定　Cefradine
抗菌谱与适应证	第一代头孢菌素，适用于外科手术预防用药
制剂与规格	注射用头孢拉定：①0.5g；②1.0g
用法与用量	静脉给药，常规单次剂量：1~2g
注意事项	应用头孢拉定的患者以硫酸铜法测定尿糖时可出现假阳性反应
禁忌	对头孢菌素过敏者及有青霉素过敏性休克或即刻反应史者禁用
不良反应	恶心、呕吐、腹泻、上腹部不适等胃肠道反应较为常见
特殊人群用药	肝、肾功能不全患者：头孢拉定主要经肾排出，肾功能减退者需减少剂量或延长给药间期 儿童：儿童慎用 老年人：肾功能减退的老年患者应适当减少剂量或延长给药时间 妊娠与哺乳期妇女：孕妇及哺乳期妇女慎用，妊娠安全性分级为 B 级，哺乳期妇女应用时需权衡利弊
药典	USP、Eur. P.、Chin. P.
国家处方集	CNF

续　表

医保目录	【保（乙）】
基本药物目录	【基】
其他推荐依据	
■ 药品名称	头孢硫脒　Cefathiamidine
抗菌谱与适应证	第一代头孢菌素，适用于外科手术预防用药
制剂与规格	注射用头孢硫脒：①0.5g；②1.0g；③2.0g
用法与用量	静脉滴注：一次 2g，一日 2~4 次
注意事项	1. 有胃肠道疾病史者，特别是溃疡性结肠炎、局限性肠炎或抗生素相关性结肠炎者应慎用 2. 应用本品的患者抗球蛋白试验可出现阳性
禁忌	对头孢菌素类抗生素过敏者或对青霉素过敏性休克者禁用
不良反应	偶见荨麻疹、哮喘、瘙痒、寒战、高热、血管神经性水肿、非蛋白氮、ALT 及 AST 升高
特殊人群用药	肝、肾功能不全患者：肾功能减退者须适当减量 老年人：老年患者肾功能减退，应用时须适当减量 妊娠与哺乳期妇女：妊娠早期妇女慎用；哺乳妇女使用需权衡利弊
药典	Chin. P.
国家处方集	CNF
医保目录	【保（乙）】
基本药物目录	
其他推荐依据	
■ 药品名称	头孢西酮钠　Cefazedone Sodium
抗菌谱与适应证	第一代头孢菌素，适用于外科手术预防用药。本品对金黄色葡萄球菌、凝固酶阴性葡萄球菌、肺炎链球菌、β-溶血链球菌等革兰阳性菌具有良好的抗菌活性
制剂与规格	注射用头孢西酮钠：①0.5g；②1.0g
用法与用量	静脉给药，成人一日 1~4g，分2~3 次用药。4 周以上儿童一日 50mg/kg，分 2~3 次，静脉注射或静脉滴注
注意事项	青霉素过敏者慎用
禁忌	对本品或其他头孢菌素类抗生素过敏者禁用；早产儿及新生儿禁用
不良反应	发热、皮疹、红斑等过敏反应
特殊人群用药	肝、肾功能不全患者：肾功能不全者慎用 儿童：早产儿及新生儿禁用 妊娠与哺乳期妇女：孕妇、哺乳期妇女用药要权衡利弊
药典	
国家处方集	韩国抗生物质医药品基准（韩抗基）

续 表

医保目录	
基本药物目录	
其他推荐依据	
■ 药品名称	头孢替唑钠 Ceftezole Sodium
抗菌谱与适应证	第一代头孢菌素，适用于外科手术预防用药。本品对革兰阳性菌，尤其是球菌，包括产青霉素酶和不产生青霉素酶的金黄色葡萄球菌、化脓性链球菌、肺炎球菌、B 组溶血性链球菌、草绿色链球菌、表皮葡萄球菌，以及白喉杆菌、炭疽杆菌皆比较敏感
制剂与规格	注射用头孢替唑钠：①0.5g；②0.75g；③1.0g；④1.5g；⑤2.0g
用法与用量	静脉给药，成人一次 0.5~4g，一日 2 次。儿童日用量为 20~80mg/kg 体重，分 1~2 次静脉给药
注意事项	青霉素过敏者慎用
禁忌	对本品或其他头孢菌素类抗生素过敏者禁用；对利多卡因或酰基苯胺类局部麻醉剂有过敏史者禁用本品肌注
不良反应	少见过敏反应，如皮疹、荨麻疹、皮肤发红、瘙痒、发热等；偶见血肌酐升高；罕见严重肾功能异常、粒细胞减少、白细胞减少等
特殊人群用药	肝、肾功能不全患者：肾功能不全者慎用 妊娠与哺乳期妇女：孕妇、哺乳期妇女用药要权衡利弊
药典	Chin. P.
国家处方集	日本抗生物质医药品基准（日抗基）
医保目录	
基本药物目录	
其他推荐依据	

第三节　第二代头孢菌素类

■ 药品名称	头孢呋辛钠 Cefuroxime Sodium
抗菌谱与适应证	第二代头孢菌素，适用于颅脑手术，周围血管外科手术，胃十二指肠手术，阑尾手术，结、直肠手术，肝胆系统手术，胸外科手术、心脏大血管手术，泌尿外科手术，应用人工植入物的骨科手术，妇科手术的预防用药
制剂与规格	注射用头孢呋辛钠：①0.25g；②0.5g；③0.75g；④1.0g；⑤1.5g；⑥2.0g；⑦2.25g；⑧2.5g；⑨3.0g
用法与用量	静脉给药，常规单次剂量：1.5g
注意事项	1. 对青霉素类药物过敏者，慎用 2. 使用时应注意监测肾功能，特别是对接受高剂量的重症患者 3. 肾功能不全者应减少一日剂量

续　表

	4. 头孢呋辛能引起抗生素相关性肠炎，应警惕。抗生素相关性肠炎诊断确立后，应给予适宜的治疗。轻度者停药即可，中、重度者应给予液体、电解质、蛋白质补充，并需选用对梭状芽胞杆菌有效的抗生素类药物治疗 5. 有报道少数患儿使用本品时出现轻、中度听力受损
禁忌	对头孢菌素过敏者及有青霉素过敏性休克史者禁用
不良反应	过敏反应（皮疹、瘙痒、荨麻疹等），局部反应（血栓性静脉炎），胃肠道反应（腹泻，恶心、抗生素相关性肠炎等）等
特殊人群用药	肝、肾功能不全患者：严重肝、肾功能不全者慎用 儿童：5 岁以下小儿禁用 老年人：老年患者口服本药，不必根据年龄调整剂量 妊娠与哺乳期妇女：妊娠安全性分级为 B 级；哺乳妇女用药应权衡利弊，如需使用，应暂停哺乳
药典	USP、Eur. P.、Chin. P.
国家处方集	CNF
医保目录	【保（甲）】
基本药物目录	【基】
其他推荐依据	
■ 药品名称	**头孢替安　Cefotiam**
抗菌谱与适应证	第二代头孢菌素，适用于颅脑手术，周围血管外科手术，胃十二指肠手术，阑尾手术，结、直肠手术，肝胆系统手术，胸外科手术、心脏大血管手术，泌尿外科手术，应用人工植入物的骨科手术，妇科手术的预防用药
制剂与规格	注射用盐酸头孢替安：①0.5g；②1g
用法与用量	静脉给药，常规单次剂量：1～2g
注意事项	1. 有胃肠道疾病史者，特别是溃疡性结肠炎、局限性肠炎或抗生素相关性结肠炎者慎用 2. 本品可引起血象改变，严重时应立即停药
禁忌	对头孢菌素过敏者及有青霉素过敏性休克史者禁用
不良反应	偶见过敏、胃肠道反应、血象改变及一过性 AST 及 ALT 升高；可致肠道菌群改变，造成维生素 B 和 K 缺乏；偶可致继发感染；大量静脉注射可致血管和血栓性静脉炎
特殊人群用药	肝、肾功能不全患者：肾功能不全者应减量并慎用 儿童：早产儿和新生儿使用本药的安全性尚未确定 老年人：老年患者用药剂量应按其肾功能减退情况酌情减量 妊娠与哺乳期妇女：孕妇或可能已妊娠的妇女、哺乳妇女应权衡利弊后用药
药典	USP、Eur. P.、Chin. P.
国家处方集	CNF
医保目录	【保（乙）】
基本药物目录	

续 表

其他推荐依据	
■ 药品名称	头孢西丁 Cefoxitin
抗菌谱与适应证	第二代头孢菌素，适用于颅脑手术，周围血管外科手术，胃十二指肠手术，阑尾手术，结、直肠手术，肝胆系统手术，胸外科手术、心脏大血管手术，泌尿外科手术，应用人工植入物的骨科手术，妇科手术的预防用药
制剂与规格	注射用头孢西丁钠：①1g；②2g
用法与用量	静脉给药，常规单次剂量：1~2g
注意事项	1. 青霉素过敏者慎用 2. 肾功能损害者及有胃肠疾病史（特别是结肠炎）者慎用 3. 本品与氨基糖苷类抗生素配伍时，会增加肾毒性
禁忌	对头孢菌素过敏者及有青霉素过敏性休克史者禁用
不良反应	最常见的为局部反应，静脉注射后可出现血栓性静脉炎，肌内注射后可有局部硬结压痛；偶见变态反应、低血压、腹泻等
特殊人群用药	儿童：3个月以内婴儿不宜使用本药 妊娠与哺乳期妇女：妊娠安全性分级为B级；哺乳妇女应权衡利弊后用药
药典	USP、Eur. P.、Chin. P.
国家处方集	CNF
医保目录	【保（乙）】
基本药物目录	
其他推荐依据	
■ 药品名称	头孢美唑 Cefmetazole
抗菌谱与适应证	第二代头孢菌素，适用于颅脑手术，周围血管外科手术，胃十二指肠手术，阑尾手术，结、直肠手术，肝胆系统手术，胸外科手术、心脏大血管手术，泌尿外科手术，应用人工植入物的骨科手术，妇科手术的预防用药
制剂与规格	注射用头孢美唑钠：①1g；②2g
用法与用量	静脉给药，常规单次剂量：1~2g
注意事项	1. 下述患者慎用：对青霉素类抗生素有过敏史者，或双亲、兄弟姐妹等亲属属于过敏体质者，严重肾损害者（有可能出现血药浓度升高、半衰期延长），经口摄食不足患者或非经口维持营养者、全身状态不良者（通过摄食，可能出现维生素K缺乏）等 2. 给药期间及给药后至少1周内避免饮酒
禁忌	对本品有过敏性休克史者禁用
不良反应	过敏反应（如皮疹、瘙痒、荨麻疹、红斑、发热），罕见休克、肝功能异常等

续　表

特殊人群用药	肝、肾功能不全患者：严重肝、肾功能障碍者慎用 儿童：早产儿、新生儿慎用 老年人：慎用 妊娠与哺乳期妇女：慎用
药典	USP、Eur. P.、Chin. P.
国家处方集	CNF
医保目录	【保（乙）】
基本药物目录	
其他推荐依据	

第四节　第三代头孢菌素类

■ 药品名称	头孢曲松　Ceftriaxone
抗菌谱与适应证	第三代头孢菌素，适用于颅脑手术，结、直肠手术，有反复感染史患者的肝胆系统手术，胸外科手术，应用人工植入物的骨科手术，妇科手术的预防用药
制剂与规格	注射用头孢曲松钠：①0.25g；②0.5g；③0.75g；④1.0g；⑤1.5g；⑥2.0g；⑦3.0g；⑧4.0g
用法与用量	静脉给药，成人：每 24 小时 1~2g 或每 12 小时 0.5~1g，最高剂量一日 4g。小儿常用量，按体重一日 20~80mg/kg
注意事项	1. 对青霉素过敏患者应用本品时应根据患者情况充分权衡利弊后决定。有青霉素过敏性休克或即刻反应者，不宜再选用头孢菌素类 2. 有胃肠道疾病史者，特别是溃疡性结肠炎、局限性肠炎或抗生素相关性结肠炎（头孢菌素类很少产生抗生素相关性肠炎）者应慎用
禁忌	1. 禁用于对本品及其他头孢菌素抗生素过敏的患者。有青霉素过敏性休克史的患者避免应用本品 2. 头孢曲松不得用于高胆红素血症的新生儿和早产儿的治疗。体外研究显示头孢曲松可从血清蛋白结合部位取代胆红素，从而引起这些患者的胆红素脑病 3. 在新生儿中，不得与补钙治疗同时进行，否则可能导致头孢曲松的钙盐沉降的危险
不良反应	胃肠道反应、过敏反应等
特殊人群用药	儿童：出生体重<2kg 的新生儿使用本药的安全性尚未确定。本药可将胆红素从血清白蛋白上置换下来，患有高胆红素血症的新生儿（尤其是早产儿），应避免使用本药 老年人：除非患者虚弱、营养不良或有重度肾功能损害时，老年人应用头孢曲松一般不需调整剂量 妊娠与哺乳期妇女：妊娠安全性分级为 B 级；哺乳期妇女权衡利弊后应用
药典	USP、Eur. P.、Chin. P.
国家处方集	CNF
医保目录	【保（甲）】

续 表

基本药物目录	【基】
其他推荐依据	
■ 药品名称	头孢噻肟 Cefotaxime
抗菌谱与适应证	第三代头孢菌素，适用于颅脑手术，结、直肠手术，有反复感染史患者的肝胆系统手术，胸外科手术，应用人工植入物的骨科手术，妇科手术的预防用药
制剂与规格	注射用头孢噻肟钠：①0. 5g；②1g；③2g
用法与用量	1. 成人静脉给药一日 2~6g，分 2~3 次给药 2. 儿童：静脉给药：新生儿一次 50mg/kg；7 日内新生儿每 12 小时 1 次；7~28 日新生儿每 8 小时 1 次
注意事项	1. 有胃肠道疾病者慎用 2. 用药前须确定是否需进行过敏试验 3. 本品与氨基糖苷类抗生素不可同瓶滴注
禁忌	对头孢菌素过敏者及有青霉素过敏性休克史者禁用
不良反应	不良反应发生率低（3%~5%），包括皮疹和药物热、静脉炎、腹泻、恶心、呕吐、食欲缺乏等
特殊人群用药	肝、肾功能不全患者：严重肾功能减退患者应用本药时须根据肌酐清除率调整剂量 儿童：婴幼儿不宜做肌内注射 老年人：老年患者应根据肾功能适当减量 妊娠与哺乳期妇女：妊娠安全性分级为 B 级；哺乳期妇女用药时宜暂停哺乳
药典	USP、Eur. P.、Chin. P.
国家处方集	CNF
医保目录	【保（甲）】
基本药物目录	
其他推荐依据	
■ 药品名称	头孢哌酮 Cefoperazone
抗菌谱与适应证	第三代头孢菌素，适用于有反复感染史患者的肝胆系统手术的预防用药
制剂与规格	注射用头孢哌酮钠：①0. 5g；②1. 0g；③1. 5g；④2. 0g
用法与用量	1. 成人：一次 1~2g，每 12 小时 1 次 2. 儿童：一日 50~200mg/kg，分 2~3 次给药
注意事项	1. 肝病、胆道梗阻严重或同时有肾功能减退者，用药剂量应予以适当调整 2. 部分患者可引起维生素 K 缺乏和低凝血酶原血症，用药期间应进行出血时间、凝血酶原时间监测
禁忌	对头孢菌素过敏者及有青霉素过敏性休克史者禁用
不良反应	皮疹较为多见；少数患者尚可发生腹泻、腹痛；嗜酸性粒细胞增多，轻度中性粒细胞减少；暂时性 AST 及 ALT、碱性磷酸酶、尿素氮或血肌酐升高等

续　表

特殊人群用药	儿童：新生儿和早产儿用药须权衡利弊 妊娠与哺乳期妇女：妊娠安全性分级为 B 级；哺乳期妇女用药时宜暂停哺乳
药典	USP、Eur. P.、Chin. P.
国家处方集	CNF
医保目录	
基本药物目录	
其他推荐依据	
■ 药品名称	**头孢哌酮舒巴坦　Cefoperazone and Sulbactam**
抗菌谱与适应证	第三代头孢菌与含 β-内酰胺酶抑制剂适用于有反复感染史患者的肝胆系统手术的预防用药
制剂与规格	注射用头孢哌酮钠舒巴坦钠（1∶1）：①1. 0g；②2. 0g
用法与用量	成人：一次 2~4g，每 12 小时 1 次
注意事项	接受 β-内酰胺类或头孢菌素类抗生素治疗的患者可发生严重的及偶可发生的致死性过敏反应。一旦发生过敏反应，应立即停药并给予适当的治疗
禁忌	对头孢菌素过敏者及有青霉素过敏性休克史者禁用
不良反应	皮疹较为多见；少数患者尚可发生腹泻、腹痛；嗜酸性粒细胞增多，轻度中性粒细胞减少；暂时性 AST 及 ALT、碱性磷酸酶、尿素氮或血肌酐升高等
特殊人群用药	肝、肾功能不全患者：根据患者情况调整用药剂量 儿童：新生儿和早产儿用药须权衡利弊 老年人：老年人呈生理性的肝、肾功能减退，因此应慎用本药并需调整剂量 妊娠与哺乳期妇女：妊娠安全性分级为 B 级；哺乳期妇女用药时宜暂停哺乳
药典	USP、Eur. P.、Chin. P.
国家处方集	CNF
医保目录	【保（乙）】
基本药物目录	
其他推荐依据	

第五节　其他类别抗菌药

■ 药品名称	**环丙沙星　Ciprofloxacin**
抗菌谱与适应证	适用于泌尿外科手术预防用药
制剂与规格	环丙沙星注射液：100ml∶0. 2g 环丙沙星葡萄糖注射液：100ml∶0. 2g 乳酸环丙沙星注射液：①100ml∶0. 1g；②100ml∶0. 2g；③250ml∶0. 25g

续 表

	乳酸环丙沙星0.9%氯化钠注射液：①100ml：0.2g；②200ml：0.4g 注射用乳酸环丙沙星：①0.2g；②0.4g
用法与用量	一次0.1~0.2g，每12小时1次
注意事项	1. 宜空腹服用 2. 患中枢神经系统疾病者（如癫痫、脑动脉硬化患者）慎用
禁忌	对环丙沙星及任何一种氟喹诺酮类药过敏的患者禁用；孕妇、哺乳期妇女及18岁以下者禁用
不良反应	胃肠道反应较为常见，可表现为腹部不适或疼痛、腹泻、恶心或呕吐；中枢神经系统反应可有头晕、头痛、嗜睡或失眠；过敏反应有皮疹、皮肤瘙痒、面部潮红、胸闷等
特殊人群用药	肝、肾功能不全患者：慎用 儿童：18岁以下患者禁用 老年人：应减量给药 妊娠与哺乳期妇女：禁用
药典	USP、Eur. P.、Chin. P.
国家处方集	CNF
医保目录	【保（甲/乙）】
基本药物目录	【基】
其他推荐依据	
■ 药品名称	**甲硝唑 Metronidazole**
抗菌谱与适应证	适用于经口咽部黏膜切口的大手术，阑尾手术，结、直肠手术，涉及阴道的妇科手术
制剂与规格	甲硝唑注射液：①20ml：100mg；②100ml：0.2g；③100ml：0.5g；④250ml：0.5g；⑤250ml：1.25g 甲硝唑葡萄糖注射液：250ml，内含甲硝唑0.5g、葡萄糖12.5g 注射用甲硝唑磷酸二钠：0.915g
用法与用量	静脉给药，常规单次剂量：0.5g
注意事项	1. 出现运动失调或其他中枢神经系统症状时应停药 2. 用药期间应戒酒，饮酒后出现腹痛、呕吐、头痛等症状
禁忌	对本药或其他硝基咪唑类药物过敏或有过敏史者、活动性中枢神经系统疾病者、血液病者、孕妇及哺乳期妇女禁用
不良反应	1. 消化系统：恶心、呕吐、食欲缺乏、腹部绞痛，一般不影响治疗 2. 神经系统：头痛、眩晕，偶有感觉异常、肢体麻木、共济失调、多发性神经炎等，大剂量可致抽搐 3. 少数病例发生荨麻疹、面部潮红、瘙痒、膀胱炎、排尿困难、口中金属味及白细胞减少等，均属可逆性，停药后自行恢复
特殊人群用药	肝、肾功能不全患者：肝功能不全患者慎用 老年人：老年患者应注意监测血药浓度并调整剂量 妊娠与哺乳期妇女：孕妇及哺乳期妇女禁用，妊娠安全性分级为B级

续　表

药典	USP、Eur. P.、Chin. P.
国家处方集	CNF
医保目录	【保（甲/乙）】
基本药物目录	【基】
其他推荐依据	
■ 药品名称	克林霉素　Clindamycin
抗菌谱与适应证	适用于对 β-内酰胺类抗菌药物过敏者，预防葡萄球菌、链球菌感染的外科手术
制剂与规格	盐酸克林霉素注射液：①4ml：0.3g；②8ml：0.6g；③2ml：0.3g 注射用盐酸克林霉素：0.5g 克林霉素磷酸酯注射液：①2ml：0.3g；②4ml：0.6g 注射用克林霉素磷酸酯：①0.3g；②0.6g；③1.2g
用法与用量	静脉给药，常规单次剂量：0.6~0.9g
注意事项	1. 有胃肠疾病或病史者，特别是溃疡性结肠炎、克罗恩病或假膜性肠炎患者、有哮喘或其他过敏史者慎用 2. 本品不能透过血-脑脊液屏障，故不能用于脑膜炎 3. 不同细菌对本品的敏感性可有相当大的差异，故药敏试验有重要意义
禁忌	本品与林可霉素有交叉耐药性，对克林霉素或林可霉素有过敏史者禁用
不良反应	1. 消化系统：恶心、呕吐、食欲缺乏、腹部绞痛，一般不影响治疗 2. 血液系统：偶可发生白细胞减少、中性粒细胞减少、嗜酸性粒细胞增多和血小板减少等 3. 少数病例发生荨麻疹、潮红、瘙痒、膀胱炎、排尿困难、口中金属味及白细胞减少等，均属可逆性，停药后自行恢复
特殊人群用药	肝、肾功能不全患者：肝功能不全者、严重肾功能障碍者慎用 儿童：新生儿禁用，4 岁以内儿童慎用，16 岁以内儿童应用应注意重要器官功能监测 老年人：老年患者用药时需密切观察 妊娠与哺乳期妇女：孕妇应用需充分权衡利弊，FDA 妊娠安全性分级为 B 级；哺乳期妇女慎用，用药时宜暂停哺乳
药典	USP、Eur. P.、Chin. P.
国家处方集	CNF
医保目录	【保（甲）】
基本药物目录	【基】
其他推荐依据	
■ 药品名称	氨曲南　Aztreonam
抗菌谱与适应证	适用于对 β-内酰胺类抗菌药物过敏者，预防革兰阴性杆菌感染的外科手术
制剂与规格	注射用氨曲南：①0.5g；②1.0g；③2.0g
用法与用量	静脉给药，常规单次剂量：1~2g

续 表

注意事项	1. 氨曲南与青霉素之间无交叉过敏反应，但对青霉素、头孢菌素过敏及过敏体质者仍需慎用 2. 有不同程度的抗生素相关性肠炎
禁忌	对氨曲南有过敏史者禁用
不良反应	常见为恶心、呕吐、腹泻及皮肤过敏反应等
特殊人群用药	老年人：老年人用药剂量应按其肾功能减退情况酌情减量 妊娠与哺乳期妇女：妊娠安全性分级为 B 级，哺乳期妇女使用时应暂停哺乳
药典	USP、Eur. P.、Chin. P.
国家处方集	CNF
医保目录	【保（乙）】
基本药物目录	
其他推荐依据	
■ 药品名称	**万古霉素 Vancomycin**
抗菌谱与适应证	适用于耐甲氧西林葡萄球菌检出率高的医疗机构进行工人材料植入手术（如人工心脏瓣膜置换、永久性心脏起搏器置入、人工关节置换等）预防感染
制剂与规格	注射用盐酸万古霉素：①0.5g（50 万 U）；②1.0g（100 万 U）
用法与用量	静脉给药，一次 1g，每 12 小时给药 1 次
注意事项	1. 听力减退或有耳聋病史者慎用 2. 不宜肌内注射，静脉滴注时尽量避免药液外漏，且应经常更换注射部位，滴速不宜过快 3. 在治疗过程中应监测血药浓度
禁忌	对万古霉素过敏者，严重肝、肾功能不全者，孕妇及哺乳期妇女禁用
不良反应	休克、过敏样症状、急性肾功能不全等
特殊人群用药	肝、肾功能不全患者：严重肝、肾功能不全者禁用 儿童：儿童（尤其是低体重出生儿、新生儿）应监测血药浓度，慎重给药 老年人：老年患者确有指征使用时必须调整剂量或调整用药间隔 妊娠与哺乳期妇女：禁用
药典	USP、Eur. P.、Chin. P.
国家处方集	CNF
医保目录	【保（乙）】
基本药物目录	
其他推荐依据	
■ 药品名称	**去甲万古霉素 Norvancomycin**
抗菌谱与适应证	适用于耐甲氧西林葡萄球菌检出率高的医疗机构进行工人材料植入手术（如人工心脏瓣膜置换、永久性心脏起搏器置入、人工关节置换等）预防感染

续　表

制剂与规格	注射用盐酸去甲万古霉素：①0.4g（40万U）；②0.8g（80万U）
用法与用量	静脉给药，一次400~800mg，每12小时给药1次
注意事项	1. 听力减退或有耳聋病史者慎用 2. 不可肌内注射或静脉注射 3. 治疗期间应定期检查听力，检查尿液中蛋白、管型、细胞数及测定尿相对密度等
禁忌	对本药或万古霉素类抗生素过敏者禁用
不良反应	可出现皮疹、恶心、静脉炎等；可引致耳鸣、听力减退、肾功能损害等
特殊人群用药	肝、肾功能不全患者：肾功能不全患者慎用，如有应用指征时需在治疗药物浓度监测下，根据肾功能减退程度减量应用 儿童：新生儿、婴幼儿用药必须充分权衡利弊 老年人：用于老年患者有引起耳毒性与肾毒性的危险（听力减退或丧失）。老年患者即使肾功能测定在正常范围内，使用时应采用较小治疗剂量 妊娠与哺乳期妇女：妊娠期患者避免应用；哺乳期妇女慎用
药典	Chin. P.
国家处方集	CNF
医保目录	【保（乙）】
基本药物目录	
其他推荐依据	

注：1. Ⅰ类切口手术常用预防抗菌药物为第一代头孢菌素：头孢唑林或头孢拉定等

2. Ⅰ类切口手术常用预防抗菌药物单次使用剂量：头孢唑林1~2g；头孢拉定1~2g；头孢呋辛1.5g；头孢曲松1~2g；甲硝唑0.5g；其他详见具体药品表单。头孢菌素应在30分钟内滴完

3. 对β-内酰胺类抗菌药物过敏者，可选用克林霉素预防葡萄球菌、链球菌感染，可选用氨曲南预防革兰阴性杆菌感染。必要时可联合使用

4. 耐甲氧西林葡萄球菌检出率高的医疗机构，如进行人工材料植入手术（如人工心脏瓣膜置换、永久性心脏起搏器置入、人工关节置换等），也可选用万古霉素或去甲万古霉素预防感染

第十章

治疗用抗菌药物

第一节 青霉素类

■ 药品名称	青霉素 Benzylpenicillin
抗菌谱与适应证	适用于溶血性链球菌、肺炎链球菌、不产青霉素酶葡萄球菌的感染；炭疽、破伤风、气性坏疽等梭状芽胞杆菌感染及梅毒、钩端螺旋体病、回归热、白喉。与氨基糖苷类药物联合用于治疗草绿色链球菌心内膜炎。亦可用于流行性脑脊髓膜炎、放线菌病、淋病、樊尚咽峡炎、莱姆病、鼠咬热、李斯特菌病、除脆弱拟杆菌以外的厌氧菌感染。风湿性心脏病或先天性心脏病患者手术前预防用药
制剂与规格	注射用青霉素钠：①0.12g（2万U）；②0.24g（40万U）；③0.48g（80万U）；④0.6g（100万U）；⑤0.96g（160万U）；⑥2.4g（400万U） 注射用青霉素钾：①0.125g（20万U）；②0.25g（40万U）；③0.5g（80万U）；④0.625g（100万U）
用法与用量	1. 肌内注射：成人：一日（80~200）万U，分3~4次给药；小儿：按体重2.5万U/kg，每12小时给药1次 2. 静脉滴注：成人一日（200~2000）万U，分2~4次给药；小儿每日按体重（5~20）万U/kg，分2~4次给药
注意事项	1. 应用前询问药物过敏史并进行青霉素皮肤试验 2. 对一种青霉素过敏者可能对其他青霉素类药物、青霉胺过敏，有哮喘、湿疹、花粉症、荨麻疹等过敏性疾病患者应慎用 3. 大剂量使用时应定期检测电解质
禁忌	有青霉素类药物过敏史或青霉素皮肤试验阳性患者禁用
不良反应	青霉素过敏反应较常见，包括荨麻疹等各类皮疹、白细胞减少、间质性肾炎、哮喘发作等和血清病样反应
特殊人群用药	肝、肾功能不全患者：轻、中度肾功能损害者使用常规剂量不需减量，严重肾功能损害者应延长给药间隔或调整剂量 妊娠与哺乳期妇女：妊娠期妇女给药属FDA妊娠风险B级；哺乳期妇女用药时宜暂停哺乳
药典	USP、Eur. P.、Chin. P.
国家处方集	CNF
医保目录	【保（甲）】
基本药物目录	【基】

续 表

其他推荐依据	
■ 药品名称	**青霉素 V Phenoxymethylpenicillin**
抗菌谱与适应证	1. 青霉素敏感菌株所致的轻、中度感染，包括链球菌所致的扁桃体炎、咽喉炎、猩红热、丹毒等 2. 肺炎球菌所致的支气管炎、肺炎、中耳炎、鼻窦炎及敏感葡萄球菌所致的皮肤软组织感染等 3. 螺旋体感染和作为风湿热复发和感染性心内膜炎的预防用药
制剂与规格	青霉素 V 钾片：①100 万 U；②60 万 U；③0.25g（40 万 U）；④0.5g（80 万 U）
用法与用量	口服：①成人：链球菌感染：一次 125~250mg，每 6~8 小时 1 次，疗程 10 日。肺炎球菌感染：一次 250~500mg，每 6 小时 1 次，疗程至退热后至少 2 日。葡萄球菌感染、螺旋体感染：一次250~500mg，每6~8 小时 1 次。预防风湿热复发：一次 250mg，一日 2 次。预防心内膜炎：在拔牙或上呼吸道手术前 1 小时口服 2g，6 小时后再加服 1g（27kg 以下小儿剂量减半）。②小儿：按体重，一次 2.5~9.3mg/kg，每 4 小时 1 次；或一次 3.75~14mg/kg，每 6 小时 1 次；或一次 5~18.7mg/kg，每 8 小时 1 次
注意事项	1. 对头孢菌素类药物过敏者及有哮喘、湿疹、花粉症、荨麻疹等过敏性疾病患者应慎用 2. 患者一次开始服用前，必须先进行青霉素皮试 3. 长期或大剂量服用者，应定期检查肝、肾、造血系统功能和检测血清钾或钠
禁忌	青霉素皮试阳性反应者、对青霉素类药物过敏者及传染性单核细胞增多症患者禁用
不良反应	常见恶心、呕吐、上腹部不适、腹泻等胃肠道反应及黑毛舌；皮疹、荨麻疹等过敏反应
特殊人群用药	肝、肾功能不全患者：肾功能减退者应根据血浆肌酐清除率调整剂量或给药间期 老年人：老年患者应根据肾功能情况调整用药剂量或用药间期 妊娠与哺乳期妇女：妊娠期妇女给药属 FDA 妊娠风险 B 级；哺乳期妇女慎用或用药时暂停哺乳
药典	USP、Eur. P.
国家处方集	CNF
医保目录	【保（甲）】
基本药物目录	
其他推荐依据	
■ 药品名称	**普鲁卡因青霉素 Procaine Benzylpenicillin**
抗菌谱与适应证	1. 与青霉素相仿，但由于血药浓度较低，故仅限于青霉素高度敏感病原体所致的轻、中度感染，如 A 组链球菌所致的扁桃体炎、猩红热、肺炎链球菌肺炎、青霉素敏感金黄色葡萄球菌所致皮肤软组织感染、樊尚咽峡炎等 2. 可用于治疗钩端螺旋体病、回归热和早期梅毒等
制剂与规格	注射用普鲁卡因青霉素：①40 万 U［普鲁卡因青霉素 30 万 U，青霉素钠（钾）10 万 U］；②80 万 U［普鲁卡因青霉素 60 万 U，青霉素钠（钾）20 万 U］
用法与用量	肌内注射，每次（40~80）万 U，每日 1~2 次

续　表

注意事项	1. 哮喘、湿疹、花粉症、荨麻疹等过敏性疾病患者应慎用本品 2. 应用前需详细询问药物过敏史并进行青霉素、普鲁卡因皮肤试验
禁忌	有青霉素类药物或普鲁卡因过敏史者禁用；青霉素或普鲁卡因皮肤试验阳性患者禁用
不良反应	过敏反应（如荨麻疹、间质性肾炎、白细胞减少等）；赫氏反应和治疗矛盾；二重感染等
特殊人群用药	妊娠与哺乳期妇女：妊娠期妇女给药属 FDA 妊娠风险 B 级；哺乳期妇女用药时宜暂停哺乳
药典	USP、Eur. P.、Chin. P.
国家处方集	CNF
医保目录	【保（乙）】
基本药物目录	
其他推荐依据	
■ 药品名称	苄星青霉素　Benzathine Benzylpenicillin
抗菌谱与适应证	用于预防风湿热、治疗各期梅毒也可用于控制链球菌感染的流行
制剂与规格	注射用苄星青霉素：①30 万 U；②60 万 U；③120 万 U
用法与用量	肌内注射：成人，一次（60~120）万 U，2~4 周 1 次；小儿一次（30~60）万 U，2~4 周 1 次
注意事项	同青霉素
禁忌	有青霉素类药物过敏史者或青霉素皮肤试验阳性患者禁用
不良反应	过敏反应（同青霉素）；二重感染等
特殊人群用药	妊娠与哺乳期妇女：妊娠期妇女给药属 FDA 妊娠风险 B 级；哺乳期妇女用药时宜暂停哺乳
药典	USP、Eur. P.、Chin. P.
国家处方集	CNF
医保目录	【保（甲）】
基本药物目录	【基】
其他推荐依据	
■ 药品名称	阿莫西林　Amoxicillin
抗菌谱与适应证	适用于治疗敏感菌所致的下列感染：①中耳炎、鼻窦炎、咽炎、扁桃体炎等上呼吸道感染；②急性支气管炎、肺炎等下呼吸道感染；③泌尿、生殖道感染；④皮肤、软组织感染；⑤适用于治疗急性单纯性淋病；⑥尚可用于治疗伤寒、伤寒带菌者及钩端螺旋体病；⑦亦可与克拉霉素、兰索拉唑联合治疗幽门螺杆菌感染
制剂与规格	片剂：①0.125g；②0.25g 胶囊：①0.125g；②0.25g 干混悬剂：袋装：①0.125g；②0.25g。瓶装：①1.25g；②2.5g 颗粒剂：125mg 注射用阿莫西林钠：①0.5g；②2g

续　表

用法与用量	口服：成人一次 0.5g，每 6~8 小时 1 次，日剂量不超过 4g；小儿每日按体重 20~40mg/kg，每 8 小时 1 次；3 个月以下婴儿：一日 30mg/kg，每 12 小时 1 次 肌内注射或稀释后静脉滴注：成人一次 0.5~1g，每 6~8 小时 1 次；小儿一日 50~100mg/kg，分3~4 次给药 肾功能不全时剂量：肌酐清除率为 10~30ml/min 者，一次 0.25~0.5g，每 12 小时 1 次；肌酐清除率<10ml/min 者，一次 0.25~0.5g，每 24 小时 1 次 透析时剂量：每次血液透析后应补充给予 1g 剂量
注意事项	1. 巨细胞病毒感染、淋巴细胞白血病、淋巴瘤等患者不宜使用 2. 传染性单核细胞增多症患者应避免使用 3. 哮喘、湿疹、花粉症、荨麻疹等过敏性疾病史者慎用
禁忌	有青霉素类药物过敏史者或青霉素皮肤试验阳性患者禁用
不良反应	恶心、呕吐、腹泻及抗生素相关性肠炎等胃肠道反应；皮疹、药物热和哮喘等过敏反应；贫血、血小板减少、嗜酸性粒细胞增多等
特殊人群用药	肝、肾功能不全患者：肾功能严重损害者慎用 老年人：老年人用药时可能需要调整剂量 妊娠与哺乳期妇女：妊娠期妇女应仅在确有必要时应用本品；由于乳汁中可分泌少量阿莫西林，哺乳期妇女服用后可能导致婴儿过敏
药典	Eur. P、Chin. P.
国家处方集	CNF
医保目录	【保（甲）】
基本药物目录	【基】
其他推荐依据	
■ 药品名称	**磺苄西林　Sulbenicillin**
抗菌谱与适应证	适用于敏感的铜绿假单胞菌、某些变形杆菌属以及其他敏感革兰阴性菌所致肺炎、尿路感染、复杂性皮肤软组织感染和败血症等。对本品敏感菌所致腹腔感染、盆腔感染宜与抗厌氧菌药物联合应用
制剂与规格	注射用磺苄西林钠：1.0g：100 万 U
用法与用量	静脉滴注或静脉注射；中度感染成人一日剂量 8g，重症感染或铜绿假单胞菌感染时剂量需增至一日 20g，分 4 次静脉给药；儿童根据病情每日剂量按体重 80~300mg/kg，分 4 次给药
注意事项	1. 使用本品前需详细询问药物过敏史并进行青霉素皮肤试验，呈阳性反应者禁用 2. 对一种青霉素过敏者可能对其他青霉素类药物、青霉胺过敏
禁忌	有青霉素类药物过敏史者或青霉素皮肤试验阳性患者禁用
不良反应	过敏反应较常见，包括皮疹、发热等，偶见过敏性休克，一旦发生须就地抢救，保持气道畅通、吸氧并给予肾上腺素、糖皮质激素等治疗措施；恶心、呕吐等胃肠道反应；实验室检查异常包括白细胞或中性粒细胞减少，ALT 及 AST 一过性增高等
特殊人群用药	肝、肾功能不全患者：严重肝、肾功能不全者慎用 妊娠与哺乳期妇女：妊娠期妇女应仅在确有必要时应用本品

续 表

药典	Chin. P.
国家处方集	CNF
医保目录	【保（乙）】
基本药物目录	
其他推荐依据	
■ 药品名称	替卡西林 Ticarcillin
抗菌谱与适应证	对大肠埃希菌、奇异变形杆菌、普通变形杆菌等肠杆菌属、流感嗜血杆菌、沙门菌属、铜绿假单胞菌等具有良好的抗菌活性。①适用于治疗敏感菌所致的下呼吸道感染、骨和骨关节感染、皮肤及软组织感染、尿路感染及败血症等；②与氨基糖苷类、喹诺酮类等抗菌药联用，可用于治疗铜绿假单胞菌所致感染
制剂与规格	注射用替卡西林钠：①0.5g；②1g；③3g；④6g
用法与用量	成人：肌内注射：泌尿系统感染，一次1g，一日4次；静脉给药：一日200~300mg/kg，分次给药。儿童：①静脉给药：一日200~300mg/kg，分次给药；②婴儿：一日225mg/kg，分次给药；③对7日龄以下新生儿：一日150mg/kg，分次给药
注意事项	对头孢菌素过敏者、凝血功能异常者慎用
禁忌	对本品或其他青霉素类过敏者禁用
不良反应	低钾血症及出血时间延长；皮疹、瘙痒、药物热等过敏反应较多见
特殊人群用药	肝、肾功能不全患者：严重肝、肾功能不全者慎用 妊娠与哺乳期妇女：妊娠期妇女慎用，妊娠安全性分级为B级；哺乳期妇女慎用
药典	USP、Eur. P.
国家处方集	CNF
医保目录	
基本药物目录	
其他推荐依据	
■ 药品名称	注射用哌拉西林 Piperacillin for Injection
抗菌谱与适应证	1. 治疗铜绿假单胞菌和敏感革兰阴性杆菌所致的各种感染，如败血症、尿路感染、呼吸道感染、胆道感染、腹腔感染、盆腔感染以及皮肤、软组织感染等 2. 与氨基糖苷类药联用治疗粒细胞减少症免疫缺陷患者的感染
制剂与规格	注射用哌拉西林钠（按哌拉西林计）：①0.5g；②1g；③2g
用法与用量	成人：中度感染一日8g，分2次给药；严重感染一次3~4g，每6小时1次。一日最大剂量不可超过24g 儿童：①婴幼儿和12岁以下儿童：一日100~200mg/kg；②新生儿：体重<2kg者：出生后第1周内，一次50mg/kg，每12小时1次；1周以上，一次50mg/kg，每8小时1次；体重2kg以上者：出生后第1周内，一次50mg/kg，每8小时1次；1周以上，一次50mg/kg，每6小时1次

续　表

注意事项	1. 有出血史者，溃疡性结肠炎、克罗恩病或假膜性肠炎者，体弱者慎用 2. 哌拉西林不可加入碳酸氢钠溶液中静脉滴注
禁忌	对青霉素、头孢菌素或其他β-内酰胺类抗生素过敏或有过敏史者禁用
不良反应	青霉素类药物过敏反应较常见；局部注射部位疼痛、血栓性静脉炎等；腹泻、稀便、恶心、呕吐等
特殊人群用药	肝、肾功能不全患者：慎用 儿童：12岁以下儿童的用药安全性剂量尚未正式确定，应慎用 老年人：慎用 妊娠与哺乳期妇女：妊娠期妇女应仅在确有必要时才能使用本药，妊娠安全性分级为B级；哺乳期妇女用药应权衡利弊或暂停哺乳
药典	USP、Eur. P.、Chin. P.
国家处方集	CNF
医保目录	【保（甲）】
基本药物目录	【基】
其他推荐依据	
■ 药品名称	**注射用美洛西林钠　Mezlocillin Sodium for Injection**
抗菌谱与适应证	用于大肠埃希菌、肠杆菌属、变形杆菌等革兰阴性杆菌中敏感菌株所致的呼吸系统、泌尿系统、消化系统、妇科和生殖器官等感染，如败血症、化脓性脑膜炎、腹膜炎、骨髓炎、皮肤和软组织感染以及眼、耳、鼻、喉科感染
制剂与规格	注射用美洛西林钠：①0.5g；②1.0g；③1.5g；④2.0g；⑤2.5g；⑥3.0g；⑦4.0g
用法与用量	肌内注射、静脉注射或静脉滴注。肌内注射临用前加灭菌注射用水溶解，静脉注射通常加入5%葡萄糖氯化钠注射液或5%~10%葡萄糖注射液溶解后使用。成人一日2~6g，严重感染者可增至8~12g，最大可增至15g。儿童，按体重一日0.1~0.2g/kg，严重感染者可增至0.3g/kg；肌内注射一日2~4次，静脉滴注按需要每6~8小时1次，其剂量根据病情而定，严重者可每4~6小时静脉注射1次
注意事项	1. 用药前须做青霉素皮肤试验，阳性者禁用 2. 下列情况应慎用：有哮喘、湿疹、花粉症、荨麻疹等过敏性疾病史者 3. 应用大剂量时应定期检测血清钠
禁忌	对青霉素类抗生素过敏或有过敏史者禁用
不良反应	食欲缺乏、恶心、呕吐、腹泻、肌内注射局部疼痛和皮疹，且多在给药过程中发生，大多程度较轻，不影响继续用药，重者停药后上述症状迅速减轻或消失
特殊人群用药	肝、肾功能不全患者：肾功能减退患者应适当降低用量 老年人：老年患者肾功能减退，须调整剂量 妊娠与哺乳期妇女：妊娠安全性分级为B级；哺乳期妇女应权衡利弊用药
药典	Chin. P.
国家处方集	CNF

续　表

医保目录	【保（乙）】
基本药物目录	
其他推荐依据	
■ 药品名称	注射用美洛西林钠舒巴坦钠　Mezlocillin Sodium and Sulbactam Sodium for Injection
抗菌谱与适应证	本品含β-内酰胺酶抑制剂舒巴坦钠，适用于产酶耐药菌引起的中重度下列感染性疾病，包括： 1. 呼吸系统感染：如中耳炎、鼻窦炎、扁桃体炎、咽炎、肺炎、急性支气管炎和慢性支气管炎急性发作、支气管扩张、脓胸、肺脓肿等 2. 泌尿生殖系统感染：如肾盂肾炎、膀胱炎和尿道炎等 3. 腹腔感染：如胆道感染等 4. 皮肤及软组织感染：如蜂窝织炎、伤口感染、疖病、脓性皮炎和脓疱病；性病：淋病等 5. 盆腔感染：妇科感染、产后感染等 6. 严重系统感染：如脑膜炎、细菌性心内膜炎、腹膜炎、败血症、脓毒症等。对于致命的全身性细菌感染、未知微生物或不敏感微生物所致感染、重度感染及混合感染等，如使用本品，建议与其他抗菌药联合用药治疗
制剂与规格	注射用美洛西林钠舒巴坦钠：①0.625g（美洛西林 0.5g 与舒巴坦 0.125g）；②1.25g（美洛西林 1.0g 与舒巴坦 0.25g）；③2.5g（美洛西林 2.0g 与舒巴坦 0.50g）；④3.75g（美洛西林 3.0g 与舒巴坦 0.75g）
用法与用量	静脉滴注，用前用适量注射用水或氯化钠注射液溶解后，再加入 0.9%氯化钠注射液或 5%葡萄糖氯化钠注射液或 5%~10%葡萄糖注射液 100ml 中静脉滴注，每次滴注时间为 30~50 分钟。成人剂量：每次 2.5 ~3.75g（美洛西林 2.0~3.0g，舒巴坦 0.5~0.75g），每 8 小时或 12 小时 1 次，疗程 7~14 天
注意事项	过敏性体质患者使用时必须谨慎
禁忌	对青霉素类药物或舒巴坦过敏者禁用
不良反应	青霉素类药物过敏反应较常见；局部注射部位疼痛、血栓性静脉炎等；腹泻、稀便、恶心、呕吐等
特殊人群用药	肝、肾功能不全患者：肝功能不全患者用药应谨慎 儿童：1~14 岁儿童及体重超过 3kg 的婴儿，每次给药 75mg/kg，每日 2~3 次。体重不足 3kg 者，每次给药 75mg/kg 体重，每日 2 次 老年人：老年用药可参照成人用剂量，但伴有肝、肾功能不良的患者，剂量应调整 妊娠与哺乳期妇女：本品可透过胎盘和进入乳汁，妊娠和哺乳期妇女慎用
药典	
国家处方集	
医保目录	【保（乙）】
基本药物目录	
其他推荐依据	

续　表

■ 药品名称	注射用阿洛西林　Azlocillin for Injection
抗菌谱与适应证	敏感的革兰阳性及革兰阴性菌（包括铜绿假单胞菌）所致的呼吸道、泌尿道、生殖器官、胆道、胃肠道、败血症、脑膜炎、心内膜炎等严重感染，手术、烧伤后感染，骨、皮肤及软组织感染
制剂与规格	注射用阿洛西林钠：①0.5g；②1g；③2g；④3g
用法与用量	成人：一日 6~10g，严重病例可增至 10~16g，分 2~4 次滴注。儿童：一次 75mg/kg，一日 2~4 次。婴儿及新生儿：一次 100mg/kg，一日 2~4 次
注意事项	同美洛西林
禁忌	对青霉素类抗生素过敏者禁用
不良反应	恶心、呕吐、腹泻及抗生素相关性肠炎等胃肠道反应；皮疹，药物热和哮喘等过敏反应
特殊人群用药	肝、肾功能不全患者：肾功能减退患者应适当降低用量 老年人：老年患者肾功能减退，须调整剂量 妊娠与哺乳期妇女：妊娠安全性分级为 B 级；哺乳期妇女应权衡利弊用药
药典	Pol. P.
国家处方集	CNF
医保目录	【保（乙）】
基本药物目录	
其他推荐依据	

第二节　头孢菌素类

一、第一代头孢菌素类

■ 药品名称	头孢唑林　Cefazolin
□ 其他名称	新泰林
抗菌谱与适应证	第一代头孢菌素。除肠球菌属、耐甲氧西林葡萄球菌属外，对其他革兰阳性球菌均有良好抗菌活性，肺炎链球菌和溶血性链球菌对其高度敏感，对部分大肠埃希菌、奇异变形杆菌和肺炎克雷伯菌有良好抗菌活性。临床用于敏感菌所致的呼吸道感染、尿路感染、皮肤软组织感染、骨和关节感染、败血症以及感染性心内膜炎、肝胆系统感染，眼、耳、鼻、咽喉部感染；外科手术预防用药
制剂与规格	注射用头孢唑林钠：①0.5g；②1g；③1.5g；④2g 注射用五水头孢唑林钠：①0.5g；②1g；③1.5g；④2g
用法与用量	成人常用剂量：一次 0.5~1g，一日 2~4 次，严重感染可增至一日 6g，分 2~4 次静脉给予，或遵医嘱

续 表

	用于预防外科手术后感染时，一般为术前0.5~1小时肌注或静脉给药1g，手术时间超过6小时者术中加用0.5~1g，术后每6~8小时给药0.5~1g，至手术后24小时止 儿童：一日50~100mg/kg，分2~3次静脉缓慢推注，静脉滴注或肌内注射
注意事项	1. 交叉过敏反应：对青霉素过敏患者应用本品时应根据患者情况充分权衡利弊后决定 2. 对诊断的干扰：应用本品和其他头孢菌素的患者抗球蛋白（Coombs）试验可出现阳性；孕妇产前应用这类药物，此阳性反应也可出现于新生儿。当应用本品的患者尿中头孢类含量超过10mg/ml时，以磺基水杨酸进行尿蛋白测定可出现假阳性反应。以硫酸铜法测定尿糖可呈假阳性反应。血清丙氨酸氨基转移酶、门冬氨酸氨基转移酶、碱性磷酸酶和血尿素氮在应用本品过程中皆可升高。如采用Jaffe反应进行血清和尿肌酐值测定时可有假性增高 3. 有胃肠道疾病史者，特别是溃疡性结肠炎、局限性肠炎或抗生素相关性结肠炎（头孢菌素类很少产生假膜性结肠炎）者和肾功能减退者应慎用头孢菌素类 4. 本品与庆大霉素或其他肾毒性抗生素合用有增加肾损害的危险性
禁忌	对头孢菌素过敏者及有青霉素过敏性休克或即刻反应史者禁用本品
不良反应	应用头孢唑林的不良反应发生率低，静脉注射发生的血栓性静脉炎和肌内注射区疼痛均较头孢噻吩少而轻。药疹发生率为1.1%，嗜酸性粒细胞增多的发生率为1.7%，单独以药物热为表现的过敏反应仅偶有报道。本品与氨基糖苷类抗生素合用是否增加后者的肾毒性尚不能肯定。临床上本品无肝损害现象，但个别患者可出现暂时性血清氨基转移酶、碱性磷酸酶升高。肾功能减退患者应用高剂量（每日12g）的头孢唑林时可出现脑反应。白色念珠菌二重感染偶见
特殊人群用药	肝、肾功能不全患者：肝功能损害患者应慎用；肾功能减退患者应在减少剂量情况下谨慎使用，肾功能减退者的肌酐清除率大于50ml/min时仍可按正常剂量给药 儿童：早产儿及1个月以下的新生儿不推荐应用本品 老年人：本品在老年人中$t_{1/2}$较年轻人明显延长，应按肾功能适当减量或延长给药间期 妊娠与哺乳期妇女：头孢菌素类可经乳汁排出，哺乳期妇女应用头孢菌素类虽尚无发生问题报道，但其应用仍须权衡利弊后决定
药典	Chin. P.
国家处方集	CNF
医保目录	部分省份【保（乙）】;【保（甲）】
基本药物目录	【基】
其他推荐依据	丁小军．五水头孢唑林钠加桃金娘油治疗儿童急性化脓性中耳炎［J］．中国耳鼻咽喉头颈外科，2017，24（7）：347-350.
■ 药品名称	**头孢拉定　Cefradine**
抗菌谱与适应证	第一代头孢菌素。适用于治疗敏感菌所致的轻、中度感染，如：急性咽炎、扁桃体炎、中耳炎、支气管炎急性发作、肺炎等呼吸道感染、泌尿生殖道感染及皮肤软组织感染等
制剂与规格	头孢拉定胶囊：①0.25g；②0.5g 头孢拉定片：①0.25g；②0.5g 头孢拉定颗粒：①0.125g；②0.25g 头孢拉定干混悬剂：①0.125g；②0.25g；③1.5g；④3g

续　表

	注射用头孢拉定：①0.5g；②1g
用法与用量	1. 成人：口服给药，一次0.25~0.5g，每6小时1次；严重感染时可增至一次1g，一日最高剂量为4g。肌内注射及静脉给药，一次0.5~1g，每6小时1次。一日最高剂量为8g 2. 儿童：口服给药，一次6.25~12.5mg/kg，每6小时1次。肌内注射及静脉给药，1周岁以上小儿，一次12.5~25mg/kg，每6小时1次 3. 肌酐清除率>20ml/min时，其推荐剂量为每6小时0.5g；肌酐清除率为5~20ml/min时，其剂量为每6小时0.25g；肌酐清除率<5ml/min时，其剂量为每12小时0.25g
注意事项	应用头孢拉定的患者以硫酸铜法测定尿糖时可出现假阳性反应
禁忌	对头孢菌素过敏者及有青霉素过敏性休克或即刻反应史者禁用
不良反应	恶心、呕吐、腹泻、上腹部不适等胃肠道反应较为常见
特殊人群用药	肝、肾功能不全患者：头孢拉定主要经肾排出，肾功能减退者需减少剂量或延长给药间期 儿童：慎用 老年人：肾功能减退的老年患者应适当减少剂量或延长给药时间 妊娠与哺乳期妇女：慎用。妊娠安全性分级为B级，哺乳期妇女应用时需权衡利弊
药典	USP、Eur. P.、Chin. P.
国家处方集	CNF
医保目录	【保（甲/乙）】
基本药物目录	【基】
其他推荐依据	
■ 药品名称	**注射用头孢硫脒　Cefathiamidine for Injection**
抗菌谱与适应证	第一代头孢菌素。用于敏感菌所引起呼吸系统、肝胆系统、五官、尿路感染及心内膜炎、败血症
制剂与规格	注射用头孢硫脒：①0.5g；②1g；③2g
用法与用量	1. 成人：肌内注射，一次1.5~1g，一日4次；静脉滴注，一次2g，一日2~4次 2. 儿童：肌内注射，一日50~150mg/kg，分3~4次给药；静脉滴注，一日50~100mg/kg，分2~4次给药
注意事项	1. 有胃肠道疾病史者，特别是溃疡性结肠炎、局限性肠炎或抗生素相关性结肠炎者应慎用 2. 应用本品的患者抗球蛋白试验可出现阳性
禁忌	对头孢菌素类抗生素过敏者或对青霉素过敏性休克者禁用
不良反应	偶见荨麻疹、哮喘、瘙痒、寒战、高热、血管神经性水肿、非蛋白氮、ALT及AST升高
特殊人群用药	肝、肾功能不全患者：肾功能减退者须适当减量 老年人：老年患者肾功能减退，应用时须适当减量 妊娠与哺乳期妇女：妊娠早期妇女慎用；哺乳期妇女慎用，用药需权衡利弊
药典	
国家处方集	CNF

续 表

医保目录	【保（乙）】
基本药物目录	
其他推荐依据	
■ 药品名称	头孢氨苄 Cefalexin
抗菌谱与适应证	第一代口服头孢菌素。用于金黄色葡萄球菌、大肠埃希菌、肺炎杆菌、流感杆菌等敏感菌所致的下列感染： 1. 扁桃体炎、扁桃体周炎、咽喉炎、支气管炎、肺炎、支气管扩张感染以及手术后胸腔感染 2. 急性及慢性肾盂肾炎、膀胱炎、前列腺炎及泌尿生殖系感染 3. 中耳炎、外耳炎、鼻窦炎 4. 上颌骨周炎、上颌骨骨膜炎、上颌骨骨髓炎、急性腭炎、牙槽脓肿、根尖性牙周炎、智齿周围炎、拔牙后感染 5. 睑腺炎、睑炎、急性泪囊炎 6. 毛囊炎、疖、丹毒、蜂窝织炎、脓疱、痈、痤疮感染、皮下脓肿、创伤感染、乳腺炎、淋巴管炎等
制剂与规格	头孢氨苄胶囊：①125mg；②250mg 头孢氨苄片：①125mg；②250mg 头孢氨苄颗粒：①50mg；②125mg 头孢氨苄干混悬剂：1.5g 头孢氨苄泡腾片：125mg
用法与用量	1. 成人：口服，一般剂量一次250~500mg，每6小时1次。一日最高剂量为4g。单纯性膀胱炎、单纯皮肤软组织感染以及链球菌咽峡炎一次500mg，每12小时1次 2. 儿童：口服，一日25~50mg/kg，一日4次。皮肤软组织感染及链球菌咽峡炎一次12.5~50mg/kg，每12小时1次
注意事项	有胃肠道疾病史者，特别是溃疡性结肠炎、局限性肠炎或抗生素相关性结肠炎者应慎用
禁忌	对头孢菌素过敏者及有青霉素过敏性休克或即刻反应史者禁用
不良反应	恶心、呕吐、腹泻和腹部不适较为多见；皮疹、药物热等过敏反应
特殊人群用药	肝、肾功能不全患者：慎用 儿童：6岁以下小儿慎用 老年人：老年患者应根据肾功能情况调整用药剂量或用药间期 妊娠与哺乳期妇女：妊娠早期妇女慎用；哺乳妇女慎用，用药需权衡利弊
药典	USP、Eur. P.、Chin. P.
国家处方集	CNF
医保目录	【保（甲）】
基本药物目录	【基】
其他推荐依据	
■ 药品名称	头孢羟氨苄 Cefadroxil
抗菌谱与适应证	第一代口服头孢菌素。主要用于敏感菌所致的尿路感染，呼吸道感染，皮肤软组织感染，骨关节感染

续 表

制剂与规格	头孢羟氨苄胶囊：①0.125g；②0.25g；③0.5g 头孢羟氨苄片：①0.125g；②0.25g 头孢羟氨苄颗粒：①0.125g；②0.25g
用法与用量	1. 成人：口服，一次0.5~1g，一日2次。肾功能不全者首次给予1g负荷剂量，然后根据肌酐清除率（Ccr）调整剂量。Ccr为25~50ml/min者，一次0.5g，每12小时1次；Ccr为10~25ml/min者，一次0.5g，每24小时1次；Ccr为0~10ml/min者，一次0.5g，每36小时1次 2. 儿童：口服，一次15~20mg/kg，一日2次。A组溶血性链球菌咽炎或扁桃体炎：一次15mg/kg，每12小时1次，共10日
注意事项	有胃肠道疾病史者，特别是溃疡性结肠炎、局限性肠炎或抗生素相关性结肠炎者应慎用
禁忌	对头孢菌素过敏者及有青霉素过敏性休克或即刻反应史者禁用
不良反应	以恶心、上腹部不适等胃肠道反应为主；少数患者尚可发生皮疹等过敏反应
特殊人群用药	肝、肾功能不全患者：慎用 老年人：老年患者肾功能减退，用药时需调整剂量 妊娠与哺乳期妇女：妊娠安全性分级为B级；哺乳期妇女须权衡利弊后应用
药典	USP
国家处方集	CNF
医保目录	【保（乙）】
基本药物目录	
其他推荐依据	

二、第二代头孢菌素类

■ 药品名称	头孢呋辛 Cefuroxim
抗菌谱与适应证	第二代注射用头孢菌素。对革兰阳性球菌的活性与第一代头孢菌素相似或略差，但对葡萄球菌和革兰阴性杆菌产生的β-内酰胺酶显得相当稳定。适用于治疗敏感菌或敏感病原体所致的下列感染：①呼吸系统感染；②泌尿生殖系统感染；③骨和关节感染；④皮肤软组织感染；⑤预防手术感染；⑥其他，如败血症、脑膜炎等严重感染
制剂与规格	注射用头孢呋辛钠：①0.25g；②0.5g；③0.75g；④1.0g；⑤1.5g；⑥2.0g；⑦2.25g；⑧2.5g；⑨3.0g
用法与用量	1. 成人为每8小时0.75~1.5g，疗程5~10日。对于生命受到威胁的感染或罕见敏感菌所引起的感染，每6小时1.5g 2. 预防手术感染：术前0.5~1小时静脉注射1.5g，若手术时间过长，则每隔8小时静脉或肌内注射0.75g 3. 儿童：3个月以上患儿，按体重一日50~100mg/kg，分3~4次给药。重症感染，按体重一日用量不低于0.1g/kg，但不能超过成人使用的最高剂量 4. 肾功能不全患者应根据肌酐清除率调整

续 表

注意事项	1. 对青霉素药物过敏者慎用 2. 使用时应注意监测肾功能，特别是对接受高剂量的重症患者
禁忌	对头孢菌素过敏者及有青霉素过敏性休克史者禁用
不良反应	过敏反应（皮疹、瘙痒、荨麻疹等），局部反应（血栓性静脉炎），胃肠道反应（腹泻、恶心、抗生素相关性肠炎等）等
特殊人群用药	肝、肾功能不全患者：严重肝、肾功能不全者慎用 儿童：5 岁以下小儿禁用 老年人：老年患者口服本药，不必根据年龄调整剂量 妊娠与哺乳期妇女：妊娠安全性分级为 B 级；哺乳妇女用药应权衡利弊，如需使用，应暂停哺乳
药典	USP、Eur. P.、Chin. P.
国家处方集	CNF
医保目录	【保（甲/乙）】
基本药物目录	【基】
其他推荐依据	
■ 药品名称	注射用头孢替安　Cefotiam for Injection
抗菌谱与适应证	第二代注射用头孢菌素。用于敏感菌所致的肺炎、支气管炎、胆道感染、腹膜炎、尿路感染以及手术和外伤所致的感染和败血症
制剂与规格	注射用盐酸头孢替安：①0.5g；②1g
用法与用量	肌内注射或静脉给药。成人：一日 1~2g，分 2~4 次给予；败血症时可增至一日 4g。儿童：一日 40~80mg/kg，分 3~4 次给予，重症感染时可增至一日 160mg/kg。肌酐清除率≥16.6ml/min 者，不需调整剂量；肌酐清除率<16.6ml/min 者，每 6~8 小时用量应减为常用剂量的 75%
注意事项	1. 有胃肠道疾病史者，特别是溃疡性结肠炎、局限性肠炎或抗生素相关性结肠炎者慎用 2. 本品可引起血象改变，严重时应立即停药
禁忌	对头孢菌素过敏者及有青霉素过敏性休克史者禁用
不良反应	偶见过敏、胃肠道反应、血象改变及一过性 AST 及 ALT 升高；可致肠道菌群改变，造成维生素 B 和 K 缺乏；偶可致继发感染；大量静脉注射可致血管和血栓性静脉炎
特殊人群用药	肝、肾功能不全患者：肾功能不全者应减量并慎用 儿童：早产儿和新生儿使用本药的安全性尚未确定 老年人：老年患者用药剂量应按其肾功能减退情况酌情减量 妊娠与哺乳期妇女：孕妇或可能妊娠的妇女、哺乳妇女应权衡利弊后用药
药典	USP、Jpn. P.
国家处方集	CNF
医保目录	【保（乙）】
基本药物目录	

续　表

其他推荐依据	
■ 药品名称	头孢丙烯　Cefprozil
抗菌谱与适应证	第二代口服头孢菌素。用于敏感菌所致的下列轻、中度感染： 1. 呼吸道感染，如化脓性链球菌性咽炎或扁桃体炎；肺炎链球菌、流感嗜血杆菌和卡他莫拉菌引起的中耳炎或急性鼻窦炎、急性支气管炎继发细菌感染和慢性支气管炎急性发作 2. 金黄色葡萄球菌（包括产青霉素酶菌株）和化脓性链球菌等引起的非复杂性皮肤和皮肤软组织感染
制剂与规格	头孢丙烯片：①0. 25；②0. 5g 头孢丙烯分散片：0. 25g 头孢丙烯咀嚼片：0. 25g 头孢丙烯胶囊：①0. 125g；②0. 25g 头孢丙烯颗粒：0. 125g 头孢丙烯干混悬剂：①0. 125g；②0. 75g；③1. 5g；④3. 0g
用法与用量	口服。成人：呼吸道感染，一次 0. 5g，一日 1～2 次；皮肤或皮肤软组织感染，一日 0. 5g，分 1～2 次给药；严重病例，一次 0. 5g，一日 2 次。儿童：①对 0. 5～12 岁患儿：中耳炎，一次 15mg/kg，一日 2 次；急性鼻窦炎，一次 7. 5mg/kg，一日 2 次；严重感染，一次 15mg/kg，一日 2 次。②对2～12 岁患儿：急性扁桃体炎、咽炎，一次 7. 5mg/kg，一日 2 次；皮肤或皮肤软组织感染，一次 20mg/kg，一日 1 次。肾功能不全时，根据肌酐清除率进行剂量调整。肝功能不全患者无需调整剂量
注意事项	1. 有青霉素过敏史者慎用。对青霉素类药物所致过敏性休克或其他严重过敏反应者不宜使用 2. 如发生过敏反应，应停止用药 3. 长期使用可诱发二重感染，尤其是抗生素相关性肠炎 4. 同时服用强利尿药治疗的患者使用头孢菌素应谨慎，因这些药物可能会对肾功能产生有害影响 5. 患有胃肠道疾病，尤其是肠炎患者慎用
禁忌	对头孢丙烯及其头孢菌素类过敏患者禁用
不良反应	1. 胃肠道反应：软便、腹泻、胃部不适、食欲减退、恶心、呕吐、嗳气等 2. 过敏反应，常见为皮疹、荨麻疹、嗜酸性粒细胞增多、药物热等。儿童发生过敏反应较成人多见，多在开始治疗后几天内出现，停药后几天内消失
特殊人群用药	儿童：慎用 老年人：65 岁以上老人使用本药，与健康成人志愿者对比，药物浓度-时间曲线下面积增高 35%～60%，肌酐清除率下降 40% 妊娠与哺乳期妇女：妊娠安全性分级为 B 级。哺乳妇女应慎用或暂停哺乳
药典	USP
国家处方集	CNF
医保目录	【保（乙）】
基本药物目录	
其他推荐依据	

续 表

■ 药品名称	注射用头孢尼西 Cefonicid for Injection
抗菌谱与适应证	适用于敏感菌引起的下列感染：下呼吸道感染、尿路感染、败血症、皮肤软组织感染、骨和关节感染，也可用于手术预防感染。在外科手术前单剂量注射1g头孢尼西可以减少由于手术过程中污染或潜在污染而导致的术后感染发生率。在剖宫产手术中使用头孢尼西（剪断脐带后）可以减少某些术后感染发生率
制剂与规格	注射用头孢尼西钠：①0.5g；②1.0g
用法与用量	肾功能正常患者： 1. 一般轻度至中度感染：成人每日剂量为1g，每24小时1次；在严重感染或危及生命的感染中，可每日2g，每24小时给药1次 2. 无并发症的尿路感染：每日0.5g，每24小时1次 3. 手术预防感染：手术前1小时单剂量给药1g，术中和术后没有必要再用。必要时如关节成形手术或开胸手术可重复给药2天；剖宫产手术中，应脐带结扎后才给予本品。疗程依病情而定 肾功能不全患者：对于肾功能损害患者使用本品必须严格依据患者的肾功能损害程度调整剂量。初始剂量为7.5mg/kg，维持剂量应根据肌酐清除率进行调整，患者在进行透析之后，无需再追加剂量
注意事项	1. 有青霉素过敏史或其他药物过敏病史者应慎用。对麻醉药过敏患者禁止使用利多卡因作为溶剂 2. 本品治疗开始和治疗中可引起肠道紊乱，严重的导致假膜性肠炎，出现腹泻时应引起警惕。一旦出现，轻度停药即可，中、重度患者应给予补充电解质、蛋白质以及适当的抗生素（如万古霉素）治疗 3. 重症患者在大剂量给药或合用氨基糖苷类抗生素治疗时，必须经常注意肾功能情况
禁忌	对头孢菌素类抗生素过敏者禁用
不良反应	1. 对青霉素过敏患者也可能对本品过敏 2. 长期使用任何广谱抗生素都可能导致其他非敏感菌过度生长，可诱发二重感染
特殊人群用药	肝、肾功能不全患者：肾脏或肝脏损害患者在使用该药物时，应加倍小心
药典	USP、Eur. P.、Chin. P.
国家处方集	
医保目录	
基本药物目录	
其他推荐依据	
■ 药品名称	头孢克洛 Cefaclor
抗菌谱与适应证	第二代口服头孢菌素。适用于敏感菌所致下列部位的轻、中度感染： 1. 呼吸系统感染 2. 泌尿生殖系统感染 3. 皮肤软组织感染 4. 口腔科感染 5. 眼科感染

续 表

制剂与规格	胶囊：125mg；250mg 缓释胶囊：187.5mg 片剂：250mg 缓释片：375mg 分散片：①125mg；②375mg 颗粒：①100mg；②125mg；③250mg 混悬液：①30ml∶0.75g；②60ml∶1.5g
用法与用量	1. 成人：口服，一次250mg，每8小时1次；较重的感染或敏感性较差的细菌引起的感染，剂量可加倍，但一日总量不超过4g 2. 儿童：口服，一日20mg/kg，分3次（每8小时1次）给药，宜空腹服用；重症感染可增至一日40mg/kg，但一日总量不超过1g
注意事项	1. 对于有胃肠道病史（特别是结肠炎）的患者、使用抗生素（包括头孢菌素）要慎重 2. 长期使用的患者应细心观察，如发生二重感染，必须采取适当措施
禁忌	禁用于已知对头孢菌素类过敏者
不良反应	过敏反应（皮疹、瘙痒、荨麻疹等）；腹泻等胃肠道反应
特殊人群用药	肝、肾功能不全患者：肾功能轻度不全者可不减量；肾功能中度和重度减退者的剂量应分别减为正常剂量的1/2和1/4 儿童：新生儿用药的安全性尚未确定 老年人：老年患者除虚弱、营养不良或严重肾功能损害外，一般不需要调整剂量 妊娠与哺乳期妇女：妊娠安全性分级为B级；哺乳期妇女应慎用或用药时暂停哺乳
药典	USP、Eur. P.、Chin. P.
国家处方集	CNF
医保目录	【保（乙）】
基本药物目录	
其他推荐依据	
■ 药品名称	**头孢呋辛酯 Cefuroxime Axetil**
□ 其他名称	**库欣**
抗菌谱与适应证	第二代口服头孢菌素。适用于溶血性链球菌、金黄色葡萄球菌（耐甲氧西林株除外）及流感嗜血杆菌、大肠杆菌、肺炎克雷伯菌、奇异变形杆菌等肠杆菌科细菌敏感菌株所致的感染 1. 成人：急性咽炎或扁桃体炎、急性中耳炎、上颌窦炎、慢性支气管炎急性发作，急性支气管炎、单纯性尿路感染、皮肤软组织感染及无并发症淋病奈瑟菌性尿道炎和宫颈炎 2. 儿童：咽炎或扁桃体炎、急性中耳炎及脓疱病等
制剂与规格	头孢呋辛酯片：①0.125g；②0.25g 头孢呋辛酯分散片：①0.125g；②0.25g 头孢呋辛酯干混悬液：0.125g 头孢呋辛酯胶囊：0.125g

续 表

用法与用量	口服： 1. 成人：一般一日 0.5g；下呼吸道感染患者，一日 1g；单纯性下尿路感染患者，一日 0.25g。均分 2 次服用；单纯性淋球菌尿道炎单剂疗法剂量为 1g 2. 5～12 岁小儿：急性咽炎或急性扁桃体炎，按体重一日 20mg/kg，分 2 次服用，一日不超过 0.5g；急性中耳炎、脓疱病：按体重一日 30mg/kg，分 2 次服用，一日不超过 1g 3. 对注射头孢呋辛钠治疗获得一定疗效，尚需继续治疗的患者，可改为本品治疗 4. 分散片可加入适量温开水中搅拌均匀后服用
注意事项	1. 对本品及其他头孢菌素过敏者、有青霉素过敏性休克或即刻反应史者及胃肠道吸收障碍者禁用 2. 5 岁以下小儿禁用片剂、胶囊剂 3. 有结肠炎病史的患者慎用
禁忌	对头孢菌素类抗生素过敏者禁用
不良反应	1. 常见腹泻、恶心和呕吐等胃肠反应 2. 少见皮疹、药物热等过敏反应 3. 偶见抗生素相关性肠炎、嗜酸性粒细胞增多、血胆红素升高、血红蛋白降低、肾功能改变、Coombs 试验阳性和一过性肝酶升高
特殊人群用药	肝、肾功能不全患者：肾功能减退及肝功能损害者慎用。注意监测肝肾功能，严重肾功能损害者，应延长用药间隔 儿童：暂时仍缺乏 3 个月以下婴儿使用此药的研究资料。由敏感细菌所引起的 3 个月至 12 岁的儿童轻度至中度上呼吸道感染和脓疱病患者可以选用本品 老年人：老年患者不必根据年龄因素调整剂量 妊娠与哺乳期妇女：孕妇慎用。由于头孢呋辛会从人乳中排泄，因而哺乳期妇女慎用，如需使用应暂时停止哺乳
药典	USP、Eur. P.、Chin. P.、Jpn. P.
国家处方集	CNF
医保目录	保（甲）
基本药物目录	
推荐依据	孙忠实．头孢呋辛酯分散片述评［J］．国际内科双语杂志：中英文，2004，4（6）：45.

三、第三代头孢菌素类

■ 药品名称	注射用头孢唑肟　Ceftizoxime for Injection
抗菌谱与适应证	第三代注射用头孢菌素。用于治疗由敏感菌引起的下呼吸道感染、胆道感染、腹腔感染、盆腔感染。尿路感染、脑膜炎、皮肤软组织感染、骨和关节感染、败血症、感染性心内膜炎及创伤、烧伤、烫伤后的严重感染
制剂与规格	注射用头孢唑肟钠：①0.5g；②1g；③2g

续　表

用法与用量	静脉滴注。成人：一次 1~2g，每8~12 小时 1 次；严重感染，剂量可增至一次 3~4g，每 8 小时 1 次。治疗非复杂性尿路感染，一次 0.5g，每 12 小时 1 次。儿童：6 个月及 6 个月以上的婴儿和儿童常用量，按体重一次 50mg/kg，每 6~8 小时 1 次。肾功能损害的患者在给予 0.5~1g 的首次负荷剂量后，需根据其损害程度调整剂量
注意事项	1. 青霉素类过敏史患者，有指征应用本品时，必须充分权衡利弊后在严密观察下慎用 2. 有胃肠道疾病病史者，特别是结肠炎患者慎用
禁忌	对本品及其他头孢菌素过敏者禁用
不良反应	皮疹、瘙痒和药物热等变态反应、腹泻、恶心、呕吐、食欲缺乏等
特殊人群用药	儿童：6 个月以下小儿使用本药的安全性和有效性尚未确定 老年人：老年患者常伴有肾功能减退，应适当减少剂量或延长给药时间 妊娠与哺乳期妇女：妊娠期妇女仅在有明确指征时应用，妊娠安全性分级为 B 级；哺乳期妇女应用本药时应暂停哺乳
药典	USP
国家处方集	CNF
医保目录	【保（乙）】
基本药物目录	
其他推荐依据	
■ 药品名称	**注射用头孢噻肟　Cefotaxime for Injection**
抗菌谱与适应证	第三代注射用头孢菌素。用于敏感细菌所致的肺炎及其他下呼吸道感染、尿路感染、脑膜炎、败血症、腹腔感染、盆腔感染、皮肤软组织感染、生殖道感染、骨和关节感染等。头孢噻肟可以作为小儿脑膜炎的选用药物
制剂与规格	注射用头孢噻肟钠：①0.5g；②1g；③2g
用法与用量	肌内注射或静脉给药。成人：肌内注射 0.5~2g，每 8~12 小时 1 次。静脉给药一日 2~6g，分 2~3 次给药；严重感染者，每 6~8 小时 2~3g，一日最高剂量为 12g。无并发症的肺炎链球菌肺炎或急性尿路感染：每 12 小时 1g。儿童：静脉给药，新生儿一次 50mg/kg，7 日内新生儿每 12 小时 1 次，7~28 日新生儿每 8 小时 1 次
注意事项	1. 有胃肠道疾病者慎用 2. 用药前须确定是否需进行过敏试验 3. 本品与氨基糖苷类抗生素不可同瓶滴注
禁忌	对头孢菌素过敏者及有青霉素过敏性休克或即刻反应史者禁用
不良反应	不良反应发生率低，3%~5%。有皮疹和药物热、静脉炎、腹泻、恶心、呕吐、食欲缺乏等
特殊人群用药	肝、肾功能不全患者：严重肾功能减退患者应用本药时须根据肌酐清除率调整减量 儿童：婴幼儿不宜做肌内注射 老年人：老年患者应根据肾功能适当减量 妊娠与哺乳期妇女：妊娠安全性分级为 B 级；哺乳期妇女用药时宜暂停哺乳
药典	USP、Eur. P.、Chin. P.

续 表

国家处方集	CNF
医保目录	【保（甲）】
基本药物目录	
其他推荐依据	
■ 药品名称	注射用头孢曲松 Ceftriaxone for Injection
抗菌谱与适应证	第三代注射用头孢菌素。用于敏感致病菌所致的下呼吸道感染、尿路、胆道感染，以及腹腔感染、盆腔感染、皮肤软组织感染、骨和关节感染、败血症、脑膜炎等及手术期感染预防。本品单剂可治疗单纯性淋病
制剂与规格	注射用头孢曲松钠：①0.25g；②0.5g；③0.75g；④1g；⑤1.5g；⑥2g；⑦3g；⑧4g
用法与用量	肌内注射或静脉给药。成人：每24小时1~2g或每12小时0.5~1g。最高剂量一日4g。小儿常用量静脉给药，按体重一日20~80mg/kg
注意事项	1. 对青霉素过敏患者应用本品时应根据患者情况充分权衡利弊后决定。有青霉素过敏性休克或即刻反应者，不宜再选用头孢菌素类 2. 有胃肠道疾病史者，特别是溃疡性结肠炎、局限性肠炎或抗生素相关性结肠炎（头孢菌素类很少产生抗生素相关性肠炎）者应慎用
禁忌	1. 禁用于对本品及其他头孢菌素抗生素过敏的患者。有青霉素过敏性休克史的患者避免应用本品 2. 头孢曲松不得用于高胆红素血症的新生儿和早产儿的治疗。体外研究显示头孢曲松可从血清蛋白结合部位取代胆红素，从而引起这些患者的胆红素脑病 3. 在新生儿中，不得与补钙治疗同时进行，否则可能导致头孢曲松的钙盐沉降的危险
不良反应	胃肠道反应、过敏反应等
特殊人群用药	儿童：出生体重<2kg的新生儿使用本药的安全性尚未确定。本药可将胆红素从血清白蛋白上置换下来，患有高胆红素血症的新生儿（尤其是早产儿），应避免使用本药 老年人：除非患者虚弱、营养不良或有重度肾功能损害时，老年人应用头孢曲松一般不需调整剂量 妊娠与哺乳期妇女：妊娠安全性分级为B级；哺乳期妇女应权衡利弊后应用
药典	USP、Eur. P.、Chin. P.
国家处方集	CNF
医保目录	【保（甲）】
基本药物目录	【基】
其他推荐依据	
■ 药品名称	注射用头孢哌酮 Cefoperazone for Injection
抗菌谱与适应证	第三代注射用头孢菌素。用于治疗敏感菌所致的呼吸道感染、泌尿道感染、胆道感染、皮肤软组织感染、败血症、脑膜炎、创伤及手术后感染。与抗厌氧菌药联用，用于治疗敏感菌所致的腹膜炎、盆腔感染
制剂与规格	注射用头孢哌酮钠：①0.5g；②1g；③1.5g；④2g

续　表

用法与用量	肌内注射或静脉给药。成人：一般感染：一次1~2g，每12小时1次；严重感染：一次2~3g，每8小时1次。一日剂量不宜超过9g，但免疫缺陷患者伴严重感染时剂量可增至一日12g。儿童：一日50~200mg/kg，分2~3次给药
注意事项	1. 肝病、胆道梗阻严重或同时有肾功能减退者，用药剂量应予以适当调整 2. 部分患者可引起维生素K缺乏和低凝血酶原血症，用药期间应进行出血时间、凝血酶原时间监测
禁忌	对头孢菌素过敏者及有青霉素过敏性休克史者禁用
不良反应	皮疹较为多见；少数患者尚可发生腹泻、腹痛；嗜酸性粒细胞增多，轻度中性粒细胞减少；暂时性AST及ALT、碱性磷酸酶、尿素氮或血肌酐升高等
特殊人群用药	儿童：新生儿和早产儿用药须权衡利弊 妊娠与哺乳期妇女：妊娠安全性分级为B级；哺乳期妇女用药时宜暂停哺乳
药典	USP、Eur. P.、Chin. P.
国家处方集	CNF
医保目录	
基本药物目录	
其他推荐依据	
■ 药品名称	注射用头孢他啶　Ceftazidime for Injection
抗菌谱与适应证	第三代注射用头孢菌素。用于敏感革兰阴性杆菌所致的败血症、下呼吸道感染、腹腔和胆道感染、复杂性尿路感染和严重皮肤软组织感染等。对于由多种耐药革兰阴性杆菌引起的免疫缺陷者感染、医院内感染以及革兰阴性杆菌或铜绿假单胞菌所致中枢神经系统感染尤为适用
制剂与规格	注射用头孢他啶：①0.25g；②0.5g；③1g；④2g
用法与用量	静脉注射或静脉滴注。①败血症、下呼吸道感染、胆道感染等，一日4~6g，分2~3次静脉滴注或静脉注射；②泌尿系统感染和重度皮肤软组织感染等，一日2~4g，分2次静脉滴注或静脉注射；③对于某些危及生命的感染、严重铜绿假单胞菌感染和中枢神经系统感染，可酌情增量至一日0.15~0.2g/kg，分3次静脉滴注或静脉注射；④婴幼儿常用剂量为一日30~100mg/kg，分2~3次静脉滴注
注意事项	在应用头孢他啶治疗前应仔细询问对头孢菌素类、青霉素类或其他药物的过敏反应史
禁忌	禁用于对本品及其他头孢菌素过敏的患者
不良反应	感染和侵袭性疾病，血液和淋巴系统紊乱，免疫系统紊乱等
特殊人群用药	肝、肾功能不全患者：肾功能不全患者用药时，剂量需根据肾功能的降低程度而相应减少 儿童：早产儿及2个月以内新生儿慎用 妊娠与哺乳期妇女：妊娠初期和妊娠早期3个月妇女应慎用，妊娠安全性分级为B级；哺乳期妇女须权衡利弊后用药
药典	USP、Eur. P.、Chin. P.
国家处方集	CNF
医保目录	【保（乙）】

续 表

基本药物目录	【基】
其他推荐依据	
■ 药品名称	头孢地尼 Cefdinir
抗菌谱与适应证	第三代口服头孢菌素。用于对本品敏感的葡萄球菌、大肠埃希菌、克雷伯杆菌、奇异变形杆菌等引起的下列感染： 1. 咽喉炎、扁桃体炎、支气管炎急性发作、肺炎 2. 中耳炎、鼻窦炎 3. 肾盂肾炎、膀胱炎、淋菌性尿道炎 4. 附件炎、宫内感染、前庭大腺炎 5. 乳腺炎、肛门周围脓肿、外伤或手术伤口的继发感染 6. 皮肤软组织感染 7. 眼睑炎、睑板腺炎、猩红热
制剂与规格	头孢地尼胶囊：①50mg；②100mg 头孢地尼分散片：①50mg；②100mg
用法与用量	口服：成人一次 100mg，一日 3 次。儿童 9~18mg/kg，分 3 次服用。严重肾功能障碍者应酌减剂量及延长给药间隔时间。血液透析患者，建议剂量为一次 100mg，一日 1 次
注意事项	1. 因有出现休克等过敏反应的可能，应详细询问过敏史 2. 下列患者应慎重使用：对青霉素类抗生素有过敏史者；本人或亲属中有易发生支气管哮喘、皮疹、荨麻疹等过敏症状体质者；患有严重基础疾病、不能很好进食或非经口摄取营养者、恶病质等患者
禁忌	对本品有休克史者禁用；对青霉素或头孢菌素有过敏史者慎用
不良反应	常见腹泻、腹痛、皮疹、瘙痒、AST 及 ALT 升高等
特殊人群用药	肝、肾功能不全患者：严重的肾功能障碍者慎用 儿童：新生儿和小于 6 个月婴儿的安全性和疗效尚未确定；可用于儿童急性上颌鼻窦炎 老年人：高龄者慎用；老年患者可能会有出血倾向，应根据对患者的临床观察调整剂量和给药间隔 妊娠与哺乳期妇女：妊娠安全性分级为 B 级；哺乳期妇女仅在利大于弊时，才能使用
药典	Chin. P.
国家处方集	CNF
医保目录	【保（乙）】
基本药物目录	
其他推荐依据	
■ 药品名称	头孢克肟 Cefixime
抗菌谱与适应证	第三代口服头孢菌素。用于敏感菌所致的咽炎、扁桃体炎、急性支气管炎和慢性支气管炎急性发作、中耳炎、尿路感染、单纯性淋病等

续　表

制剂与规格	片剂：①0.05g；②0.1g 分散片：0.1g 咀嚼片：①0.05g；②0.1g 胶囊：①0.05g；②0.1g 颗粒：0.05g
用法与用量	口服。成人：一次 50～100mg，一日 2 次；严重感染时，可增加至一次 200mg，一日 2 次。儿童：体重 30kg 以下一次 1.5～3mg/kg，一日 2 次；严重感染时，一次 6mg/kg，一日 2 次
注意事项	1. 因有出现休克等过敏反应的可能，应详细询问过敏史 2. 下列患者应慎重使用：对青霉素类抗生素有过敏史者；本人或亲属中有易发生支气管哮喘、皮疹、荨麻疹等过敏症状体质者；经口给药困难或非经口摄取营养者、恶病质等患者
禁忌	对头孢克肟及其成分或其他头孢菌素类药物过敏者禁用
不良反应	主要不良反应有腹泻等消化道反应、皮疹等皮肤症状、临床检查值异常，包括肝功能指标升高、嗜酸性粒细胞增多等
特殊人群用药	肝、肾功能不全患者：严重的肾功能障碍者应根据肾功能状况适当减量，给药间隔应适当增大 儿童：6 个月以下儿童使用本药的安全性和有效性尚未确定 老年人：老年人使用本药的血药浓度峰值和 AUC 可较年轻人分别高 26%和 20%，老年患者可以使用本品 妊娠与哺乳期妇女：妊娠安全性分级为 B 级；哺乳期妇女使用时应暂停哺乳
药典	USP、Eur. P.
国家处方集	CNF
医保目录	【保（乙）】
基本药物目录	
其他推荐依据	
■ 药品名称	**头孢泊肟酯　Cefpodoxime Proxetil**
抗菌谱与适应证	第三代口服头孢菌素。适用于敏感菌引起的下列轻至中度感染：①呼吸系统感染；②泌尿、生殖系统感染；③皮肤及皮肤附件感染：如毛囊炎、疖、痈、丹毒、蜂窝织炎、淋巴管（结）炎、化脓性甲沟（周）炎、皮下脓肿、汗腺炎、感染性粉瘤、肛周脓肿等；④耳鼻喉感染：中耳炎、鼻窦炎等；⑤其他：乳腺炎等
制剂与规格	头孢泊肟酯片：①100mg；②200mg 头孢泊肟酯分散片：100mg 头孢泊肟酯胶囊：100mg 头孢泊肟酯颗粒：40mg 头孢泊肟酯干混悬剂：①50mg；②100mg

续 表

用法与用量	餐后口服。成人：上呼吸道感染；一次 0.1g，一日 2 次，疗程 5~10 天；下呼吸道感染：慢性支气管炎急性发作：一次 0.2g，一日 2 次，疗程 10 天；急性社区获得性肺炎：一次 0.2g，一日 2 次，疗程 14 天；单纯性泌尿道感染：一次 0.1g，一日 2 次，疗程 7 天；急性单纯性淋病：单剂 0.2g；皮肤和皮肤软组织感染：一次 0.4g，一日 2 次，疗程 7~14 天。儿童：急性中耳炎：每日剂量 10mg/kg，一次 5mg/kg，每 12 小时 1 次，疗程 10 天。每日最大剂量不超过 0.4g。扁桃体炎、鼻窦炎：每日剂量 10mg/kg，一次 5mg/kg，每 12 小时 1 次，疗程 5~10 天。每日最大剂量不超过 0.2g
注意事项	1. 避免与抗酸药、H_2受体拮抗药、质子泵抑制药同时服用 2. 下列患者应慎重使用：易引起支气管哮喘、荨麻疹、湿疹等过敏症状体质的患者，全身营养状态不佳者
禁忌	对头孢菌素过敏者及有青霉素过敏性休克或即刻反应史者禁用
不良反应	严重不良反应包括休克、严重肠炎等，其他不良反应包括腹泻等消化道反应、皮疹等过敏反应等
特殊人群用药	肝、肾功能不全患者：严重的肾功能损害者应慎用，如必须使用时，应调节给药剂量和给药间隔 老年人：老年患者多见生理功能降低，易出现不良反应及维生素 K 缺乏引起的出血倾向，应慎用 妊娠与哺乳期妇女：妊娠安全性分级为 B 级；哺乳期妇女使用时应停止哺乳或换用其他药物
药典	USP、Jpn. P.
国家处方集	CNF
医保目录	
基本药物目录	
其他推荐依据	

四、第四代头孢菌素类

■ 药品名称	注射用头孢吡肟 Cefepime for Injection
抗菌谱与适应证	第四代头孢菌素。用于治疗敏感菌所致的下列中、重度感染： 1. 下呼吸道感染，如肺炎、支气管炎等 2. 泌尿系统感染 3. 非复杂性皮肤或皮肤软组织感染 4. 复杂性腹腔内感染 5. 妇产科感染 6. 其他，如败血症、儿童脑脊髓膜炎及中性粒细胞减少性发热患者的经验治疗
制剂与规格	注射用盐酸头孢吡肟：①0.5g；②1g

续　表

用法与用量	肌内注射或静脉滴注。成人：一次 1~2g，每 12 小时 1 次；轻、中度感染：一次 0.5~1g，每 12 小时 1 次；重度泌尿道感染：一次 2g，每 12 小时 1 次；严重感染、中性粒细胞减少性发热的经验治疗：一次 2g，每 8 小时 1 次。儿童：对 2 月龄至 12 岁儿童或体重<40kg 的患儿：最大剂量不可超过成人剂量，按体重一次 40mg/kg，每 12 小时 1 次，疗程 7~14 日
注意事项	1. 可诱发抗生素相关性肠炎 2. 有胃肠道疾患，尤其是肠炎患者慎用
禁忌	禁用于对头孢吡肟或 *L*-精氨酸，头孢菌素类药物，青霉素或其他 β-内酰胺类抗生素有过敏反应的患者
不良反应	常见腹泻，皮疹和注射局部反应，如静脉炎，注射部位疼痛和炎症；其他可见呕吐、恶心、过敏、瘙痒等
特殊人群用药	肝、肾功能不全患者：肝、肾功能不全患者应监测凝血酶原时间；对肾功能不全的患者，用量应根据肾功能调整 儿童：对 13 岁以下儿童的疗效尚不明确，须慎用 老年人：老年患者使用本药的半衰期延长，且 65 岁及以上老年患者的药物总清除率下降 妊娠与哺乳期妇女：妊娠安全性分级为 B 级；哺乳期妇女应慎用或用药时暂停哺乳
药典	USP、Jpn. P.
国家处方集	CNF
医保目录	【保（乙）】
基本药物目录	
其他推荐依据	
■ 药品名称	**注射用头孢匹罗　Cefpirome for Injection**
抗菌谱与适应证	第四代头孢菌素。适用于治疗敏感菌引起的下列严重感染： 1. 严重的下呼吸道感染（如大叶性肺炎、肺脓肿、支气管扩张合并感染等） 2. 严重的泌尿道感染（如复杂性尿路感染） 3. 严重的皮肤及软组织感染 4. 中性粒细胞减少患者所患严重感染 5. 败血症、化脓性脑膜炎、腹腔内感染、肝胆系统感染、盆腔内感染
制剂与规格	注射用头孢匹罗：①0.25g；②0.5g；③1g；④2.0g
用法与用量	静脉给药。成人：上、下泌尿道合并感染，严重皮肤及软组织感染：一次 1g，每 12 小时 1 次；严重下呼吸道感染：一次 1~2g，每 12 小时 1 次；败血症：一次 2g，每 12 小时 1 次；中性粒细胞减少患者所患严重感染：一次 2g，每 12 小时 1 次。肾功能不全时剂量：先给予 1~2g 负荷剂量，再根据肌酐清除率进行剂量调整。血液透析患者（肌酐清除率<5ml/min），一次 0.5~1g，一日 1 次，透析后再给予 0.25~0.5g 的补充剂量
注意事项	1. 本品与氨基糖苷类或袢利尿药合用时应监测肾功能 2. 一旦发生假膜性结肠炎，应立即停止用药并开始特异性的抗生素治疗 3. 应事先询问患者是否有 β-内酰胺抗生素过敏史 4. 疗程超过 10 日，应监测血象

续 表

禁忌	对头孢菌素过敏者、儿童、妊娠及哺乳期妇女禁用
不良反应	1. 超敏反应：过敏性皮肤反应如皮疹、荨麻疹、瘙痒、药物热；有可能发生严重的急性过敏反应；血管性水肿、支气管痉挛 2. 胃肠道反应：恶心、呕吐、腹泻 3. 局部反应：静脉壁炎性刺激及注射部位疼痛
特殊人群用药	儿童：小于 12 岁儿童用药的有效性及安全性尚未确定。不推荐在该年龄组使用本药 妊娠与哺乳期妇女：妊娠期间用药应权衡利弊。哺乳妇女用药应权衡利弊
药典	Jpn. P.
国家处方集	CNF
医保目录	【保（乙）】
基本药物目录	
其他推荐依据	

第三节　其他β-内酰胺类

■ 药品名称	注射用头孢美唑　Cefmetazole for Injection
抗菌谱与适应证	第二代注射用头霉素类，抗菌活性与第二代头孢菌素相近。适用于葡萄球菌、大肠埃希菌、克雷伯杆菌、变形杆菌、脆弱拟杆菌、消化球菌等所致的下列感染：①呼吸道感染；②尿路感染；③胆管炎、胆囊炎；④腹膜炎；⑤女性生殖系统感染；⑥败血症；⑦颌骨周围蜂窝织炎、颌炎
制剂与规格	注射用头孢美唑钠：①1g；②2g
用法与用量	静脉给药。成人：一日 1~2g，分 2 次给药；重度感染剂量可至一日 4g，分 2~4 次静脉滴注。儿童：一日 25~100mg/kg，分 2~4 次给药；重度感染一日 150mg/kg，分 2~4 次静脉滴注。肾功能不全者本药血药浓度升高，半衰期延长，应调整用量
注意事项	1. 下述患者慎用：对青霉素类抗生素有过敏史者，或双亲、兄弟姐妹等亲属属于过敏体质者，严重肾损害者（有可能出现血药浓度升高、半衰期延长），经口摄食不足患者或非经口维持营养者、全身状态不良者（通过摄食，可能出现维生素 K 缺乏）等 2. 给药期间及给药后至少 1 周内避免饮酒
禁忌	对本品有过敏性休克史者禁用
不良反应	过敏反应（如皮疹、瘙痒、荨麻疹、红斑、发热），罕见休克，肝功能异常等
特殊人群用药	儿童：早产儿、新生儿慎用 老年人：慎用 妊娠与哺乳期妇女：妊娠安全性分级为 B 级。哺乳期妇女慎用
药典	USP

续　表

国家处方集	CNF
医保目录	【保（乙）】
基本药物目录	
其他推荐依据	
■ 药品名称	注射用头孢西丁　Cefoxitin for Injection
抗菌谱与适应证	第二代注射用头霉素类。适用于治疗敏感菌所致的下呼吸道、泌尿生殖系统、骨、关节、皮肤软组织、心内膜感染以及败血症。尤适用于需氧菌和厌氧菌混合感染导致的吸入性肺炎、糖尿病患者下肢感染及腹腔或盆腔感染
制剂与规格	注射用头孢西丁钠：①1g；②2g
用法与用量	肌内注射或静脉给药。成人，一次 1~2g，每 6~8 小时 1 次。①单纯感染：每 6~8 小时 1g，一日总量3~4g；②中、重度感染：每 4 小时 1g 或每 6~8 小时 2g，一日总量 6~8g；③严重感染：每 4 小时 2g 或每 6 小时 3g，一日总量 12g；④肾功能不全者首次剂量为 1~2g，此后按其肌酐清除率制订给药方案
注意事项	1. 青霉素过敏者慎用 2. 有胃肠疾病史（特别是结肠炎）者慎用 3. 本品与氨基糖苷类抗生素配伍时，会增加肾毒性
禁忌	对本品及头孢菌素类抗生素过敏者禁用
不良反应	最常见的为局部反应，静脉注射后可出现血栓性静脉炎，肌内注射后可有局部硬结压痛；偶见变态反应、低血压、腹泻等
特殊人群用药	肝、肾功能不全患者：肾功能损害者慎用 儿童：3 个月以内婴儿不宜使用本药 妊娠与哺乳期妇女：妊娠安全性分级为 B 级；哺乳妇女应权衡利弊后用药
药典	USP、Eur. P.
国家处方集	CNF
医保目录	【保（乙）】
基本药物目录	
其他推荐依据	
■ 药品名称	注射用头孢米诺　Cefminox for Injection
抗菌谱与适应证	第三代头霉素类，抗菌活性与第三代头孢菌素相近。用于治疗敏感菌所致的下列感染：①呼吸系统感染；②腹腔感染；③泌尿生殖系统感染：肾盂肾炎、膀胱炎、盆腔腹膜炎、子宫附件炎、子宫内感染、子宫旁组织炎；④其他：败血症等
制剂与规格	注射用头孢米诺钠：①0. 5g；②1g；③1. 5g；④2g
用法与用量	静脉给药。成人：一次 1g，一日 2 次。败血症和重症感染，一日 6g，分 3~4 次给药。儿童：一次 20mg/kg，一日 3~4 次

续 表

注意事项	1. 对β-内酰胺类抗生素有过敏史的患者慎用 2. 本人或双亲、兄弟为支气管哮喘、皮疹、荨麻疹等过敏体质者慎用 3. 用药期间及用药后至少1周避免饮酒
禁忌	对头孢米诺或头孢烯类抗生素过敏的患者禁用
不良反应	严重不良反应包括休克、全血细胞减少症、假膜性肠炎、史-约综合征、中毒性表皮坏死症、急性肾衰竭、溶血性贫血、间质性肺炎、肺嗜酸性粒细胞浸润症、变态反应（如皮疹、发红、瘙痒、发热等）等
特殊人群用药	肝、肾功能不全患者：肾功能不全者可调整剂量使用，严重肾功能损害患者慎用 儿童：新生儿、早产儿的用药安全尚未确定，满月后的小儿可参照体重用药 老年人：老年患者有可能出现维生素K缺乏引起的出血倾向 妊娠与哺乳期妇女：孕妇、哺乳期妇女用药应权衡利弊
药典	Jpn. P.
国家处方集	CNF
医保目录	【保（乙）】
基本药物目录	
其他推荐依据	
■ 药品名称	**注射用拉氧头孢　Latamoxef for Injection**
抗菌谱与适应证	第三代注射用头霉素类，抗菌性能与第三代头孢菌素相近。适用于治疗敏感菌所致的下列感染： 1. 呼吸系统感染，如肺炎、支气管炎、支气管扩张症继发感染、肺脓肿、脓胸等 2. 消化系统感染，如胆囊炎、胆管炎等 3. 腹腔内感染，如肝脓肿、腹膜炎等 4. 泌尿生殖系统感染 5. 骨、关节、皮肤和软组织感染等 6. 其他严重感染，如败血症、脑膜炎等
制剂与规格	注射用拉氧头孢钠：①1g；②2g
用法与用量	静脉给药。成人：一次0.5~1g，一日2次。重度感染，一日剂量可增加至4g。儿童：一日60~80mg/kg，分3~4次给药。危重病例剂量可递增至一日150mg/kg
注意事项	1. 对青霉素有过敏史者、胆道阻塞患者慎用 2. 大量静脉注射应选择合适部位，缓慢注射，以减轻对管壁的刺激及减少静脉炎的发生
禁忌	对本品过敏者禁用
不良反应	常见皮疹、荨麻疹、瘙痒、恶心、呕吐、腹泻、腹痛等；少见过敏性休克，偶见AST及ALT升高，停药后均可自行消失
特殊人群用药	肝、肾功能不全患者：严重肾功能不全者慎用 儿童：新生儿、早产儿慎用 妊娠与哺乳期妇女：妊娠安全性分级为C级；哺乳期妇女慎用
药典	Jpn. P.

续　表

国家处方集	CNF
医保目录	【保（乙）】
基本药物目录	
其他推荐依据	
■ 药品名称	注射用舒巴坦　Sulbactam for Injection
抗菌谱与适应证	β-内酰胺酶抑制剂，与青霉素类或头孢菌素类药合用，治疗敏感菌所致的尿路感染、肺部感染、支气管感染、胆道感染、腹腔和盆腔感染、耳鼻喉科感染、皮肤软组织感染、骨和关节感染、周围感染、败血症等
制剂与规格	注射用舒巴坦：①0.25g；②0.5g；③1.0g
用法与用量	舒巴坦与氨苄青霉素以 1∶2 剂量比应用。一般感染，成人剂量为舒巴坦每日 1~2g，氨苄西林每日 2~4g，一日量分 2~3 次，静脉滴注或肌注；轻度感染可舒巴坦每日 0.5g，氨苄青霉素 1g，分 2 次，静脉滴注或肌注；重度感染可增大剂量至每日舒巴坦 3~4g，氨苄青霉素 6~8g，一日量分 3~4 次，静脉滴注
注意事项	1. 本品必须和 β-内酰胺类抗生素联合使用，单独使用无效 2. 本品配成溶液后必须及时使用，不宜久置 3. 当与青霉素类药物合用时，用药前须做青霉素皮肤试验，阳性者禁用
禁忌	对青霉素类药物过敏者禁用
不良反应	注射部位疼痛、皮疹，静脉炎、腹泻、恶心等反应偶有发生。偶见一过性嗜酸性粒细胞增多，血清 ALT、AST 升高等。极个别患者发生剥脱性皮炎、过敏性休克
特殊人群用药	肝、肾功能不全患者：肾功能减退者，根据血浆肌酐清除率调整用药 老年人：老年患者肾功能减退，须调整剂量 妊娠与哺乳期妇女：妊娠及哺乳期妇女应用仍须权衡利弊
药典	USP、Eur. P.、Chin. P.、Jpn. P.
国家处方集	CNF
医保目录	【保（乙）】
基本药物目录	
其他推荐依据	
■ 药品名称	注射用氨曲南　Aztreonam for Injection
抗菌谱与适应证	单环 β-内酰胺类，适用于治疗敏感需氧革兰阴性菌所致的多种感染，如败血症、下呼吸道感染、尿路感染、腹腔内感染、子宫内膜炎、盆腔炎、术后伤口及烧伤、溃疡等皮肤软组织感染等
制剂与规格	注射用氨曲南：①0.5g；②1.0g；③2.0g

续 表

用法与用量	肌内注射或静脉给药。成人：泌尿道感染，一次0.5~1g，每8~12小时1次；中度感染，一次1~2g，每8~12小时1次；危重患者或由铜绿假单胞菌所致的严重感染，一次2g，每6~8小时1次，一日最大剂量不宜超过8g。肾功能不全时剂量：应根据肌酐清除率调整剂量；每次血液透析后，除维持量外，应另给予起始量的1/8
注意事项	1. 氨曲南与青霉素之间无交叉过敏反应，但对青霉素、头孢菌素过敏及过敏体质者仍需慎用 2. 有不同程度的抗生素相关性肠炎
禁忌	对氨曲南有过敏史者禁用
不良反应	常见为恶心、呕吐、腹泻及皮肤过敏反应等
特殊人群用药	儿童：婴幼儿的安全性尚未确立应慎用 老年人：老年人用药剂量应按其肾功能减退情况酌情减量 妊娠与哺乳期妇女：妊娠安全性分级为B级，哺乳期妇女使用时应暂停哺乳
药典	USP、Jpn. P.
国家处方集	CNF
医保目录	【保（乙）】
基本药物目录	
其他推荐依据	

第四节 碳青霉烯类

■ 药品名称	注射用亚胺培南西司他丁 Imipenem and Cilastatin for Injection
抗菌谱与适应证	对大多数革兰阳性、革兰阴性的需氧菌和厌氧菌有抗菌作用。适用于治疗敏感革兰阳性菌及革兰阴性杆菌所致的严重感染（如败血症、感染性心内膜炎、下呼吸道感染、腹腔感染、盆腔感染、皮肤软组织感染、骨和关节感染、尿路感染）以及多种细菌引起的混合感染
制剂与规格	注射用亚胺培南西司他丁钠（1：1）：①0.5g；②1g；③2g
用法与用量	静脉滴注。成人：轻度感染，每6小时0.25g；中度感染，一次1g，一日2次；严重感染，每8小时1g。日最高剂量不超过4g。儿童：体重<40kg，一次15mg/kg，每6小时1次。一日总剂量不超过2g。肾功能不全时剂量：肌酐清除率为30~70ml/min者，每6~8小时用0.5g；肌酐清除率为20~30ml/min者，每8~12小时用0.25~0.5g；肌酐清除率<20ml/min者，每12小时用0.25g。透析时建议血液透析后补充1次用量
注意事项	1. 患过胃肠道疾病尤其是结肠炎的患者，需慎用 2. 有癫痫史或中枢神经系统功能障碍者发生痉挛、意识障碍等不良反应增加
禁忌	本品禁用于对本品任何成分过敏的患者

续　表

不良反应	局部反应（红斑、局部疼痛和硬结、血栓性静脉炎）；过敏反应/皮肤（皮疹、瘙痒、荨麻疹、多形性红斑、史-约综合征等）；胃肠道反应（恶心、呕吐、腹泻等）等
特殊人群用药	肝、肾功能不全患者：严重肾功能不全患者应根据肌酐清除率调节用量 儿童：婴儿及肾功能不全的儿童使用本药须权衡利弊 妊娠与哺乳期妇女：妊娠安全性分级为 C 级，哺乳期妇女使用时应暂停哺乳
药典	USP、Eur. P.、Jpn. P.
国家处方集	CNF
医保目录	【保（乙）】
基本药物目录	
其他推荐依据	
■ 药品名称	**注射用美罗培南　Meropenem for Injection**
抗菌谱与适应证	1. 对大多数革兰阳性、革兰阴性需氧菌和厌氧菌有抗菌活性。比同类产品增加了脑膜炎的适应证。适用于由单一或多种敏感细菌引起的成人及儿童的严重感染、混合感染和耐药菌感染，包括：肺炎及院内获得性肺炎，败血症，腹腔内感染，尿路感染，妇科感染，皮肤及软组织感染和脑膜炎 2. 对于被推断患有感染的中性粒细胞减低的发热患者，可用本药作为单方经验治疗
制剂与规格	注射用美罗培南：①0. 25g；②0. 5g
用法与用量	静脉给药：成人：每 8 小时 1 次，一次 0. 5～1g；脑膜炎，每 8 小时 1 次，一次 2g；中性粒细胞减少伴发热的癌症患者、腹膜炎，每 8 小时 1 次，一次 1g；皮肤和软组织感染、尿路感染，每 8 小时 1 次，一次 0. 5g。儿童：3 个月～12 岁的患儿，一次 10～20mg/kg，每 8 小时 1 次；体重超过 50kg 的患儿，按成人剂量给药；脑膜炎，一次 40mg/kg，每 8 小时 1 次 治疗的剂量和疗程需根据感染的类型和严重程度及患者的情况决定，最大可用到每日 6g
注意事项	1. 美罗培南与其他碳青霉烯类和 β-内酰胺类抗生素、青霉素和头孢菌素局部交叉过敏反应 2. 严重肾功能障碍的患者，需根据其肌酐清除率调节用量；严重肝功能障碍的患者，有可能加重肝功能障碍 3. 进食不良或全身状况不良的患者，有可能引起维生素 K 缺乏症状 4. 有癫痫史或中枢神经系统功能障碍的患者，发生痉挛、意识障碍等中枢神经系统症状的可能性增加
禁忌	1. 对本品及其他碳青霉烯类抗生素有过敏史的患者 2. 使用丙戊酸钠的患者
不良反应	1. 严重不良反应（发生率<0. 1%）：可能有过敏性休克，急性肾衰竭等严重肾功能障碍，抗生素相关性肠炎，间质性肺炎、肺嗜酸性粒细胞浸润症，痉挛、意识障碍等中枢神经系统症状 2. 其他不良反应：过敏反应，如皮疹、荨麻疹、红斑、瘙痒等；血液系统，如粒细胞减少、嗜酸性粒细胞增多、血小板增多或减少等；消化系统，如腹泻、恶心、呕吐、腹痛、食欲减退；二重感染，如口腔黏膜炎、念珠菌感染
特殊人群用药	肝、肾功能不全患者：严重肾功能不全的患者应根据肌酐清除率调节用量 儿童：3 个月以下婴幼儿使用本药的有效性和安全性尚未确定 妊娠与哺乳期妇女：妊娠安全性分级为 B 级。哺乳期妇女用药应权衡利弊

续 表

药典	USP、Eur. P.、Chin. P.
国家处方集	CNF
医保目录	【保（乙）】
基本药物目录	
其他推荐依据	
■ 药品名称	注射用比阿培南 Biapenem for Injection
抗菌谱与适应证	用于治疗由敏感细菌所引起的败血症、肺炎、肺部脓肿、慢性呼吸道疾病引起的二次感染、难治性膀胱炎、肾盂肾炎、腹膜炎、妇科附件炎等
制剂与规格	注射用比阿培南：0.3g
用法与用量	静脉滴注。成人：一次 0.3g，滴注 30~60 分钟，一日 2 次。一日的最大给药量不得超过 1.2g。缩短给药间隔时间至每 8 小时一次或延长静脉滴注时间至 1~3 小时可以增加疗效。由于老年患者生理功能下降，需注意调整用药剂量及用药间隔时间
注意事项	1. 对青霉素、碳青霉烯类及头孢类抗菌药物过敏者慎用 2. 本人或直系亲属有易诱发支气管哮喘、皮疹、荨麻疹等症状的过敏性体质者慎用 3. 有癫痫史者及中枢神经系统疾病患者慎用
禁忌	对本品过敏者禁用
不良反应	常见皮疹、瘙痒、恶心、呕吐及腹泻等
特殊人群用药	肝、肾功能不全患者：严重肾功能不全的患者应根据肌酐清除率调节用量 儿童：用药的安全性尚不明确 老年人：慎用 妊娠与哺乳期妇女：用药安全性尚不明确
药典	USP、Eur. P.、Jpn. P.
国家处方集	CNF
医保目录	【保（乙）】
基本药物目录	
其他推荐依据	
■ 药品名称	注射用帕尼培南倍他米隆 Panipenem Betamipron for Injection
抗菌谱与适应证	用于敏感的金黄色葡萄球菌、表皮葡萄球菌、大肠埃希菌、肺炎杆菌、流感杆菌、阴沟杆菌、变形杆菌、枸橼酸杆菌、类杆菌属、铜绿假单胞菌等所致的下列感染：①呼吸系统感染；②腹腔感染；③泌尿、生殖系统感染；④眼科感染、皮肤、软组织感染；⑤耳、鼻、喉感染；⑥骨、关节感染；⑦其他严重感染，如败血症、感染性心内膜炎等
制剂与规格	注射用帕尼培南倍他米隆（1∶1）：①250mg（以帕尼培南计）；②500mg（以帕尼培南计）
用法与用量	静脉滴注：成人，一日 1g，分 2 次给药；重症或顽固性感染疾病，剂量可增至一日 2g，分 2 次静滴。儿童，一日 30~60mg/kg，分 3 次静滴；重症或顽固性感染疾病，剂量可增至一日 100mg/kg，分 3~4 次静滴。一日总量不超过 2g

续　表

注意事项	1. 既往对碳青霉烯类、青霉素类及头孢菌素类等抗生素有过敏体质者，经口摄食品不足患者或非经口维持营养患者，全身状态不良者需慎用 2. 推荐使用前需进行皮试 3. 本品禁止与丙戊酸钠合并使用
禁忌	既往对本品的成分发生过休克反应或正在使用丙戊酸钠的患者
不良反应	腹泻、恶心、呕吐，肝功能损害，皮疹，抽搐等；临床检验值异常，如 ALT 及 AST 上升，嗜酸性粒细胞增多等
特殊人群用药	肝、肾功能不全患者：严重肾功能损害患者慎用 儿童：用药的安全性尚未确定，早产儿、新生儿不宜使用 老年人：慎用 妊娠与哺乳期妇女：孕妇用药的安全性尚未确定，用药应权衡利弊；对哺乳的影响尚不明确
药典	Jpn. P.
国家处方集	CNF
医保目录	【保（乙）】
基本药物目录	
其他推荐依据	
■ 药品名称	**注射用厄他培南　Ertapenem for Injection**
抗菌谱与适应证	用于敏感菌引起的下列感染： 1. 社区获得性肺炎 2. 复杂性皮肤和（或）皮下组织感染 3. 复杂性腹部感染 4. 复杂性泌尿道感染 5. 急性盆腔感染
制剂与规格	注射用厄他培南：1g
用法与用量	13 岁及以上患者中的常用剂量为 1g，每日 1 次。3 个月至 12 岁患者中的剂量是 15mg/kg，每日 2 次（每天不超过 1g）。静脉输注给药，最长可使用 14 天；肌内注射给药，最长可使用 7 天
注意事项	1. 治疗以前必须向患者仔细询问有关对青霉素、头孢菌素、其他 β-内酰胺类抗生素及其他过敏原的过敏情况 2. 肌内注射本品时应避免误将药物注入血管 3. 已知或怀疑中枢神经系统障碍（包括）癫痫病史者慎用
禁忌	1. 对本品中任何成分或对同类的其他药物过敏者 2. 由于使用盐酸利多卡因作为稀释剂，所以对酰胺类局麻药过敏的患者、伴有严重休克或心脏传导阻滞的患者禁止肌内注射本品
不良反应	最常见的有腹泻、输药静脉的并发症、恶心和头痛；常见的有头痛、静脉炎、血栓性静脉炎、腹泻、恶心、呕吐、皮疹、阴道炎；偶见的有头晕、嗜睡、失眠、癫痫发作等

续 表

特殊人群用药	儿童：不推荐用于儿童脑膜炎患者 妊娠与哺乳期妇女：妊娠安全性分级为 B 级；哺乳期妇女使用时应权衡利弊
药典	USP、Eur. P.、Jpn. P.
国家处方集	CNF
医保目录	
基本药物目录	
其他推荐依据	
■ 药品名称	法罗培南　Faropenem
抗菌谱与适应证	用于由葡萄球菌、链球菌、肺炎球菌、肠球菌、柠檬酸杆菌、肠杆菌、消化链球菌、拟杆菌等所致的下列感染：①泌尿系统感染；②呼吸系统感染；③子宫附件炎、子宫内感染、前庭大腺炎；④浅表性皮肤感染症、深层皮肤感染症、痤疮；⑤淋巴管炎、淋巴结炎、乳腺炎、肛周脓肿、外伤、烫伤和手术创伤等继发性感染
制剂与规格	法罗培南钠片：①0.15g；②0.2g 法罗培南钠胶囊：0.1g
用法与用量	口服。成人：①浅表性皮肤感染症、深层皮肤感染症等轻度感染：一次 150~200mg，一日 3 次。②肺炎、肺脓肿、肾盂肾炎、膀胱炎、前列腺炎、睾丸炎、中耳炎、鼻窦炎：一次 200~300mg，一日 3 次。老年人剂量：老年患者应从一次 150mg 开始用药
注意事项	1. 对青霉素类、头孢菌素类或碳青霉烯类药有过敏史者慎用 2. 本人或亲属为易于发生支气管哮喘、皮疹、荨麻疹等过敏反应体质者慎用 3. 经口摄取不良的患者或正接受非口服营养疗法患者、全身状态不良患者（有时会出现维生素 K 缺乏症）慎用
禁忌	对本品过敏者禁用
不良反应	常见腹泻、腹痛、稀便、皮疹、恶心、ALT 及 AST 升高、嗜酸性粒细胞增多；偶见休克、过敏样症状、急性肾功能不全、假膜性肠炎、史-约综合征、中毒性表皮坏死症、间质性肺炎、肝功能不全、黄疸、粒细胞缺乏症、横纹肌溶解症
特殊人群用药	儿童：儿童的安全性尚未确立 老年人：老年患者用药可能因维生素 K 缺乏而发生出血倾向，应慎用 妊娠与哺乳期妇女：孕妇用药应权衡利弊；哺乳期用药应避免哺乳
药典	Jpn. P.
国家处方集	CNF
医保目录	【保（乙）】
基本药物目录	
其他推荐依据	

第五节　β-内酰胺类复方制剂

■ 药品名称	阿莫西林克拉维酸钾　Amoxicillin and Clavulanate Potassium
抗菌谱与适应证	1. 上呼吸道感染：鼻窦炎、扁桃体炎、咽炎等 2. 下呼吸道感染：急性支气管炎、慢性支气管炎急性发作、肺炎、肺脓肿和支气管合并感染等 3. 泌尿系统感染：膀胱炎、尿道炎、肾盂肾炎、前列腺炎、盆腔炎、淋病奈瑟菌尿路感染 4. 皮肤和软组织感染：疖、脓肿、蜂窝织炎、伤口感染、腹内脓毒症等 5. 其他感染：中耳炎、骨髓炎、败血症、腹膜炎和手术后感染等
制剂与规格	普通片：①375mg；②1g 分散片：①156. 25 mg；②228. 5mg 咀嚼片：228. 5mg 颗粒：①156. 25 mg；②187. 5mg；③228. 5 mg 干混悬剂：①1g∶156. 25mg；②1. 5g∶228. 5mg；③2g∶156. 25mg 混悬液：①5ml∶228mg；②5ml∶312. 5mg 注射用阿莫西林钠克拉维酸钾：①0. 6g；②1. 2g
用法与用量	1. 口服。成人：轻至中度感染，一次 375mg，每 8 小时 1 次，疗程 7~10 日；肺炎及其他中度严重感染，一次 625mg，每 8 小时 1 次，疗程 7~10 日。3 个月以下婴儿：每 12 小时 15mg/kg。儿童（40kg 以下）：一般感染，每 12 小时 25mg/kg，或每 8 小时 20mg/kg；严重感染，每 12 小时 45mg/kg，或每 8 小时 40mg/kg，疗程 7~10 日。儿童（40kg 以上）：可按成人剂量给药 2. 静脉滴注。成人及 12 岁以上儿童：一次 1. 2g，一日2~3 次，疗程 7~14 日；严重感染者可增加至一日 4 次。3 个月以下婴儿：一次 30mg/kg，每 12 小时 1 次，随后加至每 8 小时 1 次。3 个月至 12 岁儿童：一次 30mg/kg，一日 2~3 次，疗程 7~14 日
注意事项	1. 对头孢菌素类药物过敏者及有哮喘、湿疹、花粉症、荨麻疹等过敏性疾病史者慎用 2. 长期使用本品，应定期检查肝、肾、造血系统功能和检测血清钾或钠
禁忌	青霉素皮试阳性反应者、对本品及其他青霉素类药物过敏者及传染性单核细胞增多症患者禁用；孕妇禁用
不良反应	少数患者可见恶心、呕吐、腹泻等胃肠道反应；偶见荨麻疹、皮疹；可见过敏性休克、药物热和哮喘等
特殊人群用药	肝、肾功能不全患者：严重肝功能障碍者、中度或中度肾功能障碍者慎用，肾功能减退者应根据肌酐清除率调整剂量 老年人：老年患者应根据肾功能情况调整剂量 妊娠与哺乳期妇女：孕妇禁用；哺乳期妇女慎用或用药期间暂停哺乳
药典	USP、Eur. P.、Chin. P.、Jpn. P.
国家处方集	CNF
医保目录	【保（甲/乙）】
基本药物目录	【基】

续 表

其他推荐依据	
■ 药品名称	注射用氨苄西林钠舒巴坦钠 Ampicillin Sodium and Sulbactam Sodium for Injection
抗菌谱与适应证	1. 用于治疗敏感菌（包括产β-内酰胺酶菌株）所致的呼吸道感染、肝胆系统感染、泌尿系统感染、皮肤软组织感染 2. 用于治疗需氧菌与厌氧菌混合感染（特别是腹腔感染和盆腔感染）
制剂与规格	注射用氨苄西林钠舒巴坦钠：①0.75g（氨苄西林钠0.5g、舒巴坦钠0.25g）；②1.5g（氨苄西林钠1g、舒巴坦钠0.5g）；③2.25g（氨苄西林1.5g、舒巴坦0.75g）；④3g（氨苄西林钠2g、舒巴坦钠1g）
用法与用量	深部肌内注射、静脉注射或静脉滴注。成人一次1.5~3g，每6小时1次。肌内注射一日剂量不超过6g，静脉用药一日剂量不超过12g（舒巴坦一日剂量最高不超过4g）。儿童按体重一日100~200mg/kg，分次给药
注意事项	1. 传染性单核细胞增多症、巨细胞病毒感染、淋巴细胞白血病、淋巴瘤等患者不宜应用 2. 下列患者应慎用：有哮喘、湿疹、花粉症、荨麻疹等过敏性疾病史者
禁忌	禁用于对任何青霉素类抗生素有过敏反应史的患者
不良反应	注射部位疼痛，过敏性反应和过敏性休克，胃肠道反应（恶心、呕吐、腹泻等），皮肤反应（瘙痒、皮疹）等
特殊人群用药	肝、肾功能不全患者：肾功能减退者应根据血浆肌酐清除率调整剂量 老年人：老年患者肾功能减退，须调整剂量 妊娠与哺乳期妇女：孕妇及哺乳期妇女应用仍须权衡利弊
药典	USP、Eur. P.、Chin. P.、Jpn. P.
国家处方集	CNF
医保目录	【保（乙）】
基本药物目录	
其他推荐依据	
■ 药品名称	注射用替卡西林钠克拉维酸钾 Ticarcillin Disodium and Clavulanate Potassium for Injection
抗菌谱与适应证	适用于治疗敏感菌所致的败血症、腹膜炎、呼吸道感染、胆道感染、泌尿系统感染、骨和关节感染、术后感染、皮肤和软组织感染、耳鼻喉感染等
制剂与规格	注射用替卡西林钠克拉维酸钾：①1.6g（替卡西林钠1.5g、克拉维酸钾0.1g）；②3.2g（替卡西林钠3g、克拉维酸钾0.2g）
用法与用量	1. 成人：静脉滴注，一次1.6~3.2g，每6~8小时1次；最大剂量，一次3.2g，每4小时1次 2. 肾功能不全时剂量：肌酐清除率>30ml/min者，每8小时3.2g；肌酐清除率为10~30ml/min者，每8小时1.6g；肌酐清除率<10ml/min者，每16小时1.6g 3. 儿童：小儿用量，一次80mg/kg，每6~8小时1次 4. 早产儿及足月新生儿：一次80mg/kg，每12小时1次

续　表

注意事项	1. 对头孢菌素过敏者、凝血功能异常者慎用 2. 注射用溶液应随用随配，配制好的注射液应立即使用 3. 与氨基糖苷类抗生素合用治疗，两种药物应分别给药
禁忌	对β-内酰胺类抗生素过敏者禁用
不良反应	低钾血症及出血时间延长；皮疹、瘙痒、药物热等过敏反应较多见；可发生胃肠道反应
特殊人群用药	肝、肾功能不全患者：严重肝、肾功能不全患者慎用 老年人：老年患者肾功能减退，须调整剂量 妊娠与哺乳期妇女：孕妇用药应权衡利弊；可用于哺乳期妇女
药典	USP、Eur. P.、Jpn. P.
国家处方集	CNF
医保目录	【保（乙）】
基本药物目录	
其他推荐依据	
■ 药品名称	**注射用哌拉西林舒巴坦　Piperacillinand Sulbactam for Injection**
抗菌谱与适应证	用于对哌拉西林耐药对本品敏感的产β-内酰胺酶致病菌引起的感染： 1. 呼吸系统感染（如急性支气管炎、肺炎、慢性支气管炎急性发作、支气管扩张伴感染等） 2. 泌尿生殖系统感染（如单纯型泌尿系感染、复杂型泌尿系感染等）
制剂与规格	注射用哌拉西林钠舒巴坦钠：①1.25g；②2.5g
用法与用量	1. 成人：静脉滴注一次2.5~5g，每12小时1次；严重或难治性感染时，每8小时1次。一日最大用量不得超过20g（舒巴坦最大剂量为一日4g）。疗程通常为7~14日 2. 肾功能不全时应酌情调整剂量 3. 老年患者剂量酌减
注意事项	1. 用前需做青霉素皮肤试验 2. 哌拉西林可能引起出血，有出血倾向的患者应检查凝血时间、血小板聚集时间和凝血酶原时间 3. 哌拉西林钠与溶栓药合用时可能发生严重出血，不宜同时使用
禁忌	对青霉素类、头孢菌素类或β-内酰胺酶抑制药过敏或对上述药物有过敏史者禁用
不良反应	仅少数患者可能发生，包括胃肠道反应、皮肤反应、变态反应等
特殊人群用药	肝、肾功能不全患者：肾功能不全者慎用 老年人：老年患者（>65岁）由于肾功能减退，用药剂量宜酌减 妊娠与哺乳期妇女：用药应权衡利弊
药典	USP、Eur. P.、Chin. P.
国家处方集	CNF
医保目录	【保（乙）】
基本药物目录	

续 表

其他推荐依据	
■ 药品名称	注射用哌拉西林钠他唑巴坦钠 Piperacillin Sodium and Tazobactam Sodium for Injection
抗菌谱与适应证	用于对哌拉西林耐药，但对哌拉西林他唑巴坦敏感的产 β-内酰胺酶的细菌引起的中、重度感染： 1. 大肠埃希菌和拟杆菌属所致的阑尾炎、腹膜炎 2. 金黄色葡萄球菌所致的中、重度医院获得性肺炎、非复杂性和复杂性皮肤软组织感染 3. 大肠埃希菌所致的产后子宫内膜炎或盆腔炎性疾病 4. 流感嗜血杆菌所致的社区获得性肺炎
制剂与规格	注射用哌拉西林钠他唑巴坦钠：①1. 125g（哌拉西林钠 1g、他唑巴坦钠 0. 125g）；②2. 25g（哌拉西林钠 2g、他唑巴坦钠 0. 25g）；③3. 375g（哌拉西林钠 3g、他唑巴坦钠 0. 375g）；④4. 5g（哌拉西林钠 4g、他唑巴坦钠 0. 5g）
用法与用量	1. 成人：静脉滴注。一般感染，一次 3. 375g，每 6 小时 1 次，或 4. 5g，每 8 小时 1 次，疗程 7～10 日。医院获得性肺炎，起始量 3. 375g，每 4 小时 1 次，疗程 7～14 日，也可根据病情及细菌学检查结果进行调整 2. 肾功能不全者应根据肌酐清除率调整剂量 3. 血液透析者一次最大剂量为 2. 25g，每 8 小时 1 次，并在每次血液透析后可追加 0. 75g
注意事项	1. 有出血史，溃疡性结肠炎、克罗恩病或假膜性肠炎慎用 2. 用药期间应定期检查血清电解质水平、造血功能等
禁忌	对青霉素类、头孢菌素类抗生素或 β-内酰胺酶抑制药过敏者禁用
不良反应	皮肤反应（皮疹、瘙痒等）；消化道反应（腹泻、恶心、呕吐等）；过敏反应；局部反应（注射局部刺激反应、疼痛等）
特殊人群用药	肝、肾功能不全患者：严重肝、肾功能障碍者慎用 妊娠与哺乳期妇女：妊娠安全性分级为 B 级；哺乳期妇女慎用
药典	USP、Eur. P.、Chin. P.
国家处方集	CNF
医保目录	【保（乙）】
基本药物目录	
其他推荐依据	
■ 药品名称	注射用头孢哌酮舒巴坦 Cefoperazone and Sulbactam for Injection
抗菌谱与适应证	用于治疗敏感细菌所致的下列感染： 1. 呼吸系统感染 2. 腹内感染，如腹膜炎、胆囊炎、胆管炎 3. 泌尿、生殖系统感染，如尿路感染、盆腔炎、子宫内膜炎、淋病等 4. 皮肤、软组织感染 5. 骨、关节感染 6. 其他严重感染，如败血症、脑膜炎等

续　表

制剂与规格	注射用头孢哌酮钠舒巴坦钠（1∶1）：①1g（头孢哌酮钠0.5g、舒巴坦钠0.5g）；②2g（头孢哌酮钠1g、舒巴坦钠1g） 注射用头孢哌酮钠舒巴坦钠（2∶1）：①1.5g（头孢哌酮钠1g、舒巴坦钠0.5g）；②3g（头孢哌酮钠2g、舒巴坦钠1g）
用法与用量	静脉滴注 1. 成人：一日2～4g，严重或难治性感染可增至一日8g。分等量每12小时静脉滴注1次。舒巴坦每日最高剂量不超过4g 2. 儿童：常用量一日40～80mg/kg，等分2～4次滴注。严重或难治性感染可增至一日160mg/kg。等分2～4次滴注。新生儿出生第一周内，应每隔12小时给药1次。舒巴坦每日最高剂量不超过80mg/kg
注意事项	接受β-内酰胺类或头孢菌素类抗生素治疗的患者可发生严重的及偶可发生的致死性过敏反应。一旦发生过敏反应，应立即停药并给予适当的治疗
禁忌	已知对青霉素类，舒巴坦、头孢哌酮及其他头孢菌素类抗生素过敏者禁用
不良反应	皮疹较为多见；少数患者尚可发生腹泻、腹痛；一过性嗜酸性粒细胞增多，轻度中性粒细胞减少；暂时性AST及ALT、碱性磷酸酶、尿素氮或血肌酐升高等
特殊人群用药	肝、肾功能不全患者：根据患者情况调整用药剂量 儿童：新生儿和早产儿用药须权衡利弊 老年人：老年人呈生理性的肝、肾功能减退，因此应慎用本药并需调整剂量 妊娠与哺乳期妇女：妊娠安全性分级为B级；哺乳期妇女用药时宜暂停哺乳
药典	USP、Eur. P.、Chin. P.
国家处方集	CNF
医保目录	【保（乙）】
基本药物目录	
其他推荐依据	

第六节　氨基糖苷类

■ 药品名称	注射用链霉素　Streptomycin for Injection
抗菌谱与适应证	1. 与其他抗结核药联合用于治疗结核分枝杆菌所致的各种结核病或其他分枝杆菌感染 2. 用于治疗土拉菌病，或与其他抗菌药联合用于治疗鼠疫、腹股沟肉芽肿、布氏菌病、鼠咬热 3. 与青霉素联合用于预防或治疗草绿色链球菌或肠球菌所致的心内膜炎
制剂与规格	注射用硫酸链霉素：①0.75g（75万U）；②1g（100万U）；③2g（200万U）；④5g（500万U）
用法与用量	肌内注射。成人：①结核病：一次0.5g，每12小时1次；或一次0.75g，一日1次；②草绿色链球菌心内膜炎：一次1g，每12小时1次，连续用药1周；然后一次0.5g，每12小时

续 表

	1次，连续用药1周；③肠球菌心内膜炎：一次1g，每12小时1次，连续用药2周；然后一次0.5g，每12小时1次，连续用药4周；④土拉菌病、鼠疫：一次0.5~1g，每12小时1次；⑤布鲁菌病：一日1~2g，分2次给药
注意事项	下列情况应慎用链霉素：①脱水，可使血药浓度增高，易产生毒性反应；②第Ⅷ对脑神经损害，因本品可导致前庭神经和听神经损害；③重症肌无力或帕金森病，因本品可引起神经肌肉阻滞作用，导致骨骼肌软弱；④肾功能损害，因本品具有肾毒性
禁忌	对链霉素或其他氨基糖苷类过敏的患者禁用
不良反应	血尿、排尿次数减少或尿量减少、食欲减退、口渴等肾毒性症状，少数可产生血液中尿素氮及肌酐值增高。影响前庭功能时可有步履不稳、眩晕等症状；影响听神经出现听力减退、耳鸣、耳部饱满感
特殊人群用药	肝、肾功能不全患者：肾功能不全患者慎用 儿童：慎用 老年人：老年患者应采用较小治疗量，并且尽可能在疗程中监测血药浓度 妊娠与哺乳期妇女：妊娠安全性分级为D级；哺乳期妇女用药期间暂停哺乳
药典	USP、Eur. P.、Chin. P.、Jpn. P.
国家处方集	CNF
医保目录	【保（甲）】
基本药物目录	【基】
其他推荐依据	
■ 药品名称	**庆大霉素 Gentamicin**
抗菌谱与适应证	1. 适用于治疗敏感革兰阴性杆菌，如大肠埃希菌、克雷伯菌属、肠杆菌属、铜绿假单胞菌以及甲氧西林敏感的葡萄球菌所致的严重感染，如败血症、下呼吸道感染、肠道感染、盆腔感染、腹腔感染、皮肤软组织感染、复杂性尿路感染等。治疗腹腔感染及盆腔感染应与抗厌氧菌药物合用。与青霉素（或氨苄西林）合用治疗肠球菌属感染 2. 用于敏感细菌所致中枢神经系统感染，可鞘内注射作为辅助治疗
制剂与规格	硫酸庆大霉素片（每10mg相当于1万U）：①20mg；②40mg 硫酸庆大霉素注射液：①1ml：20mg；②1ml：40mg；③2ml：80mg 硫酸庆大霉素颗粒：10mg
用法与用量	1. 肌内注射、静脉滴注：①成人，一次80mg，或按体重一次1~1.7mg/kg，每8小时1次；体重<60kg者，一日1次给药3mg/kg；体重>60kg者，总量不超过160mg，每24小时1次。疗程为7~10日。②小儿，一次2.5mg/kg，每12小时1次；或一次1.7mg/kg，每8小时1次。疗程为7~10日 2. 鞘内及脑室内给药：成人一次4~8mg，小儿（3个月以上）一次1~2mg，每2~3日1次 3. 肾功能减退患者根据肌酐清除率调整剂量
注意事项	1. 下列情况应慎用：①脱水，可使血药浓度增高，易产生毒性反应；②第Ⅷ对脑神经损害，因本品可导致前庭神经和听神经损害；③重症肌无力或帕金森病，因本品可引起神经肌肉阻滞作用，导致骨骼肌软弱；④肾功能损害，因本品具有肾毒性 2. 长期应用可能导致耐药菌过度生长 3. 不宜用于皮下注射；本品有抑制呼吸作用，不得静脉注射

续 表

禁忌	对本品或其他氨基糖苷类过敏者禁用
不良反应	用药过程中可能引起听力减退、耳鸣或耳部饱满感等耳毒性反应，影响前庭功能时可发生步态不稳、眩晕。也可能发生血尿、排尿次数显著减少或尿量减少、食欲减退、极度口渴等肾毒性反应。发生率较低者有因神经肌肉阻滞或肾毒性引起的呼吸困难、嗜睡、软弱无力等。偶有皮疹、恶心、呕吐、肝功能减退、白细胞减少、粒细胞减少、贫血、低血压等
特殊人群用药	肝、肾功能不全患者：肾功能不全患者慎用 儿童：慎用 老年人：应采用较小治疗量且尽可能在疗程中监测血药浓度 妊娠与哺乳期妇女：妊娠安全性分级为D级；哺乳期妇女用药期间暂停哺乳
药典	USP、Eur. P.
国家处方集	CNF
医保目录	【保（甲/乙）】
基本药物目录	【基】
其他推荐依据	
■ 药品名称	**妥布霉素　Tobramycin**
抗菌谱与适应证	1. 适用于铜绿假单胞菌、大肠埃希菌、克雷伯菌属、沙雷菌属所致的新生儿脓毒血症、败血症、中枢神经系统感染、泌尿生殖系统感染、肺部感染、胆道感染、腹腔感染及腹膜炎、骨骼感染、烧伤感染、皮肤软组织感染、急性及慢性中耳炎、鼻窦炎等 2. 与其他抗菌药物联合用于治疗葡萄球菌所致感染（耐甲氧西林菌株感染除外）
制剂与规格	硫酸妥布霉素注射液（每10mg相当于1万U）：2ml：80mg
用法与用量	肌内注射或静脉滴注。成人：一次1~1.7mg/kg，每8小时1次，疗程7~14日。儿童：早产儿或0~7日小儿，一次2mg/kg，每12~24小时1次；大于7日小儿，一次2mg/kg，每8小时1次
注意事项	1. 前庭功能或听力减退者、脱水、重症肌无力或帕金森病慎用 2. 本品不宜皮下注射；不能静脉注射
禁忌	对本品或其他氨基糖苷类过敏者、本人或家族中有人因使用链霉素引起耳聋或其他耳聋者禁用；肾衰竭者禁用；孕妇禁用
不良反应	发生率较多者有听力减退、耳鸣或耳部饱满感（耳毒性）、血尿、排尿次数显著减少或尿量减少、食欲减退、极度口渴（肾毒性）、步态不稳、眩晕（耳毒性、影响前庭、肾毒性）。发生率较低者有呼吸困难、嗜睡、极度软弱无力（神经肌肉阻滞或肾毒性）。本品引起肾功能减退的发生率较庆大霉素低
特殊人群用药	肝、肾功能不全患者：肾功能不全、肝功能异常患者慎用 儿童：儿童慎用 老年人：慎用，老年患者应采用较小治疗量且尽可能在疗程中监测血药浓度 妊娠与哺乳期妇女：孕妇禁用；哺乳期妇女慎用或用药期间暂停哺乳
药典	USP
国家处方集	CNF

续 表

医保目录	【保（乙）】
基本药物目录	
其他推荐依据	
■ 药品名称	阿米卡星　Amikacin
抗菌谱与适应证	1. 对大肠埃希菌、铜绿假单胞菌及其他假单胞菌、变形杆菌、克雷伯杆菌、不动杆菌、沙雷杆菌和肠杆菌等敏感革兰阴性杆菌与葡萄球菌属所致严重感染，如下呼吸道感染，腹腔感染，胆道感染，骨、关节、皮肤及软组织感染，泌尿系统感染，细菌性心内膜炎，菌血症或败血症等 2. 对庆大霉素、妥布霉素和卡那霉素耐药菌株所致的严重感染
制剂与规格	硫酸阿米卡星注射液：①1ml：100mg（10万U）；②2ml：200mg（20万U） 注射用硫酸阿米卡星：200mg
用法与用量	肌内注射或静脉滴注。①成人：单纯性尿路感染：每12小时200mg；其他全身感染：每8小时5mg/kg，或每12小时7.5mg/kg，一日不超过1.5g；烧伤合并感染：一次5~7.5mg/kg，每6小时1次。②肾功能不全者根据肌酐清除率调整剂量。③儿童：首剂10mg/kg，然后每12小时7.5mg/kg
注意事项	脱水患者、重症肌无力或帕金森患者慎用。其他见链霉素
禁忌	对阿米卡星或其他氨基糖苷类过敏的患者禁用
不良反应	患者可发生听力减退、耳鸣或耳部饱满感，少数患者亦可发生眩晕、步态不稳等症状。听力减退一般于停药后症状不再加重，但个别在停药后可能继续发展至耳聋
特殊人群用药	肝、肾功能不全患者：肾功能损害患者慎用 儿童：慎用 老年人：老年患者应用本药后较易产生各种毒性反应 妊娠与哺乳期妇女：孕妇使用前应充分权衡利弊，妊娠安全性分级为D级；哺乳期妇女在用药期间暂停哺乳
药典	USP、Eur. P.、Chin. P.
国家处方集	CNF
医保目录	【保（甲）】
基本药物目录	【基】
其他推荐依据	
■ 药品名称	注射用奈替米星　Netilmicin for Injection
抗菌谱与适应证	1. 主要适用于治疗敏感革兰阴性杆菌所致的严重感染。如大肠埃希菌、肠杆菌属、变形杆菌、铜绿假单胞菌等所致的下呼吸道感染、复杂性尿路感染、腹腔感染、胃肠感染、骨及关节感染、皮肤软组织感染、烧伤或创伤感染、手术感染、败血症等 2. 与其他抗菌药物联合用于治疗葡萄球菌感染（耐甲氧西林葡萄球菌除外） 3. 某些耐庆大霉素菌株所致严重感染
制剂与规格	注射用硫酸奈替米星：①1ml（5万U）；②2ml（10万U）

续　表

用法与用量	肌内注射或静脉滴注。成人 1.3~2.2mg/(kg·8h) 或 2~3.25mg/(kg·12h)，疗程 7~14 日。一日最高剂量不超过 7.5mg/kg；复杂性尿路感染：一次 1.5~2mg/kg，每 12 小时 1 次，疗程 7~14 日。一日最高剂量不超过 7.5mg/kg；肾功能不全者：按照血药浓度进行调整，或根据肌酐清除率计算调整剂量
注意事项	脱水、第Ⅷ对脑神经损害、重症肌无力或帕金森病患者慎用
禁忌	对奈替米星或任何一种氨基糖苷类抗生素过敏或有严重毒性反应者禁用；孕妇和新生儿禁用
不良反应	1. 肾毒性轻微并较少见。常发生于原有肾功能损害者，或应用剂量超过一般常用剂量的感染患者 2. 神经系统毒性：可发生第Ⅷ对脑神经的毒性反应，但本品的毒性发生率较低，程度亦较轻，易发生在原有肾功能损害者，或治疗剂量过高、疗程过长的感染患者，表现为前庭及听力受损的症状，如出现头晕、眩晕、听觉异常等 3. 其他：偶可出现头痛、全身不适、视觉障碍、心悸、皮疹、发热、呕吐及腹泻等
特殊人群用药	肝、肾功能不全患者：肝、肾功能损害者慎用 儿童：儿童（尤其是早产儿及新生儿）慎用。新生儿禁用 老年人：老年患者使用时按轻度肾功能减退者减量用药，且尽可能在疗程中监测血药浓度 妊娠与哺乳期妇女：妊娠安全性分级为 D 级，孕妇禁用；哺乳期妇女在用药期间暂停哺乳
药典	USP、Eur. P.、Chin. P.
国家处方集	CNF
医保目录	【保（乙）】
基本药物目录	
其他推荐依据	
■ 药品名称	注射用依替米星　Etimicin for Injection
抗菌谱与适应证	用于敏感菌所致的感染： 1. 呼吸系统感染：如急性支气管炎、慢性支气管炎急性发作、社区肺部感染、支气管扩张并发肺部感染等 2. 泌尿生殖系统感染：如急性肾盂肾炎、膀胱炎、前列腺炎、慢性肾盂肾炎或慢性膀胱炎急性发作等 3. 皮肤软组织感染 4. 创伤和手术后感染
制剂与规格	注射用硫酸依替米星：①50mg（5 万 U）；②100mg（10 万 U）
用法与用量	静脉滴注：一次 100~150mg，每 12 小时 1 次，疗程为 5~10 日；肾功能不全者：应调整剂量，并应监测本药血药浓度
注意事项	1. 在用本品治疗过程中应密切观察肾功能和第Ⅷ对脑神经功能的变化，并尽可能进行血药浓度检测 2. 本品可能发生神经肌肉阻滞现象 3. 大面积烧伤患者、脱水患者慎用

续 表

禁忌	对本品及其他氨基糖苷类抗生素过敏者禁用
不良反应	不良反应为耳、肾的毒性，发生率和严重程度与奈替米星相似
特殊人群用药	肝、肾功能不全患者：肾功能不全患者慎用 儿童：用药须权衡利弊 老年人：老人需调整给药剂量与用药间期 妊娠与哺乳期妇女：孕妇用药须权衡利弊；哺乳期妇女在用药期间暂停哺乳
药典	
国家处方集	CNF
医保目录	【保（乙）】
基本药物目录	
其他推荐依据	
■ 药品名称	新霉素 Neomycin
抗菌谱与适应证	1. 敏感菌所致肠道感染 2. 用于肠道感染和结肠手术前准备
制剂与规格	硫酸新霉素片（以新霉素计）：①100mg（10 万 U）；②250mg（25 万 U）
用法与用量	口服给药。①成人：常用剂量一次 250~500mg，一日 4 次；感染性腹泻，一次 8.75mg/kg，每 6 小时 1 次，疗程 2~3 日；结肠手术前准备，每小时 700mg，用药 4 小时；继以每 4 小时 700mg，共 24 小时；肝性脑病的辅助治疗，一次 500~1000mg，每 6 小时 1 次，疗程 5~6 日；②儿童：一日 25~50mg/kg，分 4 次服用
注意事项	下列情况应慎用：脱水、第Ⅷ对脑神经损害、重症肌无力、帕金森病、溃疡性结肠炎及有口腔牙病患者（新霉素可引起口腔刺激或疼痛）
禁忌	对本品及其他氨基糖苷类抗生素过敏者、肠梗阻者禁用
不良反应	1. 可引起食欲减退、恶心、腹泻等 2. 较少发现听力缺乏、耳鸣或耳部饱满感；头晕或步态不稳；尿量或排尿次数显著减少或极度口渴 3. 偶可引起肠黏膜萎缩而导致吸收不良综合征及脂肪性腹泻，甚至抗生素相关性肠炎
特殊人群用药	肝、肾功能不全患者：肾功能损害患者慎用 儿童：慎用 老年人：应采用较小治疗量且尽可能在疗程中监测血药浓度 妊娠与哺乳期妇女：妊娠安全性分级为 D 级；哺乳期妇女用药期间暂停哺乳
药典	USP、Eur. P.、Chin. P.、Jpn. P.
国家处方集	CNF
医保目录	【保（乙）】
基本药物目录	
其他推荐依据	

续　表

■ 药品名称	异帕米星　Isepamicin
抗菌谱与适应证	用于治疗敏感菌所致肺炎、支气管炎、肾盂肾炎、膀胱炎、腹膜炎、败血症、外伤或烧伤创口感染
制剂与规格	硫酸异帕米星注射液：①2ml：200mg（20 万 U）；②2ml：400mg（40 万 U）
用法与用量	肌内注射或静脉滴注。成人：一日 400mg，分 1～2 次注射。静脉滴注时一日 400mg，分 1～2 次滴注
注意事项	1. 前庭功能或听力减退者、脱水、依靠静脉高营养维持生命的体质衰弱者、重症肌无力或帕金森病患者慎用 2. 本品不能静脉注射
禁忌	对本品或其他氨基糖苷类及杆菌肽过敏者、本人或家族中有人因使用其他氨基糖苷类抗生素引起耳聋者禁用；肾衰竭者及妊娠期妇女禁用；早产儿、新生儿和婴幼儿禁用
不良反应	常见听力减退、耳鸣或耳部饱满感（耳毒性）、血尿、排尿次数显著减少或尿量减少、食欲减退、极度口渴（肾毒性）、步态不稳、眩晕（耳毒性，影响前庭）、恶心或呕吐（耳毒性，影响前庭；肾毒性）
特殊人群用药	肝、肾功能不全患者：严重肝、肾功能不全者慎用，肾衰竭者禁用 儿童：儿童慎用。早产儿、新生儿和婴幼儿禁用 老年人：年老体弱者慎用 妊娠与哺乳期妇女：孕妇禁用；哺乳期妇女应慎用或暂停哺乳
药典	Jpn. P.
国家处方集	CNF
医保目录	【保（乙）】
基本药物目录	
其他推荐依据	

第七节　四环素类

■ 药品名称	四环素　Tetracycline
抗菌谱与适应证	1. 立克次体病，包括流行性斑疹伤寒、地方性斑疹伤寒、落基山斑疹热、恙虫病和 Q 热 2. 支原体属感染 3. 回归热 4. 布鲁菌病（与氨基糖苷类联合应用） 5. 霍乱 6. 鼠疫（与氨基糖苷类联合应用） 7. 兔热病

续 表

制剂与规格	盐酸四环素片：①0.125g；② 0.25g 盐酸四环素胶囊：0.25g 注射用盐酸四环素：①0.125g；② 0.25g；③0.5g
用法与用量	1. 口服给药：成人一次0.25~0.5g，每6小时1次；8岁以上小儿一日25~50mg/kg，分4次服用，疗程一般为7~14日 2. 静脉滴注：成人一日1~1.5g，分2~3次给药；8岁以上小儿一日10~20mg/kg，分2次给药，一日剂量不超过1g 3. 支原体肺炎、布鲁菌病需3周左右
注意事项	长期用药期间应定期随访检查血常规及肾功能
禁忌	有四环素类药物过敏史者禁用
不良反应	胃肠道症状如恶心、呕吐、上腹不适、腹胀、腹泻等，偶可发生胰腺炎等；可致肝毒性；变态反应，多为斑丘疹和红斑等
特殊人群用药	肝、肾功能不全患者：肝、肾功能不全者慎用 儿童：8岁以下儿童不宜使用 老年人：慎用 妊娠与哺乳期妇女：孕妇应避免使用本药，如确有指征应用时每日静滴剂量以1g为宜，不应超过1.5g，其血药浓度应保持在15μg/ml以下；妊娠安全性分级为D级。哺乳期妇女用药须权衡利弊或暂停哺乳
药典	USP、Eur. P.
国家处方集	CNF
医保目录	【保（甲/乙）】
基本药物目录	
其他推荐依据	
■ 药品名称	**土霉素 Oxytetracycline**
抗菌谱与适应证	1. 立克次体病，包括流行性斑疹伤寒、地方性斑疹伤寒、落基山斑疹热、恙虫病和Q热 2. 支原体属感染 3. 衣原体属感染，包括鹦鹉热、性病淋巴肉芽肿、非特异性尿道炎、输卵管炎、宫颈炎及沙眼 4. 回归热 5. 布鲁菌病（与氨基糖苷类药联用） 6. 霍乱 7. 鼠疫（与氨基糖苷类药联用） 8. 兔热病 9. 软下疳
制剂与规格	土霉素片：0.25g
用法与用量	口服给药：①成人：一次250~500mg，每6小时1次；②儿童：8岁以上患儿，一次6.25~12.5mg/kg，每6小时1次
注意事项	1. 长期用药期间应定期随访检查血常规及肝肾功能

续　表

	2. 口服本品时，宜饮用足量水（约 240ml） 3. 本品宜空腹口服，即餐前 1 小时或餐后 2 小时服用
禁忌	有四环素类药物过敏史者禁用；本品可导致恒牙黄染，牙釉质发育不良和骨生长抑制，8 岁以下小儿禁用；妊娠及哺乳期妇女禁用
不良反应	胃肠道症状如恶心、呕吐、上腹不适、腹胀、腹泻等，偶可发生胰腺炎等；可致肝毒性；变态反应，多为斑丘疹和红斑等；偶可引起溶血性贫血、血小板减少等
特殊人群用药	肝、肾功能不全患者：慎用 儿童：8 岁以下小儿禁用 老年人：慎用 妊娠与哺乳期妇女：孕妇应避免使用本药，妊娠安全性分级为 D 级；哺乳期妇女禁用
药典	USP、Eur. P.
国家处方集	CNF
医保目录	
基本药物目录	
其他推荐依据	
■ 药品名称	**多西环素　Doxycycline**
抗菌谱与适应证	1. 首选药用于：立克次体病、支原体属感染、衣原体属感染、回归热、布鲁菌病（与氨基糖苷类药联用）、霍乱、鼠疫（与氨基糖苷类药联用）、兔热病、软下疳 2. 可用于治疗对青霉素类过敏患者的破伤风、气性坏疽、梅毒、淋病和钩端螺旋体病 3. 中、重度痤疮患者的辅助治疗
制剂与规格	盐酸多西环素片：①50mg；②100mg 盐酸多西环素胶囊：①250mg；②100mg
用法与用量	口服给药，成人：一般感染，首次 200mg，以后一次 100mg，一日 1~2 次，疗程为 3~7 日；抗寄生虫感染，第 1 日，一次 100mg，每 12 小时 1 次；以后一次 100~200mg，一日 1 次（或一次 50~100mg，每 12 小时 1 次）；淋病奈瑟菌性尿道炎和宫颈炎、沙眼衣原体所致的单纯性尿道炎、宫颈炎或直肠感染，一次 100mg，一日 2 次，疗程至少 7 日；梅毒，一次 150mg，每 12 小时 1 次，疗程至少 10 日
注意事项	1. 应用本品时可能发生耐药菌的过度繁殖。一旦发生二重感染，即停用本品并予以相应治疗 2. 长期用药时应定期随访检查血常规及肝功能
禁忌	有四环素类药物过敏史者禁用
不良反应	胃肠道症状如恶心、呕吐、上腹不适、腹胀、腹泻等，偶可发生胰腺炎等；可致肝毒性；变态反应，多为斑丘疹和红斑等；偶可引起溶血性贫血、血小板减少等
特殊人群用药	肝、肾功能不全患者：原有肝病患者慎用；肾功能减退患者可以应用，不必调整剂量，应用时通常亦不引起血尿素氮的升高 儿童：8 岁以下小儿禁用 妊娠与哺乳期妇女：孕妇不宜使用本药，妊娠安全性分级为 D 级；本药可分泌入乳汁，哺乳期妇女应用时应暂停哺乳

续 表

药典	USP、Eur. P.
国家处方集	CNF
医保目录	【保（甲）】
基本药物目录	【基】
其他推荐依据	
■ 药品名称	米诺环素 Minocycline
抗菌谱与适应证	用于对本品敏感的葡萄球菌、链球菌、肺炎球菌、淋病奈瑟菌、大肠埃希菌、克雷伯菌、变形杆菌、衣原体、梅毒螺旋体等引起的感染： 1. 浅表性化脓性感染 2. 深部化脓性疾病：乳腺炎、淋巴管（结）炎、骨髓炎、骨炎等 3. 呼吸道感染 4. 痢疾、肠炎、感染性食物中毒、胆管炎、胆囊炎等 5. 泌尿生殖道感染等 6. 败血症、菌血症
制剂与规格	盐酸米诺环素片：①50mg（5 万 U）；②100mg（10 万 U） 盐酸米诺环素胶囊：①50mg（5 万 U）；②100mg（10 万 U）
用法与用量	口服给药： 1. 成人：每 12 小时 100mg；或每 6 小时 50mg 2. 儿童：8 岁以上儿童，每日 2~4mg/kg，分 1~2 次口服，首剂量 4mg/kg
注意事项	1. 食管通过障碍者、口服吸收不良或不能进食者及全身状态恶化患者（因易引发维生素 K 缺乏症）慎用 2. 用药期间应定期检查肝、肾功能
禁忌	对本品及其他四环素类药物过敏者禁用
不良反应	米诺环素引起菌群失调较为多见；消化道反应如食欲减退、恶心、呕吐、腹痛、腹泻、口腔炎、舌炎、肛门周围炎等；影响牙齿和骨发育等
特殊人群用药	肝、肾功能不全患者：肝、肾功能不全者慎用 儿童：8 岁以下小儿禁用 老年人：老年患者慎用本药，对有肾功能障碍者，推荐减少给药剂量 妊娠与哺乳期妇女：妊娠安全性分级为 D 级；哺乳期妇女须权衡利弊后用药或暂停哺乳
药典	USP、Eur. P.、Jpn. P.
国家处方集	CNF
医保目录	【保（乙）】
基本药物目录	
其他推荐依据	

第八节　大环内酯类

■ 药品名称	红霉素　Erythromycin
抗菌谱与适应证	1. 作为青霉素过敏患者治疗下列感染的替代用药：溶血性链球菌、肺炎链球菌所致的急性扁桃体炎、急性咽炎、鼻窦炎；溶血性链球菌所致的猩红热、蜂窝织炎；白喉及白喉带菌者；气性坏疽、炭疽、破伤风；放线菌病；梅毒；李斯特菌病等 2. 肺炎支原体肺炎、肺炎衣原体肺炎 3. 军团菌病 4. 百日咳 5. 泌尿生殖系统感染 6. 沙眼衣原体结膜炎 7. 空肠弯曲菌肠炎 8. 厌氧菌所致口腔感染
制剂与规格	片剂：①0.125g；②0.25g 软膏：①1%；②0.5% 栓剂：①0.1g；②0.2g 硬脂酸红霉素片：①0.05g；②0.125g；③0.25g 硬脂酸红霉素胶囊：①0.1g；②0.125g 硬脂酸红霉素颗粒：50mg 注射用乳糖酸红霉素：①0.25g；②0.3g
用法与用量	口服给药： 1. 成人：一日0.75~2g，分3~4次；军团菌病，一日1~4g，分3次服用；风湿热复发的预防，一次250mg，一日2次；感染性心内膜炎的预防，术前1小时口服1g，术后6小时再服用500mg 2. 儿童：一日20~40mg/kg，分3~4次服用 静脉滴注： 1. 成人：一次0.5~1.0g，一日2~3次。军团菌病，一日3~4g，分4次 2. 儿童：一日20~30mg/kg，分2~3次 栓剂直肠给药：成人一次0.1g，一日2次；儿童一日20~30mg/kg
注意事项	用药期间定期随访肝功能
禁忌	对红霉素类药物过敏者禁用
不良反应	胃肠道反应多见，有腹泻、恶心、呕吐、中上腹痛、口舌疼痛等；肝毒性少见，偶见黄疸；过敏性反应表现为药物热、皮疹等
特殊人群用药	肝、肾功能不全患者：慎用 妊娠与哺乳期妇女：孕妇用药应权衡利弊，妊娠安全性分级为B级；哺乳期妇女应慎用
药典	USP、Eur. P.、Chin. P.、Jpn. P.
国家处方集	CNF
医保目录	【保（甲）】

续 表

基本药物目录	【基】
其他推荐依据	
■ 药品名称	阿奇霉素 Azithromycin
抗菌谱与适应证	1. 用于化脓性链球菌引起的急性咽炎、急性扁桃体炎以及敏感细菌引起的鼻窦炎、急性中耳炎、急性支气管炎、慢性支气管炎急性发作 2. 用于肺炎链球菌、流感杆菌以及肺炎支原体所致的肺炎 3. 用于衣原体及非多种耐药淋病奈瑟菌所致的尿道炎、宫颈炎及盆腔炎 4. 用于敏感菌所致的皮肤软组织感染
制剂与规格	阿奇霉素片（每 100mg 相当于 10 万 U）：①250mg；②500mg 阿奇霉素分散片：①125mg；②250mg 阿奇霉素胶囊：①125mg；②250mg 阿奇霉素颗粒：①100mg；②250mg；③500mg 阿奇霉素干混悬剂：2g：0. 1g 阿奇霉素混悬剂：①0. 125g；②0. 25g 阿奇霉素糖浆：25ml：500mg 注射用乳糖酸阿奇霉素（以阿奇霉素计）：①125mg；②250mg；③500mg 阿奇霉素注射液：①2ml：125mg；②2ml：250mg；③5ml：500mg 阿奇霉素葡萄糖注射液：①100ml（阿奇霉素 125mg、葡萄糖 5g）；②100ml（阿奇霉素 200mg、葡萄糖 5g）
用法与用量	口服：饭前 1 小时或餐后 2 小时服用。成人：沙眼衣原体、杜克嗜血杆菌或敏感淋球菌所致的性传播疾病，仅需单次口服 1g；其他感染的治疗，第一日，0. 5g 顿服，第 2~5 日，一日 0. 25g 顿服；或一日 0. 5g 顿服，连服 3 日；儿童：中耳炎、肺炎，第 1 日 10mg/kg 顿服，一日最大量不超过 500mg；第 2~5 日，一日 5mg/kg 顿服，一日最大量不超过 250mg；咽炎、扁桃体炎，一日 12mg/kg 顿服（一日最大量不超过 0. 5g），连用 5 日 静脉滴注：成人社区获得性肺炎，静脉滴注至少 2 日后转为口服给药，一次 500mg，一日 1 次，7~10 日为一疗程；盆腔炎，静脉滴注 1~2 日后转为口服给药，一次 250mg，一日 1 次，7 日为一疗程
注意事项	1. 用药期间如果发生过敏反应（如血管神经性水肿、皮肤反应、史-约综合征及中毒性表皮坏死松解症等），应立即停药，并采取适当措施 2. 进食可影响阿奇霉素的吸收，口服用药需在饭前 1 小时或餐后 2 小时服用
禁忌	对阿奇霉素、红霉素或其他任何一种大环内酯类药物过敏者禁用
不良反应	常见反应为胃肠道反应如腹泻、腹痛、稀便、恶心、呕吐等；局部反应如注射部位疼痛、局部炎症等；皮肤反应如皮疹、瘙痒；其他反应如畏食、头晕或呼吸困难等
特殊人群用药	肝、肾功能不全患者：严重肝功能不全者、严重肾功能不全者不应使用 儿童：用于 6 个月以下幼儿中耳炎或社区获得性肺炎及 2 岁以下小儿咽炎或扁桃体炎的疗效与安全性尚未确定 妊娠与哺乳期妇女：孕妇须充分权衡利弊后用药，妊娠安全性分级为 B 级；哺乳期妇女须充分权衡利弊后用药
药典	USP、Eur. P.、Chin. P.
国家处方集	CNF

续　表

医保目录	【保（甲/乙）】
基本药物目录	【基】
其他推荐依据	
■ 药品名称	地红霉素　Dirithromycin
抗菌谱与适应证	用于12岁以上患者，对本品敏感菌所致的轻、中度感染：慢性阻塞性肺疾病急性加重或慢性支气管炎急性发作、急性支气管炎、社区获得性肺炎、咽炎和扁桃体炎、单纯性皮肤和软组织感染
制剂与规格	地红霉素肠溶胶囊：250mg
用法与用量	口服给药： 1. 慢性支气管炎急性发作：一次500mg，一日1次，疗程5~7日 2. 急性支气管炎：一次500mg，一日1次，疗程7日 3. 社区获得性肺炎：一次500mg，一日1次，疗程14日 4. 咽炎和扁桃体炎：一次500mg，一日1次，疗程10日 5. 单纯性皮肤和软组织感染：一次500mg，一日1次，疗程5~7日
注意事项	可能产生假膜性结肠炎。轻度者停药即能奏效，对于中度至严重病例，应采取适当的治疗措施
禁忌	对地红霉素、红霉素和其他大环内酯类抗生素严重过敏的患者禁用；可疑或潜在菌血症患者禁用
不良反应	常见的有头痛、腹痛、腹泻、恶心、消化不良、眩晕/头晕、皮疹、呕吐等
特殊人群用药	肝、肾功能不全患者：轻度肝损伤、肾功能不全者，不必调整剂量。肝功能不全者慎用 妊娠与哺乳期妇女：孕妇慎用，妊娠安全性分级为C级；哺乳期妇女用药应权衡利弊后
药典	USP、Eur. P.
国家处方集	CNF
医保目录	【保（甲）】
基本药物目录	【基】
其他推荐依据	
■ 药品名称	琥乙红霉素　Erythromycin Ethylsuccinate
抗菌谱与适应证	适用于治疗敏感菌或敏感病原体引起的下列感染性疾病： 1. 呼吸系统感染：轻、中度呼吸道感染；肺炎支原体及肺炎衣原体所致的肺炎；白喉（辅助抗毒素作用）；军团菌病；李斯特菌病；百日咳 2. 泌尿生殖系统感染：淋球菌引起的急性盆腔炎；梅毒；沙眼衣原体、衣原体引起的孕期泌尿生殖器感染及成人无并发症的尿道、宫颈或直肠感染等 3. 轻、中度皮肤和软组织感染 4. 其他：肠阿米巴病；空肠弯曲菌肠炎；厌氧菌所致口腔感染；沙眼衣原体结膜炎；放线菌病；猩红热；气性坏疽、炭疽；破伤风。预防风湿热初发或复发；细菌性心内膜炎
制剂与规格	琥乙红霉素片：①200mg；②400mg

续 表

用法与用量	口服给药： 1. 成人：一般用量，每6小时400mg；预防链球菌感染，一次400mg，一日2次；军团菌，一次400~1000mg，一日4次；沙眼衣原体和解脲脲原体引起的尿道炎，一次800mg，一日3次，连服7日 2. 儿童：一般感染，一日30~50mg/kg，分4次服用，每6小时服1次；可每12小时服药1次，一次服日剂量的一半；也可每8小时服药1次，一次服日剂量的1/3；对于更严重的感染，剂量可加倍；百日咳，一次10~12.5mg/kg，一日4次，疗程14日；肠阿米巴，一日40~50mg/kg，分4次服，连服5~14日
注意事项	用药期间定期检查肝功能
禁忌	对本品或其他红霉素制剂过敏者、慢性肝病患者、肝功能损害者及孕妇禁用
不良反应	服药数日或1~2周后患者可出现乏力、恶心、呕吐、腹痛、皮疹、发热等，有时出现黄疸，停药后常可恢复；胃肠道反应有腹泻、恶心、呕吐、中上腹痛、口舌疼痛、胃纳减退等
特殊人群用药	肝、肾功能不全患者：轻度肝功能不全者慎用，严重肝功能不全者禁用 妊娠与哺乳期妇女：孕妇用药应权衡利弊，妊娠安全性分级为B级；哺乳期妇女慎用或暂停哺乳
药典	USP、Eur. P.、Chin. P.、Jpn. P.
国家处方集	CNF
医保目录	【保（乙）】
基本药物目录	
其他推荐依据	
■ 药品名称	**罗红霉素　Roxithromycin**
抗菌谱与适应证	1. 呼吸道感染：化脓性链球菌引起的咽炎及扁桃体炎；敏感菌所致的鼻窦炎、中耳炎、急性支气管炎、慢性支气管炎急性发作；肺炎支原体或肺炎衣原体所致的肺炎 2. 泌尿生殖系统感染：沙眼衣原体引起的尿道炎和宫颈炎 3. 皮肤软组织感染
制剂与规格	罗红霉素片：150mg 罗红霉素胶囊：①50mg；②150mg 罗红霉素细粒剂：50mg
用法与用量	口服给药： 1. 成人一次150mg，一日2次；或一次300mg，一日1次。疗程一般为5~12日 2. 肾功能不全者可发生累计效应，肾功能轻度减退者不需调整剂量，严重肾功能不全者给药时间延长1倍（一次150mg，一日1次） 3. 严重肝硬化者的半衰期延长至正常水平2倍以上，如确实需要使用，则150mg一日1次给药 4. 儿童一次2.5~5mg/kg，一日2次
注意事项	1. 进食后服药会减少吸收，与牛奶同服可增加吸收 2. 服用本品后可影响驾驶及机械操作
禁忌	对本药过敏者禁用

续　表

不良反应	常见腹痛、腹泻、呕吐等胃肠道反应；偶见皮疹、头晕、头痛等
特殊人群用药	肝、肾功能不全患者：慎用 妊娠与哺乳期妇女：慎用
药典	Eur. P.、Chin. P.、Jpn. P.
国家处方集	CNF
医保目录	【保（乙）】
基本药物目录	
其他推荐依据	
■ 药品名称	**乙酰螺旋霉素　Acetylspiramycin**
抗菌谱与适应证	1. 适用于治疗敏感菌所致的呼吸系统感染和皮肤软组织感染，包括：咽炎、扁桃体炎、急性支气管炎、慢性支气管炎急性发作、肺炎、脓皮病、丹毒和猩红热等 2. 适用于治疗敏感菌所致的口腔及耳鼻咽喉科感染，如中耳炎、牙周炎、急性鼻窦炎等 3. 可作为治疗隐孢子虫病以及弓形虫病的选用药物
制剂与规格	乙酰螺旋霉素片：100mg（10 万 U）
用法与用量	口服给药。成人：一日 800~1200mg，分 3~4 次服；重症一日可用至 1600~2000mg；儿童：一日量为 20~30mg/kg，分 2~4 次给药
注意事项	如有变态反应，立即停药
禁忌	对本品、红霉素及其他大环内酯类药物过敏的患者禁用
不良反应	腹痛、恶心、呕吐等胃肠道反应，常发生于大剂量用药时，程度大多轻微，停药后可自行消失。变态反应极少，主要为药疹
特殊人群用药	肝、肾功能不全患者：严重肝、肾功能不全者慎用 妊娠与哺乳期妇女：本品可透过胎盘屏障，故孕妇慎用，妊娠安全性分级为 C 级；哺乳期妇女应用时应暂停哺乳
药典	Eur. P.、Jpn. P.
国家处方集	CNF
医保目录	【保（乙）】
基本药物目录	
其他推荐依据	
■ 药品名称	**克拉霉素　Clarithromycin**
抗菌谱与适应证	适用于敏感菌所致下列感染：①耳鼻咽喉感染：急性中耳炎、扁桃体炎、咽炎、鼻窦炎；②下呼吸道感染：急性支气管炎、慢性支气管炎急性发作、肺炎；③皮肤软组织感染：脓疱病、丹毒、蜂窝织炎、毛囊炎、疖及伤口感染；④沙眼衣原体感染的尿道炎及宫颈炎；⑤与其他药物联用，可根除幽门螺杆菌，减低十二指肠溃疡复发率

续 表

制剂与规格	片剂：①125mg；②250mg 分散片：①50mg；②125mg；③250mg 缓释片：500mg 胶囊：①125mg；②250mg 颗粒：①2g：125mg；②2g：100mg 干混悬剂：①1g：125mg；②2g：125mg；③2g：250mg
用法与用量	口服给药。①成人：轻症一次250mg，一日2次；重症，一次500mg，一日2次。疗程5~14日；②儿童：一般感染：6个月以上的小儿，可一次7.5mg/kg，一日2次。根据感染的严重程度应连续服用5~10日
注意事项	1. 与红霉素及其他大环内酯类药物之间有交叉过敏和交叉耐药性 2. 可能出现真菌或耐药细菌导致的严重感染 3. 可空腹口服，也可与食物或牛奶同服，与食物同服不影响其吸收
禁忌	对克拉霉素或大环内酯类药物过敏者禁用；孕妇、哺乳期妇女禁用；严重肝功能损害者、水电解质紊乱患者、服用特非那丁者禁用；某些心脏病（包括心律失常、心动过缓、QT间期延长、缺血性心脏病、充血性心力衰竭等）患者禁用
不良反应	主要有口腔异味，腹痛、腹泻、恶心、呕吐等胃肠道反应，头痛，AST及ALT短暂升高
特殊人群用药	肝、肾功能不全患者：肝功能不全者、中度至重度肾功能不全者慎用 儿童：6个月以下小儿中的疗效和安全性尚未确定 妊娠与哺乳期妇女：妊娠安全性分级为C级，孕妇禁用；可分泌入乳汁，哺乳期妇女使用应暂停哺乳
药典	USP、Eur. P.、Chin. P.、Jpn. P.
国家处方集	CNF
医保目录	【保（乙）】
基本药物目录	【基】
其他推荐依据	

第九节 酰胺醇类

■ 药品名称	氯霉素 Chloramphenicol
抗菌谱与适应证	1. 用于敏感菌所致伤寒、副伤寒 2. 用于沙门菌属感染的胃肠炎合并败血症 3. 用于耐氨苄西林的B型流感杆菌脑膜炎、青霉素过敏者的肺炎链球菌脑膜炎、脑膜炎球菌脑膜炎及敏感的革兰阴性杆菌脑膜炎 4. 用于需氧菌和厌氧菌混合感染的耳源性脑脓肿 5. 可与氨基糖苷类药联用治疗腹腔感染、盆腔感染以及敏感菌所致的其他严重感染，如败血症及肺部感染 6. 用于Q热、落基山斑疹热、地方性斑疹伤寒和立克次体病

续 表

制剂与规格	氯霉素片：0.25g 棕榈氯霉素片：0.05g 氯霉素胶囊：0.25g 棕榈氯霉素颗粒：0.1g 棕榈氯霉素混悬液：1ml：25mg 氯霉素注射液：①1ml：0.125g；②2ml：0.25g 注射用琥珀氯霉素：①0.125g；② 0.25g；③ 0.5g 氯霉素甘油滴耳液：10ml：0.25g
用法与用量	1. 成人：口服给药一日 1.5~3.0g，分 3~4 次给药；静脉静滴一次0.5~1g，一日 2 次 2. 儿童：口服给药一日 25~50mg/kg，分 3~4 次给药；新生儿必需用药时，一日不能超过 25mg/kg，分 4 次给药；静脉静滴一日 25~50mg/kg，分次给药
注意事项	1. 可能发生不可逆性骨髓抑制，应避免重复疗程使用 2. 体弱患者慎用
禁忌	对本品过敏者禁用；精神病患者禁用；孕妇和哺乳期妇女禁用
不良反应	血液系统反应如贫血、淤点、淤斑、鼻出血等；灰婴综合征；周围神经炎和视神经炎；过敏反应较少见；消化道反应如腹泻、恶心及呕吐等
特殊人群用药	肝、肾功能不全患者：肝、肾功能损害者慎用 儿童：新生儿（尤其早产儿）不宜应用本药，确有指征必须用药时应在监测血药浓度条件下使用 老年人：慎用 妊娠与哺乳期妇女：妊娠期尤其是妊娠末期或分娩期禁用，妊娠安全性分级为 C 级；禁用于哺乳期妇女，必须应用时应暂停哺乳
药典	USP、Eur. P.、Chin. P.、Jpn. P.
国家处方集	CNF
医保目录	【保（甲/乙）】
基本药物目录	
其他推荐依据	

第十节 林可霉素类

■ 药品名称	林可霉素 Lincomycin
抗菌谱与适应证	1. 适用于治疗敏感葡萄球菌属、链球菌属、肺炎球菌及厌氧菌所致的呼吸道感染、腹腔感染、女性生殖道感染、盆腔感染、皮肤软组织感染等 2. 用于对青霉素过敏的或不适于用青霉素类药物的感染性疾病的治疗
制剂与规格	盐酸林可霉素片：①0.25g；②0.5g 盐酸林可霉素胶囊：①0.25g；②0.5g

续 表

	盐酸林可霉素口服溶液：①10ml : 0.5g；②100ml : 5g 盐酸林可霉素注射液：①1ml : 0.2g；②2ml : 0.6g
用法与用量	1. 成人：口服给药，一日 1.5~2g，分 3~4 次给药；肌内注射，一日 0.6~1.2g，分次注射；静脉滴注，严重感染时一次 0.6~1g，每 8~12 小时 1 次 2. 儿童：口服给药，一日 30~60mg/kg，分 3~4 次给药；肌内注射，一日 10~20mg/kg，分次注射；静脉滴注，剂量同肌内注射，分 2~3 次给药
注意事项	肠道疾病或有既往史者（特别如溃疡性结肠炎、局限性肠炎或抗生素相关肠炎）、既往有哮喘或其他过敏史者慎用，白色念珠菌阴道炎和鹅口疮患者慎用。用药期间需密切注意抗生素相关性肠炎的可能
禁忌	对林可霉素和克林霉素有过敏史的患者禁用；新生儿、深部真菌感染者禁用
不良反应	消化系统反应如恶心、呕吐、腹痛、腹泻等症状，严重者有腹绞痛、腹部压痛、严重腹泻等；偶可发生白细胞减少、中性粒细胞减少等；过敏反应可见皮疹、瘙痒等；静脉给药可引起血栓性静脉炎，快速滴注可能发生低血压、心电图变化甚至心跳、呼吸停止
特殊人群用药	肝、肾功能不全患者：肝功能减退和肾功能严重减退者慎用 儿童：新生儿禁用 老年人：患有严重基础疾病的老年人用药时需密切观察 妊娠与哺乳期妇女：妊娠安全性分级为 C 级；哺乳期妇女用药时应暂停哺乳
药典	USP、Eur. P.、Chin. P.、Jpn. P.
国家处方集	CNF
医保目录	【保（甲/乙）】
基本药物目录	
其他推荐依据	
■ 药品名称	**克林霉素　Clindamycin**
抗菌谱与适应证	用于革兰阳性菌和厌氧菌引起的感染： 1. 呼吸系统感染 2. 泌尿系统感染 3. 厌氧菌所致的妇产科感染如子宫内膜炎、非淋病奈瑟球菌性卵巢-输卵管脓肿、盆腔炎等 4. 皮肤软组织感染 5. 骨、关节感染，如骨髓炎（是金黄色葡萄球菌性骨髓炎的首选治疗药物）、化脓性关节炎 6. 腹腔内感染 7. 其他如心内膜炎、败血症、扁桃体炎和口腔感染等
制剂与规格	盐酸克林霉素胶囊：①75mg；②150mg 注射用盐酸克林霉素：0.5g 盐酸克林霉素注射液：①2ml : 0.3g；②4ml : 0.3g；③8ml : 0.6g 注射用克林霉素磷酸酯：①0.3g；②0.6g；③1.2g 克林霉素磷酸酯注射液：①2ml : 0.3g；②4ml : 0.6g；③1ml : 0.15g 盐酸克林霉素棕榈酸酯颗粒：①1g : 37.5mg；②2g : 75mg；③24g : 0.9g 盐酸克林霉素棕榈酸酯分散片：75mg

续　表

用法与用量	1. 成人：肌内注射或静脉滴注，一次量不宜超过600mg；中度感染或革兰阳性需氧菌感染，一日0.6~1.2g，分2~4次给药，每12或8或6小时1次；严重感染或厌氧菌感染，一日1.2~2.4g，分2~4次给药，每12或8或6小时1次 2. 轻中度肾功能损害的患者不需调整剂量，无尿及重度肾功能损害患者的剂量应减至正常剂量的一半 3. 中度以上肝功能损害患者应避免使用本药，如确有指征使用时应减量 4. 儿童：用于4周及4周以上患儿。静脉滴注，一日15~25mg/kg，分3~4次给药，每8或6小时1次；重度感染，一日25~40mg/kg，分3~4次给药，每8或6小时1次
注意事项	有胃肠疾病或病史者，特别是溃疡性结肠炎、克罗恩病或假膜性肠炎患者，有哮喘或其他过敏史者慎用
禁忌	本品与林可霉素、克林霉素有交叉耐药性，对克林霉素或林可霉素有过敏史者禁用
不良反应	消化系统反应如恶心、呕吐、腹痛、腹泻等症状，严重者有腹绞痛、腹部压痛、严重腹泻等；偶可发生白细胞减少、中性粒细胞减少等；过敏反应可见皮疹、瘙痒等；肝肾功能异常；静脉滴注可能引起静脉炎，肌内注射局部可能出现疼痛、硬结和无菌性脓肿；其他如耳鸣、眩晕、念珠菌感染等
特殊人群用药	肝、肾功能不全患者：肝功能不全者、严重肾功能障碍者慎用 儿童：新生儿禁用，4岁以内儿童慎用，16岁以内儿童应用时应注意重要器官功能监测 老年人：用药时需密切观察 妊娠与哺乳期妇女：孕妇用药须充分权衡利弊，妊娠安全性分级为B级；哺乳妇女慎用，用药时宜暂停哺乳
药典	USP、Eur. P.、Chin. P.、Jpn. P.
国家处方集	CNF
医保目录	【保（甲/乙）】
基本药物目录	【基】
其他推荐依据	

第十一节　多肽类抗生素

■ **药品名称**	**万古霉素　Vancomycin**
抗菌谱与适应证	1. 用于耐甲氧西林金黄色葡萄球菌、肠球菌所致严重感染（如心内膜炎、脑膜炎、骨髓炎、肺炎、败血症或软组织感染等）；亦用于对β-内酰胺类抗生素过敏者的上述严重感染 2. 用于血液透析患者发生葡萄球菌属所致的动静脉分流感染 3. 口服适用于对甲硝唑无效的难辨梭状芽胞杆菌相关性肠炎或葡萄球菌性肠炎
制剂与规格	注射用盐酸万古霉素：①500mg（50万U）；②1000mg（100万U） 盐酸万古霉素胶囊：①125mg（12.5万U）；②250mg（25万U）

续 表

用法与用量	1. 成人：口服给药，难辨梭状芽胞杆菌引起的假膜性结肠炎，经甲硝唑治疗无效者一次125~500mg，每6小时1次，治疗5~10日，每日剂量不宜超过4g；静脉滴注，通常用盐酸万古霉素每天2g（效价），可分为每6小时500mg或每12小时1g，每次静滴在60分钟以上，可根据年龄、体重、症状适量增减。老年人每12小时500mg或每24小时1g，每次静滴在60分钟以上 2. 儿童：口服给药，肠道感染一次10mg/kg，每6小时1次，治疗5~10日。静脉滴注，一次10mg/kg，每6小时1次；或一次20mg/kg，每12小时1次
注意事项	1. 听力减退或有耳聋病史者慎用 2. 不宜肌内注射，静脉滴注时尽量避免药液外漏，且应经常更换注射部位，滴速不宜过快 3. 在治疗过程中应监测血药浓度 4. 治疗葡萄球菌性心内膜炎，疗程应不少于4周
禁忌	对万古霉素过敏者，严重肝、肾功能不全者，孕妇及哺乳期妇女禁用
不良反应	休克、过敏样症状、急性肾功能不全等
特殊人群用药	肝、肾功能不全患者：严重肝、肾功能不全者禁用 儿童：儿童（尤其是低体重出生儿、新生儿）应监测血药浓度，慎重给药 老年人：老年患者确有指征使用时必须调整剂量或调整用药间隔 妊娠与哺乳期妇女：应充分权衡利弊
药典	USP、Eur. P.、Jpn. P.
国家处方集	CNF
医保目录	【保（乙）】
基本药物目录	
其他推荐依据	
■ 药品名称	**去甲万古霉素 Norvancomycin**
抗菌谱与适应证	1. 可用于对青霉素过敏的肠球菌、棒状杆菌属心内膜炎患者的治疗 2. 可用于对青霉素类或头孢菌素类药过敏，或经上述抗生素治疗无效的严重葡萄球菌所致心内膜炎、骨髓炎、肺炎、败血症或软组织感染患者的治疗 3. 可用于治疗血液透析患者发生葡萄球菌属所致动静脉分流感染
制剂与规格	注射用盐酸去甲万古霉素：①400mg（40万U）；②800mg（80万U）
用法与用量	1. 成人：静脉滴注一日800~1600mg，分2~3次给药 2. 肾功能减退者需减少维持剂量。可延长给药间期，每次剂量不变，或减少每次剂量，给药间期不变； 3. 儿童：静脉滴注一日16~24mg/kg，一次或分次给药
注意事项	1. 听力减退或有耳聋病史者慎用 2. 不可肌内注射或静脉注射 3. 治疗期间应定期检查听力、尿液中蛋白、管型、细胞数及测定尿相对密度等
禁忌	对万古霉素类抗生素过敏者禁用
不良反应	可出现皮疹、恶心、静脉炎等；可引致耳鸣、听力减退，肾功能损害等

续　表

特殊人群用药	肝、肾功能不全患者：肾功能不全患者慎用，如有应用指征时需在治疗药物浓度监测下，根据肾功能减退程度减量应用 儿童：新生儿、婴幼儿用药必须充分权衡利弊 老年人：用于老年患者有引起耳毒性与肾毒性的危险（听力减退或丧失）。老年患者即使肾功能测定在正常范围内，使用时应采用较小治疗剂量 妊娠与哺乳期妇女：妊娠期患者避免应用；哺乳期妇女慎用
药典	Chin. P.
国家处方集	CNF
医保目录	【保（乙）】
基本药物目录	
其他推荐依据	
■ 药品名称	替考拉宁　Teicoplanin
抗菌谱与适应证	1. 用于治疗严重的革兰阳性菌感染，尤其是不能用青霉素类及头孢菌素类抗生素治疗或用上述抗生素治疗失败的严重葡萄球菌感染，或对其他抗生素耐药的葡萄球菌感染。皮肤和软组织感染、泌尿道感染、呼吸道感染、骨和关节感染、败血症、心内膜炎及持续不卧床腹膜透析相关性腹膜炎 2. 作为万古霉素和甲硝唑的替代药
制剂与规格	注射用替考拉宁：200mg
用法与用量	1. 成人肌内、静脉滴注或静脉注射：中度感染，负荷量为第 1 日单次给药 400mg；维持量为一次 200mg，一日 1 次；严重感染，负荷量为一次 400mg，每 12 小时 1 次，共给药 3 次；维持量为一次 400mg，一日 1 次；严重烧伤感染或金黄色葡萄球菌心内膜炎，维持量可能需达一日 12mg/kg 2. 儿童肌内、静脉滴注或静脉注射：中度感染，推荐前 3 次剂量为 10mg/kg，每 12 小时 1 次，随后剂量为 6mg/kg，一日 1 次；严重感染和中性粒细胞减少的患儿（2 个月以上），推荐前 3 次剂量为 10mg/kg，每 12 小时 1 次，随后维持量为一次 10mg/kg，一日 1 次；严重感染和中性粒细胞减少的新生儿，第 1 日的推荐剂量为 16mg/kg，只用 1 剂；以后维持剂量为一次 8mg/kg，一日 1 次
注意事项	治疗期间定期做血液及肝、肾功能的检查
禁忌	对本药过敏者，对万古霉素、去甲万古霉素等糖肽类抗生素过敏者禁用
不良反应	局部反应可见注射部位疼痛、血栓性静脉炎；过敏反应可见皮疹、瘙痒、支气管痉挛、药物热等；胃肠道反应可见恶心、呕吐、腹泻等；神经系统反应可见头痛、嗜睡等
特殊人群用药	肝、肾功能不全患者：肾功能不全患者慎用 儿童：可用于 2 个月以上儿童的革兰阳性菌感染 老年人：除非有肾损害，否则老年患者无需调整剂量 妊娠与哺乳期妇女：本药一般不应用于妊娠期或可能妊娠的妇女，除非权衡利弊后必须使用；建议哺乳期妇女用药时暂停哺乳
药典	Jpn. P.
国家处方集	CNF

续 表

医保目录	【保（乙）】
基本药物目录	
其他推荐依据	
■ 药品名称	黏菌素 Colistin
抗菌谱与适应证	用于肠道手术前准备，用于大肠埃希菌性肠炎和对其他药物耐药的菌痢
制剂与规格	硫酸黏菌素片：①50 万 U；②100 万 U；③300 万 U 硫酸黏菌素颗粒：1g∶100 万 U 注射用黏菌素：50mg
用法与用量	1. 成人：口服一日（100~150）万 U，分 2~3 次服用；肌内注射或静脉滴注，一日（100~150）万 U 2. 儿童：口服一日（2~3）万 U/kg，分 2~3 次服用。肌内注射或静脉滴注一日（2~3）万 U/kg
注意事项	不宜与其他肾毒性药物合用
禁忌	对黏菌素过敏者禁用
不良反应	食欲减退、恶心和呕吐等胃肠道反应和皮疹、瘙痒等过敏反应
特殊人群用药	肝、肾功能不全患者：肾功能不全患者慎用 妊娠与哺乳期妇女：孕妇用药应权衡利弊，妊娠安全性分级为 B 级
药典	USP、Eur. P.、Chin. P.、Jpn. P.
国家处方集	CNF
医保目录	
基本药物目录	
其他推荐依据	

第十二节　其他抗菌药

■ 药品名称	呋喃妥因 Nitrofurantoin
抗菌谱与适应证	1. 用于治疗敏感菌如大肠埃希菌、肠球菌属以及克雷伯菌属、肠杆菌属所致的急性单纯性下尿路感染 2. 也可用于尿路感染的预防
制剂与规格	呋喃妥因片：50mg 呋喃妥因肠溶胶囊：50mg 呋喃妥因栓：①50mg；②100mg

续　表

用法与用量	口服给药。①成人：尿路感染，一次 50～100mg，一日 3～4 次；单纯性下尿路感染用低剂量，疗程不低于 1 周，或用至尿培养阴性后至少 3 日，不宜超过 14 日；预防尿路感染，对尿路感染反复发作者，可一日 50～100mg 作预防应用，临睡前服用。②儿童：尿路感染，1 个月以上儿童，一日 5～7mg/kg，分 4 次服；疗程不低于 1 周，或用至尿培养阴性后至少 3 日；预防尿路感染，一日 1mg/kg，临睡前服用
注意事项	1. 宜与食物同服，以减少对胃肠道的刺激 2. 疗程至少 7 日，或继续用药至尿液中细菌清除 3 日以上 3. 葡萄糖-6-磷酸脱氢酶缺乏症患者、周围神经病变者、肺部疾病患者慎用
禁忌	新生儿、孕妇、哺乳期妇女、肾功能减退及对硝基呋喃类药过敏者禁用
不良反应	常见恶心、呕吐、食欲减退和腹泻；少见药物热、皮疹、粒细胞减少等变态反应；偶见头痛、头晕、嗜睡、肌痛等
特殊人群用药	肝、肾功能不全患者：肾功能减退者禁用 儿童：新生儿禁用 老年人：慎用，必须使用时宜根据肾功能调整给药剂量。老年患者的前列腺感染不宜使用本药 妊娠与哺乳期妇女：孕妇不宜应用，妊娠晚期妇女禁用，妊娠安全性分级为 B 级；哺乳期妇女用药期间应暂停哺乳
药典	Eur. P.、Chin. P.
国家处方集	CNF
医保目录	【保（甲）】
基本药物目录	【基】
其他推荐依据	
■ 药品名称	**呋喃唑酮　Furazolidone**
抗菌谱与适应证	主要用于治疗细菌性痢疾、肠炎、霍乱。也可用于治疗伤寒、副伤寒、梨形鞭毛虫病和阴道滴虫病。还可与制酸剂等药物合用于治疗幽门螺杆菌所致的胃窦炎
制剂与规格	呋喃唑酮片：①10mg；②30mg；③100mg
用法与用量	口服给药：肠道感染疗程为 5～7 日，梨形鞭毛虫病疗程为 7～10 日。成人一次 100mg，一日 3～4 次；儿童一日 5～10mg/kg，分 4 次服用
注意事项	1. 不宜用于溃疡病或支气管哮喘患者 2. 用药期间和停药后 5 日内禁止饮酒 3. 葡萄糖-6-磷酸脱氢酶缺乏症患者、溃疡病患者、支气管哮喘患者慎用
禁忌	对本药或其他硝基呋喃类药过敏者、新生儿、哺乳妇女禁用
不良反应	主要有恶心、呕吐、腹泻、头痛、头晕、药物热、皮疹、肛门瘙痒、哮喘、直立性低血压、低血糖、肺浸润等，偶可出现溶血性贫血、黄疸及多发性神经炎
特殊人群用药	肝、肾功能不全患者：肾功能不全者慎用 儿童：新生儿禁用 妊娠与哺乳期妇女：妊娠安全性分级为 C 级；哺乳期妇女禁用

续 表

药典	USP、BP、Fr. P.
国家处方集	CNF
医保目录	【保（甲）】
基本药物目录	
其他推荐依据	
■ 药品名称	**甲硝唑 Metronidazole**
抗菌谱与适应证	1. 用于治疗阴道滴虫病 2. 可用于治疗肠道及组织内阿米巴病 3. 可用于治疗小袋虫病和皮肤利什曼病、麦地那龙线虫感染、贾第虫病等 4. 适用于治疗各种厌氧菌感染
制剂与规格	甲硝唑注射液：①20ml：100mg；②100ml：200mg；③100ml：500mg；④250ml：500mg；⑤250ml：1250mg 甲硝唑葡萄糖注射液：250ml（甲硝唑 0. 5g、葡萄糖 12. 5g） 甲硝唑片：0. 2g 甲硝唑胶囊：0. 2g 甲硝唑阴道泡腾片：0. 5g 甲硝唑栓：①0. 5g；②1g 甲硝唑口含片：①2. 5mg；②3mg
用法与用量	1. 成人口服给药：滴虫病，一次 0. 2g，一日 4 次，疗程 7 日，可同时使用栓剂。厌氧菌感染，一次 0. 5g，一日 3 次，疗程不低于 7 日。一日最大剂量不宜超过 4g 2. 成人静脉滴注：厌氧菌感染，首次剂量为 15mg/kg，继以 7. 5mg/kg 维持，一次最大剂量不超过 1g，每 6~8 小时 1 次，疗程不低于 7 日 3. 成人阴道栓剂：用于滴虫病，每晚 0. 5g 置入阴道内，连用 7~10 日 4. 儿童口服给药：滴虫病，一日 15~25mg/kg，分 3 次给药，服用 7~10 日。厌氧菌感染，一日 20~50mg/kg 5. 儿童静脉滴注剂量同成人
注意事项	1. 出现运动失调或其他中枢神经系统症状时应停药 2. 用药期间应戒酒，饮酒后出现腹痛、呕吐、头痛等症状
禁忌	对本药或其他硝基咪唑类药物过敏或有过敏史者、活动性中枢神经系统疾病者、血液病者、孕妇及哺乳期妇女禁用
不良反应	1. 消化系统：恶心、呕吐、食欲缺乏、腹部绞痛，一般不影响治疗 2. 神经系统：头痛、眩晕，偶有感觉异常、肢体麻木、共济失调、多发性神经炎等，大剂量可致抽搐 3. 少数病例发生荨麻疹、潮红、瘙痒、膀胱炎、排尿困难、口中金属味及白细胞减少等，均属可逆性，停药后自行恢复
特殊人群用药	肝、肾功能不全患者：肝功能不全患者慎用 老年人：应注意监测血药浓度并调整剂量 妊娠与哺乳期妇女：禁用，妊娠安全性分级为 B 级
药典	USP、Eur. P.、Chin. P.

续 表

国家处方集	CNF
医保目录	【保（甲/乙）】
基本药物目录	【基】
其他推荐依据	
■ 药品名称	**替硝唑 Tinidazole**
抗菌谱与适应证	1. 用于治疗多种厌氧菌感染，如败血症、骨髓炎、腹腔感染、盆腔感染、鼻窦炎、支气管感染、肺炎、皮肤蜂窝织炎、口腔感染及术后伤口感染 2. 用于结肠或直肠手术、妇产科手术及口腔手术的术前预防用药 3. 也可用于肠道及肠道外阿米巴病、阴道滴虫病、贾第虫病的治疗 4. 还可作为甲硝唑的替代药，用于治疗幽门螺杆菌所致的胃窦炎及消化性溃疡
制剂与规格	替硝唑片：0.5g 替硝唑注射液：①100ml：0.4g；②200ml：0.8g 替硝唑葡萄糖注射液：①100ml：0.2g；②100ml：0.4g；③200ml：0.4g 替硝唑栓：0.2g
用法与用量	成人：口服给药：厌氧菌感染，常用量为一次1g，一日1次，首剂加倍，疗程多为5~6日，口腔感染时疗程3日；外科预防用药，一次2g，术前12小时单次服用。阴道滴虫病、贾第虫病，一次2g，单次服用。必要时3~5日可重复1次。滴虫感染时也可一次1g，一日1次，首剂加倍，连服3日。静脉滴注：厌氧菌感染，一次0.8g，一日1次。疗程为5~6日。外科预防用药，总量为1.6g，分1~2次给药，第一次于术前2小时，第二次于术中或术后12~24小时内给药。阴道给药：一次0.2g，一日2次
注意事项	1. 如疗程中发生中枢神经系统不良反应，应及时停药 2. 用药期间不应饮用含乙醇的饮料，因可引起体内乙醇蓄积，干扰乙醇的氧化过程，导致双硫仑样反应，患者可出现腹部痉挛、恶心、呕吐、头痛、面部潮红等 3. 念珠菌感染者应用本品，其症状会加重，需同时抗真菌治疗 4. 治疗阴道滴虫病时，需同时治疗其性伴侣
禁忌	1. 对替硝唑或吡咯类药物过敏患者 2. 有活动性中枢神经疾病和血液病者
不良反应	1. 不良反应少见而轻微，主要为恶心、呕吐、上腹痛、食欲下降及口腔金属味，可有头痛、眩晕、皮肤瘙痒、皮疹、便秘及全身不适 2. 高剂量时也可引起癫痫发作和周围神经病变
特殊人群用药	肝、肾功能不全患者：肝功能不全者慎用 儿童：12岁以下禁用 老年人：用药时应注意监测血药浓度并调整剂量 妊娠与哺乳期妇女：妊娠早期禁用本药，妊娠中、晚期应充分权衡利弊后谨慎使用。FDA妊娠安全性分级为C级。哺乳妇女暂停哺乳，治疗结束3日后方可重新哺乳
药典	USP、Eur. P.、Chin. P.
国家处方集	CNF
医保目录	【保（甲/乙）】

续 表

基本药物目录	【基】
其他推荐依据	
■ 药品名称	奥硝唑 Ornidazole
抗菌谱与适应证	1. 用于由厌氧菌感染引起的多种疾病 2. 用于男女泌尿生殖道毛滴虫、贾第鞭毛虫感染引起的疾病（如阴道滴虫病） 3. 用于肠、肝阿米巴病（如阿米巴痢疾、阿米巴肝脓肿） 4. 用于手术前预防感染和手术后厌氧菌感染的治疗 5. 阴道栓用于细菌性阴道病、滴虫性阴道炎
制剂与规格	奥硝唑注射液：5ml：500mg 注射用奥硝唑：250mg 奥硝唑氯化钠注射液：100ml（奥硝唑 250mg、氯化钠 825mg） 奥硝唑葡萄糖注射液：100ml（奥硝唑 500mg、葡萄糖 5g）
用法与用量	成人：静脉滴注：①厌氧菌感染：手术前后预防感染，术前 1~2 小时滴注 1000mg，术后 12 小时滴注 500mg，术后 24 小时滴注 500mg。治疗厌氧菌引起的感染，初始剂量为 500~1000mg。然后每 12 小时滴注 500mg，连用 3~6 日。②治疗严重阿米巴病：初始剂量为500~1000mg，以后每 12 小时滴注 500mg，连用 3~6 日。阴道给药：一次 500mg，每晚 1 次，连续 5~7 日。儿童：静脉滴注，一日 20~30mg/kg，每 12 小时滴注 1 次，时间为 30 分钟
注意事项	中枢神经系统疾病患者、肝脏疾病患者、多毛性硬化症患者、酗酒者慎用
禁忌	对本药或其他硝基咪唑类药物过敏者、各种器官硬化症、造血功能低下、慢性酒精中毒患者、有脑和脊髓病变的患者禁用
不良反应	1. 消化系统：胃部不适、胃痛、口腔异味 2. 神经系统：头痛及困倦、眩晕、颤抖、运动失调、周围神经病、癫痫发作、痉挛等 3. 过敏反应：皮疹、瘙痒等 4. 局部反应：刺感、疼痛等
特殊人群用药	儿童：慎用，建议 3 岁以下儿童不用 妊娠与哺乳期妇女：建议孕妇（特别是妊娠早期）、哺乳期妇女慎用本药
药典	USP、Eur. P.、Chin. P.
国家处方集	CNF
医保目录	【保（乙）】
基本药物目录	
其他推荐依据	
■ 药品名称	磷霉素 Fosfomycin
抗菌谱与适应证	1. 口服制剂适用于治疗敏感菌所致的单纯性下尿路感染、肠道感染（包括细菌性痢疾）、呼吸道感染、皮肤软组织感染、眼科感染及妇科感染等 2. 注射制剂适用于治疗敏感菌所致的呼吸道感染、尿路感染、皮肤软组织感染等。也可与其他抗菌药联合用于治疗敏感菌所致的严重感染（如败血症、腹膜炎、骨髓炎等）

续　表

制剂与规格	磷霉素钙片：①0.1g；②0.2g；③0.5g 磷霉素钙胶囊：0.1g 磷霉素钙颗粒：0.5g 注射用磷霉素钠：①1.0g；②2.0g；③4.0g
用法与用量	成人：口服给药，治疗尿路感染等轻症感染，一日2~4g，分3~4次服用。静脉给药，治疗中度或重度系统感染，一日4~12g，严重感染可增至16g，分2~3次静脉滴注或缓慢静脉推注。肌内注射，一日2~8g，分3~4次肌内注射。儿童：口服给药，一日0.05~0.1g/kg，分3~4次服用。静脉滴注，一日0.1~0.3g/kg，分2~3次静脉滴注。肌内注射，一日0.05~0.2g/kg，分3~4次肌内注射
注意事项	1. 静脉滴注速度宜缓慢，静脉滴注时间1~2小时 2. 应用较大剂量时应监测肝功能
禁忌	对磷霉素过敏者、妊娠及哺乳期妇女、5岁以下儿童
不良反应	主要有恶心、食欲减退、腹部不适、稀便或轻度腹泻；偶见皮疹，嗜酸性粒细胞增多，红细胞、血小板、白细胞减少，头晕、头痛等反应；注射部位静脉炎等
特殊人群用药	肝、肾功能不全者：肝、肾功能减退者慎用 儿童：5岁以上儿童应减量及慎用 老年人：应酌减剂量并慎用 妊娠与哺乳期妇女：建可透过胎盘屏障，迅速进入胎儿循环，但对胎儿的影响尚无足够和严密的对照观察，妊娠安全性分级为B级；哺乳期妇女应避免使用，必须用药时应暂停哺乳
药典	Eur. P.、Chin. P.、Jpn. P.
国家处方集	CNF
医保目录	【保（甲/乙）】
基本药物目录	【基】
其他推荐依据	
■ 药品名称	夫西地酸　Fusidic Acid
抗菌谱与适应证	1. 用于敏感菌所致的骨髓炎或皮肤、软组织感染 2. 用于其他抗生素治疗失败的深部感染，如败血症、肺炎、心内膜炎等
制剂与规格	夫西地酸片：250mg 注射用夫西地酸：①0.125g；②0.5g 夫西地酸混悬液：5ml：250mg 夫西地酸乳膏：15g：0.3g
用法与用量	口服给药：成人：一次500mg，一日3次；重症加倍。对1岁以下患儿：一日50mg/kg，分3次给药。对1~5岁患儿：一次250mg，一日3次。对5~12岁患儿：用法与用量同成人 局部给药：一日2~3次，涂于患处，疗程为7日。治疗疖疮时可根据病情需要延长疗程 静脉注射：成人一次500mg，一日3次；儿童及婴儿一日按体重20mg/kg，分3次给药
注意事项	1. 早产儿、黄疸、酸中毒及严重病弱的新生儿使用时需留意有无胆红素脑病症状 2. 静脉注射时不能与卡那霉素、庆大霉素、万古霉素、头孢噻啶或阿莫西林混合；亦不可与全血、氨基酸溶液或含钙溶液混合

续 表

禁忌	对夫西地酸过敏者禁用；妊娠初始3个月内禁用
不良反应	静脉滴注可能导致血栓性静脉炎和静脉痉挛等
特殊人群用药	肝、肾功能不全者：肝功能不全者慎用 儿童：早产儿、严重病弱的新生儿使用时需留意有无胆红素脑病症状 妊娠与哺乳期妇女：在动物实验中有致胎仔畸形的报道，但目前尚无临床对照研究；可经皮肤吸收，哺乳期妇女禁止局部用于乳房部位的皮肤感染
药典	Eur. P.
国家处方集	CNF
医保目录	【保（乙）】
基本药物目录	
其他推荐依据	
■ 药品名称	利奈唑胺 Linezolid
抗菌谱与适应证	1. 用于由肺炎链球菌（包括多重耐药株）或金黄色葡萄球菌（甲氧西林敏感株）引起的社区获得性肺炎 2. 用于由肺炎链球菌（包括多重耐药株）或金黄色葡萄球菌（甲氧西林敏感和耐药株）引起的医院内获得性肺炎 3. 用于由金黄色葡萄球菌、化脓性链球菌或无乳链球菌引起的复杂性皮肤和皮肤组织感染 4. 用于由金黄色葡萄球菌或化脓性链球菌引起的非复杂性皮肤和皮肤组织感染 5. 用于耐万古霉素的粪肠球菌感染
制剂与规格	利奈唑胺注射液：①100ml：200mg；②300ml：600mg 利奈唑胺片：①200mg；②600mg 利奈唑胺口服混悬液：5ml：100mg
用法与用量	口服或静脉滴注。①复杂性皮肤或皮肤软组织感染、社区获得性肺炎，包括伴发的菌血症、院内获得性肺炎、甲氧西林耐药金葡菌感染：成人和青少年（12岁及以上）每12小时，600mg。儿童患者（出生至11岁）每8小时，10mg/kg。②万古霉素耐药的屎肠球菌感染，包括伴发的菌血症，成人和青少年（12岁及以上）每8小时，10mg/kg。儿童患者（出生至11岁）每8小时，10mg/kg。③非复杂性皮肤和皮肤软组织感染，成人每12小时口服400mg，青少年每12小时口服600mg；<5岁，每8小时，10mg/kg口服；5~11岁，每12小时，10mg/kg口服
注意事项	有骨髓抑制病史者、苯丙酮尿症患者、类癌综合征患者、未控制的高血压患者、嗜铬细胞瘤患者、未治疗的甲状腺功能亢进患者慎用
禁忌	对本药过敏者禁用
不良反应	常见失眠、头晕、头痛、腹泻、恶心、呕吐、便秘、皮疹、瘙痒、发热、口腔念珠菌病、阴道念珠菌病、真菌感染等
特殊人群用药	肝、肾功能不全者：肾功能不全者慎用 儿童：不推荐本品经验性用于儿童患者的中枢神经系统感染 妊娠与哺乳期妇女：孕妇慎用，妊娠安全性分级为C级；哺乳期妇女慎用
药典	

续　表

国家处方集	CNF
医保目录	【保（乙）】
基本药物目录	
其他推荐依据	
■ 药品名称	小檗碱　Berberine
抗菌谱与适应证	主要用于治疗敏感病原菌所致的胃肠炎、细菌性痢疾等胃肠道感染
制剂与规格	盐酸小檗碱片：①50mg；②100mg
用法与用量	成人：口服，胃肠道感染，一次0.1~0.3g，一日3次
注意事项	本品静脉注射后可发生严重溶血性贫血和循环障碍，严格禁止静脉给药
禁忌	对本药过敏者禁用；溶血性贫血患者禁用；对葡萄糖-6-磷酸脱氢酶缺乏儿童禁用
不良反应	口服给药时有令人不快的鱼腥味，也偶见皮疹等过敏反应症状，但停药后可自行消退；静脉给药时有出现呼吸困难、过敏性休克的报道
特殊人群用药	妊娠与哺乳期妇女：慎用
药典	Chin. P.、Jpn. P.
国家处方集	CNF
医保目录	【保（甲）】
基本药物目录	【基】
其他推荐依据	
■ 药品名称	利福昔明　Rifaximin
抗菌谱与适应证	治疗由敏感菌所致的肠道感染，包括急慢性肠道感染、腹泻综合征、夏季腹泻、旅行者腹泻和小肠结肠炎等
制剂与规格	利福昔明胶囊：100mg
用法与用量	口服给药。①成人：一次200mg，一日3~4次；②儿童：6~12岁，一次100~200mg，一日4次；12岁以上儿童，剂量同成人。一般连续用药不宜超过7日
注意事项	长期大剂量用药或肠黏膜受损时，会有极少量（<1%）被吸收，导致尿液呈粉红色
禁忌	对本药或其他利福霉素类药过敏者、肠梗阻者、严重的肠道溃疡性病变者禁用
不良反应	常见恶心、呕吐、腹胀、腹痛；少见荨麻疹、足部水肿等
特殊人群用药	儿童：连续服用本药不能超过7日；6岁以下儿童不要服用本药 妊娠与哺乳期妇女：妊娠期妇女需权衡利弊后用药；哺乳期妇女可在有适当医疗监测的情况下服用本药
药典	USP、Eur. P.、Chin. P.、Jpn. P.
国家处方集	CNF

续 表

医保目录	【保（乙）】
基本药物目录	
其他推荐依据	

第十三节　磺胺类与甲氧苄啶

■ 药品名称	磺胺甲噁唑　Sulfamethoxazole
抗菌谱与适应证	1. 治疗敏感菌所致的急性单纯性尿路感染 2. 与甲氧苄啶联用，治疗对其敏感的流感杆菌、肺炎链球菌和其他链球菌所致的中耳炎 3. 与乙胺嘧啶联用，治疗鼠弓形虫引起的弓形虫病 4. 治疗星形奴卡菌病 5. 作为治疗沙眼衣原体所致宫颈炎、尿道炎、新生儿包含体结膜炎的次选药物 6. 作为治疗杜克雷嗜血杆菌所致软下疳的可选药物 7. 预防敏感脑膜炎球菌所致的流行性脑脊髓膜炎 8. 作为对氯喹耐药的恶性疟疾治疗的辅助用药
制剂与规格	磺胺甲噁唑片：0.5g 复方磺胺甲噁唑片：磺胺甲噁唑 0.4g 和甲氧苄啶 80mg
用法与用量	口服给药 1. 成人：一般感染，首次剂量为 2g，以后一日 2g，分 2 次服用。治疗尿路感染时疗程至少为 7~10 日 2. 肾功能不全患者用量应调整为常用量的 1/2 3. 儿童：2 个月以上患儿的一般感染，首次剂量为 50~60mg/kg（总量不超过 2g），以后一日 50~60mg/kg，分 2 次服用
注意事项	1. 葡萄糖-6-磷酸脱氢酶缺乏者、血卟啉病患者、艾滋病患者、休克患者慎用 2. 治疗中须注意检查：全血象，尿液，肝、肾功能
禁忌	对磺胺类药过敏者、巨幼红细胞性贫血患者、孕妇、哺乳期妇女、小于 2 个月的婴儿和重度肝肾功能损害者禁用
不良反应	过敏反应较为常见，可表现为药疹、剥脱性皮炎等；中性粒细胞减少或缺乏症、血小板减少症及再生障碍性贫血等
特殊人群用药	肝、肾功能不全患者：肝、肾功能损害者慎用 儿童：2 个月以下婴儿禁用 老年人：慎用 妊娠与哺乳期妇女：妊娠安全性分级为 C 级，孕妇、哺乳妇女禁用
药典	USP、Eur. P.、Chin. P.、Jpn. P.
国家处方集	CNF
医保目录	【保（甲）】

续　表

基本药物目录	【基】
其他推荐依据	
■ 药品名称	磺胺嘧啶　Sulfadiazine
抗菌谱与适应证	1. 用于预防、治疗敏感脑膜炎球菌所致的流行性脑膜炎 2. 用于治疗敏感菌所致的急性支气管炎、轻症肺炎、中耳炎及皮肤软组织等感染 3. 用于治疗星形诺卡菌病 4. 作为治疗沙眼衣原体所致宫颈炎和尿道炎的次选药物 5. 作为治疗由沙眼衣原体所致的新生儿包含体结膜炎的次选药物 6. 可作为对氯喹耐药的恶性疟疾治疗的辅助用药 7. 与乙胺嘧啶联合用药治疗鼠弓形虫引起的弓形虫病
制剂与规格	磺胺嘧啶片：0.5g 注射用磺胺嘧啶钠：①0.4g；②1g 磺胺嘧啶混悬液：10%（g/ml）
用法与用量	成人：①口服给药：一般感染，首剂量为2g，以后一次1g，一日2次。治疗流行性脑膜炎，首次量为2g，维持量一次1g，一日4次。②静脉给药：一般感染，一次1~1.5g，一日3次。治疗流行性脑膜炎，首剂量为50mg/kg，维持量一日100mg/kg，分3~4次静脉滴注或缓慢静脉注射。儿童：①口服给药：2个月以上婴儿及儿童的一般感染，首次剂量为50~60mg/kg（总量不超过2g），以后一次25~30mg/kg，一日2次。②静脉给药：一般感染，一日50~75mg/kg，分2次静脉滴注或缓慢静脉注射。流行性脑膜炎，一日100~150mg/kg，分3~4次静脉滴注或缓慢静脉注射
注意事项	葡萄糖-6-磷酸脱氢酶缺乏者、血卟啉病患者、艾滋病患者、休克患者慎用
禁忌	对本药或其他磺胺类药过敏者、严重肝肾功能不全者、孕妇、哺乳期妇女、小于2个月的婴儿禁用
不良反应	过敏反应较为常见，可表现为药疹、剥脱性皮炎等；中性粒细胞减少或缺乏症、血小板减少症及再生障碍性贫血等；溶血性贫血及血红蛋白尿；高胆红素血症和新生儿胆红素脑病
特殊人群用药	肝、肾功能不全患者：轻、中度肝肾功能损害者慎用 儿童：2个月以下婴儿禁用 老年人：慎用 妊娠与哺乳期妇女：孕妇、哺乳妇女禁用，妊娠安全性分级为B级（妊娠早、中期）、D级（妊娠晚期）
药典	USP、Eur. P.、Chin. P.
国家处方集	CNF
医保目录	【保（甲）】
基本药物目录	【基】
其他推荐依据	

续 表

■ 药品名称	甲氧苄啶 Trimethoprim
抗菌谱与适应证	1. 可单独用于治疗敏感菌所致的急性单纯性尿路感染和细菌性前列腺炎 2. 与磺胺甲噁唑或磺胺嘧啶联用，可用于治疗敏感菌所致的败血症、脑膜炎、中耳炎、肺部感染、急慢性支气管炎、菌痢、尿路感染、肾盂肾炎、肠炎、伤寒等 3. 与磺胺-2, 6-二甲氧嘧啶联用，还可用于治疗对氯喹耐药的疟疾
制剂与规格	甲氧苄啶片：100mg 甲氧苄啶颗粒：1g∶50mg
用法与用量	口服给药。①成人：治疗急性单纯性尿路感染，一次 0. 1g，每 12 小时 1 次；或一次 0. 2g，每 12 小时 1 次。疗程为 7~10 日。预防尿路感染，一次 0. 1g，一日 1 次。②肾功能不全者根据肌酐清除率调整剂量。肌酐清除率<15ml/min，不宜使用。③儿童：对 6 个月至 5 岁患儿，甲氧苄啶颗粒一次 1g（含甲氧苄啶 50mg）；一日 2 次；对 6~12 岁患儿，甲氧苄啶颗粒一次 2g（含甲氧苄啶 100mg）；一日 2 次
注意事项	1. 由于叶酸缺乏的巨幼细胞贫血或其他血液系统疾病患者慎用 2. 用药期间应定期进行周围血象检查
禁忌	对本药过敏者、早产儿、新生儿、严重肝肾疾病患者、严重血液病患者禁用
不良反应	可出现白细胞减少，血小板减少或高铁血红蛋白性贫血等；过敏反应：可发生瘙痒、皮疹，偶可呈严重的渗出性多形红斑；恶心、呕吐、腹泻等胃肠道反应等
特殊人群用药	肝、肾功能不全患者：轻、中度肝肾功能损害者慎用 儿童：早产儿、新生儿、2 个月以下婴儿禁用 老年人：老年患者应减少用量 妊娠与哺乳期妇女：妊娠期间应权衡利弊后用药，妊娠安全性分级为 C 级；哺乳期妇女用药应权衡利弊
药典	USP、Eur. P.、Chin. P.
国家处方集	CNF
医保目录	【保（乙）】
基本药物目录	
其他推荐依据	

第十四节 氟喹诺酮类

■ 药品名称	吡哌酸 Pipemidic Acid
抗菌谱与适应证	用于治疗敏感菌所致的尿路感染及肠道感染
制剂与规格	吡哌酸片：①0. 25g；②0. 5g 吡哌酸胶囊：0. 25g

续　表

用法与用量	口服给药：成人一次 0.5g，一日总量 1~2g，疗程不宜超过 10 日
注意事项	1. 本品可与饮食同服，以减少胃肠道反应 2. 长期应用，宜定期监测血常规和肝、肾功能
	3. 有中枢神经系统疾病患者慎用
禁忌	禁用于对本品和萘啶酸过敏的患者；孕妇、哺乳期妇女禁用；18 岁以下小儿及青少年禁用
不良反应	主要为恶心、嗳气、上腹不适、食欲减退、稀便或便秘等胃肠道反应；皮疹或全身瘙痒少见，偶见眩晕、头痛等。停药后可自行恢复
特殊人群用药	肝、肾功能不全患者：严重肝、肾功能损害者慎用 儿童：婴幼儿及 18 岁以下青少年不宜使用 老年人：应减少用量 妊娠与哺乳期妇女：禁用
药典	USP、Chin. P.、Jpn. P.
国家处方集	CNF
医保目录	【保（甲）】
基本药物目录	
其他推荐依据	
■ 药品名称	**诺氟沙星　Norfloxacin**
抗菌谱与适应证	主要用于敏感菌所致的下列感染：泌尿生殖道感染，消化系统感染，呼吸道感染如急性支气管炎、慢性支气管炎急性发作、肺炎，急慢性肾盂肾炎，膀胱炎，伤寒等
制剂与规格	诺氟沙星片：100mg 诺氟沙星胶囊：100mg 诺氟沙星注射液：100ml：200mg 诺氟沙星葡萄糖注射液：100ml（诺氟沙星 200mg、葡萄糖 5g） 诺氟沙星栓：200mg 诺氟沙星药膜：20mg
用法与用量	成人口服给药：①一般用法：一次 100~200mg，一日 3~4 次；②下尿路感染：一次 400mg，一日 2 次；③复杂性尿路感染：剂量同上，疗程 10~21 日；④单纯性淋菌性尿道炎：单次 800~1200mg；⑤急、慢性前列腺炎：一次 400mg，一日 2 次，疗程 28 日；⑥一般肠道感染：一次300~400mg，一日 2 次，疗程 5~7 日。成人静脉滴注：一日 200mg，分 2 次，急性感染 7~14 日为一疗程，慢性感染 14~21 日为一疗程
注意事项	1. 不宜静脉注射，静脉滴注速度不宜过快 2. 本类药物可引起中、重度光敏反应，应避免过度暴露于阳光，发生后需停药 3. 有癫痫病史者、有胃溃疡史者、重症肌无力患者慎用
禁忌	对本药及其他喹诺酮类药过敏者、糖尿病患者、孕妇、哺乳期妇女、18 岁以下儿童禁用
不良反应	胃肠道反应较为常见，可表现为腹部不适或疼痛、腹泻、恶心或呕吐；中枢神经系统反应可有头晕、头痛、嗜睡或失眠；过敏反应有皮疹、皮肤瘙痒、面部潮红、胸闷等

续 表

特殊人群用药	肝、肾功能不全患者：肝、肾功能减退者慎用 儿童：不宜用于18岁以下患者。如感染由多重耐药菌引起者，细菌仅对喹诺酮类药呈敏感时，可在充分权衡利弊后应用 老年人：老年患者常有肾功能减退，因本品部分经肾排出，须减量应用 妊娠与哺乳期妇女：妊娠安全性分级为C级；哺乳期妇女应用时应停止哺乳
药典	USP、Eur. P.、Chin. P.、Jpn. P.
国家处方集	CNF
医保目录	【保（甲/乙）】
基本药物目录	【基】
其他推荐依据	
■ 药品名称	**氧氟沙星　Ofloxacin**
抗菌谱与适应证	用于敏感菌所致的下列感染： 1. 泌尿生殖系统感染，包括单纯性及复杂性尿路感染、细菌性前列腺炎、淋球菌尿道炎、宫颈炎（包括产酶株所致者）等 2. 呼吸系统感染，包括急性支气管炎、慢性支气管炎急性发作、肺炎及其他肺部感染等 3. 消化系统感染，包括胃肠道、胆道、腹腔的沙门菌属感染等 4. 骨、关节、皮肤软组织感染及败血症 5. 结核病，作为抗结核病的二线药物，多与异烟肼、利福平等合用
制剂与规格	氧氟沙星片：0.1g 氧氟沙星颗粒：0.1g 氧氟沙星注射液：100ml：200mg 氧氟沙星氯化钠注射液：100ml（氧氟沙星200mg、氯化钠900mg）
用法与用量	口服或静脉给药。成人： 1. 下呼吸道感染：一次300mg，一日2次，疗程7~14日 2. 急性单纯性下尿路感染：一次200mg，一日2次，疗程5~7日 3. 复杂性尿路感染：一次200mg，一日2次，疗程10~14日。缓释片，一次400mg，一日1次，疗程10日 4. 细菌性前列腺炎：一次300mg，一日2次，疗程6周 5. 衣原体宫颈炎或尿道炎：一次300mg，一日2次，疗程7~14日 6. 单纯性淋病：单次口服400mg 7. 铜绿假单胞菌感染或重度感染：一次400mg，一日2次 8. 抗结核：一日300mg，一日1次
注意事项	患有中枢神经系统疾病者（如癫痫、脑动脉硬化者）慎用
禁忌	对本药及其他喹诺酮类药过敏者、妊娠期及哺乳期妇女、18岁以下儿童禁用
不良反应	胃肠道反应较为常见，可表现为腹部不适或疼痛、腹泻、恶心或呕吐；中枢神经系统反应可有头晕、头痛、嗜睡或失眠；过敏反应有皮疹、皮肤瘙痒、面部潮红、胸闷等
特殊人群用药	肝、肾功能不全患者：严重肝功能减退者、严重肾功能不全者慎用 儿童：18岁以下患者用药的安全性尚未确立，不宜使用 老年人：老年患者多有肾功能减退，应减量给药

续 表

	妊娠与哺乳期妇女：妊娠安全性分级为C级；哺乳期妇女全身用药时，应暂停哺乳
药典	USP、Eur. P.、Chin. P.、Jpn. P.
国家处方集	CNF
医保目录	【保（甲/乙）】
基本药物目录	
其他推荐依据	
■ 药品名称	**环丙沙星 Ciprofloxacin**
抗菌谱与适应证	可用于敏感菌所致的下列感染： 1. 泌尿生殖系统感染：包括单纯性或复杂性尿路感染、细菌性前列腺炎、淋球菌尿道炎、肾盂肾炎、宫颈炎（包括产酶株所致者）等 2. 呼吸系统感染：包括扁桃体炎、咽炎、急性支气管炎及肺部感染等 3. 消化系统感染：包括胃肠道感染、胆囊炎、肛周脓肿等 4. 其他：还可用于骨关节感染、皮肤软组织感染及败血症等
制剂与规格	盐酸环丙沙星片：0.25g 盐酸环丙沙星胶囊：0.25g 乳酸环丙沙星注射液：①100ml：0.1g；②100ml：0.2g；③250ml：0.25g 注射用乳酸环丙沙星：0.2g 盐酸环丙沙星栓：0.2g 乳酸环丙沙星阴道泡腾片：0.1g
用法与用量	成人：口服，①常用量：一日0.5~1.5g，分2~3次口服；②骨、关节感染：一日1~1.5g，分2~3次服，疗程不低于4~6周；③肺炎、皮肤软组织感染：一日1~1.5g，分2~3次服，疗程7~14日；④肠道感染：一日1g，分2次服，疗程5~7日；⑤伤寒：一日1.5g，分2~3次服，疗程10~14日；⑥急性单纯性下尿路感染：一日0.5g，分2次服，疗程5~7日；复杂性尿路感染：一日1g，分2次服，疗程7~14日。静脉滴注，常用量：一次0.1~0.2g，每12小时1次。严重感染或铜绿假单胞菌感染可加大剂量至一次0.4g，一日2~3次
注意事项	1. 宜空腹服用 2. 患中枢神经系统疾病者（如癫痫、脑动脉硬化患者）慎用
禁忌	对环丙沙星及任何一种氟喹诺酮类药过敏的患者禁用；孕妇、哺乳期妇女及18岁以下者禁用
不良反应	胃肠道反应较为常见，可表现为腹部不适或疼痛、腹泻、恶心或呕吐；中枢神经系统反应可有头晕、头痛、嗜睡或失眠；过敏反应有皮疹、皮肤瘙痒、面部潮红、胸闷等
特殊人群用药	肝、肾功能不全患者：肝、肾功能不全患者慎用 儿童：18岁以下患者禁用 老年人：应减量给药 妊娠与哺乳期妇女：禁用
药典	USP、Eur. P.、Chin. P.
国家处方集	CNF
医保目录	【保（甲/乙）】

续 表

基本药物目录	【基】
其他推荐依据	
■ 药品名称	左氧氟沙星 Levofloxacin
抗菌谱与适应证	用于敏感细菌引起的下列中、重度感染：①呼吸系统感染；②泌尿系统感染；③生殖系统感染：急性前列腺炎、急性附睾炎、宫腔感染、子宫附件炎、盆腔炎（疑有厌氧菌感染时可合用甲硝唑）；④皮肤软组织感染；⑤肠道感染；⑥败血症、粒细胞减少及免疫功能低下患者的各种感染；⑦其他感染：乳腺炎、外伤、烧伤及手术后伤口感染、腹腔感染（必要时合用甲硝唑）、胆囊炎、胆管炎、骨与关节感染以及五官科感染等
制剂与规格	左氧氟沙星片：①0.1g；②0.2g；③0.5g 甲磺酸左氧氟沙星片：100mg 盐酸左氧氟沙星片：100mg 盐酸左氧氟沙星分散片：100mg 盐酸左氧氟沙星胶囊：0.1g 盐酸左氧氟沙星注射液：①2ml：0.1g；②2ml：0.2g；③3ml：0.3g；④100ml：0.1g；⑤100ml：0.2g；⑥100ml：0.3g 左氧氟沙星注射液：100ml 乳酸左氧氟沙星注射液：①100ml：100mg；②100ml：200mg 乳酸左氧氟沙星氯化钠注射液：100ml 甲磺酸左氧氟沙星注射液：100ml：200mg 甲磺酸左氧氟沙星氯化钠注射液：250ml：500mg 注射用盐酸左氧氟沙星：①100mg；②200mg
用法与用量	成人：口服，一日300~400mg，分2~3次服用，如感染较重或感染病原敏感性较差者剂量可增至一日600mg，分3次服用。①呼吸道感染：一次200mg，一日2次；或一次100mg，一日3次，疗程为7~14日；②急性单纯性下尿路感染：一次100mg，一日2次，疗程5~7日；③复杂性尿路感染：一次200mg，一日2次；或一次100mg，一日3次，疗程10~14日；④细菌性前列腺炎：一次200mg，一日2次，疗程6周。静脉滴注，一次100~200mg，一日2次。重度感染患者或病原菌对本药敏感性较差者，一日剂量可增至600mg，分2次静脉滴注
注意事项	1. 癫痫史者、低钾血症或心肌病患者避免使用 2. 皮肤有药物过敏使者禁用本药软膏 3. 有中枢神经系统疾病史者慎用
禁忌	对左氧氟沙星及氟喹诺酮类药过敏者、妊娠及哺乳期妇女、18岁以下儿童禁用
不良反应	胃肠道反应较为常见，可表现为腹部不适或疼痛、腹泻、恶心或呕吐；中枢神经系统反应可有头晕、头痛、嗜睡或失眠；过敏反应有皮疹、皮肤瘙痒、面部潮红、胸闷等
特殊人群用药	肝、肾功能不全患者：肝、肾功能受损者慎用 儿童：18岁以下儿童禁用 老年人：应减量给药 妊娠与哺乳期妇女：禁用，妊娠安全性分级为C级
药典	USP、Eur. P.、Chin. P.
国家处方集	CNF

续　表

医保目录	【保（甲/乙）】
基本药物目录	【基】
其他推荐依据	
■ 药品名称	氟罗沙星　Fleroxacin
抗菌谱与适应证	用于敏感菌所致的下列感染： 1. 呼吸系统感染：急性支气管炎，慢性支气管炎急性发作及肺炎等 2. 泌尿生殖系统感染：膀胱炎、肾盂肾炎、前列腺炎、附睾炎、淋病奈瑟菌性尿道炎等 3. 消化系统感染：伤寒沙门菌感染、细菌性痢疾等 4. 其他：皮肤软组织、骨、关节、耳鼻喉、腹腔及盆腔感染
制剂与规格	氟罗沙星片：①100mg；②150mg；③200mg
用法与用量	口服。成人，一次 200mg，一日 1~2 次，一般疗程为 7~14 日。重症患者一次 300~400mg，3~5 日后剂量减至常用量
注意事项	有中枢神经系统疾病（包括脑动脉硬化或抽搐及癫痫史）者慎用
禁忌	对本品或喹诺酮类药物过敏者禁用；妊娠、哺乳期妇女及 18 岁以下儿童禁用
不良反应	胃肠道反应较为常见，可表现为腹部不适或疼痛、腹泻、恶心呕吐、食欲缺乏等；中枢神经系统反应可有头晕、头痛、兴奋、嗜睡或失眠；变态反应有皮疹、皮肤瘙痒等
特殊人群用药	肝、肾功能不全患者：肝、肾功能损害者慎用 儿童：18 岁以下儿童禁用 老年人：高龄患者慎用 妊娠与哺乳期妇女：禁用
药典	Chin. P.
国家处方集	CNF
医保目录	
基本药物目录	
其他推荐依据	
■ 药品名称	吉米沙星　Gemifloxacin
抗菌谱与适应证	1. 慢性支气管炎急性发作 2. 社区获得性肺炎 3. 急性鼻窦炎
制剂与规格	甲磺酸吉米沙星片：320mg
用法与用量	口服。成人：一次 320mg，一日 1 次，慢性支气管炎急性发作、社区获得性肺炎和急性鼻窦炎的疗程分别为 5 日、7 日和 5 日。不应超过推荐的剂量和疗程
注意事项	1. 以下情况慎用：QT 间期延长、心动过缓、急性心肌缺血等心脏疾病患者，葡萄糖-6-磷酸脱氢酶缺乏症患者，患中枢神经系统疾病者，未治疗的电解质紊乱（低血钾或低血镁）者

续 表

	2. 用药前后及用药时应当检查或监测：全血细胞计数及白细胞分类、细菌培养及药敏试验、血药浓度监测、尿液分析
禁忌	对本品或其他氟喹诺酮类抗生素过敏者，妊娠及哺乳期妇女，18岁以下患者禁用
不良反应	可引起头痛、眩晕等中枢神经系统反应；腹泻、恶心、腹痛、呕吐等胃肠道症状；ALT、AST升高，皮疹等
特殊人群用药	儿童：18岁以下患者用药的安全性及有效性未确定 妊娠与哺乳期妇女：妊娠安全性分级为C级；哺乳期妇女用药应权衡利弊
药典	USP
国家处方集	CNF
医保目录	【保（乙）】
基本药物目录	
其他推荐依据	
■ 药品名称	**洛美沙星 Lomefloxacin**
抗菌谱与适应证	用于敏感菌所致的下列感染： 1. 泌尿生殖系统感染 2. 呼吸系统感染 3. 消化系统感染，包括肠炎、胆囊炎、肛周脓肿等 4. 如结膜炎、角膜炎、角膜溃疡、泪囊炎等 5. 中耳炎、外耳道炎、鼓膜炎 6. 其他：伤寒、骨和关节、皮肤软组织感染以及败血症等全身感染
制剂与规格	盐酸洛美沙星片：①0.1g；②0.2g；③0.3g；④0.4g 盐酸洛美沙星胶囊：①0.1g；②0.2g 盐酸洛美沙星注射液：①2ml：100mg；②10ml：100mg；③10ml：200mg；④100ml：200mg；⑤250ml：200mg
用法与用量	口服：成人一次400mg，一日1次；或一次300mg，一日2次；急性单纯性尿路感染：一次400mg，一日1次；单纯性淋病：一次300mg，一日2次。静脉滴注：一次200mg，一日2次；尿路感染：一次100mg，每12小时1次
注意事项	1. 中枢神经系统疾病患者（包括脑动脉硬化或癫痫病史者）慎用 2. 本品每次滴注时间不少于60分钟 3. 本品可引起光敏反应 4. 当出现皮肤灼热、发红、肿胀、水疱、皮疹、瘙痒及皮炎时应停药
禁忌	对本品或其他氟喹诺酮类抗生素过敏者，妊娠及哺乳期妇女，18岁以下患者
不良反应	口服时个别患者可出现中上腹部不适、食欲缺乏、恶心、口干、轻微头痛、头晕等症状，偶可出现皮疹、皮肤瘙痒等过敏反应和心悸、胸闷等，偶有ALT、AST或尿素氮（BUN）值升高
特殊人群用药	肝、肾功能不全患者：肝功能不全者、肾功能减退者慎用 儿童：18岁以下患者禁用 妊娠与哺乳期妇女：禁用。妊娠安全性分级为C级

续　表

药典	USP、Eur. P.、Chin. P.
国家处方集	CNF
医保目录	【保（乙）】
基本药物目录	
其他推荐依据	
■ 药品名称	莫西沙星　Moxifloxacin
抗菌谱与适应证	用于敏感菌所致的呼吸道感染，如慢性支气管炎急性发作、社区获得性肺炎（包括青霉素耐药的社区获得性肺炎）、急性鼻窦炎等。也可用于皮肤及软组织感染
制剂与规格	盐酸莫西沙星片：0.4g 盐酸莫西沙星氯化钠注射液：250ml（莫西沙星0.4g、氯化钠2.25g）
用法与用量	成人：口服给药：一次0.4g，一日1次。慢性支气管炎急性发作疗程为5日；急性鼻窦炎、皮肤及软组织感染的疗程为7日；社区获得性肺炎的疗程为10日。静脉滴注：推荐剂量为一次0.4g，一日1次，滴注时间为90分钟。慢性支气管炎急性发作疗程为5日；急性鼻窦炎、皮肤及软组织感染的疗程为7日；社区获得性肺炎采用序贯治疗，疗程为7~14日
注意事项	1. 避免用于QT间期延长的患者、患有低钾血症及接受Ⅰa类（如奎尼丁、普鲁卡因胺）或Ⅲ类（如胺碘酮、索托洛尔）抗心律失常药物治疗的患者 2. 转氨酶高于正常值上限5倍以上者禁用 3. 在致心律失常的条件（如严重的心动过缓或急性心肌缺血）存在时慎用 4. 有或怀疑有可导致癫痫发作或降低癫痫发作阈值的中枢神经系统疾病的患者慎用
禁忌	对莫西沙星任何成分或其他喹诺酮类或任何辅料过敏者；妊娠和哺乳期妇女；18岁以下儿童禁用
不良反应	常见腹痛、头痛、恶心、腹泻、呕吐、消化不良、肝功能实验室检查异常、眩晕等；少见乏力、口干、胃肠失调、便秘等
特殊人群用药	肝、肾功能不全患者：严重肝功能损害者禁用 儿童：18岁以下儿童禁用 妊娠与哺乳期妇女：禁用。妊娠安全性分级为C级
药典	USP、Eur. P.、Chin. P.
国家处方集	CNF
医保目录	【保（乙）】
基本药物目录	
其他推荐依据	
■ 药品名称	帕珠沙星　pazufloxacin
抗菌谱与适应证	本品适用于敏感细菌引起的下列感染： 1. 慢性呼吸道疾病继发性感染，如慢性支气管炎、弥漫性细支气管炎、支气管扩张、肺气肿、肺间质纤维化、支气管哮喘、陈旧性肺结核、肺炎、肺脓肿

续 表

	2. 肾盂肾炎、复杂性膀胱炎、前列腺炎 3. 烧伤创面感染，外科伤口感染 4. 胆囊炎、胆管炎、肝脓肿 5. 腹腔内脓肿、腹膜炎 6. 生殖器官感染，如子宫附件炎、子宫内膜炎、盆腔炎
制剂与规格	甲磺酸帕珠沙星注射液：①100ml：0.3g；② 100ml：0.5g
用法与用量	静脉滴注。①（100ml：0.3g）一次 0.3g，一日 2 次，静脉滴注时间为 30~60 分钟，疗程为 7~14 天。可根据患者的年龄和病情酌情调整剂量；②（100ml：0.5g）一次 0.5g，一日 2 次，静脉滴注时间为 30~60 分钟。可根据患者的年龄和病情酌情减量，如一次 0.3g，一日 2 次。疗程为 7~14 天
注意事项	下列情况下慎用：支气管哮喘、皮疹、荨麻疹等过敏性疾病家族史的患者，心脏或循环系统功能异常者，有抽搐或癫痫等中枢神经系统疾病的患者，葡萄糖-6-磷酸脱氢酶缺乏患者，有休克病史者
禁忌	对帕珠沙星及喹诺酮类药物有过敏史的患者禁用
不良反应	腹泻、皮疹、恶心、呕吐，实验室检查可见 ALT、AST、ALP、r-GTP 升高，嗜酸性粒细胞增加等
特殊人群用药	肝、肾功能不全患者：肾功能不全患者慎用或调整剂量 儿童：用药的安全性尚未确立，建议儿童禁用本品 老年人：应用本品时应注意剂量 妊娠与哺乳期妇女：孕妇及有可能怀孕的妇女禁用；因药物可通过乳汁分泌，哺乳期妇女应用时应停止哺乳
药典	USP、Eur. P.、Chin. P.
国家处方集	
医保目录	
基本药物目录	
其他推荐依据	

第十五节 抗结核药

■ 药品名称	利福平 Rifampicin
抗菌谱与适应证	1. 与其他抗结核药联用于结核病初治与复治，包括结核性脑膜炎的治疗 2. 可与其他药物联合用于麻风、非结核分枝杆菌感染的治疗 3. 与万古霉素可联合用于耐甲氧西林金黄色葡萄球菌（MRSA）所致的感染 4. 可与红霉素合用治疗军团菌感染 5. 可用于无症状脑膜炎球菌带菌者，以消除鼻咽部奈瑟脑膜炎球菌

续　表

制剂与规格	利福平片：150mg 利福平胶囊：①150mg；②300mg 利福平注射液：5ml∶0.3g 注射用利福平：①0.15g；②0.45g；③0.6g
用法与用量	1. 成人口服给药：抗结核，与其他抗结核药合用，一日450~600mg，早餐前顿服；脑膜炎球菌带菌者（无症状），成人5mg/kg，每12小时1次，连续2日；其他感染，一日600~1000mg，分2~3次，餐前1小时服用 2. 肝功能不全：一日不超过8mg/kg。严重肝功能不全者禁用 3. 老年人一日口服10mg/kg，顿服 4. 儿童口服给药：抗结核，1个月以上患儿，一日10~20mg/kg，顿服；新生儿，一次5mg/kg，一日2次；脑膜炎球菌带菌者（无症状），1个月以上患儿一日10mg/kg，每12小时1次，连服4次
注意事项	1. 酒精中毒者慎用 2. 可能引起白细胞和血小板减少，并导致齿龈出血和感染、伤口愈合延迟等。用药期间应避免拔牙等手术，并注意口腔卫生、刷牙及剔牙。用药期间应定期检查周围血象 3. 应于餐前1小时或餐后2小时服用，最好清晨空腹一次服用，因进食影响吸收
禁忌	对本药及其他利福霉素类药物过敏者、严重肝功能不全者、胆道阻塞者、3个月以内孕妇禁用
不良反应	1. 多见消化道反应，如厌食、恶心、呕吐、上腹部不适、腹泻等胃肠道反应，但均能耐受 2. 肝毒性为主要不良反应 3. 变态反应
特殊人群用药	肝、肾功能不全患者：肝功能不全者慎用，肾功能减退者不需减量 儿童：婴儿慎用，5岁以下小儿慎用 老年人：老年患者肝功能有所减退用药应酌减 妊娠与哺乳期妇女：妊娠早期妇女禁用，妊娠中、晚期妇女应慎用，妊娠安全性分级为C级；哺乳期妇女慎用
药典	USP、Eur. P.、Chin. P.、Jpn. P.
国家处方集	CNF
医保目录	【保（甲）】
基本药物目录	【基】
其他推荐依据	
■ 药品名称	**异烟肼　Isoniazid**
抗菌谱与适应证	1. 与其他抗结核药联合用于治疗重症或不能口服给药的多型结核病，包括结核性脑膜炎以及部分非结核分枝杆菌感染 2. 单用或与其他抗结核药联合用于预防结核病

续 表

制剂与规格	异烟肼片：①50mg；②100mg；③300mg 异烟肼注射液：①2ml：50mg；②2ml：100mg 异福片（胶囊）：0.25g 异福酰胺片（胶囊）：0.45g 异烟肼/利福平片：用于结核病的治疗。①利福平150mg，异烟肼75mg；体重<50kg，一日3片。②利福平300mg，异烟肼150mg
用法与用量	成人：口服治疗，结核病：①预防：一日300mg，顿服。②治疗：与其他抗结核药合用时，一日5mg/kg，最高日剂量为300mg。或一次15mg/kg，最高900mg，一周2~3次。③急性粟粒型肺结核、结核性脑膜炎：适当增加剂量，一日400~600mg。④间歇疗法：一日最高剂量为900mg或10~15mg/kg，一周2~3次，用前亦可先用正规剂量1~3个月。肌内注射，结核病：一日5mg/kg，最高日剂量为300mg；或一日15mg/kg，最高900mg，一周2~3次。静脉滴注：一日300~400mg，或5~10mg/kg。儿童：口服给药，一日10~20mg/kg，最高日剂量为300mg，顿服。肌内注射和静脉滴注，治疗剂量为一日10~20mg/kg，最高日剂量为300mg；某些严重结核病患儿，一日剂量可增加至30mg/kg，但最高日剂量为500mg
注意事项	1. 有精神病史者、癫痫病史者、嗜酒者慎用本品或剂量酌减 2. 如疗程中出现视神经炎症状，需立即进行眼部检查，并定期复查 3. 慢乙酰化患者较易产生不良反应，故宜用较低剂量
禁忌	对本药及乙硫异烟胺、吡嗪酰胺、烟酸及其他化学结构相关的药物过敏者，精神病患者，癫痫患者，有本药引起肝炎病史者禁用
不良反应	常用剂量的不良反应发生率低。剂量加大至6mg/kg时，不良反应发生率显著增加，主要为周围神经炎及肝脏毒性，加用维生素B_6虽可减少毒性反应，但也可影响疗效
特殊人群用药	肝、肾功能不全患者：有严重肾功能损害者慎用 儿童：新生儿用药时应密切观察不良反应 老年人：50岁以上患者使用本药肝炎的发生率较高 妊娠与哺乳期妇女：本品可透过胎盘，导致胎儿血药浓度高于母体血药浓度；孕妇应用时须权衡利弊，妊娠安全性分级为C级。在乳汁中浓度可达12μg/ml，与血药浓度相近，哺乳期妇女用药须权衡利弊，如需使用应暂停哺乳
药典	USP、Eur. P.、Chin. P.、Jpn. P.
国家处方集	CNF
医保目录	【保（甲）】
基本药物目录	【基】
其他推荐依据	
■ 药品名称	**利福霉素 Rifamycin**
抗菌谱与适应证	1. 用于治疗结核杆菌感染 2. 用于治疗耐甲氧西林的金黄色葡萄球菌、表皮葡萄球菌的重症感染 3. 用于难治性军团菌感染的联合治疗
制剂与规格	利福霉素钠注射液：5ml：0.25g（25万U，以利福霉素计）

续　表

用法与用量	1. 成人：静脉滴注：轻度感染，一次 500mg，用 5% 葡萄糖注射液 250ml 溶解，一日 2 次；中、重度感染，一次 1000mg，一日 2 次。静脉注射：一次 500mg，一日 2~3 次 2. 儿童：静脉滴注：一日 10~30mg/kg，一日 2 次
注意事项	1. 胆道阻塞者、慢性酒精中毒者慎用 2. 用药期间应监测肝功能 3. 本品不宜与其他药物混合使用，以免药物析出 4. 用药后患者尿液呈红色，属于正常现象
禁忌	对本药过敏者、肝病或严重肝损害者禁用
不良反应	滴注过快时可出现暂时性巩膜或皮肤黄染；少数患者可出现一过性肝脏损害、黄疸及肾损害；其他不良反应有恶心、食欲缺乏及眩晕，偶见耳鸣及听力下降、过敏性皮炎等
特殊人群用药	肝、肾功能不全患者：肝功能不全者慎用，肝病或严重肝损害者禁用 妊娠与哺乳期妇女：用药应权衡利弊
药典	Eur. P.
国家处方集	CNF
医保目录	【保（乙）】
基本药物目录	
其他推荐依据	
■ 药品名称	乙胺丁醇　Ethambutol
抗菌谱与适应证	1. 与其他抗结核药联合治疗结核分枝杆菌所致的肺结核和肺外结核，也适用于不能耐受链霉素注射的患者 2. 可用于治疗结核性脑膜炎及非典型结核分枝杆菌感染
制剂与规格	盐酸乙胺丁醇片：0.25g 盐酸乙胺丁醇胶囊：0.25g
用法与用量	成人：口服给药 1. 结核初治：①一次 0.015g/kg，一日 1 次，顿服；②一次 0.025~0.03g/kg，最高 2.5g，一周 3 次；③一次 0.05g/kg，最高 2.5g，一周 2 次 2. 结核复治：一次 0.025g/kg，一日 1 次，连续 60 日，继以一次 0.015g/kg，一日 1 次，顿服 3. 非结核分枝杆菌感染：一日 0.015~0.025g/kg，顿服 儿童：口服，13 岁以上用量与成人相同，13 岁以下不宜应用本药
注意事项	1. 痛风患者、视神经炎患者、糖尿病已发生眼底病变者慎用 2. 治疗期间应检查眼部，如视野、视力、红绿鉴别力等，以及血清尿酸浓度 3. 单用时可迅速产生耐药性，必须与其他抗结核药联合应用
禁忌	对本药过敏者、已知视神经炎患者、酒精中毒者禁用
不良反应	常见视物模糊、眼痛、红绿色盲或视力减退、视野缩小等；少见畏寒、关节肿痛等

续 表

特殊人群用药	肝、肾功能不全患者：肝、肾功能减退患者慎用 儿童：13 岁以下儿童禁用 老年人：老年患者因生理性肾功能减退，应按肾功能调整用量 妊娠与哺乳期妇女：妊娠安全性分级为 B 级；哺乳期妇女用药时须权衡利弊
药典	USP、Eur. P.、Chin. P.、Jpn. P.
国家处方集	CNF
医保目录	【保（甲）】
基本药物目录	【基】
其他推荐依据	
■ 药品名称	吡嗪酰胺　Pyrazinamide
抗菌谱与适应证	本药对人型结核杆菌有较好的抗菌作用，而对其他非结核分枝杆菌不敏感。与其他抗结核药（如链霉素、异烟肼、利福平及乙胺丁醇）联合用于治疗结核病，也可用于结核性脑膜炎
制剂与规格	吡嗪酰胺片：①0.25g；②0.5g 吡嗪酰胺胶囊：0.25g
用法与用量	成人：口服，与其他抗结核药联合，一日 15~30mg/kg，顿服，或者一次 50~70mg/kg，每周 2~3 次。每日服用者最大剂量为一日 3g，每周服 2 次者最大剂量为一次 4g。亦可采用间歇给药法，一周用药 2 次，一次 50mg/kg
注意事项	糖尿病患者、痛风患者、血卟啉病患者、慢性肝病患者慎用
禁忌	对本药及乙硫异烟胺、异烟肼、烟酸或其他与本药化学机构相似的药物过敏者不宜使用，急性痛风患者、高尿酸血症患者、儿童禁用
不良反应	常见肝损害、关节痛，偶见过敏反应
特殊人群用药	肝、肾功能不全患者：慢性肝病及严重肝功能减退者、肾功能不全患者慎用 儿童：禁用 妊娠与哺乳期妇女：妊娠安全性分级为 C 级
药典	USP、Eur. P.、Chin. P.、Jpn. P.
国家处方集	CNF
医保目录	【保（甲）】
基本药物目录	【基】
其他推荐依据	
■ 药品名称	利福喷汀　Rifapentine
抗菌谱与适应证	1. 与其他抗结核药联合用于治疗各类型、各系统初治与复治的结核病；对骨关节结核疗效较好，但不宜用于治疗结核性脑膜炎 2. 可用于治疗非结核性分枝杆菌感染 3. 可与其他抗麻风药联合治疗麻风病 4. 也可用于对其他抗金黄色葡萄球菌抗生素耐药的重症金黄色葡萄球菌感染

续　表

制剂与规格	利福喷汀胶囊：①100mg；②150mg；③200mg；④300mg
用法与用量	成人口服给药，抗结核：一次 600mg，一日 1 次，空腹时用水送服（体重<55kg 者应酌减）；一周服药1~2 次。需与其他抗结核药物联合应用，疗程 6~9 个月
注意事项	1. 嗜酒者及酒精中毒者慎用 2. 应用过程中，应经常检查血象和肝功能的变化情况 3. 应在空腹时（餐前 1 小时）用水送服；服利福平出现胃肠道刺激症状时患者可改服利福喷汀 4. 单独用于治疗结核病可能迅速产生细菌耐药性，必须与其他抗结核药合用
禁忌	对本药或其他利福霉素类抗菌药过敏者、胆道阻塞者、肝病及肝功能异常者（尤其是黄疸患者）、血细胞显著减少者、孕妇禁用
不良反应	少数病例可出现白细胞、血小板减少；AST 及 ALT 升高；皮疹、头晕、失眠等。少见胃肠道反应
特殊人群用药	儿童：5 岁以下小儿应用的安全性尚未确定 老年人：老年患者肝功能有所减退，用药量应酌减 妊娠与哺乳期妇女：孕妇禁用，妊娠安全性分级为 C 级；哺乳期妇女使用时须权衡利弊后决定，用药应暂停哺乳
药典	
国家处方集	CNF
医保目录	【保（甲）】
基本药物目录	
其他推荐依据	
■ 药品名称	利福布汀　Rifabutin
抗菌谱与适应证	1. 用于耐药、复发性结核病治疗 2. 用于鸟复合型分枝杆菌（MAC）感染 3. 用于预防及治疗早期 HIV 感染患者中的 MAC 复合体疾病
制剂与规格	利福布汀胶囊：150mg
用法与用量	成人：口服给药，抗结核：一日 150~300mg，一日 1 次。抗鸟复合型分枝杆菌：一日 300mg，一日 1 次
注意事项	1. 中性粒细胞减少或血小板减少患者，肌炎或眼葡萄膜炎患者慎用 2. 胆管梗阻、慢性酒精中毒患者应适当减量
禁忌	对本药或其他利福霉素类药物过敏者、用药后出现过血小板减少性紫癜的患者禁用
不良反应	常见皮疹、胃肠道反应、中性粒细胞减少症等
特殊人群用药	肝、肾功能不全患者：肝功能不全患者慎用 妊娠与哺乳期妇女：慎用。妊娠初始 3 个月内应避免使用
药典	USP、Eur. P.
国家处方集	CNF

续 表

医保目录	【保（乙）】
基本药物目录	
其他推荐依据	
■ 药品名称	对氨基水杨酸钠　Sodium Aminosalicylate
抗菌谱与适应证	适用于结核分枝杆菌所致的肺及肺外结核病。静脉滴注可用于治疗结核性脑膜炎及急性血行播散型结核病
制剂与规格	对氨水杨酸钠片：0.5g 对氨水杨酸钠肠溶片：0.5g 注射用对氨水杨酸钠：①2g；②4g
用法与用量	成人：口服给药，结核病一日8~12g，分4次服。静脉滴注，结核性脑膜炎及急性血行播散型结核病一日4~12g。儿童：口服给药，一日0.2~0.3g/kg，分3~4次服，一日剂量不超过12g。静脉滴注，一日0.2~0.3g/kg
注意事项	充血性心力衰竭患者、消化性溃疡患者、葡萄糖-6-磷酸脱氢酶缺乏者慎用
禁忌	对本药及其他水杨酸类药过敏者禁用
不良反应	常见食欲缺乏、恶心、呕吐、腹痛、腹泻；过敏反应有瘙痒、皮疹、药物热、哮喘、嗜酸性粒细胞增多
特殊人群用药	肝、肾功能不全患者：严重肝、肾功能损害者慎用 妊娠与哺乳期妇女：妊娠安全性分级为C级；哺乳期妇女使用时须权衡利弊
药典	USP
国家处方集	CNF
医保目录	【保（甲）】
基本药物目录	【基】
其他推荐依据	
■ 药品名称	帕司烟肼　Pasiniazid
抗菌谱与适应证	1. 常与其他抗结核药合用于治疗结核病 2. 可作为与结核相关手术的预防用药
制剂与规格	帕司烟肼片：①100mg；②140mg 帕司烟肼胶囊：100mg
用法与用量	成人：与其他抗结核药合用，一日10~20mg/kg，顿服。儿童：一日20~40mg/kg，顿服。预防：一日按体重10~15mg/kg，顿服
注意事项	1. 精神病及癫痫患者、充血性心力衰竭患者、消化性溃疡患者、葡萄糖-6-磷酸脱氢酶缺乏者慎用 2. 用药期间应定期进行肝功能检查 3. 如疗程中出现视神经炎症状，需立即进行眼部检查，并定期复查
禁忌	对本药过敏者、曾因使用异烟肼而致肝炎的患者禁用

续　表

不良反应	偶见头晕、头痛、失眠、发热、皮疹、恶心、乏力、黄疸、周围神经炎、视神经炎及血细胞减少等不良反应发生
特殊人群用药	肝、肾功能不全患者：慢性肝病及肾功能不全患者慎用 儿童：12 岁以下儿童慎用 妊娠与哺乳期妇女：孕妇使用应权衡利弊；哺乳期妇女应暂停哺乳
药典	
国家处方集	CNF
医保目录	【保（乙）】
基本药物目录	
其他推荐依据	
■ 药品名称	卷曲霉素　Capreomycin
抗菌谱与适应证	主要用于经一线抗结核药（如链霉素、异烟肼、利福平和乙胺丁醇等）治疗失败者，或用于因药物毒性或细菌产生耐药性而不适用上述一线抗结核药者
制剂与规格	注射用硫酸卷曲霉素：①0.5g（50 万 U）；②0.75g（75 万 U）
用法与用量	成人：肌内注射，一日 1g，连用60～120 日，然后改为一次 1g，每周 2～3 次。现多推荐一次 0.75g，一日 1 次
注意事项	1. 脱水患者、听力减退者、重症肌无力患者、帕金森病患者慎用 2. 用药期间应注意检查：听力、前庭功能、肝肾功能、血钾浓度 3. 卷曲霉素单用时细菌可迅速产生耐药，故只能与其他抗菌药物联合用于结核病的治疗 4. 注射时需作深部肌内注射，注射过浅可加重疼痛并发生无菌性脓肿
禁忌	对本药过敏者、孕妇、哺乳期妇女禁用
不良反应	具有肾毒性、对第Ⅷ对脑神经有损害、有一定神经肌肉阻滞作用等
特殊人群用药	肝、肾功能不全患者：肾功能不全患者慎用 儿童：不推荐在儿童患者中使用 老年人：需根据肾功能调整剂量 妊娠与哺乳期妇女：禁用
药典	USP、Chin. P.
国家处方集	CNF
医保目录	【保（乙）】
基本药物目录	
其他推荐依据	
■ 药品名称	丙硫异烟胺　Protionamide
抗菌谱与适应证	与其他抗结核药联合用于结核病经一线药物（如链霉素、异烟肼、利福平和乙胺丁醇）治疗无效者。本药仅对分枝杆菌有效

续 表

制剂与规格	丙硫异烟胺肠溶片：100mg
用法与用量	成人：口服给药，与其他抗结核药合用，一次250mg，每8~12小时1次；儿童：口服给药，与其他抗结核药合用，一次4~5mg/kg，每8小时1次
注意事项	1. 糖尿病患者、营养不良者、酗酒者、卟啉病患者慎用 2. 治疗期间须进行丙氨酸氨基转移酶、天冬氨酸氨基转移酶及眼部检查
禁忌	对本药及异烟肼、吡嗪酰胺、烟酸或其他与本化学结构相近的药物过敏者禁用
不良反应	精神忧郁、步态不稳或麻木、针刺感、烧灼感等
特殊人群用药	肝、肾功能不全患者：严重肝功能减退者慎用 儿童：12岁以下儿童不宜服用 妊娠与哺乳期妇女：本药可致畸胎，孕妇禁用
药典	Jpn. P.、Chin. P.
国家处方集	CNF
医保目录	【保（乙）】
基本药物目录	
其他推荐依据	

第十六节　抗病毒药

■ 药品名称	阿德福韦酯　Adefovir Dipivoxil
抗菌谱与适应证	用于治疗乙型肝炎病毒活动复制并伴有ALT或AST持续升高的肝功能代偿的成年慢性乙型肝炎患者
制剂与规格	阿德福韦酯片：10mg
用法与用量	用法：口服，饭前或饭后均可。用量：成人（18~65岁）推荐剂量为每日1粒，每粒10mg
注意事项	1. 患者停止治疗会发生急性加重，停止治疗的患者应密切监测肝功能，若必要，应重新进行抗乙肝治疗 2. 使用前应进行人类免疫缺陷病毒（HIV）抗体检查。使用药物，可能出现HIV耐药 3. 单用核苷类似物或合用其他抗反转录病毒药物会导致乳酸性酸中毒和严重的伴有脂肪变性的肝大，包括致命事件 4. 建议用阿德福韦酯治疗的育龄妇女要采取有效的避孕措施
禁忌	对阿德福韦酯过敏者禁用
不良反应	常见虚弱、头痛、恶心、腹痛、腹胀、腹泻和消化不良
特殊人群用药	肝、肾功能不全患者：肾功能不全者慎用 儿童：不宜使用本药 老年人：65岁以上患者用药的安全及有效性尚未确定

续　表

	妊娠与哺乳期妇女：妊娠安全性分级为 C 级；哺乳妇女用药期间应暂停哺乳
药典	
国家处方集	CNF
医保目录	【保（乙）】
基本药物目录	
其他推荐依据	
■ 药品名称	拉米夫定　Lamivudine
抗菌谱与适应证	1. 用于乙型肝炎病毒（HBV）感染：治疗伴有 HBV 复制的慢性乙型肝炎；用于慢性肝硬化活动期 2. 与其他抗反转录病毒药联用于治疗人类免疫缺陷病毒（HIV）感染
制剂与规格	拉米夫定片：100mg
用法与用量	用于治疗 HBV：每日口服 1 次，每次 100mg。儿童剂量每日 3mg/kg。艾滋病患者合并慢性乙型肝炎时剂量需加大至每日口服 2 次，每次 150mg；并需与其他抗 HIV 药联合应用。拉米夫定-齐多夫定片：齐多夫定 300mg，拉米夫定 150mg。用于治疗 HIV 感染。口服：12 岁以上患者，一次 1 片，一日 2 次
注意事项	1. 治疗期间应对患者的临床情况及病毒学指标进行定期检查 2. 少数患者停止使用后，肝炎病情可能加重。因此如果停用，需对患者进行严密观察，若肝炎恶化，应考虑重新使用拉米夫定治疗 3. 肌酐清除率<30ml/min 者，不建议使用。肝脏损害者不影响拉米夫定的药物代谢过程 4. 拉米夫定治疗期间不能防止患者感染他人，故应采取适当保护措施
禁忌	对拉米夫定或制剂中任何成分过敏者及妊娠早期 3 个月内的患者禁用
不良反应	常见上呼吸道感染样症状、头痛、恶心、身体不适、腹痛和腹泻，症状一般较轻并可自行缓解
特殊人群用药	肝、肾功能不全患者：严重肝大和肝脏脂肪变性者慎用 妊娠与哺乳期妇女：妊娠早期 3 个月内禁用；哺乳期妇女用药期间应暂停哺乳；妊娠安全性分级为 C 级
药典	USP、Eur. P.
国家处方集	CNF
医保目录	【保（乙）】
基本药物目录	
其他推荐依据	
■ 药品名称	恩夫韦地　Enfuvirtide
抗菌谱与适应证	本药为 HIV 融合抑制药，为 HIV-1 跨膜融合蛋白 gp41 内高度保守序列衍生而来的一种合成肽类物质，可防止病毒融合及进入细胞内。用于 HIV 感染，常与其他抗反转录病毒药联用
制剂与规格	注射用恩夫韦地：每瓶内含恩夫韦肽 108mg

续 表

用法与用量	成人：恩夫韦地的推荐剂量为每次 90mg，每日 2 次。注射于上臂、前股部或腹部皮下。每次注射的部位应与前次不同，并且此部位当时没有局部注射反应。儿童：对 6~16 岁儿童患者推荐剂量为一次 2mg/kg，最大剂量为一次 90mg，一日 2 次
注意事项	1. 与其他抗反转录病毒药物一样，本品必须作为联合方案中的一部分使用 2. 对非 HIV-1 感染个体（如用于暴露后预防）使用可能会诱导产生抗恩夫韦肽抗体，可能导致抗 HIV ELISA 测试出现假阳性结果
禁忌	已知对本品或所含成分过敏的患者禁用
不良反应	注射部位轻至中度疼痛或不适，不影响日常活动。少量引起的过敏反应，包括皮疹、发热、恶心呕吐、颤抖、僵直、低血压和血清 ALT 及 AST 升高等
特殊人群用药	肝、肾功能不全患者：慎用 儿童：6 岁以下儿童用药的安全性及有效性尚未确定 妊娠与哺乳期妇女：妊娠安全性分级为 B 级。正在使用本品者停止母乳喂养
药典	
国家处方集	CNF
医保目录	
基本药物目录	
其他推荐依据	
■ 药品名称	恩曲他滨 Emtricitabine
抗菌谱与适应证	1. 用于成人人类免疫缺陷病毒 1 型（HIV-1）感染，常与其他抗反转录病毒药联用 2. 用于慢性乙型肝炎
制剂与规格	恩曲他滨胶囊：200mg
用法与用量	成人：口服给药，一次 200mg，一日 1 次或 2 次，空腹或餐后服用
注意事项	心功能不全者慎用
禁忌	对本品过敏者禁用
不良反应	常见有恶心、呕吐、腹泻、嗜睡、咽炎、疲乏、无力、感染、咳嗽、鼻炎等反应
特殊人群用药	肝、肾功能不全患者：肾功能不全者慎用 儿童：不推荐使用 老年人：慎用 妊娠与哺乳期妇女：妊娠安全性分级为 B 级；哺乳期妇女用药期间应避免哺乳
药典	
国家处方集	CNF
医保目录	【保（乙）】
基本药物目录	
其他推荐依据	

续 表

■ 药品名称	恩替卡韦 Entecavir
抗菌谱与适应证	用于治疗病毒复制活跃、血清丙氨酸氨基转移酶（ALT）持续升高或肝脏组织学显示有活动性病变的慢性成人乙型肝炎
制剂与规格	恩替卡韦片：0.5mg
用法与用量	口服给药，一次 0.5mg，一日 1 次，餐前或餐后至少 2 小时空腹服用。拉米夫定治疗时发生病毒血症或出现耐药突变者，一次 1mg，一日 1 次
注意事项	1. 有慢性乙型肝炎患者停止治疗后，出现重度急性肝炎发作的报道。应在医师的指导下改变治疗方法 2. 核苷类药物在单独或与其他抗反转录病毒药物联合使用时，已经有乳酸型酸中毒和重度的脂肪性肝大，包括死亡病例的报道 3. 使用恩替卡韦治疗并不能降低经性接触或污染血源传播 HBV 的危险性。因此，需要采取适当的防护措施
禁忌	对恩替卡韦或制剂中任何成分过敏者禁用
不良反应	常见 ALT 升高、疲乏、眩晕、恶心、腹痛、腹部不适、肝区不适、肌痛、失眠和皮疹
特殊人群用药	肝、肾功能不全患者：接受肝移植者，脂肪性肝大者，肾功能损害者慎用 儿童：16 岁以下患儿用药的安全性和有效性尚未建立 妊娠与哺乳期妇女：妊娠安全性分级为 C 级；不推荐哺乳期妇女使用
药典	
国家处方集	CNF
医保目录	【保（乙）】
基本药物目录	
其他推荐依据	
■ 药品名称	替比夫定 Telbivudine
抗菌谱与适应证	本药用于有病毒复制证据以及有血清氨基转移酶（ALT 或 AST）持续升高或肝组织活动性病变证据的慢性乙型肝炎成人患者
制剂与规格	替比夫定片：600mg
用法与用量	口服给药：推荐剂量为一次 600mg，一日 1 次。本品可用于有肾功能受损的慢性乙型肝炎患者。对于肌酐清除率≥50ml/min 的患者，无须调整推荐剂量。对于肌酐清除率<50ml/min 的患者及正接受血透治疗的终末期肾病（ESRD）患者需要调整给药间隔。对于终末期肾病患者，应在血透后服用本品 替比夫定在肾功能不全患者中的给药间隔调整：肌酐清除率≥50 ml/min，600 mg，每天 1 次；肌酐清除率 30~49 ml/min，600 mg，每 48 小时 1 次；肌酐清除率<30 ml/min（无须透析），600 mg，每 72 小时 1 次；终末期肾疾病患者，600 mg，每 96 小时 1 次
注意事项	1. 停止治疗可能发生肝炎急性加重，停止治疗时应密切监测肝功能，若必要，应重新进行抗乙肝治疗 2. 单用核苷类药物或合用其他抗反转录病毒药物会导致乳酸性酸中毒和严重的伴有脂肪变性的肝大，包括致命事件

续 表

	3. 在治疗过程中可出现肌无力、触痛或疼痛，应及时报告医师 4. 使用替比夫定治疗并不能降低经性接触或污染血源传播 HBV 的危险性，需要采取适当的防护措施 5. 服用本品期间，应当定期监测乙型肝炎生化指标、病毒学指标和血清标志物，至少每 6 个月 1 次
禁忌	对替比夫定及本品的其他任何成分过敏的患者禁用
不良反应	常见恶心、腹泻、腹胀、消化不良、头晕、头痛、皮疹、血淀粉酶升高、脂肪酶升高、ALT 升高、CK 升高等
特殊人群用药	肝、肾功能不全患者：在肾功能障碍或潜在肾功能障碍风险的患者，使用时应调整给药间隔，并密切监测肾功能 儿童：不推荐儿童使用本药 老年人：慎用 妊娠与哺乳期妇女：妊娠安全性分级为 B 级。对妊娠妇女只有在利益大于风险时，方可使用。建议用药时停止哺乳
药典	
国家处方集	CNF
医保目录	【保（乙）】
基本药物目录	
其他推荐依据	
■ 药品名称	**奥司他韦 Oseltamivir**
抗菌谱与适应证	1. 用于治疗成人和 1 岁及以上儿童的甲型和乙型流行性感冒 2. 用于预防成人和 13 岁及以上青少年的甲型和乙型流行性感冒
制剂与规格	磷酸奥司他韦胶囊：75mg
用法与用量	成人和青少年（13 岁以上）：口服给药，①预防：推荐用量为一次 75mg，一日 1 次。与感染者密切接触后，预防用药的时间不少于 7 日，流感流行期间则应为 6 周。②治疗：推荐用量为一次 75mg，一日 2 次，连用 5 日。儿童（1 岁以上）治疗用药：体重≤15kg，一次 30ml，一日 2 次，共 5 日。体重23~40kg，一次 60ml，一日 2 次，共 5 日。体重>40kg，一次 75mg，一日 2 次，共 5 日
注意事项	1. 奥司他韦不能取代流感疫苗；其使用不应影响每年接种流感疫苗；只有在可靠的流行病学资料显示社区出现了流感病毒感染后才考虑用于治疗和预防 2. 对肌酐清除率 10~30ml/min 的患者，用于治疗和预防的推荐剂量应做调整。不推荐用于肌酐清除率<10ml/min 的患者和严重肾衰竭需定期进行血液透析和持续腹膜透析的患者 3. 应对患者自我伤害和谵妄事件进行密切监测
禁忌	对奥司他韦及其制剂中任何成分过敏者禁用
不良反应	极少见皮肤发红、皮疹、皮炎和大疱疹、肝炎和 AST 及 ALT 升高、胰腺炎、血管性水肿、喉部水肿、支气管痉挛、面部水肿、嗜酸性粒细胞增多、白细胞减少和血尿
特殊人群用药	肝、肾功能不全患者：肌酐清除率（Ccr）<10ml/min 或严重肾衰竭需定期血液透析或持续腹膜透析者不推荐使用，肾功能不全者（Ccr 为 10~30ml/min）慎用

续　表

	儿童：慎用 妊娠与哺乳期妇女：妊娠安全性分级为 C 级；哺乳期妇女应权衡利弊后使用
药典	
国家处方集	CNF
医保目录	【保（乙）】
基本药物目录	
其他推荐依据	
■ 药品名称	**利巴韦林　Ribavirin**
抗菌谱与适应证	1. 主要用于呼吸道合胞病毒（RSV）引起的病毒性肺炎与支气管炎 2. 用于流感病毒感染 3. 用于皮肤疱疹病毒感染 4. 局部用于单纯疱疹病毒性角膜炎 5. 与干扰素 α-2b 联用，用于治疗慢性丙型肝炎
制剂与规格	利巴韦林片：①20mg；②50mg；③100mg 利巴韦林含片：①20mg；②100mg 利巴韦林分散片：100mg 利巴韦林胶囊：①100mg；②150mg 利巴韦林颗粒：①50mg；②100mg；③150mg 利巴韦林泡腾颗粒：①50mg；②150mg 利巴韦林口服液：5ml：150mg 利巴韦林滴眼液：0.1%（8ml：8mg）
用法与用量	成人：口服，①体重<65kg 者，一次 400mg，一日 2 次；②体重 65～85kg 者早 400mg，晚 600mg；③体重>85kg 者一次 600mg，一日 2 次
注意事项	长期或大剂量服用对肝功能、血象有不良反应。有严重贫血、肝功能异常者慎用
禁忌	对本药过敏者，有心脏病史或心脏病患者，肌酐清除率<50ml/min 的患者，有胰腺炎症状或胰腺炎患者，自身免疫性肝炎患者，活动性结核患者，地中海贫血和镰状细胞贫血患者，孕妇和可能妊娠的妇女，计划妊娠妇女的男性配偶禁用
不良反应	常见贫血、乏力等，停药后即消失。少见疲倦、头痛、失眠、食欲减退、恶心、呕吐、轻度腹泻、便秘等
特殊人群用药	肝、肾功能不全患者：肝、肾功能异常者慎用 老年人：不推荐使用 妊娠与哺乳期妇女：妊娠安全性分级为 X 级。孕妇及可能妊娠的妇女禁用，不推荐哺乳期妇女使用
药典	USP、Eur. P.、Chin. P.
国家处方集	CNF
医保目录	【保（甲）】
基本药物目录	【基】
其他推荐依据	

续 表

■ 药品名称	金刚烷胺 Amantadine
抗菌谱与适应证	1. 用于原发性帕金森病，脑炎、一氧化碳中毒、老年人合并脑动脉硬化所致的帕金森叠加综合征及药物诱发的锥体外系反应 2. 也用于预防或治疗亚洲 A-Ⅱ型流感病毒引起的呼吸道感染
制剂与规格	盐酸金刚烷胺片：100mg 盐酸金刚烷胺胶囊：100mg
用法与用量	成人：口服给药，抗帕金森病：一次 100mg，一日 1~2 次。一日最大剂量为 400mg；抗病毒，一次 200mg，一日 1 次；或一次 100mg，每 12 小时 1 次。儿童：口服给药，①1~9 岁儿童，抗病毒，每 8 小时用 1.5~3mg/kg，或每 12 小时用 2.2~4.4mg/kg，也有推荐每 12 小时用 1.5mg/kg。一日最大量不宜超过 150mg。疗程 3~5 日，不宜超过 10 日。②9~12 岁儿童，抗病毒，每 12 小时口服 100mg。③12 岁或 12 岁以上儿童，抗病毒，同成人用量
注意事项	1. 有癫痫史、精神错乱、幻觉、充血性心力衰竭、肾功能不全、外周血管性水肿或直立性低血压的患者应在严密监护下使用 2. 治疗帕金森病时不应突然停药 3. 用药期间不宜驾驶车辆、操纵机械或高空作业 4. 每日最后一次服药时间应在下午 4 时前，以避免失眠
禁忌	对金刚烷胺过敏、新生儿和 1 岁以下婴儿、哺乳期妇女禁用
不良反应	常见眩晕、失眠和神经质，恶心、呕吐、畏食、口干、便秘
特殊人群用药	肝、肾功能不全患者：肾功能不全者，肝脏疾病患者慎用 老年人：慎用 妊娠与哺乳期妇女：妊娠安全性分级为 C 级；孕妇慎用；哺乳妇女禁用
药典	USP、Eur. P.、Chin. P.、Jpn. P.
国家处方集	CNF
医保目录	【保（甲）】
基本药物目录	【基】
其他推荐依据	
■ 药品名称	金刚乙胺 Rimantadine
抗菌谱与适应证	1. 本药适用于预防成人 A 型（包括 H1N1、H2N2、H3N2）流感病毒感染 2. 本药适用于预防儿童 A 型流感病毒感染
制剂与规格	盐酸金刚乙胺片：0.1g 盐酸金刚乙胺口服颗粒：2g∶50mg
用法与用量	成人及 10 岁以上儿童：口服给药，①预防：一次 100mg，一日 2 次。②治疗：一次 100mg，一日 2 次。从症状开始连续治疗约 7 日。肾功能不全时剂量：对于肾衰竭（Ccr≤10ml/min）患者，推荐剂量为一日 100mg。肝功能不全时剂量：对于严重的肝功能不全患者，推荐剂量为一日 100mg。老年人剂量：对于中老年家庭护理患者，推荐剂量为一日 100mg。儿童（10 岁以下）：口服给药用于预防：5mg/kg，一日 1 次，但总量不超过 150mg
注意事项	癫痫患者慎用。金刚烷类药物可改变患者的注意力和反应性

续　表

禁忌	对金刚烷类药物过敏者及严重肝功能不全者禁用
不良反应	1. 胃肠道反应：恶心、呕吐、腹痛、食欲缺乏、腹泻 2. 神经系统障碍：神经过敏、失眠、集中力差、头晕、头痛、老年人步态失调 3. 其他：无力、口干
特殊人群用药	肝、肾功能不全者：慎用 儿童：本药用于1岁以下儿童的有效性和安全性尚不明确 老年人：慎用 妊娠与哺乳期妇女：妊娠安全性分级为C级；哺乳期妇女用药应权衡利弊
药典	USP
国家处方集	CNF
医保目录	【保（乙）】
基本药物目录	
其他推荐依据	
■ 药品名称	伐昔洛韦　Valaciclovir
抗菌谱与适应证	1. 主要用于带状疱疹 2. 用于治疗单纯疱疹病毒感染及预防复发，包括生殖器疱疹的初发和复发
制剂与规格	盐酸伐昔洛韦片：①150mg；②300mg
用法与用量	口服给药：一次0.3g，一日2次，饭前空腹服用。带状疱疹连续服药10日。单纯性疱疹连续服药7日
注意事项	1. 严重免疫功能缺陷者长期或多次应用本品治疗后可能引起单纯疱疹和带状疱疹病毒对本品耐药 2. 服药期间应给予患者充分的水，防止药物在肾小管内沉淀 3. 生殖器复发性疱疹感染以间歇短程疗法给药有效。生殖器复发性疱疹的长期疗法也不应超过6个月
禁忌	对本品及阿昔洛韦过敏者禁用
不良反应	偶有头晕、头痛、关节痛、恶心、呕吐、腹泻、胃部不适、食欲减退、口渴、白细胞下降、蛋白尿及尿素氮轻度升高、皮肤瘙痒等
特殊人群用药	肝、肾功能不全患者：慎用 儿童：2岁以下儿童禁用，2岁以上儿童慎用 老年人：老年患者由于生理性肾功能衰退，剂量与用药间期需调整 妊娠与哺乳期妇女：孕妇禁用。妊娠安全性分级为B级；哺乳妇女应慎用
药典	Chin. P.
国家处方集	CNF
医保目录	【保（乙）】
基本药物目录	
其他推荐依据	

续　表

■ 药品名称	沙奎那韦　Saquinavir
抗菌谱与适应证	与其他抗反转录病毒药物联用，治疗 HIV-1 感染
制剂与规格	甲磺酸沙奎那韦片：600mg
用法与用量	口服给药：一次 600mg，一日 3 次，饭后服用
注意事项	糖尿病或高血糖症患者，A 型和 B 型血友病患者慎用
禁忌	对本药过敏者，严重肝功能受损者禁用
不良反应	腹泻、恶心和腹部不适
特殊人群用药	肝、肾功能不全患者：严重肝功能受损者禁用；中度肝功能受损者，严重肾功能不全者慎用 儿童：16 岁以下患者使用本药的安全性及有效性尚不明确 老年人：60 岁以上老年患者用药研究尚不充分 妊娠与哺乳期妇女：妊娠安全性分级为 B 级；用药妇女应暂停哺乳
药典	USP
国家处方集	CNF
医保目录	【保（乙）】
基本药物目录	
其他推荐依据	
■ 药品名称	阿昔洛韦　Aciclovir
抗菌谱与适应证	1. 单纯疱疹病毒（HSV）感染：①口服用于生殖器疱疹病毒感染初发和复发患者；对反复发作患者可用作预防。②静脉制剂用于免疫缺陷者初发和复发性皮肤黏膜 HSV 感染的治疗以及反复发作患者的预防；也用于单纯疱疹性脑炎的治疗。③外用可用于 HSV 引起的皮肤和黏膜感染 2. 带状疱疹病毒（HZV）感染：①口服用于免疫功能正常者带状疱疹和免疫缺陷轻症患者的治疗；②静脉制剂用于免疫缺陷者严重带状疱疹或免疫功能正常者弥散型带状疱疹的治疗；③外用可用于 HZV 引起的皮肤和黏膜感染 3. 免疫缺陷者水痘的治疗 4. 眼部疾病：①结膜下注射或全身用药（口服或静脉滴注）：用于急性视网膜坏死综合征（ARN）、视网膜脉络膜炎、HSV 性葡萄膜炎；②局部用药：滴眼液或眼膏，用于 HZV 性角膜炎、结膜炎、眼睑皮炎及 HSV 性角膜炎
制剂与规格	阿昔洛韦片：①100mg；②200mg；③400mg 阿昔洛韦咀嚼片：①400mg；②800mg 阿昔洛韦胶囊：①100mg；②200mg 注射用阿昔洛韦：①250mg；②500mg 阿昔洛韦氯化钠注射液：①100ml（阿昔洛韦 100mg、氯化钠 900mg）；②250ml（阿昔洛韦 250mg、氯化钠 2.25g） 阿昔洛韦眼膏：2g：60mg 阿昔洛韦滴眼液：8ml：8mg

续　表

用法与用量	口服给药： 1. 急性带状疱疹：①片剂、分散片、咀嚼片：一次 200~800mg，每 4 小时 1 次，一日 5 次，连用 7~10 日；②缓释片：一次 1600mg，每 8 小时 1 次，连用 10 日 2. 生殖器疱疹： （1）初发：①片剂、分散片、咀嚼片：一次 200mg，每 4 小时 1 次，一日 5 次，连用 10 日；②缓释片、缓释胶囊：一次 400mg，每 8 小时 1 次，连用 10 日 （2）慢性复发：①片剂、分散片、咀嚼片：一次 200~400mg，一日 2 次，持续治疗 4~6 个月或 12 个月，然后进行再评价。根据再评价结果，选择一次 200mg，一日 3 次，或一次 200mg、一日 5 次的治疗方案。在症状初期，可及时给予间歇性治疗：一次 200mg，每 4 小时 1 次，一日 5 次，连用 5 日以上。②缓释片、缓释胶囊：一次 200~400mg，一日 3 次，持续治疗6~12 个月，然后进行再评价。根据再评价结果，选择适宜的治疗方案 3. 水痘：①片剂、分散片、咀嚼片：一次 800mg，一日 4 次，连用 5 日。②缓释片：一次 1600mg，一日 2 次，连用 5 日 静脉滴注：一日最大剂量为 30mg/kg 1. 重症生殖器疱疹初治：一次 5mg/kg，每 8 小时 1 次，共 5 日 2. 免疫缺陷者皮肤黏膜单纯疱疹或严重带状疱疹：一次 5~10mg/kg，每 8 小时 1 次，滴注 1 小时以上，共 7~10 日 3. 单纯疱疹性脑炎：一次 10mg/kg，每 8 小时 1 次，共 10 日 4. 急性视网膜坏死综合征：一次 5~10mg/kg，每 8 小时 1 次，滴注 1 小时以上，连用 7~10 日，然后改为口服给药，一次 800mg，一日 5 次，连续用药 6~14 周
注意事项	1. 对本品不能耐受者，精神异常或对细胞毒性药出现精神反应者（因静脉应用本药易产生精神症状），脱水者慎用 2. 宜缓慢静脉滴注，以避免本品在肾小管内沉淀，导致肾功能损害，并应防止药液漏至血管外，以免引起疼痛及静脉炎
禁忌	对阿昔洛韦过敏者禁用
不良反应	常见注射部位的炎症或静脉炎、皮肤瘙痒或荨麻疹、皮疹、发热、轻度头痛、恶心、呕吐、腹泻、蛋白尿、血液尿素氮和血清肌酐值升高、肝功能异常如 AST、ALT、碱性磷酸酶、乳酸脱氢酶、总胆红素轻度升高等
特殊人群用药	肝、肾功能不全者：慎用 儿童：儿童用药尚未发现特殊不良反应，但仍应慎用 老年人：无充分的研究资料表明对 65 岁以上老人用药和年轻人用药有明显不同，但老年人用药仍应谨慎 妊娠与哺乳期妇女：能透过胎盘，孕妇用药应权衡利弊，妊娠安全性分级为 B 级；哺乳妇女用药应权衡利弊
药典	USP、Eur. P.、Chin. P.
国家处方集	CNF
医保目录	【保（甲/乙）】
基本药物目录	【基】
其他推荐依据	

续 表

■ 药品名称	泛昔洛韦 Famciclovir
抗菌谱与适应证	用于治疗带状疱疹和原发性生殖器疱疹
制剂与规格	泛昔洛韦片：①125mg；②250mg 泛昔洛韦胶囊：125mg
用法与用量	口服给药：一次250mg，每8小时1次。治疗带状疱疹的疗程为7日，治疗急性原发性生殖器疱疹的疗程为5日
注意事项	乏昔洛韦不能治愈生殖器疱疹，是否能够防止疾病传播尚不清楚
禁忌	对泛昔洛韦及喷昔洛韦过敏者禁用
不良反应	常见头痛、恶心。此外尚可见头晕、失眠、嗜睡、感觉异常、腹泻、腹痛、消化不良、疲劳、发热、寒战、皮疹、皮肤瘙痒等
特殊人群用药	肝、肾功能不全患者：肾功能不全者慎用 儿童：不推荐使用 老年人：需注意调整剂量 妊娠与哺乳期妇女：本药的妊娠安全性分级为B级；哺乳期妇女用药时应暂停哺乳
药典	Chin. P.
国家处方集	CNF
医保目录	【保（乙）】
基本药物目录	
其他推荐依据	
■ 药品名称	喷昔洛韦 Penciclovir
抗菌谱与适应证	用于口唇及面部单纯疱疹、生殖器疱疹等
制剂与规格	喷昔洛韦乳膏：①2g：20mg；②5g：50mg；③10g：100mg 注射用喷昔洛韦：250mg
用法与用量	局部给药：外涂患处，一日4~5次，应尽早（有先兆或损害出现时）开始治疗。静脉滴注：一次5mg/kg，每12小时1次
注意事项	1. 仅用静脉滴注给药，且应缓慢（1小时以上），防止局部浓度过高，引起疼痛及炎症 2. 溶液配制后应立即使用，不能冷藏，用剩溶液应废弃，稀释药液时出现白色浑浊或结晶则不能使用 3. 软膏不用于黏膜，因刺激作用，勿用于眼内及眼周
禁忌	对喷昔洛韦及泛昔洛韦过敏者禁用
不良反应	注射后可见头痛、头晕、肌酐清除率少量增加，血压轻度下降等。外用时偶见头痛、用药局部灼热感、疼痛、瘙痒等
特殊人群用药	儿童：12岁以下儿童用药的安全性和有效性尚未确立 妊娠与哺乳期妇女：妊娠安全性分级为B级

续　表

药典	
国家处方集	CNF
医保目录	【保（乙）】
基本药物目录	
其他推荐依据	
■ 药品名称	更昔洛韦　Ganciclovir
抗菌谱与适应证	1. 主要用于免疫缺陷患者（包括艾滋病患者）并发巨细胞病毒（CMV）视网膜炎的诱导期和维持期治疗 2. 也用于接受器官移植的患者预防 CMV 感染 3. 用于单纯疱疹病毒性角膜炎
制剂与规格	更昔洛韦胶囊：250mg 更昔洛韦注射液：①10ml：500mg；②5ml：250mg 注射用更昔洛韦：①50mg；②150mg；③250mg；④500mg 更昔洛韦滴眼液：8ml：8mg 更昔洛韦眼膏：2g：20mg 更昔洛韦眼用凝胶：5g：7.5mg
用法与用量	静脉滴注： 1. 治疗 CMV 视网膜炎：①初始剂量：5mg/kg，每 12 小时 1 次，连用 14～21 日；②维持剂量：5mg/kg，一日 1 次，一周 5 日；或 6mg/kg，一日 1 次，一周 5 日 2. 预防器官移植受者的 CMV 感染：①初始剂量：5mg/kg，每 12 小时 1 次，连用 7～14 日；②维持剂量：5mg/kg，一日 1 次，一周 7 日；或 6mg/kg，一日 1 次，一周 5 日 口服给药： 1. CMV 视网膜炎的维持治疗：在诱导治疗后，推荐维持量为一次 1000mg，一日 3 次。也可在非睡眠时一次服 500mg，每 3 小时 1 次，一日 6 次。维持治疗时若 CMV 视网膜炎有发展，则应重新进行诱导治疗 2. 晚期 HIV 感染患者 CMV 感染的预防：预防剂量为一次 1000mg，一日 3 次 3. 器官移植受者 CMV 感染的预防：预防剂量为一次 1000mg，一日 3 次。用药疗程根据免疫抑制的时间和程度确定。经眼给药：一次 1 滴，一日 4 次，疗程 3 周
注意事项	1. 本品可引起中性粒细胞减少、血小板减少，并易引起出血和感染，用药期间应注意口腔卫生 2. 用药期间应每 2 周进行血清肌酐或肌酐清除率的测定
禁忌	对本药或阿昔洛韦过敏者，严重中性粒细胞减少（$<0.5\times10^9/L$）或严重血小板减少（$<25\times10^9/L$）的患者禁用
不良反应	1. 常见的为骨髓抑制 2. 可出现中枢神经系统症状，如精神异常、紧张、震颤等 3. 可出现皮疹、瘙痒、药物热、头痛、头晕、呼吸困难等
特殊人群用药	儿童：由于本药有致癌和影响生殖能力的远期毒性，在儿童中静脉或口服使用本药应充分权衡利弊后再决定是否用药 妊娠与哺乳期妇女：孕妇应充分权衡利弊后再决定是否用药。妊娠安全性分级为 C 级；哺乳妇女在用药期间应停止哺乳

续 表

药典	USP、Chin. P.
国家处方集	CNF
医保目录	【保（乙）】
基本药物目录	
其他推荐依据	
■ 药品名称	碘苷 Idoxuridine
抗菌谱与适应证	用于治疗带状疱疹病毒感染、单纯疱疹性角膜炎和牛痘病毒性角膜炎
制剂与规格	碘苷滴眼液：①8ml：8mg；②10ml：10mg
用法与用量	经眼给药：滴于患侧结膜囊内，一次1~2滴，每1~2小时1次
注意事项	1. 碘苷对单纯疱疹病毒Ⅱ型感染无效 2. 可与睫状肌麻痹药、抗生素及肾上腺皮质激素合用。激素能促使病毒感染扩散，故禁用于浅层角膜炎，但可用于基质性角膜炎、角膜水肿或虹膜炎
禁忌	眼外科手术创伤愈合期，对本药及碘制剂过敏的患者禁用
不良反应	有畏光、局部充血、水肿、痒或疼痛等不良反应；也可发生过敏反应眼睑水肿。长期滴用，可引起接触性皮炎、点状角膜病变、滤泡性结膜炎、泪点闭塞等
特殊人群用药	儿童：儿童用药尚缺乏资料，一般不用于婴幼儿 妊娠与哺乳期妇女：孕妇不宜使用；哺乳期妇女不宜使用
药典	USP、Eur. P.、Chin. P.、Jpn. P.
国家处方集	CNF
医保目录	
基本药物目录	
其他推荐依据	
■ 药品名称	阿糖腺苷 Vidarabine
抗菌谱与适应证	用于治疗疱疹病毒感染所致的口炎、皮疹、脑炎及巨细胞病毒感染
制剂与规格	注射用阿糖腺苷：200mg 注射用单磷酸阿糖腺苷：①100mg；②200mg
用法与用量	肌内注射或缓慢静脉注射：成人，按体重一次5~10mg/kg，一日1次
注意事项	如注射部位疼痛，必要时可加盐酸利多卡因注射液解除疼痛症状
禁忌	妊娠与哺乳期妇女禁用
不良反应	可见注射部位疼痛
特殊人群用药	肝、肾功能不全患者：慎用 妊娠与哺乳期妇女：孕妇禁用。妊娠安全性分级为C级；哺乳妇女禁用

续　表

药典	USP
国家处方集	CNF
医保目录	
基本药物目录	
其他推荐依据	
■ 药品名称	酞丁安　Ftibamzone
抗菌谱与适应证	1. 用于各型沙眼 2. 用于单纯疱疹、带状疱疹 3. 用于尖锐湿疣、扁平疣 4. 用于浅部真菌感染，如体癣、股癣、手足癣等
制剂与规格	酞丁安滴眼液：0.1%（8ml：8mg） 酞丁安搽剂：5ml：25mg 酞丁安软膏：①10g：100mg；②10g：300mg
用法与用量	经眼给药：摇匀后滴眼，一次1滴，一日2~4次。局部给药：①单纯疱疹、带状疱疹：涂于患处，一日3次；②尖锐湿疣、扁平疣：涂于患处，一日3次；③浅部真菌感染：涂于患处，早晚各1次，体癣、股癣连用3周，手足癣连用4周
注意事项	1. 软膏剂、搽剂使用时注意勿入口内和眼内 2. 涂布部位有灼烧感、瘙痒、红肿等，应停止用药，洗净
禁忌	对制剂药品中任何成分过敏者禁用
不良反应	少数病例有局部瘙痒刺激反应，如皮肤红斑、丘疹及刺痒感
特殊人群用药	儿童：儿童用药尚缺乏资料，一般不用于婴幼儿 妊娠与哺乳期妇女：哺乳期妇女不宜使用；孕妇禁用，育龄妇女慎用
药典	
国家处方集	CNF
医保目录	
基本药物目录	
其他推荐依据	
■ 药品名称	膦甲酸钠　Foscarnet Sodium
抗菌谱与适应证	1. 主要用于免疫缺陷者（如艾滋病患者）的巨细胞病毒性视网膜炎 2. 免疫功能损害患者耐阿昔洛韦单纯疱疹病毒性皮肤黏膜感染
制剂与规格	膦甲酸钠注射液：①100ml：2.4g；②250ml：3g；③250m：6g；④500ml：6g 膦甲酸钠氯化钠注射液：①100ml：2.4g；②250ml：3g 膦甲酸钠乳膏：①5g：150mg；②10g：300mg

续 表

用法与用量	静脉滴注： 1. 艾滋病患者巨细胞病毒性视网膜炎：①诱导期，推荐初始剂量60mg/kg，每8小时1次，连用2~3周，视治疗后的效果而定，也可每12小时90mg/kg；②维持期，维持剂量一日90~120mg/kg，滴注时间不得少于2小时。如患者在维持期视网膜炎症状加重时，应仍恢复诱导期剂量 2. 艾滋病患者巨细胞病毒性鼻炎：初始剂量60mg/kg，每8小时1次，滴注时间至少1小时，连用2~3周。根据患者肾功能和耐受程度调整剂量和给药时间。维持量一日90~120mg/kg，滴注2小时 3. 耐阿昔洛韦的皮肤黏膜单纯疱疹病毒感染和带状疱疹病毒感染：推荐剂量一次40mg/kg，每8小时（或12小时）1次，滴注时间不得少于1小时，连用2~3周或直至治愈。外用：耐阿昔洛韦的皮肤黏膜单纯疱疹病毒感染：乳膏，一日3~4次，连用5日为一疗程
注意事项	1. 用药期间必须密切监测肾功能，根据肾功能情况调整剂量 2. 不能与其他肾毒性药物同时使用，不能与喷他脒联合静脉滴注，以免发生低钙血症 3. 注射剂避免与皮肤、眼接触，若不慎接触，应立即用清水洗净 4. 乳膏剂严格限用于免疫功能损害患者耐阿昔洛韦的单纯疱疹病毒性皮肤、黏膜感染
禁忌	对膦甲酸钠过敏者禁用
不良反应	肾功能损害、电解质紊乱、惊厥、贫血或血红蛋白降低、注射部位静脉炎、生殖泌尿道刺激症状或溃疡等
特殊人群用药	肝、肾功能不全患者：肌酐清除率<0.4ml/min者（以kg计）禁用。肝肾功能不全者慎用 儿童：用药应权衡利弊 老年人：老年患者的肾小球滤过率下降，故用药前及用药期间应检查肾功能 妊娠与哺乳期妇女：妊娠安全性分级为C级；哺乳期妇女用药期间应暂停哺乳
药典	Eur. P.
国家处方集	CNF
医保目录	【保（乙）】
基本药物目录	
其他推荐依据	

第十七节 抗真菌药

■ 药品名称	两性霉素 B Amphotericin B
抗菌谱与适应证	1. 用于治疗隐球菌病、北美芽生菌病、播散性念珠菌病、球孢子菌病、组织胞质菌病 2. 用于治疗由毛霉菌、根霉属、犁头霉菌属、内胞霉属和蛙粪霉属等所致的毛霉病 3. 用于治疗由申克孢子丝菌引起的孢子丝菌病 4. 用于治疗由烟曲菌所致的曲菌病 5. 外用制剂适用于着色真菌病、烧伤后皮肤真菌感染、呼吸道念珠菌、曲菌或隐球菌感染、真菌性角膜溃疡

续 表

制剂与规格	注射用两性霉素 B：①5mg（5000U）；②25mg（2.5 万 U）；③50mg（5 万 U） 注射用两性霉素 B 脂质体：①2mg（2000U）；②10mg（1 万 U）；③50mg（5 万 U）；④100mg（10 万 U）
用法与用量	静脉滴注：①起始剂量为 1~5mg 或按体重一次 0.02~0.1mg/kg，以后根据患者耐受情况每日或隔日增加 5mg，当增加至一次 0.6~0.7mg/kg 时即可暂停增加剂量。②最高单次剂量不超过 1mg/kg，每日或隔 1~2 日给药 1 次，总累积量 1.5~3g，疗程 1~3 个月，视患者病情也可延长至 6 个月。治疗鼻脑毛霉病时，累积治疗量至少 3~4g，治疗白色念珠菌感染，疗程总量约为 1g；治疗隐球菌脑膜炎，疗程总量约为 3g。③对敏感真菌所致的感染宜采用较小剂量，即一次 20~30mg，疗程也宜较长。鞘内注射对隐球菌脑膜炎，除静脉滴注外尚需鞘内给药。首次剂量为 0.05~0.1mg，以后逐渐增至一次 0.5mg，最大量一次不超过 1mg，每周 2~3 次，总量 15mg 左右。雾化吸入：5~10mg，一日分 2 次喷雾，疗程 1 个月。两性霉素 B 脂质体：静脉注射，起始剂量一日 0.1mg/kg，如无不良反应，第 2 日开始增加一日 0.25~0.5mg/kg，剂量逐日递增至维持剂量一日 1~3mg/kg。输液速度以不大于 0.15mg/ml 为宜
注意事项	1. 治疗期间定期严密随访血、尿常规，肝肾功能，血钾，心电图等，如血尿素氮或血肌酐明显升高时，则需减量或暂停治疗，直至肾功能恢复 2. 为减少不良反应，给药前可给非类固醇抗炎药和抗组胺药 3. 本品宜缓慢避光滴注，每剂滴注时间至少 6 小时 4. 药液静脉滴注时应避免外漏，因其可致局部刺激
禁忌	对两性霉素 B 过敏及严重肝病患者禁用
不良反应	1. 静脉滴注过程中或静脉滴注后发生寒战、高热、严重头痛、食欲缺乏、恶心、呕吐，有时可出现血压下降、眩晕等 2. 几乎所有患者在疗程中均可出现不同程度的肾功能损害，尿中可出现红细胞、白细胞、蛋白和管型、血尿素氮和肌酐增高，肌酐清除率降低，也可引起肾小管性酸中毒 3. 低钾血症 4. 血液系统毒性反应有正常红细胞性贫血，偶有白细胞或血小板减少
特殊人群用药	肝、肾功能不全患者：肝病患者，肾功能损害者慎用。严重肝病患者禁用 老年人：减量慎用 妊娠与哺乳期妇女：妊娠安全性分级为 B 级。哺乳期妇女应避免应用本药或用药时暂停哺乳
药典	USP、Eur. P.、Chin. P.、Jpn. P.
国家处方集	CNF
医保目录	【保（乙）】
基本药物目录	
其他推荐依据	
■ 药品名称	**氟康唑 Fluconazol**
抗菌谱与适应证	1. 念珠菌病：①全身性念珠菌病：如念珠菌败血症、播散性念珠菌病及其他非浅表性念珠菌感染等，包括腹膜、心内膜、肺部、尿路的感染；②黏膜念珠菌病：包括口咽部及食管感染、非侵入性肺及支气管感染、念珠菌尿症等；③阴道念珠菌病

续 表

	2. 隐球菌病：用于治疗脑膜以外的新型隐球菌病；也用于两性霉素 B 与氟胞嘧啶联用初治后的维持治疗 3. 皮肤真菌病：如体癣、手癣、足癣、头癣、指（趾）甲癣、花斑癣等，还可用于皮肤着色真菌病 4. 用于真菌感染所引起的睑缘炎、结膜炎、角膜炎等 5. 预防真菌感染的发生，常见于恶性肿瘤、免疫抑制、骨髓移植、接受细胞毒类药化疗或放疗等患者 6. 球孢子菌病、芽生菌病、组织胞质菌病等
制剂与规格	氟康唑片：①50mg；②100mg；③150mg；④200mg 氟康唑胶囊：①50mg；②100mg；③150mg 氟康唑注射液：①50ml：100mg；②100ml：200mg
用法与用量	静脉滴注： 1. 念珠菌败血症、播散性念珠菌病及其他非浅表性念珠菌感染：常用剂量为第 1 日 400mg，以后一日 200mg。根据临床症状，可将日剂量增至 400mg 2. 口咽部念珠菌病：常用剂量为一次 50mg，一日 1 次，连用 7~14 日 3. 食管感染、非侵入性肺及支气管感染、念珠菌尿症等：剂量为一次 50mg，一日 1 次，连用 14~30 日。对异常难以治愈的黏膜念珠菌感染，剂量可增至一次 100mg，一日 1 次 4. 阴道念珠菌病：单剂 150mg 5. 隐球菌性脑膜炎及其他部位隐球菌感染：常用剂量为第 1 日 400mg，以后一日 200~400mg，疗程根据临床症状而定，但对隐球菌性脑膜炎，疗程至少为 6~8 周。为防止艾滋病患者的隐球菌性脑膜炎的复发，在完成基本疗程治疗后，可继续给予维持量，一日 200mg 6. 预防真菌感染（如恶性肿瘤患者等）：患者在接受化疗或放疗时，一次 50mg，一日 1 次
注意事项	1. 需定期监测肝肾功能，用于肝肾功能减退者需减量应用 2. 在免疫缺陷者中的长期预防用药，已导致念珠菌属等对氟康唑等吡咯类抗真菌药耐药性的增加，应避免无指征预防用药 3. 与肝毒性药物合用、需服用氟康唑 2 周以上或接受多倍于常用剂量的本品时，可使肝毒性的发生率增高，需严密观察
禁忌	对氟康唑或其他吡咯类药物有过敏史者禁用
不良反应	1. 常见恶心、呕吐、腹痛或腹泻等 2. 过敏反应，可表现为皮疹，偶可发生严重的剥脱性皮炎、渗出性多形红斑 3. 肝毒性，治疗过程中可发生轻度一过性 AST 及 ALT 升高 4. 可见头晕、头痛
特殊人群用药	肝、肾功能不全患者：肝、肾功能损害者慎用 儿童：本药对小儿的影响缺乏充足的研究资料，用药需谨慎 妊娠与哺乳期妇女：孕妇用药须权衡利弊。妊娠安全性分级为 C 级；不推荐哺乳期妇女使用
药典	USP、Chin. P.
国家处方集	CNF
医保目录	【保（乙）】
基本药物目录	【基】

续　表

其他推荐依据	
■ 药品名称	伊曲康唑　Itraconazole
抗菌谱与适应证	1. 注射液：用于全身性真菌感染，如曲霉病、念珠菌病、隐球菌病（包括隐球菌性脑膜炎）、组织胞质菌病、孢子丝菌病、巴西副球孢子菌病、芽生菌病和其他多种少见的全身性或热带真菌病。用于口腔、咽部、食管、阴道念珠菌感染以及真菌性结膜炎、真菌性角膜炎 2. 胶囊剂：适用于治疗肺部及肺外芽生菌病；组织胞质菌病，包括慢性空洞性肺部疾病和非脑膜组织胞质菌病，以及不能耐受两性霉素 B 或两性霉素 B 治疗无效的肺部或肺外曲霉病。浅部真菌感染，如手足癣、体癣、股癣、花斑癣等。口腔、咽部、食管、阴道念珠菌感染，以及真菌性结膜炎、真菌性角膜炎。用于皮肤癣菌和（或）酵母菌所致甲真菌病 3. 口服液：适用于粒细胞缺乏患者怀疑真菌感染的经验治疗，口咽部和食管念珠菌病的治疗 4. 静脉注射液：适用于粒细胞缺乏患者怀疑真菌感染的经验治疗，还适用于治疗肺部及肺外芽生菌病；组织胞质菌病，包括慢性空洞性肺部疾病和非脑膜组织胞质菌病；以及不能耐受两性霉素 B 或两性霉素 B 治疗无效的肺部或肺外曲霉病
制剂与规格	伊曲康唑胶囊：100mg 伊曲康唑口服液：150ml∶1.5g 伊曲康唑注射液：25ml∶250mg
用法与用量	口服给药： 1. 体癣、股癣：一日 100mg，疗程 15 日；手足癣：一次 200mg，一日 2 次，疗程 7 日，或一日 100mg，疗程 30 日 2. 花斑癣：一次 200mg，一日 1 次，疗程 7 日 3. 甲真菌病：①冲击疗法：一次 200mg，一日 2 次，连服 1 周。指（趾）甲感染分别需要 2 个和 3 个冲击疗程，每个疗程间隔 3 周。②连续治疗：一次 200mg，一日 1 次，连用 3 个月 4. 真菌性角膜炎：一次 200mg，一日 1 次，疗程 21 日 5. 曲霉病：一次 200mg，一日 1 次，疗程 2~5 个月；对侵袭性或播散性感染者，可增加剂量至一次 200mg，一日 2 次 6. 念珠菌病：①常用量一次 100~200mg，一日 1 次，疗程 3 周至 7 个月；②口腔念珠菌病：一次 100mg，一日 1 次，疗程 15 日；③念珠菌性阴道炎：一次 200mg，一日 1 次，疗程 3 日 7. 非隐球菌性脑膜炎：一次 200mg，一日 1 次，疗程 2 个月至 1 年 8. 隐球菌性脑膜炎：一次 200mg，一日 2 次，疗程 2 个月至 1 年。维持量一日 1 次
注意事项	1. 对持续用药超过 1 个月者，及治疗过程中出现畏食、恶心、呕吐、疲劳、腹痛或尿色加深的患者，建议检查肝功能。如出现异常，应停止用药 2. 发生神经系统症状时应终止治疗 3. 对有充血性心力衰竭危险因素的患者，应谨慎用药，并严密监测
禁忌	1. 禁用于已知对伊曲康唑及辅料过敏的患者 2. 注射液禁用于不能注射 0.9%氯化钠注射液的患者 3. 注射液禁用于肾功能损伤患者肌酐清除率<30ml/min 者 4. 禁止与特非那定、阿司咪唑、咪唑斯汀、西沙比利、多非利特、奎尼丁等合作
不良反应	1. 常见畏食、恶心、腹痛和便秘

续 表

	2. 已有潜在病理改变并同时接受多种药物治疗的大多数患者，长疗程治疗时可见低钾血症、水肿、肝炎和脱发等症状
特殊人群用药	肝、肾功能不全患者：肝、肾功能不全者，肝酶升高、活动性肝病或有其他药物所致肝毒性史者不宜使用本药 儿童：用药应权衡利弊 老年人：慎用 妊娠与哺乳期妇女：孕妇用药应权衡利弊。本药的妊娠安全性分级为 C 级；哺乳期妇女用药应权衡利弊
药典	Eur. P.
国家处方集	CNF
医保目录	【保（乙）】
基本药物目录	
其他推荐依据	
■ 药品名称	**伏立康唑 Voriconazole**
抗菌谱与适应证	1. 侵袭性曲霉病 2. 对氟康唑耐药的念珠菌（包括克柔念珠菌）引起的严重侵袭性感染 3. 由足放线病菌属和镰刀菌属引起的严重感染 4. 非中性粒细胞减少患者的念珠菌血症 5. 应主要用于治疗免疫功能减退患者的进展性、可能威胁生命的感染
制剂与规格	伏立康唑薄膜衣片：①50mg；②200mg 伏立康唑干混悬剂：40mg/ml 注射用伏立康唑：200mg
用法与用量	口服给药： 1. 患者体重≥40kg：①用药第 1 日给予负荷剂量：一次 400mg，每 12 小时 1 次；②开始用药 24 小时后给予维持剂量：一次 200mg，一日 2 次 2. 患者体重<40kg：①用药第 1 日给予负荷剂量：一次 200mg，每 12 小时 1 次；②开始用药 24 小时后给予维持剂量：一次 100mg，一日 2 次 静脉给药： 1. 用药第 1 日给予负荷剂量：一次 6mg/kg，每 12 小时 1 次 2. 开始用药 24 小时后给予维持剂量：一次 4mg/kg，一日 2 次 3. 如果患者不能耐受维持剂量，可减为一次 3mg/kg，一日 2 次
注意事项	1. 治疗前或治疗期间应监测血电解质，如有电解质紊乱应及时纠正 2. 连续治疗超过 28 日者，需监测视觉功能 3. 片剂应在餐后或餐前至少 1 小时服用，其中含有乳糖成分，先天性的半乳糖不能耐受者、Lapp 乳糖酶缺乏或葡萄糖-半乳糖吸收障碍者不宜应用片剂 4. 在治疗中患者出现皮疹需严密观察，如皮损进一步加重则需停药。用药期间应避免强烈的、直接的阳光照射
禁忌	已知对伏立康唑或任何一种赋形剂有过敏史者、孕妇禁用
不良反应	常见视觉障碍、发热、皮疹、恶心、呕吐、腹泻、头痛、败血症、周围性水肿、腹痛及呼吸功能紊乱、肝功能试验值增高

续　表

特殊人群用药	肝、肾功能不全患者：严重肝功能减退患者慎用 儿童：12 岁以下儿童的用药安全性和有效性尚未建立 妊娠与哺乳期妇女：孕妇用药应权衡利弊。妊娠安全性分级为 D 级。哺乳期妇女用药应权衡利弊
药典	
国家处方集	CNF
医保目录	【保（乙）】
基本药物目录	
其他推荐依据	
■ 药品名称	**卡泊芬净　Caspofungin**
抗菌谱与适应证	1. 用于对其他药物治疗无效或不能耐受的侵袭性曲霉菌病 2. 用于念珠菌所致的食管炎、菌血症、腹腔内脓肿、腹膜炎及胸膜腔感染 3. 用于考虑系真菌感染引起的发热、中性粒细胞减少患者的经验治疗
制剂与规格	注射用醋酸卡泊芬净：①50mg；②70mg
用法与用量	静脉滴注：首日给予单次 70mg 的负荷剂量；之后给予一日 50mg 的维持剂量。对疗效欠佳且对本药耐受较好的患者，可将维持剂量加至一日 70mg
注意事项	与环孢素同时使用，需权衡利弊
禁忌	对本品任何成分过敏者、哺乳期及妊娠期妇女禁用
不良反应	常见发热、头痛、腹痛、疼痛、恶心、腹泻、呕吐、AST 升高、ALT 升高、贫血、静脉炎/血栓性静脉炎。静脉输注并发症、皮肤皮疹、瘙痒等
特殊人群用药	肝、肾功能不全患者：肝功能不全或肝脏疾病患者，肾功能不全患者慎用 儿童：不推荐 18 岁以下的患者使用本药 妊娠与哺乳期妇女：除非必要，孕妇不得使用本药。妊娠安全性分级为 C 级；用药期间不宜哺乳
药典	
国家处方集	CNF
医保目录	【保（乙）】
基本药物目录	
其他推荐依据	
■ 药品名称	**米卡芬净　Micafungin**
抗菌谱与适应证	由曲霉菌和念珠菌引起的下列感染：真菌血症、呼吸道真菌病、胃肠道真菌病
制剂与规格	注射用米卡芬净钠：50mg
用法与用量	静脉给药：成人一次 50~150mg，一日 1 次，严重或难治性患者，可增加至一日 300mg。切勿使用注射用水溶解本品。剂量增加至一日 300mg 用以治疗严重或难治性感染的安全性尚未完全确立。体重为 50kg 或以下的患者，一日剂量不应超过 6mg/kg

续 表

注意事项	1. 可能出现肝功能异常或黄疸，应严密监测患者的肝功能 2. 溶解本品时勿用力摇晃输液袋，因易起泡，且泡沫不易消失 3. 本品在光线下可慢慢分解，给药时应避免阳光直射
禁忌	禁用于对本品任何成分有过敏史的患者
不良反应	1. 血液学异常：中性粒细胞减少症、血小板减少或溶血性贫血 2. 可能发生休克、过敏样反应 3. 可能出现肝功能异常或黄疸 4. 可能发生严重的肾功能不全如急性肾衰竭
特殊人群用药	儿童：儿童静脉使用本药的安全性和有效性尚未建立 妊娠与哺乳期妇女：妊娠安全性分级为C级；哺乳妇女用药需权衡利弊
药典	
国家处方集	CNF
医保目录	【保（乙）】
基本药物目录	
其他推荐依据	
■ 药品名称	特比萘芬 Terbinafine
抗菌谱与适应证	1. 口服给药：①由毛癣菌、小孢子菌和絮状表皮癣菌等所致皮肤、头发和指（趾）甲的感染；由念珠菌所致皮肤酵母菌感染。②多种癣病，如体癣、股癣、手癣、足癣和头癣等。③由丝状真菌引起的甲癣 2. 局部给药：由皮肤真菌、酵母菌及其他真菌所致体癣、股癣、手癣、足癣、头癣、花斑癣
制剂与规格	盐酸特比萘芬片：①125mg；②250mg 特比萘芬乳膏：①1g∶10mg（1%）；②10g∶100mg（1%） 盐酸特比萘芬软膏：①10g∶100mg；②15g∶150mg 特比萘芬溶液剂：30ml∶300mg（1%） 盐酸特比萘芬搽剂：15ml∶150mg 盐酸特比萘芬喷雾剂：15ml∶150mg 盐酸特比萘芬散：10g∶100mg
用法与用量	口服给药：一次125mg~250mg，一日1次。疗程视感染程度及不同的临床应用而定：体、股癣2~4周；手、足癣2~6周；皮肤念珠菌病2~4周；头癣4周；甲癣6~12周。局部给药：涂（或喷）于患处及其周围。①乳膏、搽剂、散剂：一日1~2次。一般疗程：体癣、股癣1~2周；花斑癣2周；足癣2~4周。②溶液剂：用于体癣、股癣，一日2次，连用1~2周；用于手癣、足癣、花斑癣，一日2次，连用2~4周。③喷雾剂：一日2~3次，1~2周为一疗程，喷于患处
注意事项	1. 口服对花斑癣无效 2. 使用过程中如出现不良反应症状，应停止用药 3. 软膏、凝胶及擦剂仅供局部皮肤使用皮肤涂敷后，可不必包扎。不宜用于开放性伤口，不能用于眼内，避免接触鼻、口腔及其他黏膜
禁忌	对特比萘芬或萘替芬及本药制剂中其他成分过敏者禁用

续　表

不良反应	1. 最常见胃肠道症状（腹满感、食欲减退、恶心、轻度腹痛及腹泻）或轻型的皮肤反应（皮疹、荨麻疹等） 2. 个别严重的有皮肤反应病例，如史-约综合征、中毒性表皮坏死松解症
特殊人群用药	肝、肾功能不全患者：肝、肾功能不全者慎用；严重肝、肾功能不全者禁用 儿童：不推荐用于 2 岁以下的儿童 老年人：适当调整给药剂量 妊娠与哺乳期妇女：孕妇用药应权衡利弊。本药的妊娠安全性分级为 B 级；哺乳期妇女用药期间应暂停哺乳
药典	Eur. P.
国家处方集	CNF
医保目录	【保（乙）】
基本药物目录	
其他推荐依据	
■ 药品名称	氟胞嘧啶　Flucytosine
抗菌谱与适应证	用于治疗念珠菌属心内膜炎、隐球菌属脑膜炎、念珠菌属或隐球菌属真菌败血症、肺部感染和尿路感染
制剂与规格	氟胞嘧啶片：①250mg；②500mg 氟胞嘧啶注射液：250ml：2. 5g
用法与用量	口服给药：一次 1000～1500mg，一日 4 次，用药疗程为数周至数月。为避免或减少恶心、呕吐，一次服药时间持续 15 分钟 静脉注射：一日 50～150mg/kg，分 2～3 次给药 静脉滴注：一日100～150mg/kg，分 2～3 次给药，静脉滴注速度为 4～10ml/min
注意事项	1. 单用氟胞嘧啶在短期内可产生真菌对本品的耐药菌株。治疗播散性真菌病时通常与两性霉素 B 联合应用 2. 骨髓抑制、血液系统疾病或同时接受骨髓移植药物者慎用 3. 用药期间应检查周围血象、肝肾功能，肾功能减退者需监测血药浓度
禁忌	对本品过敏者禁用
不良反应	1. 可致恶心、呕吐、畏食、腹痛、腹泻等胃肠道反应 2. 皮疹、嗜酸性粒细胞增多等变态反应 3. 可发生肝毒性反应，一般表现为 ALT 及 AST 一过性升高，偶见血清胆红素升高 4. 可致白细胞或血小板减少，偶可发生全血细胞减少，骨髓抑制和再生障碍性贫血
特殊人群用药	肝、肾功能不全患者：肝、肾功能损害者，尤其是同时应用两性霉素 B 或其他肾毒性药物时慎用；严重肝、肾功能不全者禁用 儿童：不宜使用 老年人：需减量 妊娠与哺乳期妇女：孕妇用药应权衡利弊。妊娠安全性分级为 C 级；哺乳期妇女用药应暂停哺乳
药典	USP、Eur. P.、Chin. P.、Jpn. P.

续 表

国家处方集	CNF
医保目录	【保（乙）】
基本药物目录	
其他推荐依据	
■ 药品名称	**制霉菌素 Nystatin**
抗菌谱与适应证	用于念珠菌属引起的消化道、口腔、阴道、皮肤等念珠菌感染
制剂与规格	制霉菌素片：①10 万 U；②25 万 U；③50 万 U 制霉菌素阴道片：10 万 U 制霉菌素阴道泡腾片：10 万 U 制霉菌素阴道栓：10 万 U 制霉菌素口含片：10 万 U 制霉菌素软膏：①1g∶10 万 U；②1g∶20 万 U
用法与用量	口服给药：①消化道念珠菌病：一次（50~100）万 U，一日 3 次，连用 7~10 日。小儿按体重一日（5~10）万 U/kg。②口腔念珠菌病：取适量糊剂涂抹，2~3 小时一次；口含片一次 1~2 片，一日 3 次。 外用：皮肤念珠菌病，应用软膏，一日 1~2 次，一次 1~2g 或适量涂抹于患处 阴道给药：①阴道片或栓剂：阴道念珠菌病，一次 10 万 U，一日 1~2 次；②阴道泡腾片：一次 10 万 U，一日 1~2 次，置于阴道深处，疗程 2 周或更久
注意事项	1. 本品对全身真菌感染无治疗作用 2. 本品混悬剂在室温中不稳定，临用前宜新鲜配制并于短期用完
禁忌	对本品过敏者禁用
不良反应	只服较大剂量时可发生腹泻、恶心、呕吐和上腹疼痛等消化道反应，减量或停药后迅速消失。局部应用可引起过敏性接触性皮炎
特殊人群用药	儿童：5 岁以下儿童慎用 妊娠与哺乳期妇女：妊娠安全性分级为 C 级。孕妇慎用；哺乳期妇女慎用
药典	USP、Eur. P.、Jpn. P.
国家处方集	CNF
医保目录	【保（甲）】
基本药物目录	【基】
其他推荐依据	

第十一章

局部外用抗菌药

■ 药品名称	盐酸左氧氟沙星滴耳液　Levofloxacin Hydrochloride Ear Drops
□ 其他名称	左拂
抗菌谱与适应证	治疗敏感菌引起的外耳道炎、中耳炎
制剂与规格	滴耳液：5ml：0.025g（0.5%）
用法与用量	滴耳：成人一次6~10滴，一日2~3次。滴耳后进行约10分钟耳浴。根据症状适当增减滴耳次数
注意事项	1. 只用于滴耳 2. 本品一般适用于中耳炎局限在中耳黏膜部位的局部治疗。若炎症已漫及鼓室周围时，除局部治疗外，应同时服用口服制剂 3. 使用本品时若药温过低，可能会引起眩晕。因此，使用温度应接近体温 4. 出现过敏症状时应立即停药 5. 使用本品的疗程以4周为限。若继续给药时，应慎用
禁　忌	对本品及氟喹诺酮类药过敏的患者禁用
不良反应	偶有中耳痛及瘙痒感
特殊人群用药	儿童：一般不用于婴幼儿 老年人：尚不明确 妊娠及哺乳期妇女：孕妇不宜应用，如确有应用指征且利大于弊时方可慎用；哺乳期妇女使用时应停止授乳
药典	
国家处方集	
医保目录	【保（乙）】
基本药物目录	
推荐依据	杨万胜．左氧氟沙星滴耳液在急性化脓性中耳炎治疗中的临床效果分析［J］．临床医药文献电子杂志，2017，4（53）：10453，10456.

药品名称索引（汉英对照）

A

B

C

D

E

F

G

H

J

K

L

M

N

P

Q

R

S

T

W

X

Y

Z

名词缩略语

BP	英国药典（未特殊标明系指 2010 版）
BPC	英国药方集
CEA	癌胚抗原
Chin. P.	中国药典
CNF	中国国家处方集（2010 版）
CT	电子计算机 X 射线断层扫描技术
CT	降钙素
CTPACT	肺动脉造影
Eur. P.	欧洲药典（2008 版及补充本 6.1~6.8）
Fr. P.	法国药典（1982 版及 2003 现版）
Ger. P.	德国药典（2007 版）
Int. P.	国际药典（第 4 版及 2008 补充本 1）
It. P.	意大利药典（2002 版）
Jpn. P.	日本药典（2006 版及补充本 1）
Pol. P.	波兰药典（2002 版及补充本 2005）
PTH	甲状旁腺素
USP	美国药典（2006 版及补充本 1）
Viet. P.	越南药典（2002 版）

参考文献

［1］黄选兆，汪吉宝，孔维佳．实用耳鼻咽喉头颈外科学［M］.2版．北京：人民卫生出版社，2008.

［2］张爱民，卢振民，连荣．成人急性会厌炎126例报告［J］．中国医师杂志，2004，6（1）：101.

［3］代效亮，黄永望，牛俊涛，等．显微镜下低温等离子治疗会厌囊肿120例疗效观察［J］．天津医药，2013，41（2）：164-165.

［4］王俊明，纪强．单囊壁软骨刮除加压法治疗耳廓假性囊肿27耳体会［J］．中华耳科学杂志，2014，12（3）：524-525.

［5］韩德民．外科手术规范化操作与配合-耳鼻咽喉头颈外科分册［M］．北京：人民军医出版社，2009.

［6］田勇泉．耳鼻咽喉科头颈外科学［M］．8版．北京：人民卫生出版社，2013.

［7］中华耳鼻咽喉头颈外科杂志编辑委员会鼻科组，中华医学会耳鼻咽喉头颈外科学分会鼻科学组．鼻出血诊断及治疗指南（草案）［J］．中华耳鼻咽喉头颈外科杂志，2015，50（4）：265-267.

［8］冯华，季楠，史录文．蛇毒血凝酶临床应用指南［M］．北京：中国协和医科大学出版社，2017.

［9］中华耳鼻咽喉头颈外科杂志编辑委员会，中华医学会耳鼻咽喉头颈外科学分会和中国残疾人康复协会听力语言康复专业委员会．人工耳蜗植入工作指南［C］．三亚，2013.

［10］戴朴，郗昕，孙喜斌，等．人工耳蜗植入工作指南（2013）修订解读［J］．中华耳鼻咽喉头颈外科杂志，2014，49（2）：270-277.

［11］中华耳鼻咽喉头颈外科杂志编集委员会鼻科组，中华医学会耳鼻咽喉头颈外科学分会鼻科学组．慢性鼻-鼻窦炎诊断和治疗指南（2012年，昆明）［J］．中华耳鼻咽喉头颈外科杂志，2013，48（2）：92-94.

［12］中华耳鼻咽喉头颈外科杂志编集委员会鼻科组，中华医学会耳鼻咽喉头颈外科学分会鼻科学组．变应性鼻炎诊断和治疗指南（2015年，天津）［J］．中华耳鼻咽喉头颈外科杂志，2016，51（1）：6-24.

［13］Rosenfeld R M，Culpepper L，Doyle K J，et al. Clinical practice guideline：Otitis media with effusion.［J］. American Family Physician，2004，130（5）：S95-S118.

［14］中华耳鼻咽喉头颈外科杂志编辑委员会，中华医学会耳鼻咽喉头颈外科学分会小儿学组．儿童中耳炎诊断和治疗指南（草案）［J］．中华耳鼻咽喉头颈外科杂志，2008，43：884-885.

［15］Rosenfeld RM，Shin JJ，Schwartz SR，et al. Clinical Practice Guideline：Otitis Media with Effusion（Update）［J］. Otolaryngology-Head and Neck Surgery，2016，154：S1-S41.

［16］王楠，黄辉萍，黄淑清，等．甲状腺手术患者围术期抗菌药物预防应用的干预效果评价［J］．中华医院感染学杂志，2014，24（21）：5261-5263.

［17］中华耳鼻咽喉头颈外科杂志编辑部，中华医学会耳鼻咽喉头颈外科学分会．突发性聋诊断和治疗指南（2015）［J］．中华耳鼻咽喉头颈外科杂志，2015，50（6）：443-447.

［18］Major HP，Witmans M，El-Hakim H，et al. Agreement between cone-beam computed tomography and nasoendoscopy evaluations of adenoid hypertrophy［J］. Ameriacan Journal of Orthodontics and Dentofacial Orthopedics. 2014, 146 (4): 451-459.

[19] Baldassari C M, Choi S. Assessing adenoid hypertrophy in children: X-ray or nasal endoscopy? [J]. Laryngoscope, 2014, 124 (7): 1509 - 1510.

[20] Marchisio P, Torretta S, Capaccio P, et al. Clinical assessment of adenoidal obstruction based on the nasal obstruction index is no longer useful in children [J]. Otolaryngology-Head and Neck Surgery, 2010, 142 (2): 237-241.

[21] Chohan A, Lal A, Chohan K, et al. Systematic review and meta-analysis of randomized controlled trials on the role of mometasone in adenoid hypertrophy in children [J]. International Journal of Pediatric Otorhinolaryngology, 2015, 79: 1599-1608.

[22] Scadding G. Non-surgical treatment of adenoidal hypertrophy: The role of treating IgE-mediated inflammation [J]. Pediatr Allergy Immunol, 2010, 21 (8): 1095-1106.

[23] Bhargava R, Chakravarti A. Bhargava R, Chakravarti A. Role of mometasone furoate aqueous nasal spray for management of adenoidal hypertrophy in children [J]. Journal of Laryngology & Otology, 2014, 128 (12): 1060-1066.

[24] 中华医学会耳鼻咽喉头颈外科学分会耳科学组. 中耳炎临床分类和手术分型指南 (2012) [J]. 中华耳鼻咽喉头颈外科杂志, 2013, 48 (1): 5.

[25] 宋昱, 马芙蓉. 完壁式乳突根治鼓室成形术的发展及应用 [J]. 中国微创外科杂志, 2015, 15 (8): 755-758.

[26] Kuo C L, Liao W H, Shiao A S. A review of current progress in acquired cholesteatoma management [J]. European Archives of Oto-Rhino-Laryngology, 2015, 272 (12): 3601-3609.

[27] Wasson J D, Yung M W. Evidence-based management of otitis media: a 5S model approach [J]. Journal of Laryngology & Otology, 2015, 129 (2): 112-119.

[28] 国家药典委员会. 中华人民共和国药典临床用药须知: 2010 年版 [M]. 北京: 中国医药科技出版社, 2011.

[29] 中华医学会呼吸病学分会睡眠呼吸障碍学组. 阻塞性睡眠呼吸暂停低通气综合征诊治指南 (2011 年修订版) [J]. 中华结核和呼吸杂志, 2012, 35 (1): 9-12.

[30] 中华耳鼻咽喉头颈外科杂志编辑委员会. 阻塞性睡眠呼吸暂停低通气综合征诊断和外科治疗指南 [J]. 中华耳鼻咽喉头颈外科杂志, 2009, 44 (2): 95-96.

[31] 何权瀛, 王莞尔. 阻塞性睡眠呼吸暂停低通气综合征诊治指南 (基层版) [J]. 中华全科医师杂志, 2015, 14 (7): 261-267.

[32] American Academy of Sleep Medicine. International Classication of Sleep Disorders [J]. 3rd ed. Darien, IL: American Academy of Sleep Medicine; 2014.

[33] Deacon N L, Jen R, Li Y, et al. Treatment of Obstructive Sleep Apnea. Prospects for Personalized Combined Modality Therapy [J]. Annals of the American Thoracic Society, 2016, 13 (1): 101-108.

[34] Meir H. Kryger, MD, FRCPC, Thomas Roth. Principles & Practice of Sleep Medicine [M]. 5th edition. Amsterdam: Elsevier Medicine, 2011: 1250-1251.

[35] 白雪, 杜峻峰, 苑树俊, 等. 手术后应用尖吻蝮蛇血凝酶止血的安全性评价 [J]. 中国临床药理学杂志, 2011, 27 (4): 255-258.

[36] 国家药典委员会. 中国药典 [M]. 北京: 中国医药科技出版社, 2015.

[37] 日本抗生物质医药品基准 [M]. 厚生省, 1990.

[38] 日本抗生物质学术协议会. 日本抗生物质医药品基准解说 [S]. 东京: 药业时报社, 1998.

[39] 日本药局方编辑委员会. 日本药典 [M]. 16 版. 厚生省, 2011.

[40] 美国药典委员会．美国药典/国家处方集［M］．31版．罗克维尔：美国药典委员会，2013.
[41] 欧洲药典委员会．欧洲药典（中文版）［M］．北京：中国医药科技出版社，2010.
[42] 世界卫生组织专家委员会．国际药典［M］．世界卫生组织，2011.
[43] 希恩．C. 斯威曼（Sean C Sweetman）著．李大魁，金有豫，汤光，等译．马丁代尔大药典［M］．35版．北京：化学工业出版社，2008.
[44] 中国国家处方集编委会．中国国家处方集·化学药品与生物制品卷［M］．北京：人民军医出版社，2010.

致读者

本系列图书中介绍的药物剂量和用法是编委专家根据当前医疗观点和临床经验并参考本书附录中的相关文献资料慎重制定的，并与通用标准保持一致，编校人员也尽了最大努力来保证书中所推荐药物剂量的准确性。但必须强调的是，临床医师开出的每一个医嘱都必须以自己的理论知识、临床实践为基础，以高度的责任心对患者负责。本书列举的药物用法和用量主要供临床医师参考，并且主要针对疾病诊断明确、临床表现典型的患者。读者在选用药物时，还应该认真研读药品说明书中所列出的适应证、禁忌证、用法、用量、不良反应等，并参考《中华人民共和国药典》《中国国家处方集》等权威著作为据。此书仅为参考，我社不对使用此书所造成的医疗后果负责。

中国协和医科大学出版社

《临床路径治疗药物释义》编辑室